高等职业教育中医药类创新教材

中医伤科学

（供中医骨伤、中医学、针灸推拿、康复治疗技术等专业用）

主　编　王春成　徐宏举　谢明夫

副主编　李代英　王卫国　李明哲　陈　杰

编　委　（以姓氏笔画为序）

王卫国（山东中医药大学）

王春成（南阳医学高等专科学校）

申海滨（重庆医药高等专科学校）

杨永利（山东中医药高等专科学校）

李代英（重庆三峡医药高等专科学校）

李明哲（南阳医学高等专科学校）

陈　杰（山东中医药高等专科学校）

宋振杰（广州中医药大学第三附属医院）

张　峰（南阳医学高等专科学校）

徐宏举（山东中医药高等专科学校）

谢明夫（菏泽医学专科学校）

中国健康传媒集团
中国医药科技出版社

内容提要

本教材是“高等职业教育中医药类创新教材”之一，根据《中医伤科学》教学大纲的基本要求和课程特点编写而成，涵盖中医骨伤科发展历史、中医伤科学基础、骨折、脱位、筋伤、内伤和骨病等内容。本教材为书网融合教材，配套有PPT、视频微课及题库等数字资源，使教学资源更多样化、立体化。本教材供全国高职高专院校三年制中医骨伤、中医学、针灸推拿、康复治疗技术等专业使用。

图书在版编目（CIP）数据

中医伤科学 / 王春成，徐宏举，谢明夫主编 . —北京：中国医药科技出版社，2022.8
高等职业教育中医药类创新教材
ISBN 978-7-5214-3175-9

Ⅰ.①中… Ⅱ.①王… ②徐… ③谢… Ⅲ.①中医伤科学—高等职业教育—教材 Ⅳ.①R274

中国版本图书馆CIP数据核字（2022）第078617号

美术编辑 陈君杞
版式设计 南博文化

出版 **中国健康传媒集团** | 中国医药科技出版社
地址 北京市海淀区文慧园北路甲22号
邮编 100082
电话 发行：010-62227427 邮购：010-62236938
网址 www.cmstp.com
规格 889×1194mm 1/16
印张 19
字数 568千字
版次 2022年8月第1版
印次 2022年8月第1次印刷
印刷 三河市航远印刷有限公司
经销 全国各地新华书店
书号 ISBN 978-7-5214-3175-9
定价 56.00元

获取新书信息、投稿、为图书纠错，请扫码联系我们。

《高等职业教育中医药类创新教材》

建设指导委员会

代爱英（菏泽医学专科学校教务处处长）

刘　亮（遵义医药高等专科学校教务处副处长）

兰作平（重庆医药高等专科学校教务处处长）

王庭之（江苏医药职业学院教务处处长）

张炳盛（山东中医药高等专科学校教务教辅党总支原书记）

张明丽（南阳医学高等专科学校中医系党委书记）

苏绪林（重庆三峡医药高等专科学校中医学院院长）

王　旭（菏泽医学专科学校中医药系主任）

于立玲（山东医学高等专科学校科研处副处长）

冯育会（遵义医药高等专科学校中医学系副主任）

万　飞（重庆医药高等专科学校中医学院院长）

周文超（江苏医药职业学院医学院党总支书记）

办公室主任

范志霞（中国医药科技出版社副总编辑、副经理）

徐传庚（山东中医药高等专科学校中医系原主任）

数字化教材编委会

主　编　李明哲　徐宏举　谢明夫

副主编　王春成　李代英　王卫国　陈　杰

编　委　（以姓氏笔画为序）

王卫国（山东中医药大学）

王春成（南阳医学高等专科学校）

申海滨（重庆医药高等专科学校）

杨永利（山东中医药高等专科学校）

李代英（重庆三峡医药高等专科学校）

李明哲（南阳医学高等专科学校）

陈　杰（山东中医药高等专科学校）

宋振杰（广州中医药大学第三附属医院）

张　峰（南阳医学高等专科学校）

徐宏举（山东中医药高等专科学校）

谢明夫（菏泽医学专科学校）

出版说明

中医药职业教育是医药职业教育体系的重要组成部分，肩负着培养中医药行业多样化人才、传承中医药技术技能、促进就业创业的重要职责。为深入贯彻落实国务院印发的《中医药发展战略规划纲要（2016—2030年）》《国家职业教育改革实施方案》和教育部等九部门印发的《职业教育提质培优行动计划（2020—2023年）》等文件精神，充分体现教材育人功能，适应“互联网+”新时代要求，满足中医药事业发展对高素质技术技能中医药人才的需求，在“高等职业教育中医药类创新教材”建设指导委员会的指导下，中国医药科技出版社启动了本套教材的组织编写工作。

本套教材包含21门课程，主要特点如下。

一、教材定位明确，强化精品意识

本套教材认真贯彻教改精神，强化精品意识，紧紧围绕专业培养目标要求，认真遵循“三基”“五性”和“三特定”的原则，在教材内容的深度和广度上符合中医类专业高职培养目标的要求，与特定学制、特定对象、特定层次的培养目标相一致，力求体现“专科特色、技能特点、时代特征”。以中医药类专业人才所必需的基本知识、基本理论、基本技能为教材建设的主题框架，充分体现教材的思想性、科学性、启发性、先进性和适用性，注意与本科教材和中职教材的差异性，突出理论和实践相统一，注重实践能力培养。

二、落实立德树人，体现课程思政

党和国家高度重视职业教育事业的发展，落实立德树人是教材建设的根本任务。本套教材注重将价值塑造、知识传授和能力培养三者融为一体，在传授知识和技能的同时，有机融入中华优秀传统文化、创新精神、法治意识，弘扬劳动光荣、技能宝贵、创造伟大的时代风尚，注重加强医德医风教育，着力培养学生“敬佑生命、救死扶伤、甘于奉献、大爱无疆”的医者精神，弘扬精益求精的专业精神、职业精神、工匠精神和劳模精神，以帮助提升学生的综合素质和人文修养。

三、紧跟行业发展，精耕教材内容

当前职业教育已经进入全面提质培优的高质量发展阶段。教育部印发的《“十四五”职业教育规划教材建设实施方案》强调：教材编写应遵循教材建设规律和职业教育教学规律、技术技能人才成长规律，紧扣产业升级和数字化改造，满足技术技能人才需求变化，依据职业教育国家教学标准体系，对接职业标准和岗位能力要求。本套教材编写以学生为本，以岗位职业需求为标准，以促进就业和适应产业发展需求为导向，以实践能力培养为重点，增加实训内容和课时的设置，力争做到课程内容与职业标准对接、教学过程与生产过程对接，突出鲜明的专业特色。内容编写上注意与时俱进，注重吸收融入行业发展的新知识、新技术、新方法，以适应当前行业发展的趋势，实现教材与时代的融合，以提高学生创造性解决实际问题的能力。

四、结合岗位需求，体现学考结合

为深入贯彻执行《国家职业教育改革实施方案》中推动的1+X证书制度，本套教材充分考虑学生考取相关职业资格证书、职业技能等级证书的需要，将岗位技能要求、劳动教育理念、国家执业助理医师资格考试等有关内容有机融入教材，突出实用和实践。教材理论内容和实训项目的设置涵盖相关考试内容和知识点，做到学考结合，满足学生在学习期间取得各种适合工作岗位需要的职业技能或资格证书的需求，以提升其就业创业本领。

五、配套数字教材，丰富教学资源

本套教材为书网融合教材，编写纸质教材的同时，重视数字资源配套增值服务的建设，通过教学课件PPT、思维导图、视频微课、题库等形式，丰富教学资源，利用中国医药科技出版社成熟的"医药大学堂"智能化在线教学平台，能够实现在线教学、在线评价、在线答疑、在线学习、在线作业、在线考试、在线互动等功能，极大提升教学手段，满足教学管理需要，为提高教育教学水平和质量提供支撑。

六、以学生为本，创新编写形式

本套教材在编写形式上坚持创新，在内容设置上注重模块化编写形式，整套教材设立相对统一的编写模块，模块设计分为"必设模块"和"选设模块"两种类型。"必设模块"是每本教材必须采用的栏目，使整套教材整齐划一。"选设模块"是每本教材根据课程的特点自行设计，目的是增强课堂互动和教材的可读性，提高学习的目的性和主动性。模块设置注重融入中医经典，融入课程思政，融入职业技能与中医助理执业医师资格考试内容，凸显本轮中医学专业教材编写的"传承创新"特色。

为编写出版一套高质量的精品教材，本套教材建设指导委员会的专家给予了很多宝贵的、建设性的指导意见，参编的几十所院校领导给予了大力支持和帮助，教材的编写专家均为一线优秀教师，他们业务精良，经验丰富，态度认真严谨，为本套教材的编写献计献策、精益求精、无私奉献，付出了辛勤的汗水和努力，在此一并表示衷心感谢。

本套教材目标明确，以满足高等职业院校中医药类专业教育教学需求和应用型中医药学人才培养目标要求为宗旨，旨在打造一套与时俱进、教考融合、特色鲜明、质量优良的中医类高职教材。希望本套教材的出版，能够得到广大师生的欢迎和支持，为促进我国中医类相关专业的职业教育教学改革和人才培养做出积极贡献。希望各院校师生在教材使用中提出宝贵意见或建议，以便不断修订完善，为下一轮教材的修订工作奠定坚实基础。

中国医药科技出版社

2022年6月

PREFACE 前言

为深入贯彻落实《“十四五”职业教育规划教材建设实施方案》等相关文件精神，推动中医药高等职业教育改革与高质量发展，更好地满足高等职业院校教学的需要，培养高素质技术技能人才，按照“高等职业教育中医药类创新教材”建设工作要求，编委会确立了本课程的教学内容，组织编写了本教材。

中医伤科学是人类在长期与各种伤病作斗争中发展起来的一门独立学科，主要研究皮肉、筋骨、气血、脏腑、经络等各种损伤性疾患的诊断与治疗，是中医学宝库的重要组成部分，是中医学临床专业课程之一。

本教材编写特点如下：坚持落实立德树人的根本任务，以高层次应用型人才培养为导向，以实践能力培养为重点，突出中医特色，注意融入课程思政；针对岗位，促进学考结合，保证理论内容和实训项目的设置涵盖相关考试内容；坚持创新，推进书网融合，借用教学课件PPT、视频微课及题库等，增强数字资源配套增值服务的建设，充分体现互联网+特色。本教材主要内容包括绪论、中医伤科学基础、骨折、脱位、筋伤、内伤、骨病等，供全国高职高专院校三年制中医骨伤、中医学、针灸推拿、康复治疗技术等专业使用。

本教材在编写过程中，主要吸收了教学和临床一线的人员参与编写，得到了南阳医学高等专科学校、山东中医药高等专科学校及有关兄弟单位的大力支持，在此表示感谢。全书共7章，第一章绪论主要介绍中医伤科学的发展简史和成就，由王春成编写。第二章中医伤科学基础主要介绍骨伤科疾病的主要内容及分类、病因病机、辨证诊断治疗方法和创伤急救内容，由李代英、李明哲编写。第三～七章主要介绍骨折、脱位、筋伤、内伤和骨病的基本概念和常见疾病的诊疗方法。其中，第三章由徐宏举、陈杰、杨永利编写；第四章由谢明夫编写；第五章由王卫国、宋振杰、申海滨编写；第六章由张峰编写；第七章由李明哲编写。数字化教材分工如下：第一章绪论由王春成、李明哲制作完成；第二章中医伤科学基础由李代英、李明哲制作完成；第三章骨折由徐宏举、陈杰、杨永利、李明哲制作完成；第四章脱位由谢明夫制作完成；第五章筋伤由王卫国、宋振杰、申海滨、李明哲制作完成；第六章内伤由张峰制作完成；第七章骨病由李明哲制作完成。另外，附录部分收录了骨伤科常用古方及验方，为保持方剂原貌，凡涉及国家禁用的中药，如虎骨、犀角等，原则上不改，读者在临床应用时，应使用相关的代用品。

由于本书编者的经验和水平有限，教材内容尚有疏漏之处，敬请各位同仁给予批评指正，以便今后修订提高。

《中医伤科学》编委会

2022年5月

CONTENTS 目录

第一章　绪　论

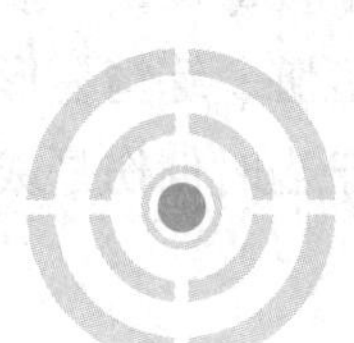

学习目标

知识要求：

1. 掌握中医伤科学的概念；掌握中医伤科的主要发展成就。
2. 熟悉中医伤科主要发展阶段。
3. 了解中医伤科的历史发展背景。

能力要求：

1. 熟练掌握伤科的传统理论知识和操作技能。
2. 会应用伤科特色诊疗技术解决骨伤科常见疾病。

一、中医伤科学概念

中医伤科学是主要研究骨与关节及其周围软组织损伤与疾病防治的一门学科，是中医临床医学的重要组成部分，又称“正体”“接骨”“正骨”“骨伤”等，古属“疡医”范畴。中医伤科历史悠久，源远流长，是人类在长期与各种伤病作斗争中创造和发展起来的经验，经历代医家探索总结，逐渐形成一门独立的学科。

中医伤科的发生和发展从开始便是由生产所决定的，与劳动人民长期的劳动生活、生产实践紧密相关，伴随着中医学的形成和发展逐渐完善而日趋成熟。它在长期的发展历程中，已扎根于中华民族优秀文化土壤之中，在不同历史阶段对人类的健康发挥着重要的影响。

知识拓展

中医学在夏、商时期处于发展初级阶段，未进行分科，直到周代《周礼》，分为食医、疾医、疡医和兽医等四类，其中疡医包括了骨伤科。到了宋、元、明时期，中医分科越来越细，宋代医事制度分为九科，设有创肿兼折疡科；元代，太医院将医学分为十三科，规定“诸医人于十三科内，不能精通一科者不得行医”，并将正骨科列入其中；明代，医学原设为十三科，隆庆五年（公元1571年）将十三科改作十一科，包括接骨科。

二、中医伤科学发展简史

（一）远古时期（远古至公元前21世纪）

距今170万年前，我们的祖先为了生存，便依靠着集体的智慧和力量，用原始的劳动工具、有限的劳动经验、简单的劳动互助来对付自然界的各种灾难，抗击猛兽的频繁侵袭，以获取必要的食物，同时也相应地逐步积累了原始的医药知识，奠定了中医伤科学发展的起源。原始社会的早期，人们大都住在洞穴或窝棚里，以避风雨寒暑，防备猛兽虫蛇，这是人类最早的预防外伤措施。但人类在与毒蛇、猛兽搏斗和部落之间发生战争时，也常常发生外伤。原始人就在损伤疼痛、肿胀处抚摸、按压，以减轻痛苦。经过长期的反复实践，摸索出一些简单的治伤手法，如对伤口用泥土、树叶、草茎等进行涂裹，这便是外治法的起源。另外，古人采用舞蹈祛邪解郁、舒展筋骨，逐渐产生导引法。

在旧石器时代晚期和新石器时代，古人已经能够制作一些较精细的工具，如砭刀、骨针、石镰等。《山海经·东山经》曰："高氏之山，其上多玉，其下多箴石。"后世郭璞注解时认为，箴石"可以为砭针治痈肿者"。在旧石器晚期（约1.8万年前）的"山顶洞人"遗址中，发现有骨针、骨锥和其他骨制尖状器具。考古发现仰韶文化时期（公元前5000~公元前3000年）已有石镰，可以用来砭刺、切割。《史记·扁鹊仓公列传》记载："上古之时，医有俞跗，治病不以汤液醴酒，镵石挢引，案扤毒熨，一拨见病之应，因五脏之输，乃割皮解肌，诀脉结筋，搦髓脑，揲荒爪幕，湔浣肠胃，漱涤五脏，练精易形。"这说明新石器时代外科手术器械——砭镰已产生，并出现了外伤科名医——俞跗，由于当时创伤是威胁人类生存和健康的主要因素，所以外伤科医疗技术比其他科发达，并更早推广应用。

（二）奴隶社会时期（公元前21世纪至公元前476年）

奴隶社会经历了夏、商、周三代，在生产力、文化等方面，较原始社会有了发展，并促进了医学进步，中医骨伤科开始萌芽，出现了"疡医"。

早在夏代已有了人工酿酒。《战国策》"帝女令仪狄作酒，进之于禹"，酒可以通血脉、行药势，也可以止痛、消毒，这对治疗创伤疾病很有意义。夏代的生产工具主要是石器，用以治病的针是石针、骨针。

商代冶炼技术有很大发展，金属器具广泛地用于生产劳动和战争中，如刀、针、斧、锯、矢和镞等。医疗工具也有了改进和提高，据《韩非子》记载，古人"以刀刺骨"，说明"刀"已经作为骨伤科手术工具了。甲骨文是我国较早的文字，甲骨文记载的疾病有几十种，其中骨伤科的有疾手、疾肘、疾胫、疾止、疾骨等。考古发现藁城台西商代遗址有30多种药用种仁，其中有桃仁等种仁用于活血祛瘀。相传商代伊尹发明"汤液"，《针灸甲乙经·序》曰："伊尹……撰用《神农本草》以为汤液"，《神农本草经》曰"桃仁主瘀"。由上可知，商代已应用活血药内服治疗跌打损伤。

周代，我国政治、经济、科技文化有了新的发展，有了医政的设置和医疗的分科。《周礼·天官·冢宰》记载"医师掌医之政令，聚毒药以共（供）医事"，医生分为"食医""疾医""疡医"和"兽医"。其中疡医就是外科和骨伤科医生，其职责是"掌肿疡、溃疡、金疡、折疡之祝药、劀杀之剂"。《礼记·月令》载"命理瞻伤、察创、视折、审断，决狱讼必端平"。蔡邕注："皮曰伤（皮肤损伤破裂），肉曰创（皮肤与肌肉损伤破裂），骨曰折（骨骼折断），骨肉皆绝曰断（皮、肉、筋、骨完全离断）。"说明当时已把损伤分成4种不同类型，同时采用"瞻""察""视""审"4种诊断方法，这既是法医学起源的记述，又是古代中医骨伤科诊断水平的标志。

（三）战国秦汉时期（公元前476年至公元220年）

战国、秦汉时期，我国从奴隶社会进入封建社会，政治、经济、文化都有显著的进步，学术思想十分活跃，出现"诸子蜂起，百家争鸣"的局面，促进了医学的发展，骨伤科基础理论初步形成。

1973年，考古学家在湖南长沙马王堆三号汉墓发掘的医学帛书表明了当时骨伤科诊疗技术的进步。马王堆汉墓的医学帛书有《足臂十一脉灸经》《阴阳十一脉灸经》《阴阳脉死候》《五十二病方》和《帛画导引图》等，据专家们考证认为系战国时代的文献，保存了当时诊治骨折、创伤及骨病的丰富经验，包括手术、练功及方药等。《足臂十一脉灸经》记载了“折骨绝筋”（即闭合性骨折）；《阴阳脉死候》记载了“折骨裂肤”（即开放性骨折）。《五十二病方》载有52种病，共103个病名，涉及内、外、骨伤、妇、儿、五官诸科。其中有“诸伤”“胻伤”“骨疽”“骨瘤”等骨伤病证，同时还描述了“伤痉”的临床表现，“痉者，伤，风入伤，身信（伸）而不能诎（屈）”，这是对创伤后严重并发症——破伤风的最早记载。《五十二病方》载录中药247种，方剂283首，其中治伤方17首，治伤痉方6首，治胻伤方2首，治痈疽方22首。主张用酒处理伤口，以药煎水洗伤口，还记载伤口包扎方法，对感染伤口用药外敷后，以丝织品或麻絮等包扎。《五十二病方》中应用水银膏治疗外伤感染，这是世界上将水银应用于外伤科的最早记载。《帛画导引图》还有导引练功图像与治疗骨伤疾患的文字注释。

《黄帝内经》是我国最早的一部医学典籍，较全面、系统地阐述了人体解剖、生理、病因、病机、诊断、治疗等基础理论，奠定了中医理论体系。《内经》已有系统的人体解剖学知识，如《灵枢·骨度》对人体头颅、躯干、四肢各部骨骼的长短、大小、广狭标记出测量的尺寸。同时通过尸体解剖获取这方面知识，如《灵枢·经水》曰：“若夫八尺之士，皮肉在此，外可度量切循而得之，其死可解剖而视之。其脏之坚脆，腑之大小……脉之长短，血之清浊……皆有大数。”《内经》对人体的骨、脉、筋、肉及气血的生理功能都有精辟的论述，如《灵枢·经脉》曰“骨为干，脉为营，筋为刚，肉为墙”，《灵枢·邪客》曰“营气者，泌其津液，注之于脉，化以为血，以荣四末，内注五脏六腑”，人体外部皮肉筋骨与体内五脏六腑关系密切，《内经》阐发的肝主筋、肾主骨、肺主皮毛、脾主肌肉、心主血脉及气伤痛、形伤肿等基础理论，一直指导着骨伤科的临床实践。《内经》还阐述骨病的病因病机，《灵枢·痈疽》曰“热胜则腐肉，肉腐则为脓”。《灵枢·刺节真邪》曰“烂肉腐肌为脓，内伤骨，内伤骨为骨蚀……有所结，深中骨，气因于骨，骨与气并，日以益大，则为骨疽”。《素问·痹论》曰“风寒湿三气杂至，合而为痹”。《素问·生气通天论》曰“因于湿，首如裹，湿热不攘，大筋緛短，小筋弛长，緛短为拘，弛长为痿”。《素问·痿论》还将痿证分为痿躄、脉痿、筋痿、肉痿、骨痿等五痿分别加以论述。此外，《吕氏春秋·季春纪》认为“流水不腐，户枢不蠹，动也；形气亦然，形不动则精不流，精不流则气郁”，主张用练功疗法治疗足部“痿躄”，为后世骨伤科动静结合理论奠定了基础。

秦汉时期，骨伤科临床医学得到发展。西汉初期，名医淳于意留下的“诊籍”记录了两例完整伤科病案：一例是堕马致伤；一例是举重致伤。西汉中期《居延汉简》的“折伤部”记载了骨折创伤的治疗医案。东汉早期，《武威汉代医简》载录治疗金疡外伤方10余首，有止痛、逐瘀、止痉的作用，配伍较之《五十二病方》有明显的进步。成书于东汉时期的《神农本草经》载有中药365种，其中应用于骨伤科的药物近100种。汉代著名外伤科医家华佗精通方药、针灸、养生，更擅长外伤科手术。他发明了麻沸散，用于剖腹术、刮骨术中，还创立了五禽戏，相当于练功疗法，有助于骨伤疾病之康复。东汉末年杰出医学家张仲景总结了前人的医疗成就，并结合自己的临床经验著成《伤寒杂病论》，这是我国第一部临床医学巨著，他在《内经》《难经》的理论基础上，以六经论伤寒，以脏腑论杂病，创立了理、法、方、药结合的辨证论治方法。书中记载的攻下逐瘀方药，如大承气汤、大黄牡丹汤、桃仁承气汤、大黄䗪虫丸和下瘀血汤等，至今仍为骨伤科医家所推崇。书中还记载了人工呼吸、胸外心脏按压等创伤复苏术。

（四）魏晋南北朝至隋唐时期（公元220~960年）

这一时期是我国历史上战乱频繁时期，晋·葛洪著《肘后救卒方》，在世界上最早记载了下颌关节脱臼手法整复方法，“令人两手牵其颐已，暂推之，急出大指，或咋伤也”。书中还首次记载用竹片夹板固定骨折，“疗腕折、四肢骨破碎及筋伤蹉跌方：烂捣生地黄熬之，以裹折伤处，以竹片夹裹之。令遍病上，急缚，勿令转动”。他论述了开放性创口早期处理的重要性，对腹部创伤肠断裂采用桑白皮线进行肠缝合术；他还记载了烧灼止血法，并首创以口对口吹气法抢救猝死患者的复苏术。南北朝，龚庆宣整理的《刘涓子鬼遗方》对创口感染、骨关节化脓性疾病采用外消、内托、排脓、生肌、灭瘢等治法；运用虫类活血药治疗金疡；提出骨肿瘤的诊断和预后；记述了“阴疽”（似髋关节结核）、“筋疽”（似脊柱结核）的证候。隋·巢元方等编著的《诸病源候论》，是我国第一部中医病理专著，载录证候1720条，其中有“金疮病诸候”23论，腕折（泛指骨折、扭伤等）证候9论，还有妇人与小儿金疮、瘀血证候等。“金疮病诸候”精辟论述了金疮化脓感染的病因病理，提出清创疗法四要点：清创要早，要彻底，要正确地分层缝合，要正确包扎，为后世清创手术奠定了理论基础。“金疮伤筋断骨候”“金疮筋急相引痛不得屈伸候”“腕折破骨伤筋候”等论述了“伤筋”的证候、治疗方法及其预后，指出筋断“可连续”。“箭镞金刃入肉及骨不出候”“金疮久不瘥候”对创口不愈合的病因病理有了较深刻的认识，强调了去碎骨和清除异物的重要性。“附骨疽候”指出成人的髋关节、膝关节与儿童的脊椎、膝关节是附骨疽的好发部位。

唐·孙思邈著《备急千金要方》《备急千金翼方》，是中医临床的百科全书，在伤科方面总结了补髓、生肌、坚筋、固骨类药物，介绍了人工呼吸复苏、止血、镇痛、补血、活血化瘀等疗法，载录了下颌关节脱位手法复位后采用蜡疗、热敷、针灸等外治法，丰富了伤科治疗法。王焘著《外台秘要》，是一部综合性医学论著，其中收录了折损、金疮、恶刺等伤科疾病治疗方药，把损伤分为外损和内损，列骨折、脱位、内伤、金疮和创伤危重症等五大类。蔺道人著《仙授理伤续断秘方》，是我国现存最早的一部骨伤科专著，分述骨折、脱位、内伤三大类证型；总结了一套诊疗骨折、脱位的手法，如相度损处、拔伸、用力收入骨、捺正等；提出了正确复位、夹板固定、内外用药和功能锻炼的治疗大法；对筋骨并重、动静结合的理论也做了进一步的阐发，该书指出“凡曲转，如手腕脚凹手指之类，要转动……时时为之方可”。对于难以手法复位闭合性或开放性骨折，主张采用手术整复，“凡伤损重者，大概要拔伸捺正，或取开捺正”“凡皮破骨出差爻，拔伸不入，撙捺相近，争一二分，用快刀割些捺入骨”。该书首次记载了髋关节脱臼，并分前后脱臼两类，采用手牵足蹬整复手法治疗髋关节后脱位；利用杠杆原理，采用“椅背复位法”治疗肩关节脱位。他还介绍了杉树皮夹板固定方法，“凡有杉皮，浸约如指大片，疏排令周匝，用小绳三度紧缚”。对内伤症治疗，采用“七步”治疗法，提出了损伤按早、中、晚三期治疗的方案。所载方50首，药139味，包括内服及煎洗、填疮、敷贴等外用方剂，体现了伤科内外兼治的整体观。

（五）宋金元时期（公元960~1368年）

宋朝“太医局”设立“疮肿兼折疡科”，元代“太医院”设十三科，其中包括“正骨科”和“金镞兼疮肿科”。宋代解剖学有了显著的进步。公元1041~1048年间，曾有医生和画师解剖欧希范等人刑后尸体，画制成图，称为《欧希范五脏图》。该书描绘了内脏形态及解剖关系，对心、肝、肾、大网膜等记载基本正确。法医家宋慈著《洗冤集录》是我国现存最早的法医学专著，对全身骨骼、关节结构描述较详细，同时还记载了人体各部位损伤的致伤原因、症状及检查方法。解剖学的进步，为中医骨伤科的发展奠定了基础。宋·医官王怀隐等编成《太平圣惠方》，其中“折伤”“金疮”属伤科范畴；对骨折提出了“补筋骨，益精髓，通血脉”的治疗思想，用柳木夹板固定骨折；推广淋、熨、贴、熁、膏摩等外治法治疗损伤。太医局编纂的《圣济总录》内容丰富，其中折伤门总结了宋代以前的骨伤医疗经验，强调骨折、脱位复位的重要性；记载用刀、针、钩、镊等手术器械，对腹破肠出的重伤采用合理的处理方法。张杲所著《医说》记载了随军医生“凿出败骨”治疗开放性胫腓骨骨折成功的病案，并介绍了采用脚踏转轴及竹管的搓滚舒筋练功疗法。许叔微所著《普济本事方》记载了用苏合香丸救治跌伤重症。《夷坚志》记载了邢氏同种异体骨移植颌骨成功病例。宋金元时期出现不少著名医学家，他们从各角度总结和论述了自己的临证经验，出现了学术上的争鸣局面，促进了中医骨伤科的发展。张元素《医学启源》总结了治疗内伤的引经药，促进了骨伤理气活血疗法的发展。张从正《儒门事亲》曰“下法能使陈莝去而肠胃洁，癥瘕尽而血荣卫昌”，主张采用攻下逐瘀法治伤。李杲《医学发明》发挥了《内经》“肝藏血”的理论，认为“血者，皆肝之所主，恶血必归肝，不问何经之伤，必留于胁下，盖肝主血故也”，创制疏肝活血逐瘀的方药——复元活血汤。朱震亨提倡养阴疗法，强调补肝肾治本的原则，对治疗筋骨痹证、骨疽及伤患都有其独特经验。

元代李仲南《永类钤方》中“风损伤折”卷是中医骨伤科专篇，首创过伸牵引加手法复位治疗脊柱屈曲型骨折，“凡腰骨损断，先用门扉一片，放斜一头，令患人覆眠，以手捍止，下用三人拽伸，医以手按损处三时久”。此外还创制了手术缝合针——“曲针”用于缝合伤口；提出“有无粘膝”体征作为髋关节前后脱位的鉴别，至今仍有临床意义。危亦林著《世医得效方》，按元代十三科分类，其中“金镞正骨科”不仅继承前人治骨伤病经验，而且对骨折、脱位的整复手法和固定技术有所创新。危氏在世界上最早施用“悬吊复位法”治疗脊柱骨折，“凡剉脊骨，不可用手整顿，须用软绳从脚吊起，坠下身直，其骨使自归窠。未直则未归窠，须要坠下，待其骨直归窠。然后用大桑皮一片，放在背皮上，杉树皮两三片，安在桑皮上，用软物缠夹定，莫令屈，用药治之”。对开放性骨折，危氏主张扩创复位加外固定治疗。麻醉方面，危氏创制了“草乌散”（又名麻药方），对其组成、功用、剂量及注意事项都有详细记载。元代《回回药方》中“金疮门”“折伤门”属于骨伤科范畴，大部分内容继承《仙授理伤续断秘方》《世医得效方》和《永类钤方》等经验，有些部分还结合阿拉伯外来医学知识，反映了元代中医骨伤科鼎盛的状况。

（六）明清时期（公元1368~1840年）

明清时代，骨伤科出现了许多学术上有相当成就的医学家，撰写了大量的骨伤科专著，他们不仅总结了前人的经验，而且不断提出新的理论和观点，从而形成不同学派，这是中医骨伤科发展史的兴盛时期。

明初，太医院设有十三科，其中属骨伤科范畴的有“接骨”“金镞”两科。隆庆五年（1571年）改名为正骨科（又名正体科）。公元1644年清朝建立，太医院设九科，其中有“疮疡科”和“正骨科”，后者又名“伤科”。明代《金疮秘传禁方》记载了用骨擦音作检查骨折的方法；对开放性骨折，主张把穿出皮肤已被污染的骨折端切除以防感染。明代永乐年间（公元1406年）朱橚等编著《普济方》，其中“折伤门”“金疮门”和“杖伤门”等辑录治疗骨伤科方药1256首，是15世纪以前治伤方药的总汇。在“接骨手法”中，介绍了12种骨折脱位的复位固定方法；在“用药汤使法”中又列出15种骨折、脱位的复位固定法。明·异远真人著《跌损妙方》记载全身57个穴位，总结了一套按穴位受伤而施治的方药，其“用药歌”在骨伤界亦广为流传。明·薛己撰《正体类要》共2卷，上卷论正体主治大法及记录治疗伤科内伤验案65则；下卷介绍诸伤方71首。薛氏重视整体疗法，如序曰“肢体损于外，则气血伤于内，营卫有所不贯，脏腑由之不和”。强调突出八纲、脏腑、气血辨证论治，用药主张以补气血、补肝肾为主，行气活血次之，其“气血学说”和“平补法”对后世产生巨大影响。著名医药学家李时珍《本草纲目》载药1892味，其中骨伤药物170余种。明·王肯堂《证治准绳》中《疡医准绳》对骨折有较精辟的论述，如对肱骨外科颈骨折采用不同体位固定，若向前成角畸形，则用手巾悬吊腕部置于胸前；若向后成角，则应置于胸后。该书还把髌骨损伤分为脱位、骨折两类，骨折又分为分离移位或无移位两种，分离移位者，主张复位后用竹箍扎好，置膝于半伸屈位。该书对骨伤科的方药还进行了由博而约的归纳整理，深为后世所推崇。

清代吴谦等编《医宗金鉴·正骨心法要旨》，较系统地总结了清代以前的正骨经验，对人体各部的骨度、损伤的治法记录周详，既有理论，亦重实践，图文并茂。该书将正骨手法归纳为摸、接、端、提、推、拿、按、摩八法，并介绍腰腿痛等疾患的手法治疗，及运用攀索叠砖法、腰部垫枕法整复腰椎骨折脱位等。在固定方面，主张“因身体上下正侧之象，制器以正之，用辅手法之所不逮，以冀分者复合，欹者复正，高者就其平，陷者升其位”，并改进了多种固定器具，如脊柱中段损伤采用通木固定；下腰损伤采用腰柱固定；四肢长骨干骨折采用竹帘、杉篱固定；髌骨骨折采用抱膝圈固定，等等。沈金鳌著《沈氏尊生书·杂病源流犀烛》，发展了伤科气血病机学说，对内伤的病因病机、辨证论治皆有阐述。胡廷光著《伤科汇纂》，收集了清代以前有关骨伤科的文献，结合其临床经验加以整理，是一本价值较高的伤科专著。该书系统地阐述了各种损伤的证治，记载了骨折、脱位、筋伤的检查、复位法，附有许多治验医案，并介绍大量骨伤科处方及用药方法。赵廷海著《救伤秘旨》，收录少林学派的治伤经验，记载人体36个致命大穴，介绍了损伤各种轻重症的治疗方法，收载“少林寺秘传内外损伤主方”，并增加了“按证加减法”。钱秀昌著《伤科补要》，较详细论述了骨折、脱位的临床表现及诊治方法，如髋关节后脱位采用屈髋屈膝拔伸回旋法整复等。该书还载有医疗器具固定图说、周身各部骨度解释、伤科脉诊及大量方剂。王清任著《医林改错》，对解剖尤其重视，纠正了前人脏腑记载的某些错误，对气血研究亦较深入，尤善活血化瘀法治伤，某些方剂如血府逐瘀汤、通窍活血汤、膈下逐瘀汤、少腹逐瘀汤、身痛逐瘀汤等至今仍被骨伤医家广为采用。

（七）鸦片战争后至中华人民共和国成立前（公元1840~1949年）

鸦片战争后，中国逐渐沦落为半封建半殖民地的国家，随着西方文化的侵入，中医受到了歧视，骨伤科面临危机。人们常将骨伤科医生视为“走江湖、卖膏药之九流”，中医骨伤科处于花叶凋零、自生自灭的境地。

课堂互动 1–1

中医伤科的发展成就对当前骨伤科临床产生了哪些影响？

答案解析

中华人民共和国建立前，中医骨伤科的延续以祖传或师承为主，医疗活动只能以规模极其有限的私人诊所形式开展。这种私人诊所在当时不仅是医疗单位，而且也是教徒授业的教学单位，借此，中医的许多宝贵的学术思想与医疗经验得以流传下来。全国各地的骨伤科诊所，因其学术渊源的差别，出现不少流派，较著名的如河南省平乐镇郭氏正骨世家，天津苏氏正骨世家，上海石筱山、魏指薪、王子平等伤科八大家，广东蔡荣、何竹林等五大伤科名家，武汉武当派李氏正骨，福建少林派林如高，四川杜自明、郑怀贤，江苏葛云彬，北京刘寿山，山东梁铁民及辽宁孙华山等，各具特色，在当地影响甚大。

（八）中华人民共和国成立后（1949年至今）

中华人民共和国成立后，随着社会经济、政治与文化的变革，中医骨伤科也从分散的个体开业形式向集中的医院形式过渡。1958年以后，全国各地有条件的省、市、县均相继成立了中医院，中医院多设有骨伤科，不少地区还建立了专门的骨伤科医院。在医疗事业发展的基础上，上海市首先成立了“伤科研究所”，20世纪70年代北京中国中医研究院骨伤研究所与天津市中西医结合治疗骨折研究所相继成立，嗣后其他不少省市也纷纷成立骨伤科研究机构。这标志着中医骨伤科不仅在临床医疗实践方面，而且在基础理论与科学研究方面都取得进展。

近年来，光镜、电镜、电生理、生物化学、生物力学、同位素、电子计算机、磁共振等现代科学技术已在中医骨伤学科的基础研究与临床医疗中得到应用。改革开放以来，中医骨伤科已走出国门，对外交流日益频繁。中医骨伤科正迎来一个科学的春天，必将茁壮成长，为人类健康事业做出更大的贡献。

答案解析

目标检测

1．世界上最早记载并使用颞颌关节脱位口内整复的医家是（ ）

A．华佗 B．张机 C．葛洪 D．蔺道人 E．龚庆宣

2．首创悬吊复位法治疗脊柱骨折的医家是（ ）

A．危亦林 B．张景岳 C．蔺道人 D．华佗 E．龚庆宣

3．记载了悬吊快速牵引复位法治疗颈椎骨折脱位的医书是（ ）

A.《医宗金鉴》 B.《普济方》 C.《正体类要》 D.《伤科补要》 E.《伤科汇纂》

4．我国首先记载利用杠杆原理，采用“椅背复位法”整复肩关节脱位的医籍是（ ）

A.《难经》 B.《肘后救卒方》 C.《世医得效方》
D.《仙授理伤续断秘方》 E.《千金要方》

5．明清时期有大量的伤科专著问世，以下哪本专著是钱秀昌所著（ ）

A.《医宗金鉴》 B.《普济方》 C.《正体类要》
D.《伤科补要》 E.《伤科汇纂》

6．首先记载使用夹板固定骨伤的医家是（ ）

A．陈无择 B．张机 C．葛洪 D．蔺道人 E．吴谦

（王春成）

书网融合……

知识回顾

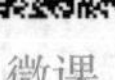
微课

习题

第二章　中医伤科学基础

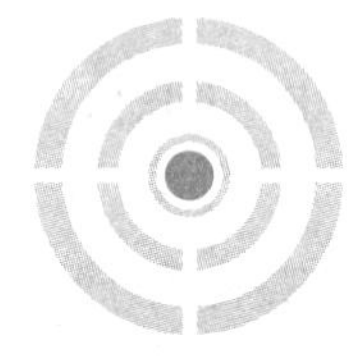

学习目标

知识要求：

1. 掌握损伤和骨病的分类，皮肤牵引、内固定、物理疗法、封闭疗法的概念；掌握骨折急救方法和开放性骨性的急救处理。

2. 熟悉手法的作用、外固定的种类、应用及注意事项、功能锻炼的作用、其他疗法的应用；熟悉创伤危重症的诊治方法。

3. 了解内固定的种类适应证和禁忌证、理筋手法的应用；了解影像检查及实验室检查在骨伤科疾病诊断中的应用。

能力要求：

1. 熟练掌握伤科六诊、骨关节特殊检查、四肢主要神经检查、外固定技能。

2. 学会应用伤科基础知识解决骨伤科常见疾病的诊疗及康复；学会骨折急救基本措施的操作。

第一节　中医伤科学的分类

一、病种分类

中医伤科疾病种类包括损伤和筋骨病。

（一）损伤

损伤是指人体受到外界各种创伤因子如直接暴力、间接暴力、劳损等的作用而使皮肉、筋骨、气血、经络及脏腑等遭到破坏的疾患。损伤主要有以下4种。

1. 筋伤　中医筋伤的范围很广，指由于扭、挫、刺、割及劳损等原因而使皮肤、筋肉、筋膜、肌腱、韧带、软骨、周围神经、血管等损伤，可分为急性损伤和慢性损伤。

2. 骨折　指骨骼的连续性或完整性在外力的作用下遭到破坏，根据损伤程度可分为骨损、骨裂、骨断、骨碎。骨折后局部出现疼痛、肿胀、功能障碍、畸形、异常活动和骨擦音等症状和体征。古称“折疡”“折骨”。

3. 脱位　指损伤后造成关节的骨端关节面脱离了正常位置而导致关节功能障碍。临床表现有关节畸形、弹性固定、关节盂空虚、功能障碍等症状和体征。古称“脱骱”“脱臼”。

4. 内伤　指因脏腑损伤和损伤引起气血、经络、脏腑功能紊乱而出现的各种损伤内证。临床根据受伤机制不同，有伤气、伤血、气血两伤、伤脏腑等病证，古称“内损”。

（二）筋骨病

筋骨病的范围较广，分述如下：

1. 骨关节痹证　指气血为病邪闭阻所致骨关节疾患。风、寒、湿等外邪侵袭人体，闭阻经络，气血运行不畅引起肌肉关节酸痛、麻木、重着等症。本证包括西医学的类风湿关节炎、风湿性关节炎、狼疮性关节炎、创伤性关节炎、关节内游离体、关节滑膜炎、强直性脊柱炎、痛风性关节炎等。

2. 骨关节畸形　指骨与关节因发育异常或损伤后遗症等而发生变形或缺陷的一类疾病，包括脊柱和四肢的先天性缺陷、骨与关节发育异常、损伤后遗畸形。如脆骨病、颈肋、先天性斜颈、先天性髋关节脱位、O形腿、X形腿、肘内翻等。

3. 骨痈疽　因余毒注骨、损伤染毒、七情内伤及房室劳伤等原因引起化脓性细菌侵入，引起骨、关节的化脓性感染疾病。包括急慢性化脓性骨髓炎、化脓性关节炎等。中医学称为附骨疽。

3. 骨痨　指结核杆菌侵入骨或关节引起的疾病。中医学又称为“流痰”，西医学称为骨、关节结核。多因先天不足、肝肾亏虚，或后天失调，伤及脾肾，正不胜邪，感染结核杆菌而发病。该病好发于儿童和青少年，在全身各关节及骨骼部位皆可发病，脊柱尤为多见。

4. 痿证　指人体正气亏损后或遭受邪毒侵袭、外伤，导致肢体筋脉软弱无力，渐至肌肉萎缩而不能随意运动的一种病证。常见于西医学周围神经损伤、多发性神经炎、皮肌炎、小儿麻痹症、大脑性瘫痪等。中医学按部位分为脉痿、筋痿、肉痿、骨痿。

5. 筋挛　指由于脉络闭阻、外邪入侵、先天发育障碍、损伤等原因，造成身体某些肌肉持续收缩，肌张力增高，或皮肤、关节囊、韧带失去正常弹性而挛缩，致关节功能障碍的一类病变。临床常见缺血性肌挛缩、髂胫束挛缩、关节挛缩、掌筋膜挛缩等。

6. 骨肿瘤　指发生在骨及骨的附属组织的肿瘤。临床可分为原发性骨肿瘤和继发性骨肿瘤。原发性骨肿瘤来自骨及附属组织的瘤细胞所致的肿瘤，又有良性与恶性之分。继发性骨肿瘤又分转移性和接触性两种，前者为恶性，后者是由骨骼附近的肿瘤细胞直接侵犯骨骼，良性、恶性均有。

岗位情景模拟 1

患者赵某，男，65岁，以“腰痛5年，加重伴右下肢疼痛3天”为主诉来院就诊。患者5年前无明显诱因出现腰痛，经针灸、拔罐治疗疼痛减轻，期间反复发作数次，3天前因搬运重物后腰痛加重，且出现右下肢疼痛和后侧麻木，咳嗽、喷嚏、排便时疼痛加重。查体：脊柱向右侧弯，腰椎生理曲度消失，腰部活动范围：前屈45°，后伸15°，左侧屈15°，右侧屈5°。$L_{4\sim5}$、L_5~S_1棘突间及右椎旁压痛阳性，且向右小腿后侧及踝部放射，直腿抬高试验：左80°、右30°阳性，加强试验阳性。右小腿后外侧及足背外侧皮肤感觉迟钝，右足伸趾肌力减弱，右跟腱反射未引出。舌暗红，苔白，脉弦。腰椎正、侧位X线片示：腰椎曲度变直，略向右侧突，L_5、S_1椎间隙略窄。

问题与思考

该患者初步判断为哪类骨疾病？

答案解析

二、损伤特点分类

损伤根据其性质和特点，可按下列方法分类。

（一）按损伤部位分类

可分为外伤和内伤。外伤是指皮、肉、筋、骨损伤，临床可分为骨折、脱位与筋伤；内伤是指脏腑损伤及损伤所引起的气血、经络、脏腑功能紊乱而出现的各种损伤内证。人体是一个内外统一的整体，从外伤来讲，皮肉裹于外，筋骨连续于内。因此，皮肉受损，筋骨可被伤害；反之，筋伤骨损，皮肉亦会受累。对内伤来讲，因经络为气血运行的通道，经络内属于脏腑，外络于肢节，而且五脏之道皆出于经隧，因此无论是伤气血或伤脏腑，均可导致经络阻滞；反之经络损伤亦可内传脏腑，经络运行阻滞必然引起气血、脏腑功能失调。同样外伤与内伤也是密切相关的，肢体虽受损于外，但会由外及内使气血伤于内，并可引起脏腑功能之不和，外伤较重时必然会出现许多内证。

（二）按损伤的发生过程和外力作用性质分类

可分为急性损伤与慢性劳损。急性损伤是指由于急骤的暴力所引起的损伤；慢性劳损是指由于劳逸失度或体位不正而外力又经年累月作用于人体所致的病证。

（三）按受伤的时间分类

可分为新鲜性损伤与陈旧性损伤，简称新伤与陈伤。新伤主要是指受外力作用后发生病证在2~3周内就诊者；陈伤又称宿伤，超过2~3周就诊者，是指新伤失治，日久不愈，或愈后又因某些诱因，隔一定时间在原受伤部位复发者。

（四）根据受伤部位的皮肤或黏膜是否破损分类

可分为闭合性损伤与开放性损伤。闭合性损伤是指受钝性暴力损伤而外部无创口者。皮肉为人之外壁，内充卫气。清·唐宗海《血证论》指出：“人之所以卫外者，全赖卫气，卫气外循肌肉，充于皮毛，如室之有壁，宅之有墙，外邪不得而入也。”由于皮肤黏膜完整，则伤处不受污染，外邪不易侵入。开放性损伤是指由于锐器、火器或钝性暴力作用，使皮肤黏膜破损，而有创口流血，深部组织与外界环境相通者。《血证论》曰：“今既破其皮肉，是犹壁之有穴，墙之有窦，揖盗而招之入也。”因此，开放性损伤者，外邪可从伤口侵入，容易发生感染，故变证多端。

（五）按致伤因素的职业特点分类

可分为生活损伤、运动损伤、工业损伤、农业损伤、交通损伤等。

（六）按致伤因素的性质分类

可分为物理损伤、化学损伤和生物损伤等。物理损伤包括外力、高热、低温、电流等。中医伤科学研究的对象主要是外力因素引起的损伤。

临床辨证施治时，既要参照上述方法将伤病进行分类，又要从整体出发，全面分析，才能做出正确的诊断与治疗，获取较好的疗效。

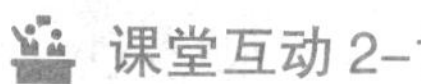

伤科患者损伤时间过长将给患者带来哪些影响？

答案解析

第二节　中医伤科病证的病因病机

一、病因

伤科疾病的病因包括外因和内因。

（一）外因

主要是外力损伤，但与外感六淫、邪毒感染、虫兽所伤等有密切关系。

1. 外力损伤　直接暴力、间接暴力、肌肉收缩力、应力长期作用等损伤人体的皮肉、筋骨、脏腑、经络，局部出现疼痛、肿胀、创口、畸形、功能障碍等症。严重者可伤及血脉、脏腑、髓海导致气血暴脱、神失晕厥等危重病证。而慢性劳损可导致局部气血瘀滞，积劳成疾，如慢性腰肌劳损、肌筋膜炎、某些职业病等。

2. 外感六淫　外感六淫邪气侵犯人体，由表及里留滞经络，气机不通致使肌肉筋脉挛缩，或松弛无力，出现疼痛、关节活动不利、肢体功能受限等伤科病证。

3. 外感邪毒　外伤后复感毒邪，从伤口入侵或余毒注骨，可引起局部或全身感染，出现各种变证。如化脓性骨髓炎关节炎、败血症、破伤风、感染中毒性休克等。

（二）内因

指人体内部能导致或影响损伤发生的各种因素。伤科疾病的发生往往与机体的生理、病理因素和职业工种有关。

1. 生理因素　包括解剖、年龄、体质因素。损伤发生与局部的解剖结构密切相关，如骨折常发生在密质骨和松质骨交界处；相对活动段与静止段的交界处，如胸腰椎骨折好发第12胸椎和第1腰椎；骨骼形态变化处，如胫骨骨折好发于中下1/3交界处；肩关节因关节盂小、肱骨头大而易发生脱位，等等。年龄不同，损伤时的病证亦不同，如儿童多见肱骨髁上骨折、青枝骨折；老年人易发股骨颈骨折、肱骨外科颈骨折。体质的强弱与损伤的发生、损伤后的修复速度也有密切的关系，体质强盛者筋骨坚强而不易损伤，损伤后修复快；体质衰微者筋软骨松容易受伤，损伤后修复慢。

2. 病理因素　损伤的发生与机体皮肉筋骨组织的病变有密切关系。如骨髓炎、骨结核、骨肿瘤因骨质被破坏后骨骼的抗压抗拉强度下降，在轻微的外力作用下即发生骨折，此种骨折称为病理性骨折。

3. 职业工种　损伤的发生与职业、工种有一定的关系。如长期伏案工作者常有颈椎病的发生；弯腰负重工作者种易出现腰部肌肉劳损；运动员多发生运动性损伤如疲劳性骨折、肌肉肌腱拉伤等。

二、病机

人体是一个有机整体，由皮肉、筋骨、气血、津液、经络、脏腑等组成。各系统相互协调、密切联系，共同维系着机体的动态平衡。当伤病发生时，局部皮肉、筋骨的损伤，常可导致全身气血、经络、脏腑功能紊乱，产生一系列的症状，甚至危及患者的生命安全。

（一）皮肉筋骨病机

1. 皮肉损伤病机

（1）皮肉瘀阻　外伤后，脉络破损、血溢脉外，淤积在肌肉皮下等部位，局部肿痛，或皮下青紫瘀斑，或瘀而发热，热盛肉腐，伤口溃破等。

（2）皮肉破损　外来暴力作用于人体，皮肉首当其冲，致皮破肉损，脉络破裂出血，血流体外，津液外溢，气随之耗损甚至出现气随血脱等危象。如病邪从伤口入侵，则可引起局部感染甚至全身感染。

（3）皮肉失荣　因气血不足或经络受阻，皮肉失濡养，表现为筋肉萎缩无力、肢体麻木不仁、挛缩等。

2. 筋骨损伤病机

（1）伤筋　因利器所伤、闪挫扭伤、跌仆坠堕，则可出现筋断碎裂。早期出现肿胀、疼痛、功能障碍等症状，后期因筋骨失去气血濡养，表现为筋纵弛软、筋挛拘急甚至肢体失用。

（2）伤骨　因利器、坠堕、跌仆、撞击、压轧等外界致伤因素，轻者骨膜受损，重者发生骨断、骨碎、关节脱位。

（二）气血津液病机

1. 气血损伤病机

（1）伤气　由于直接暴力间接暴力作用于机体或劳损等致体内气机运行失常，引起气的病理变化。气滞则局部胀闷疼痛；气闭则可见晕厥、昏迷、窒息、烦躁妄动或昏睡困顿等症；气虚则出现脏腑器官功能不足和衰退，出现疲倦乏力、语音低微、呼吸气短、胃纳欠佳、自汗、脉细软无力等症；重者气脱，出现目闭口开、面色苍白、呼吸浅促、四肢厥冷，或突然昏迷，或醒后又昏迷、二便失禁、脉微弱等气随血脱症状。气的病证广泛，气滞、气闭、气逆、气郁为实证，气虚、气脱为虚证。

（2）伤血　由于暴力作用如击杀、冲撞、扭挫等，可伤及经络血脉，血溢脉外而出血，或血流不畅出现血瘀。若损伤后积瘀化热，或肝火炽盛则血热，症见发热、口渴、心烦、舌红绛、脉数，严重时可出现高热、昏迷等症。血瘀、血热为实证。若出血过多，则见血虚甚至危及患者的生命安全。

2. 津液损伤病机　因耗损过多或生成不足所致。如伤后积瘀生热，灼伤津液，可出现口渴、咽燥、大便干结、小便短少、舌苔黄而干糙等症；或重伤久病，常可严重耗伤阴液，出现舌红而干燥等症状，甚至产生亡阴之象。

（三）脏腑经络病机

1. 经络损伤病机　由于外因和内因可使经络局部阻塞，导致气滞血瘀而发病，不通则痛，出现局部肢体功能受限等症，甚至完全失去功能。

2. 脏腑损伤病机　人体在受伤后，不管是否伤及脏腑，均可导致脏腑功能失常而出现相应脏腑的临床症状，如《正体内要》所说“肢体损于外，则气血伤于内，营卫有所不贯，脏腑由之不和”。

第三节　中医伤科辨证基础

中医骨伤科和其他临床学科一样，它的辨证诊断也是在中医学诊断的理论指导下进行的，即通过望、闻、问、切、动、量等方法，结合影像学和实验室检查，将所搜集的临床资料作为依据，按病因、部位、伤势等进行分类，并以脏腑、经络、气血、津液、皮肉筋骨等理论为基础，根据它们内在联系，加以综合分析，做出诊断。伤病的辨证方法很多，有根据病程不同阶段的分期辨证，亦有根据不同证候的分型辨证等。这些辨证方法，有各自的特点和侧重。在临床运用时，常需互相结合，相互补充。在辨证过程中，既要求有整体观念，重视全面的检查，还要注意结合骨伤科的特点，进行细致的局部检查，才能全面而系统地了解病情，做出正确的判断。

一、问诊

问诊是疾病诊断过程中的一个重要环节，在四诊中占有重要地位。问诊时应首先抓住主要矛盾，为判定病位、掌握病性及辨证治疗提供可靠的依据。在伤科疾病诊断过程中，需重点问明以下几个方面。

（一）一般情况

了解患者的一般情况，详细询问患者姓名、性别、年龄、职业、婚姻、籍贯、住址、就诊日期等，建立完整的病案记录，以便于查阅、联系和随访。特别是对交通意外、涉及刑事纠纷的伤者，这些记录尤为重要。

（二）发病情况

1. 主诉　即患者主要症状及发生时间。主诉是促使患者前来就医的原因，可以提示病变的性质。骨伤科患者的主诉有疼痛、肿胀、功能障碍、畸形及挛缩等。

2. 发病过程　应详细询问患者的发病情况和变化的急缓，受伤的过程，有无昏厥、昏厥持续的时间，以及醒后有无再昏迷，经过何种方法治疗，效果如何，目前情况怎样，是否减轻或加重。应尽可能问清受伤的原因，如跌扑、闪挫、坠堕等，询问暴力的性质、方向和强度，以及损伤时患者所处的体位等，如伤者因高空作业坠落，足跟着地，则损伤可能发生在足跟、脊柱或颅底；平地摔倒者，则应问清着地的姿势如肢体处于屈曲位还是伸直位，何处先着地；若伤时与人争论，情绪激昂或愤怒，则在遭受打击后不仅有外伤，还可兼有七情内伤。

3. 局部情况

（1）疼痛　详细询问疼痛的起始日期、部位、性质、程度。应问清患者是剧痛、酸痛还是麻木；疼痛是持续性还是间歇性；麻木的范围是在扩大还是缩小；痛点固定不移还是游走，有无放射痛，放射到何处；服止痛药后能否减轻；各种不同的动作（负重、咳嗽、喷嚏等）对疼痛有无影响，与气候变化有无关系；劳累、休息及昼夜对疼痛程度有无影响等。

> **思政课堂**
>
> 疼痛是一种复杂的生理、心理活动，是临床上最为常见的症状之一，困扰着人类的身心健康。并伴随躯体运动反应、自主神经反应和情绪反应等，是一种不愉快的感觉和情感体验。
>
> 患者关心的必是医者关注的，医生在询问疼痛时要注意安抚患者的情绪，在病情诊断明确的基础上采用积极缓解疼痛的方法，消除患者的痛苦。这体现了医学生誓言中“除人类病痛”的专业力量与职业担当。

（2）肿胀　应询问肿胀出现的时间。损伤性疾患多为先痛后肿；感染性疾患多是先肿后痛，并伴有局部发热。如有肿物包块，还应询问是先有肿物还是先有疼痛，以及肿物增长的速度等。

（3）肢体功能　如有功能障碍，应问明是受伤后立即发生的，还是受伤后经过一段时间才发生的。

一般骨折或脱位后，功能大部分立即障碍或丧失，骨病则往往是得病后经过一段时间才影响到肢体的功能。

（4）畸形　应询问畸形发生的时间及变化过程。无外伤者就应考虑先天性畸形或发育性畸形。外伤引起的肢体畸形，可在伤后立即出现，亦可经过若干年后出现迟发性畸形，如儿童的肱骨髁上骨折愈合数年后出现肘内翻畸形。

（5）创口　应询问创口形成的时间、出血情况、污染情况、诊治情况，尤其是否进行过抗破伤风治疗。

4. 全身情况

（1）问寒热　恶寒与发热是骨伤科临床上常见症状。除指体温的高低外，还有患者的主观感觉。要询问寒热的程度和时间的关系，恶寒与发热是单独出现抑或并见。感染性疾病时，恶寒与发热并见；损伤初期发热多属血瘀化热，中后期发热可能为邪毒感染，或虚损发热；骨关节结核有午后潮热；恶性骨肿瘤晚期可有持续性发热；颅脑损伤可引起高热抽搐等。

（2）问汗　问汗液的排泄情况，可了解脏腑气血津液的状况。严重损伤或严重感染，可出现四肢厥冷、汗出如油的险象；邪毒感染可出现高热大汗；自汗常见于损伤初期或手术后；盗汗常见于慢性骨关节疾病、阴疽等。

（3）问饮食　应询问饮食时间、食欲、食量、味觉、饮水情况等。对腹部损伤应询问其发生于饱食后或空腹时，以估计肠破裂后腹腔污染程度。食欲不振或食后饱胀，是胃纳呆滞而致；口腻者属湿阻中焦；口中有酸腐味者为食滞不化。

（4）问二便　伤后便秘或大便燥结，为瘀血内热。老年患者伤后可有阴液不足，失于濡润而致便秘。大便溏薄为阳气不足，或伤后机体失调。对脊柱、骨盆、腹部损伤者尤应注意询问二便的次数、量、颜色。

（5）问睡眠　伤后不能睡，或彻底不寐，多见于严重创伤，心烦内热；昏沉而嗜睡，呼之即醒，闭眼又睡，多属气衰神疲；昏睡不醒或醒后再度昏睡，不省人事，为颅内损伤。

（三）其他情况

询问既往病史，重点询问手术史和创伤史、心脑血管病史、糖尿病史，了解可能与目前的损伤有关的情况。个人史和家族史对骨肿瘤、先天性畸形的诊断尤有参考价值。

二、望诊

骨伤科的望诊，除观察患者的全身情况如神色、形态、舌象等，对损伤局部及其邻近部位应特别认真观察，以初步判断损伤的部位、性质和程度。望诊最好在自然光线下进行，采取适当的体位，并显露足够的范围。

（一）望全身

1. 神色　神色是个体生命活动的外在表现，可通过患者的神情、面色、形态、语言气息的变化表现出来。《素问·移精变气论篇》指出“得神者昌，失神者亡”。如精神爽朗，为正气未伤，或伤情较轻。若精神萎靡、面容憔悴，为正气已伤或伤情严重。若损伤后出现神昏谵语、面色苍白、目暗睛迷、瞳孔散大或缩小、四肢厥冷、汗出如油、形羸色败者，则为危候，多见于重度创伤、严重感染或大失血者。

知识拓展

损伤的五色所主：白色主失血，虚寒证；青色主瘀血气闭，气血运行受阻；赤色主损伤发热；黄色主脾虚湿重，湿热阻滞；黑色主肾虚，或经脉失于温养。

2. 姿态 注意观察姿态，可初步了解损伤的部位和病情轻重，肢体受伤较重时，常出现姿态的改变。如锁骨骨折，患者头偏向患侧，健侧手托住患侧前臂；上臂骨折，患者多以健侧的手扶托患侧前臂；颞颌关节脱位时，多用手托住下颌；腰部急性扭伤，身体多向患侧歪斜，且扶腰慢步；下肢完全性骨折，不能站立行走，由平车推入。望姿态时应结合触诊、动诊和量诊检查，综合分析才能正确诊断。

3. 望舌质、舌苔

（1）舌质 正常人舌质淡红而润泽。如舌质淡而胖嫩，为气血虚弱、阳气不足；舌质鲜红为里热；深红而绛，是热入营分；由绛而转为紫红是热入血分。舌质润泽为津液尚存；舌质干枯为津伤液耗；舌生芒刺为里热炽盛。舌色紫暗为瘀滞于血、气血运行不畅之候；青紫而滑润为阴寒血凝之证。

（2）舌苔 正常人的舌苔为薄白而润泽。一般外伤或轻度外感时，舌苔无明显变化。舌苔少为脾胃气虚之象；舌苔剥落或舌光红无苔者为津伤液耗，阴虚水涸；苔白而干燥者为寒邪化热；厚白而干燥者为湿邪化热而津液不布；薄黄而干为热邪伤津；淡黄而润为湿重热轻；黄腻者为湿热郁滞。舌苔由薄增厚为病情加重，由厚转薄为病情减轻；由白变灰或由灰变黑者是病情恶化的表现。

（二）望局部

1. 畸形 常见畸形有局部凸起、凹陷、成角、旋转、缩短或延长等，通过观察肢体标志线或体表标志点的异常改变进行判断。骨折或脱位后一般有明显的畸形。某些畸形可对诊断有确定意义，如伸直型肱骨髁上骨折的靴形肘、屈曲型脊柱骨折后凸畸形、桡骨远端骨折的“餐叉”状畸形、肩关节前脱位的“方肩”畸形、斜方肌瘫痪的“平肩”畸形、强直性脊柱炎的后突强直畸形等。注意要双侧对比。

2. 肿胀、瘀斑 人体受损伤，脉络破损伤及气血，以致气滞血瘀，积滞于肌表，则为肿胀、瘀斑。通过观察肿胀的程度、色泽的变化，可以判断损伤的时间、性质及损伤的轻重。肿胀严重、青紫明显者可能有骨折或筋伤较重；肿胀较轻，稍有青紫者，多属轻伤。肿胀较重，肤色青紫者为新鲜性损伤；肿胀较轻，青紫带黄者，为陈旧性损伤；大面积肿胀，青紫伴有黑色者，为严重的挤压伤；肿胀紫黑者应考虑组织坏死。一般情况下，肿胀瘀斑的部位就是病变的部位。

3. 创口 损伤后局部有创口，首先观察创口的形状、大小、边缘是否整齐。然后查看创口的深浅及出血情况，准确快速地判断是动脉或静脉出血还是创面渗血；查看创口的污染情况，色泽鲜红还是紫暗，是否有分泌物等；查看创口表面的组织及周围的皮肤有无缺损或坏死。

4. 肢体功能 肢体功能的观察，对骨与关节的损伤和疾患有重要意义。除观察上肢能否上举，下肢能否行走外，应进一步检查关节各方向的活动是否正常。例如：肩关节的正常活动有前屈、后伸、外展、内收、内旋和外旋。若患者梳发动作受限，说明肩关节的前屈和外旋功能受到影响；上肢外展不足90°，同时有肩胛骨一并移动，说明肩外展受限；当肘关节屈曲，正常肩关节内收时，肘尖可接近人体正中线，若肘尖不能接近中线，说明肩内收受限。关节活动受限时，与健侧对比，结合触诊、动诊和量诊检查结果以判断活动受限的程度。

三、闻诊

（一）一般闻诊

包括听声音和嗅气味两方面。从患者的语言、呻吟、呼吸、咳嗽的声音，呕吐物、伤口、排泄物的气味等，以了解疾病的寒热、虚实，损伤的轻重，有无并发症等。

（二）局部闻诊

1. 骨擦音　骨擦音是骨折的主要体征之一。无嵌插的完全性骨折，当摆动或触摸骨折的肢体时，两断端互相摩擦可有声音或摩擦感，称骨擦音，不仅可以帮助辨明是否存在骨折，还可以进一步分析骨折属于何种性质。如《伤科补要·接骨论治》中有根据骨擦音推测骨折的性质和程度的记载，“骨若全断，动则辘辘有声。如骨损未断，动则无声。或有零星败骨在内，动则淅淅之声”。骨擦音经治疗后消失，表示骨折已接续。但应注意，检查不宜主动去寻找骨擦音，只能在检查中偶得，以免增加患者的痛苦和损伤。

2. 骨传导音　主要用于检查某些不易发现的长骨骨折，如股骨颈骨折、粗隆间骨折等。检查时将听诊器置于伤肢近端的适当部位，或置于耻骨联合部上，或放在伤肢近端的骨突起部上，用手指或叩诊锤轻轻叩击远端骨突起部，可听到骨传导音。骨传导音减弱或消失说明骨的连续性遭到破坏。但应注意与健侧对比；伤肢应不附有外固定物；与健侧位置对称；叩诊时用力大小相同等。

3. 入臼声　关节脱位在整复成功时，常能听到“咯噔、咔嗒”的入臼声，即关节复位时，关节头与关节臼相互碰撞时所发生的声音。此时应立刻停止拔伸牵引，以免肌肉、韧带、关节囊等软组织被拔牵太过而增加损伤。

4. 筋的响声　在检查伤筋局部时，可有特殊的摩擦音或弹响声，常见的有以下几种：

（1）关节摩擦音　术者一手放在关节上，另一手活动关节远端肢体，可听到关节摩擦音或感到手下摩擦感。柔和的关节摩擦音提示一些慢性或亚急性关节疾患；粗糙的关节摩擦音提示骨性关节炎。

（2）筋的摩擦音　如屈指肌腱狭窄性腱鞘炎患者在做手指的活动检查时，可听到弹响声，是肌腱通过发炎狭窄的腱鞘时产生，所以习惯上把这种狭窄性腱鞘炎称为“弹响指”或“扳机指”。

在检查肌腱周围炎时，常可听到类似捻干燥的头发时发出的“捻发音”。多在有炎性渗出物的腱鞘周围听到，好发于前臂伸肌群、股四头肌和跟腱部。

（3）关节弹响声　膝关节半月板损伤或关节内有游离体时，当膝关节做屈伸旋转活动时，可出现较清脆的弹响声。

5. 啼哭声　常用于小儿患者，以辨别受伤部位。检查患儿时，若摸到患肢某一部位，小儿啼哭或哭声加剧，则提示该处极可能是损伤的部位。

6. 皮下气肿摩擦音　创伤后皮下组织有大片不相称的弥漫性肿起，检查时手指分开呈扇形轻轻揉按患部，如感觉到有“捻发音”或“捻发感”为皮下气肿。可见于肋骨骨折后，断端刺破肺脏，空气渗入皮下组织形成皮下气肿；或开放骨折合并气性坏疽时，出现皮下气肿；在手术创口周围，缝合裂伤时，如有空气残留在切口中，亦可发生皮下气肿。

四、切诊

伤科的切诊包括脉诊和摸诊两个方面。通过脉诊了解机体内部虚实、寒热气血等变化；摸诊即触诊，主要是鉴别损伤的程度和性质。

（一）脉诊

伤科脉诊纲要：瘀血停积者多为实证，脉宜坚强而实，不宜虚细而涩；洪大者顺，沉细者恶；亡血甚者多虚证，脉宜虚细而涩，不宜坚强为实。沉细者顺，洪大者恶；六脉模糊者，症虽轻而预后必恶；外证虽重，而脉来和缓有神者，预后良好；在重伤痛极时，脉多弦紧，偶然出现结、代脉，系疼痛时引起的暂时脉象，并非恶候。

损伤常见的脉象有以下几种：

1. 浮脉　轻按应指即得，重按之后反觉脉搏稍减而不空，举之泛泛而有余。在新伤瘀肿、疼痛剧烈或兼有表证时多见。大出血及慢性劳损患者，出现浮脉时说明气虚严重。

2. 沉脉　轻按不应，重按始得。伤科在内伤气血、腰脊损伤疼痛时常见。

3. 迟脉　脉搏缓慢，每息脉来不足四至。迟脉主寒、主阳虚，在伤筋挛缩、瘀血凝滞等证中多见。损伤后气血不足，复感寒邪时，多为迟而无力。

4. 数脉　每息脉来超过五至。其数而有力者多为实热，虚数无力者多属虚热。浮数热在表，沉数热在里。损伤发热及外感邪毒为脉数有力，津伤液涸则脉虚而细数。

5. 滑脉　脉往来流利，应指圆滑，充实有力。伤病中胸部挫伤，血实气壅时多见。妇女妊娠期也常现此脉。

6. 涩脉　脉形不流利，细迟而往来艰涩，如轻刀刮竹。主气滞血瘀、精血不足。其涩而有力为实证，涩而无力为虚证。临床以损伤血亏津少，不能濡润经络之虚证，以及气滞血瘀的实证多见。

7. 弦脉　脉形端直以长，如按琴弦，主诸痛、肝胆疾病、阴虚阳亢。胸部损伤或伤后剧烈疼痛时多见，还常见于伴有高血压、动脉硬化的损伤患者。弦而有力为紧脉，多见于外感寒湿腰痛。

8. 濡脉　浮而细软，脉气无力以动，与弦脉相对，在劳损气血不足时多见。

9. 洪脉　脉形如波涛汹涌，来盛去衰，浮大有力，应指脉形宽，大起大落。主实热证。损伤邪热内壅，热邪炽盛，或血瘀化热之证多见。

10. 细脉　脉细如线，以阴血虚为主，亦见于气虚。多见于虚损患者，损伤久卧体虚者多见，亦可见于虚脱或休克患者。

11. 芤脉　浮大中空，为失血之脉。在损伤出血过多时常见。

12. 结、代脉　间歇脉之统称。多见于损伤剧烈疼痛，脉气不能衔接时。

（二）摸诊

摸诊又称为触诊，是伤科辨证中的一种重要检查方法。通过医者的手对损伤局部的认真触摸，可了解损伤的情况和有无骨折、脱位的发生，以及骨折、脱位的移位方向等。运用摸诊，亦能对许多损伤性疾病获得比较准确的诊断。摸诊的用途极为广泛，在伤科上的作用十分重要。

1. 摸诊的内容

（1）压痛　包括直接压痛和间接压痛，压痛的位置为病损的位置。临床上常根据压痛的部位、范围、程度来鉴别损伤的性质种类。直接压痛局部可能有骨折或伤筋，而间接压痛（如纵轴叩击痛、挤压痛）常提示骨折的存在。长骨干完全骨折时，在骨折部多有环状压痛。长斜形、螺旋形骨折，压痛范围较为广泛。

（2）畸形　触摸体表骨突及骨骼表面的变化，可以判断骨折和脱位的性质、部位和移位的特点，如锁骨骨折后由于外侧端向前下方移位，在触摸时手下如台阶感。

（3）肤温　从局部皮肤冷热的变化，辨别是热证或是寒证，并能了解患肢血运情况。热肿一般表示局部瘀热或感染；冷肿表示寒性疾患；伤肢远端冰凉、麻木、动脉搏动减弱或消失，则表示血运障碍。摸肤温时，用手背测试较为合宜，并注意要与健侧对比。

（4）异常活动　当肢体在没有关节处出现了类似关节的活动，或关节原来不能活动的方向出现了活动为异常活动，多见于骨折和韧带断裂，如长骨干骨折出现假关节活动、肘关节伤后出现异常的外展或内收等。在检查骨折患者时，不要主动寻找异常活动，以免增加患者的痛苦和加重局部的损伤。

（5）弹性固定　关节脱位时脱出的关节头因周围软组织紧张挛缩将关节头保持在特殊位置，被动活动时有一定的活动度，被动活动停止后又回到原来的位置，即手中有弹力感，故称为弹性固定。如肩锁关节脱位时锁骨外侧端如按琴键。是关节脱位特有体征之一。

（6）肿块　首先应区别肿块的解剖层次，是骨性的或囊性的，是在骨骼还是在肌腱肌肉等组织中，还须触摸其大小、形态、硬度，边界是否清楚，推之是否可以移动及其表面光滑度等。

2. 手法

（1）触摸法　以拇、食、中指指腹置于伤处，稍加按压之力，细细触摸。范围先由远端开始，逐渐移向伤处，用力大小视部位而定。通过触摸可了解损伤和病变的确切部位，病损处有无畸形、摩擦征，皮肤温度、软硬度有无改变，有无波动感等。触摸法往往检查时最先使用，然后在此基础上更根据情况选用其他手法。

（2）挤压法　用手挤压患处上下、左右、前后，根据力的传导作用来判断骨骼是否折断，如检查肋骨骨折时，常用手掌前后挤压胸骨及相应的椎骨；检查骨盆骨折时，常用两手挤压两侧髂骨翼，此法有助于鉴别是骨折还是挫伤。还可用两手指分置肿胀两侧交替按压，有波动应指感者，提示有积血或积脓，如两手指按压髌骨抬起时髌骨也随之浮起，说明膝关节内有积血或积液。

（3）叩击法　指用掌根或拳头对肢体远端的纵向叩击，检查有无骨折的一种方法。检查股骨、胫腓骨骨折，常采用叩击足跟的方法。检查脊椎损伤时，可采用叩击头顶的方法。检查四肢骨折是否愈合，也可采用纵向叩击法。

（4）旋转法　用手握住伤肢下端，做轻轻的旋转动作，以观察伤处有无疼痛、活动障碍及特殊的响声。旋转法常与屈伸关节的手法配合应用。

（5）屈伸法　一手握关节部，另一手握伤肢远端，做缓慢的屈伸活动。若关节部出现剧痛，说明有骨与关节损伤。关节内骨折者，可出现骨摩擦音。

（6）摇晃法　一手握于伤处，另一手握伤肢远端，做轻轻可摇晃动。结合问诊与望诊，根据患部疼痛的性质、异常活动、摩擦音的有无，判断是否有骨与关节损伤。

临床运用摸诊时，与健侧对比，注意望、动、量诊的综合应用。只有这样，才能正确分析摸诊所获资料的临床意义。

五、动诊

动诊即关节运动检查，系检查关节、肌肉在运动时的功能状况。主要观察活动的姿势、范围，以及活动与疼痛的关系。临床运用时应结合望诊、切诊与量诊进行。

（一）步态

1. 正常步态　两足行走时分为两个时相：第一阶段是从足跟接触地面开始，到第五、第一跖骨头着地，最后一直到跗趾离开地面，这段时间称为“触地相”；第二阶段是从跗趾离开地面直到足跟再接触地面的一段时间，称为“跨步相”。在平常行走的时候，触地相和跨步相的时间不相等，即双足两相的交替不是一个结束后另一个才开始。在一定的时间内，双足同时处于触地相时称为双足触地相（图2-1）。当从缓步行走改为加速快走时，双足触地相就愈来愈短；到奔跑时，双足触地相可缩短而消失。

正常跨步时，同侧骨盆向前摆动，使身体重心移到髋关节的前面。在跨步中两侧骨盆保持相对平行，腰椎和腰部肌肉亦参与运动。任何原因改变了上述的一个或几个环节，可引起步态的异常改变。

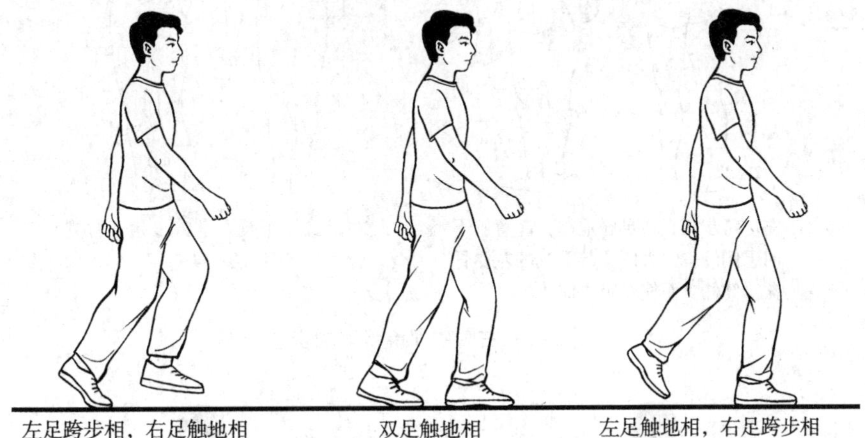

图2-1　正常步态

2. 病理步态

（1）抗痛性步态　为保护性的跛行步态，多见于骨折、关节扭挫及炎症等。当一侧下肢有病变时，患者为了减轻患肢的疼痛或稳定重心而出现跛行，甚至可呈跳跃式。患肢触地负重时间明显缩短、跨步距离少于健侧、骨盆向前摆动幅度小于健侧。

（2）短肢性步态　双下肢的长度差别在3cm以内通过骨盆倾斜代偿不出现明显跛行，如不等长超过3cm就会出现跛形。特点：下肢触地相正常，短肢侧骨盆上下颠簸，躯干左右摆动明显，患者常用健侧屈膝或患侧马蹄足来弥补跛形。

（3）强直性步态　髋、膝、踝任一关节强直时都会出现。一侧髋关节伸直位强直时，患者需转动骨盆，使患侧下肢向前迈步。双髋关节强直时，除转动骨盆外，还需借助膝、踝关节迈小步行走。膝关节伸直位强直者，健侧足跟抬高，或患侧骨盆升高，患肢向外划一弧形前进。踝关节跖屈位强直者，需将小腿抬高才能使足尖离开地面，呈跨阶式步态。

（4）剪刀式步态　见于大脑痉挛性瘫痪。双下肢呈内收、内旋、屈曲畸形。行走时，两腿前后交叉，轮替划圈，两膝相互碰撞摩擦，足落地重心偏移，呈雀跃不稳（图2-2）。

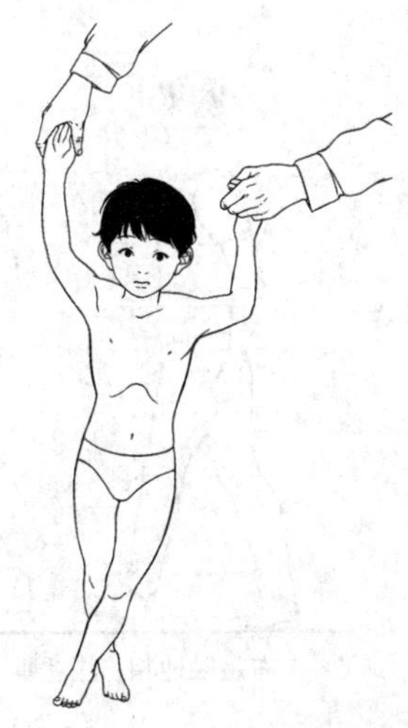

图2-2　剪刀式步态

（5）摇摆步态　见于先天性髋关节脱位或臀中肌麻痹。单侧病变患侧负重时，躯干向患侧倾斜（图2-3）。双侧病变行走时，躯干交替向左右倾斜，则成“鸭步”样行走（图2-4）。

（6）臀大肌麻痹步态　患者以手扶持患侧臀部并挺腰，使身体稍向后倾行走（图2-5）。

（7）股四头肌瘫痪步态　患者行走时用手压住患侧大腿前下方，以稳定膝关节（图2–6）。

（8）前冲步态　见于帕金森病或其他基底节病变，步小而快，慌慌张张，难以自主，又称“慌张”步态。

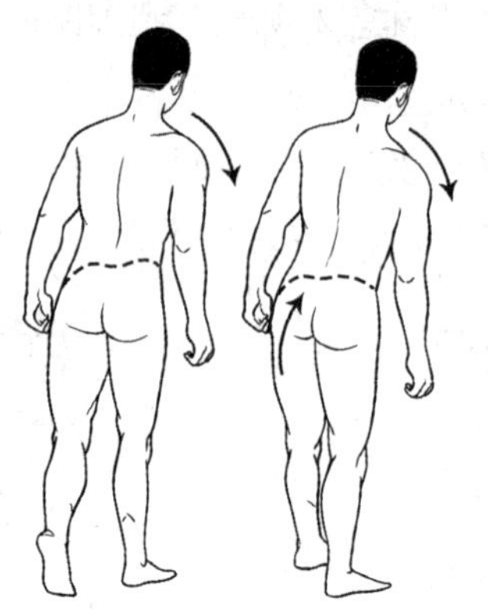

左足跨步相，右足触地相，注意躯干向患侧倾斜，力图提起下沉的左侧骨盆（健侧）而使左足离地

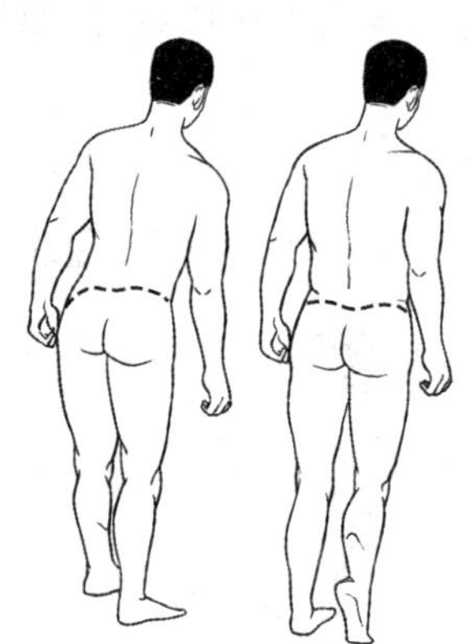

左足触地相及右足跨步相，右侧骨盆升高

图2–3　右臀中肌麻痹时的步态

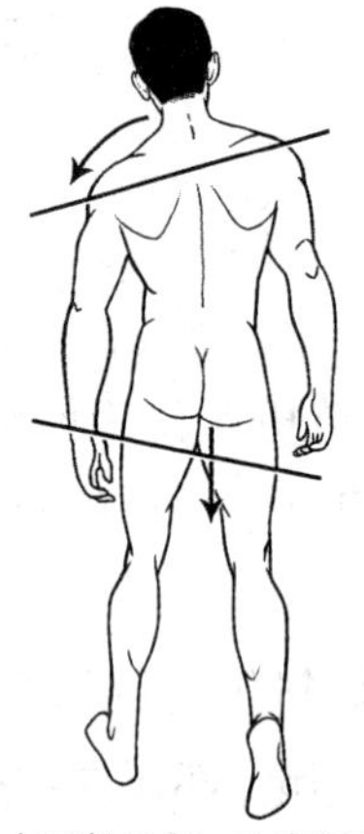

左足跨步相，右足触地相，注意躯干向患侧倾斜，力图提起下沉的左侧骨盆（健侧）而使左足离地

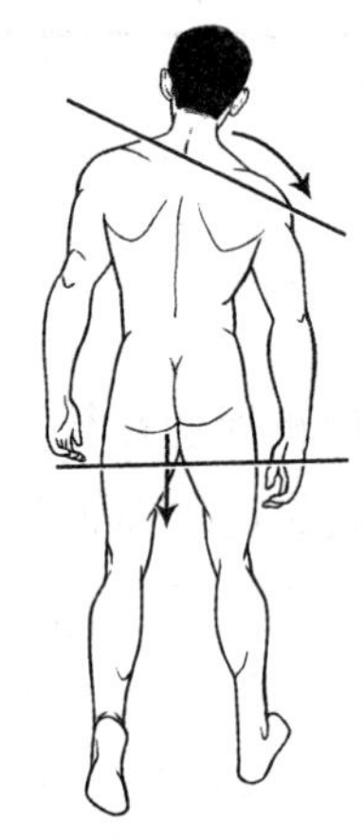

左足触地相及右足跨步相，右侧骨盆升高

图2–4　鸭步

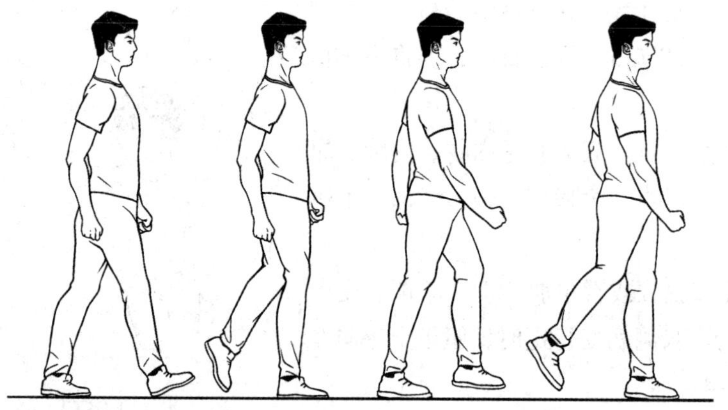

右足触地相，注意躯干后仰　　左足跨步相

图2–5　右臀大肌麻痹时的步态

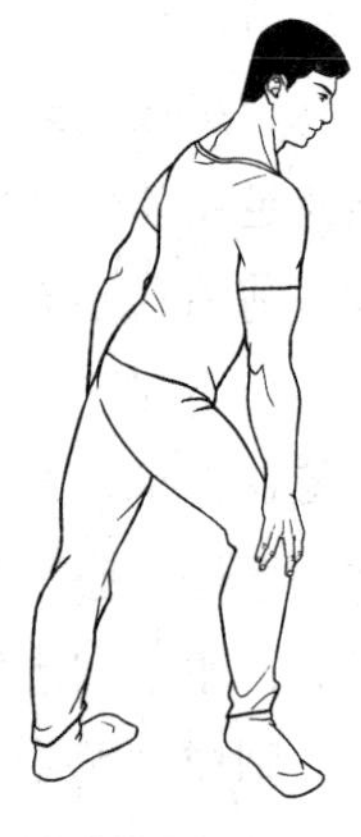

图2–6　股四头肌瘫痪步态

（二）关节功能的检查

包括关节主动活动检查和被动活动检查，如果活动幅度不足，或活动的方向、幅度超过了正常范围，均应视为异常。

1. 关节主动活动的检查　人体中各关节的运动方式及活动范围，因年龄、性别、锻炼情况等的不同而有所不同，如儿童的关节活动范围较大、运动员及杂技演员的某些运动范围可明显增大。相邻关节在运动范围亦可相互补偿或相互影响，检查时应考虑到这些因素而做出正确的判断。如髋关节运动受限时，可由腰椎各关节的运动加以补偿；膝关节屈曲挛缩，可继发髋关节屈曲挛缩。所以，临床检查时对患病关节相邻关节的运动也应进行检查和测量，并与对侧比较。

2. 关节被动活动的检查　关节被动活动分为两类：一是和主动运动方向一致的活动，正常时该方向的被动活动往往比主动运动范围稍大。如关节囊、支持韧带、肌肉受损时，关节的被动检查可出现活动范围过大或受限；关节强直时，关节主动和被动活动均受限或丧失。二是沿躯干或四肢纵轴的牵拉或挤压活动及侧方牵拉或挤压活动，以观察有无疼痛及异常活动。被牵拉的组织主要是韧带、肌肉、筋膜、肌腱及关节囊等；被挤压的组织主要是骨与关节及神经根等。

课堂互动 2-2

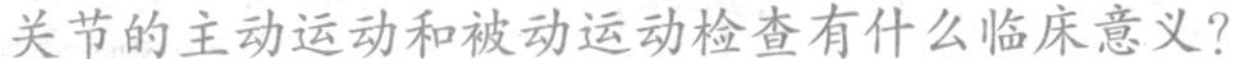

关节的主动运动和被动运动检查有什么临床意义？

答案解析

3. 疼痛与肢体活动的关系　临床上了解疼痛与肢体活动的关系，对于诊断与鉴别诊断有帮助。如劳损性疾病疼痛活动时加重，休息时减轻，如腰肌劳损出现的腰痛；增生性关节炎则活动之初痛，继续活动可减轻如退变性膝关节炎，休息后再活动疼痛更剧。临床上伴有间歇性跛行的腰痛是椎管狭窄症重要特征。而关节各方向活动受限并伴有疼痛，可见于关节内病损或关节内粘连者。仅在某一方向某一范围内的活动受限且伴有疼痛，而其他方向、范围的活动良好且无疼痛，常见于相应局部的肌肉、韧带、筋膜等软组织损伤或粘连的患者，如冈上肌腱炎患者在肩外展60°~120°范围内出现疼痛。临床上由于局部病变疼痛导致肌肉痉挛，关节的主动及被动活动均可受限，甚至不能活动；当疼痛缓解，痉挛解除后，关节功能即可改善。但在中枢神经性疾患（痉挛性瘫痪）和精神异常（如癔病性瘫痪）时，虽然肌肉也有痉挛，但活动时不痛。

六、量诊

诊断骨伤科疾病常使用测量法，即用带尺、量角器等工具测量肢体的长短、粗细及关节活动度等，并与健肢对比，为诊断提供客观依据。

（一）肢体长度（图2-7）

1. 上肢

（1）上肢长度　从肩峰至桡骨茎突尖（或中指尖）。

（2）上臂长度　肩峰至肱骨外上髁。

（3）前臂长度　肱骨外上髁至桡骨茎突尖。

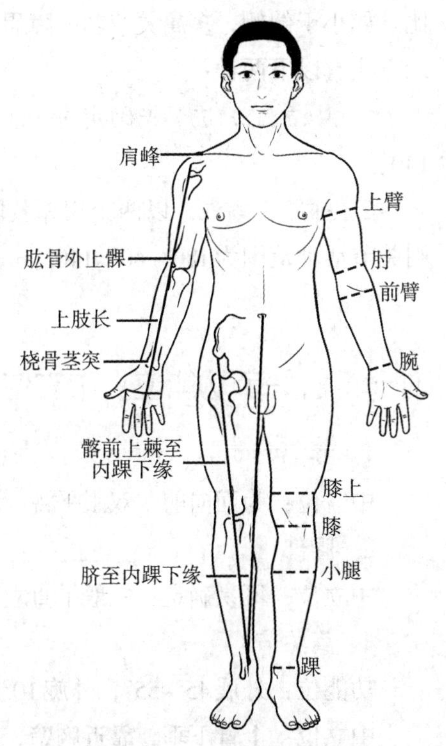

图2-7　肢体长度测量

2. 下肢

（1）下肢长度　髂前上棘至内踝下缘，或脐至内踝下缘（骨盆骨折或髋部病变时用）。

（2）大腿长度　髂前上棘至膝关节内缘。

（3）小腿长度　膝关节内缘至内踝。

3. 临床意义　长于健肢为脱位或牵引过度；短于健肢为短缩畸形或脱位。

（二）肢体周径

1. 测量方法　两侧肢体取相应的同一水平测量。伤后测量最肿胀处；肌萎缩时测量肌腹部位。通常测量大腿周径取髌上10~15cm处；测量小腿周径取小腿最粗处。

2. 临床意义　受伤患肢增粗为骨折部出血肿胀，测其周径可以估算增大的体积，间接计算出骨折后早期的出血量；连续监测肿胀可以观察气性坏疽或恶性肿瘤的发展速度。患肢细于健肢为患肢肌肉萎缩，或有神经疾患而致肢体瘫痪。

岗位情景模拟 2

患者张某，男，29岁，因车祸致伤左大腿1小时入院。专科查体如下：左大腿外侧明显肿胀、大片瘀血斑，中下1/3处有角状畸形、环形压痛、纵向叩击痛阳性，大腿周径较健侧增加3cm、大腿长度较健侧缩短4cm，余（–）。

问题与思考

该患者估计出血量有多少毫升？初步诊断是什么？

答案解析

（三）关节活动范围

可用特殊的量角器来测量关节活动范围，并计算角度，记录其旋转、屈伸的度数，与健侧进行对比。如小于健侧，多属关节功能障碍。如没有量角器，也可目测其关节活动度的近似值。常用的测量记录方法有以下两种：

1. 中立位0°法　先确定每一关节的中立位为0°，如肘关节完全伸直时定为0°，则完全屈曲时为140°。

2. 邻肢夹角法　以两个相邻肢段所构成的夹角计算。如肘关节完全伸直时为180°，屈曲时为40°，则关节活动范围为180°–40°=140°。

附一：各关节功能位、中立位（包括各关节活动度）

1. 颈部

中立位：为面向前，双眼平视。前屈后伸均为35°~45°，左右侧屈45°，左右旋转各60°~80°。

2. 腰部

中立位：不易确定，一般呈直立，腰伸直自然体位。

3. 肩关节

功能位：外展45°~55°，外旋10°，前屈30°，屈肘90°，肘与前胸平齐，前臂稍前。

中立位：上臂下垂，靠近胸壁，屈肘90°，前臂伸向前方。

4. 肘关节

功能位：固定一侧屈肘90°；固定两侧一侧屈肘110°，一侧屈肘70°，前臂中立位。

中立位：肘关节伸直位（前臂旋转中立位，屈肘90°，拇指朝上）。

5. 腕关节

功能位：腕背伸20°~30°，尺偏10°。

中立位：手伸直与前臂成一条直线，手掌向下。

6. 手指关节

功能位：掌指关节屈曲60°，指间关节屈曲30°~45°。

中立位：手指完全伸直，拇指并于食指。

7. 手

功能位：腕关节背伸20°~25°，掌指关节屈曲30°~45°，近侧指间关节屈曲60°~80°，远侧指间关节屈曲10°~15°，手指分开，指尖指向腕舟状骨结节，拇指掌指关节、指间关节微屈。

8. 髋关节

功能位：屈曲15°~20°，外展10°~15°。

中立位：髋关节伸直，髌骨、足尖向上。

9. 膝关节

功能位：成人屈10°，幼儿0°。

中立位：膝关节伸直位。

10. 踝关节

中立位：足与小腿呈90°。

附二：人体各关节活动范围图示

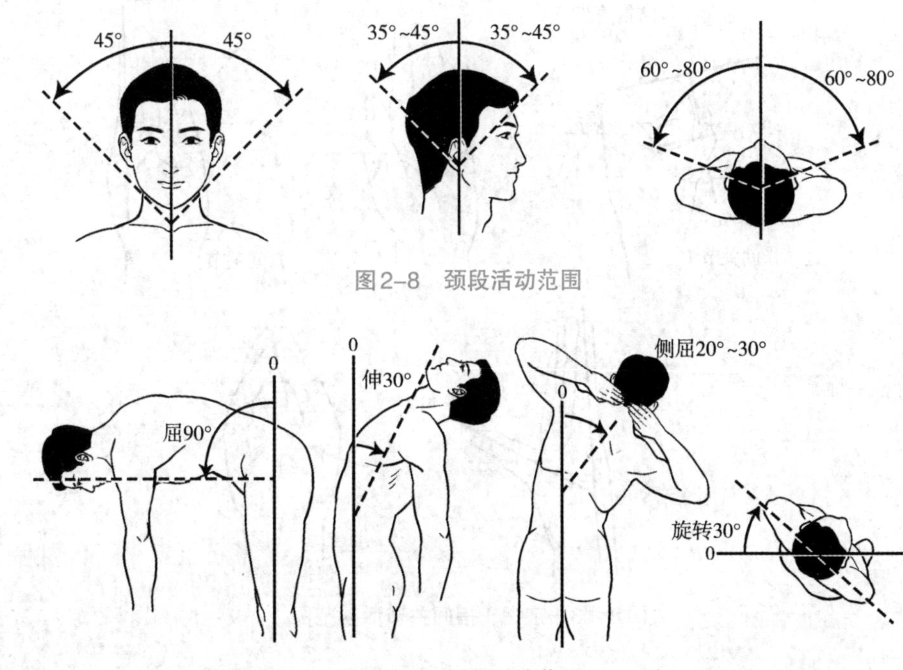

图2-8　颈段活动范围

图2-9　腰段活动范围

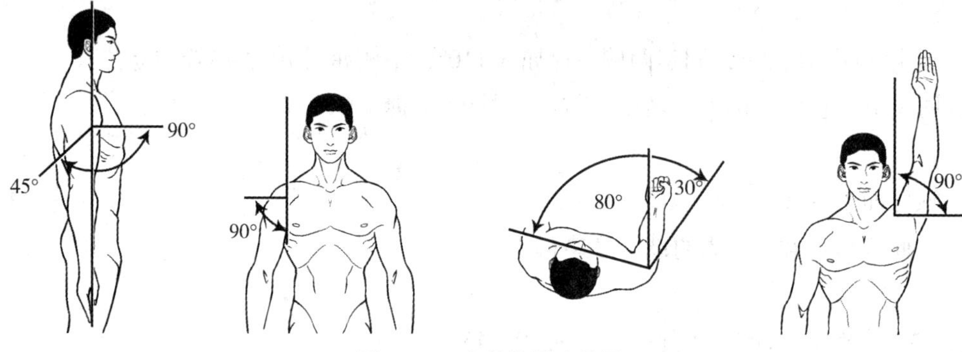

图2-10　肩关节活动范围

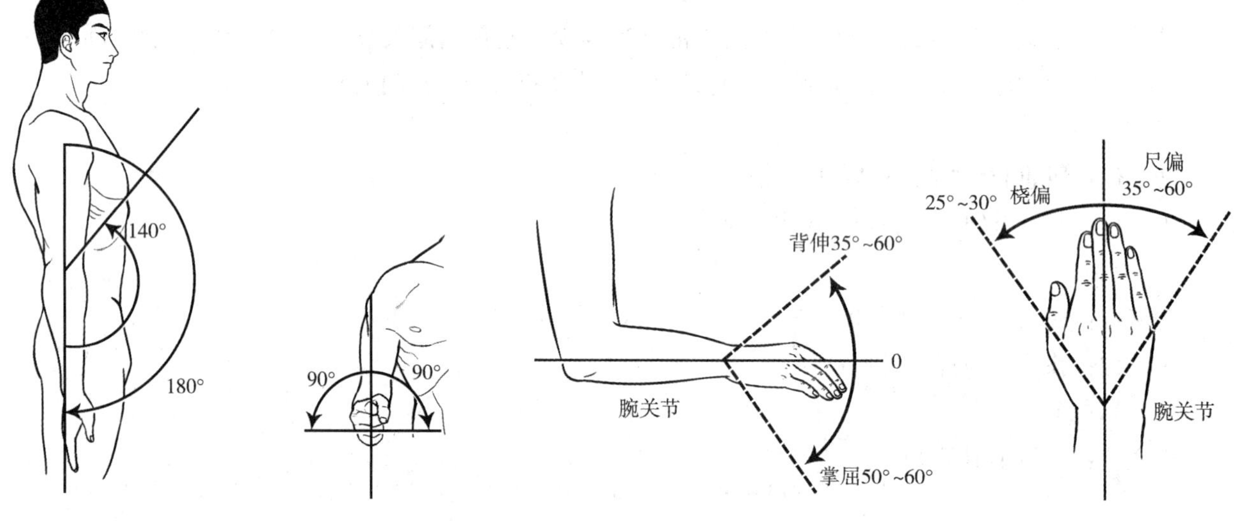

图2-11　肘关节活动范围

图2-12　腕关节活动范围

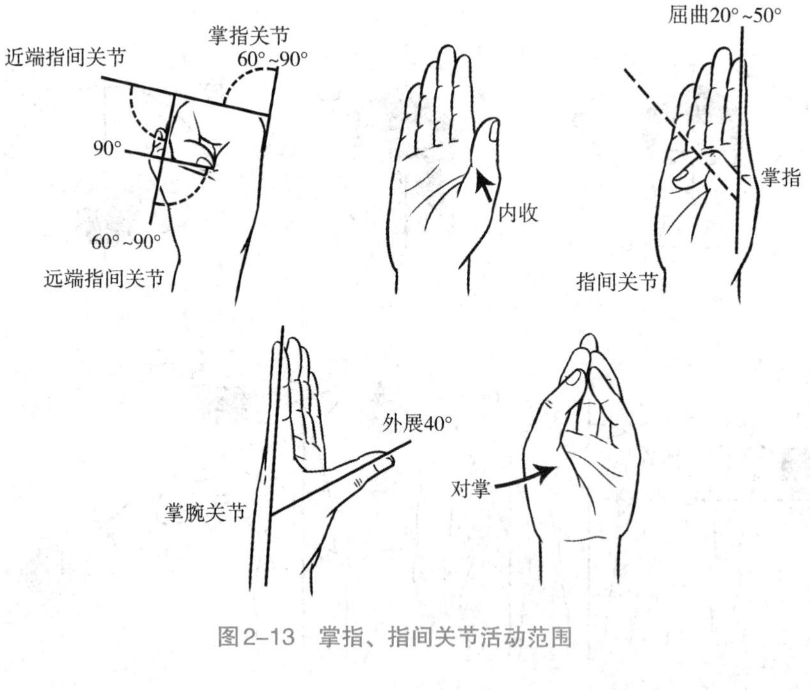

图2-13　掌指、指间关节活动范围

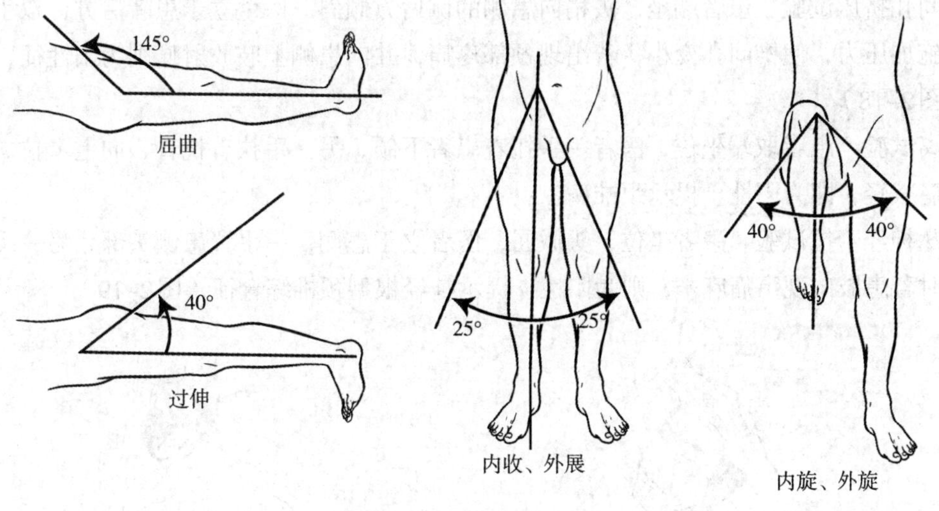

图2-14　髋关节活动范围

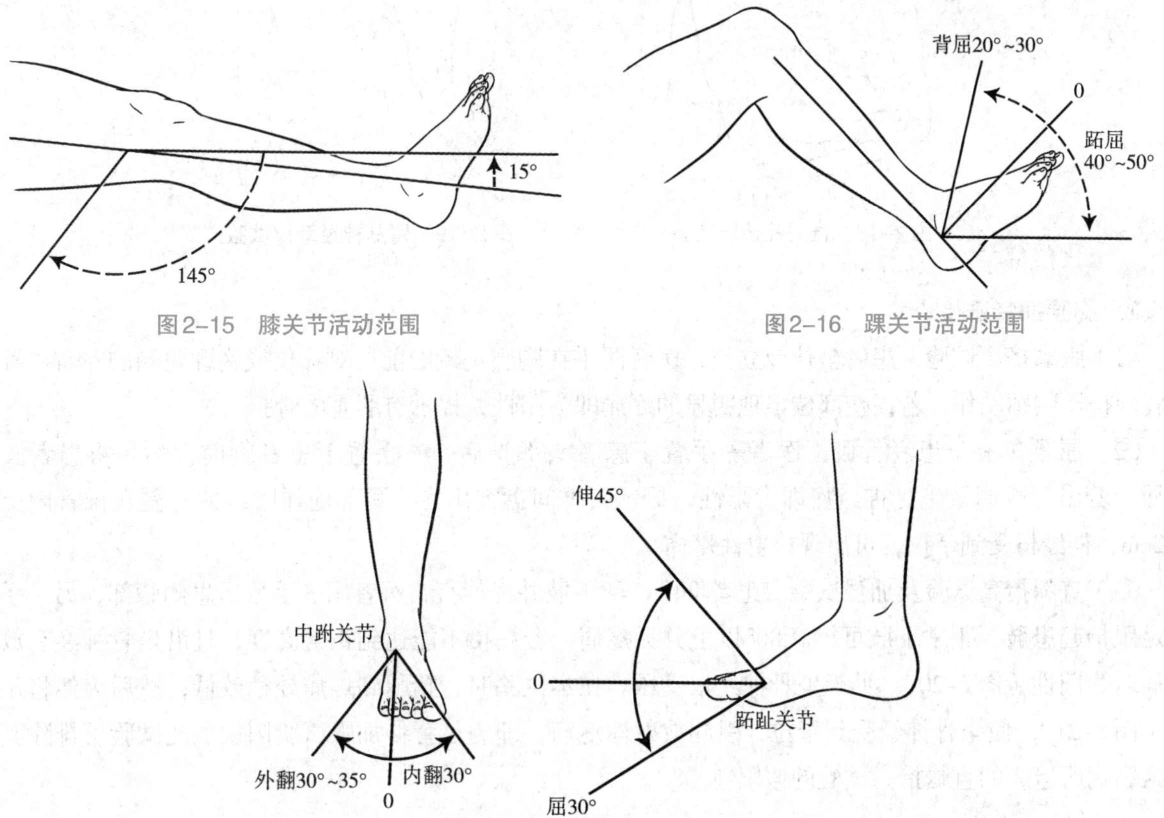

图2-15　膝关节活动范围

图2-16　踝关节活动范围

图2-17　足部关节活动范围

七、骨伤科常用特殊检查

在骨伤科疾病的诊断中，常需采用一些骨关节特殊检查和肌肉、神经功能检查。

（一）关节运动检查

1. 颈部特殊检查

（1）头部叩击试验　患者端坐，医者以一手平置于患者头顶，掌心向下，另一手握拳叩击置于头顶部的手背。若患者感觉颈部疼痛，或疼痛向上肢放射，则为该试验阳性，提示颈椎病或颈部损伤。

（2）椎间孔挤压试验　患者端坐，头稍向患侧的侧后方倾斜。医生立于患者后方，双手交叉放于患者头顶向下施加压力，使椎间孔变小，若出现颈部疼痛，并向患侧上肢放射痛则为阳性征，提示神经根型颈椎病（图2–18）。

（3）分离试验　患者取端坐位，医者一手托着患者下颌，另一手扶着枕骨，向上牵拉。如患者感到颈部上肢疼痛减轻，即为阳性。提示颈椎病。

（4）臂丛神经牵拉试验　患者坐位，头微屈，医者立于患侧，一手置患侧头部，另一手握患腕做反向牵引，此时若患肢出现窜痛麻木，则为阳性，提示神经根型颈椎综合征（图2–19）。

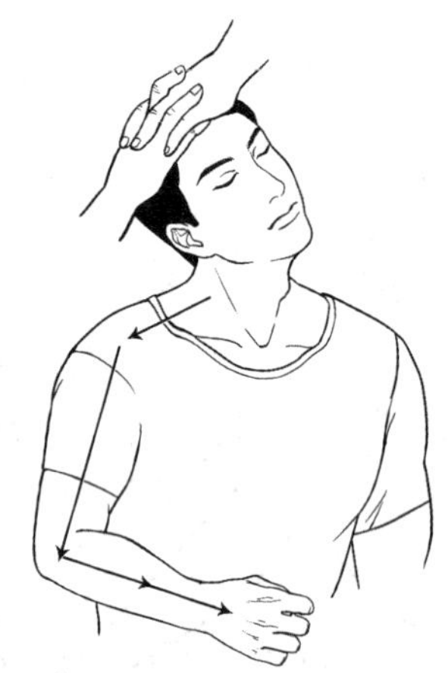

图2–18　椎间孔挤压试验

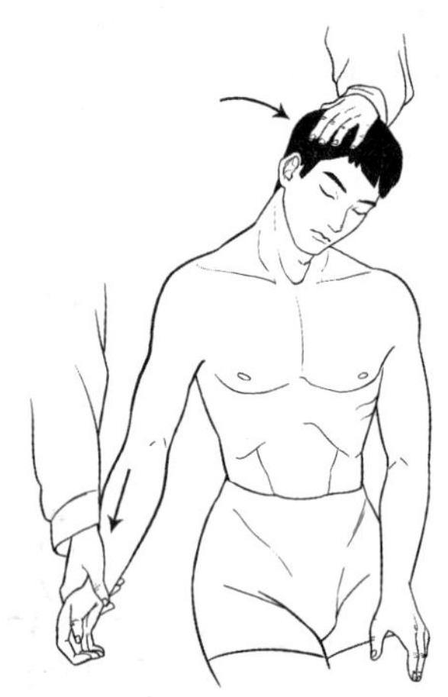

图2–19　臂丛神经牵拉试验

2. 胸腰部特殊检查

（1）胸廓挤压试验　患者坐位或立位，医者两手在胸廓一侧的前后对称位或胸廓两侧的左右对称位做轻轻挤压胸廓动作，若损伤部位出现明显的疼痛即为阳性，提示有肋骨的骨折。

（2）屈颈试验　患者仰卧，医者一手置于患者头部枕后，一手置于患者胸前，然后将患者头部前屈，若出现腰痛及坐骨神经痛即为阳性，提示腰椎间盘突出症。颈部前屈时可使脊髓在椎管内上移1~2cm，神经根受到牵拉，可出现放射性疼痛。

（3）直腿抬高试验及加强试验　患者仰卧，两下肢并拢伸直，医者用一手按压患侧膝部，另一手托住足跟抬起患肢，正常下肢可抬高80°以上并无疼痛，若高抬不能达到正常高度，且沿坐骨神经有放射疼痛时为阳性（图2–20），见于坐骨神经根受压。在本试验时，抬腿到疼痛处稍放低，然后突然将足背伸（图2–21），使坐骨神经受到牵拉，引起放射性疼痛，即为足背伸加强试验阳性。此试验可排除其他因素影响所造成的直腿抬高试验的假阳性。

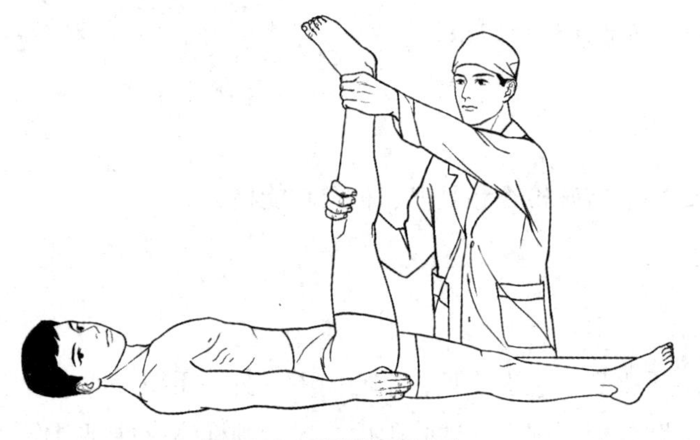

图2–20　直腿抬高试验

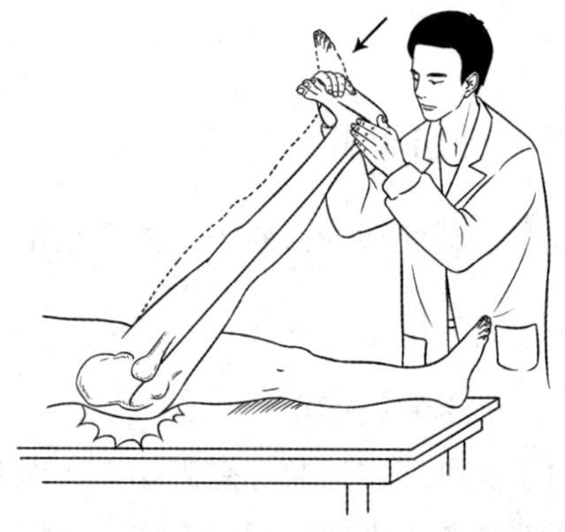

图2–21　直腿抬高足背伸加强试验

（4）坐位压膝试验　患者坐于床上，双下肢伸直，坐骨神经受累之腿即自然将膝关节屈曲为阳性。提示坐骨神经受累。

（5）股神经牵拉试验　患者俯卧，下肢伸直，医者提起患肢向后过度伸展，若腰3、4椎间盘突出压迫腰2、3、4神经根，引起沿股神经区放射性疼痛为阳性征（图2-22）。

（6）拾物试验　多用于小儿腰部前屈运动的检查 。通过小儿拾取一件放在地上的物品，观察脊柱运动是否正常。当腰椎有病变时，小儿下蹲拾物时必须屈曲两侧髋、膝关节，而腰仍是挺直的，且常用手放在膝部作支撑蹲下，则为阳性征（图2-23），提示小儿腰椎结核及其他腰椎疾病。

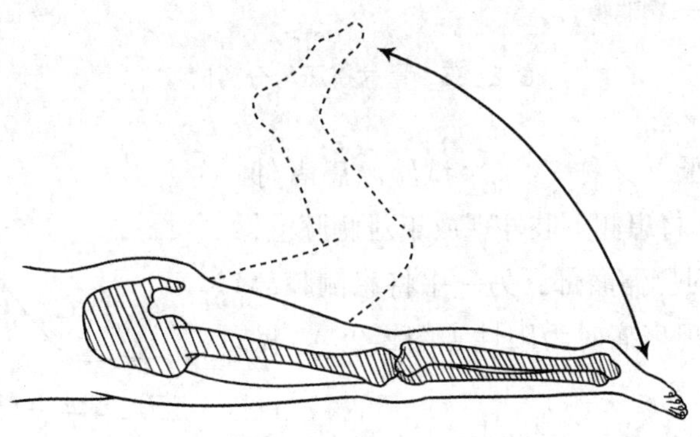

图2-22　股神经牵拉试验

（7）腰骶关节试验　又称骨盆回旋试验。患者仰卧位，医者极度屈曲两侧髋、膝关节，使臀部离床，腰部被动前屈，若腰骶部出现疼痛则为阳性征（图2-24）提示下腰部的软组织劳损及腰骶椎的病变。

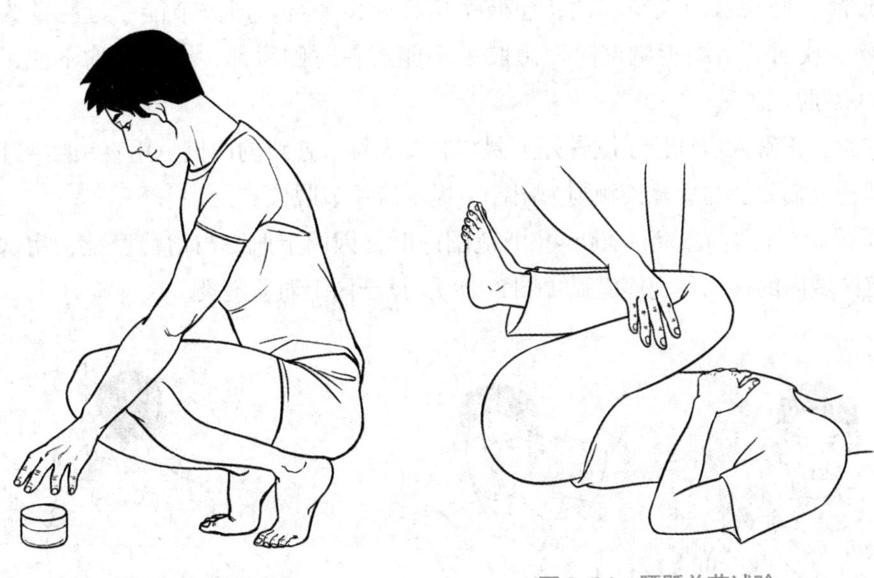

图2-23　拾物试验　　图2-24　腰骶关节试验

3. 骨盆部特殊检查

（1）骨盆挤压与分离试验　患者仰卧位，医者用两手分别压在骨盆两侧髂前上棘，向内相对挤压为挤压试验；两手分别压在骨盆的两侧髂嵴内侧，向外下方做分离按压称为分离试验。若引起损伤部位疼痛加剧则为阳性征（图2-25），提示骨盆环的骨折。

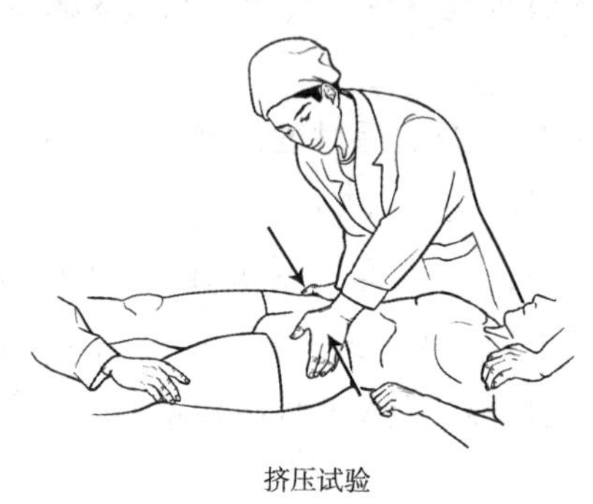

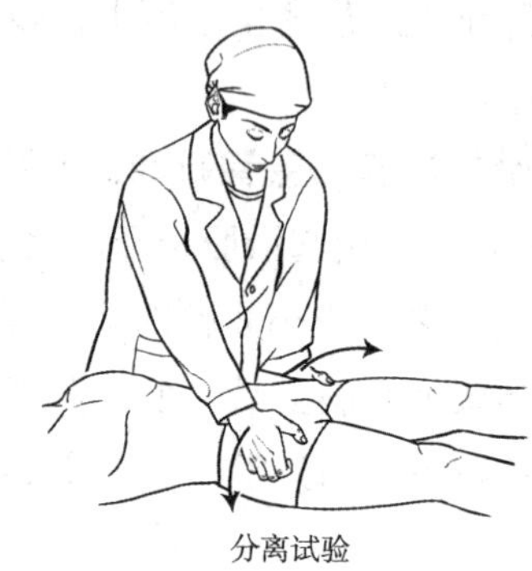

图2-25 骨盆挤压与分离试验

（2）骶髂关节分离试验 又称“4”字试验。患者仰卧位，患侧下肢屈膝屈髋，将患侧下肢外踝放于对侧膝上，作盘腿状。医者一手扶住对侧髂嵴部，另一手将患侧膝部向外侧挤压，若骶髂部出现疼痛时为阳性（图2-26）。做此试验应先排除髋关节的病变。

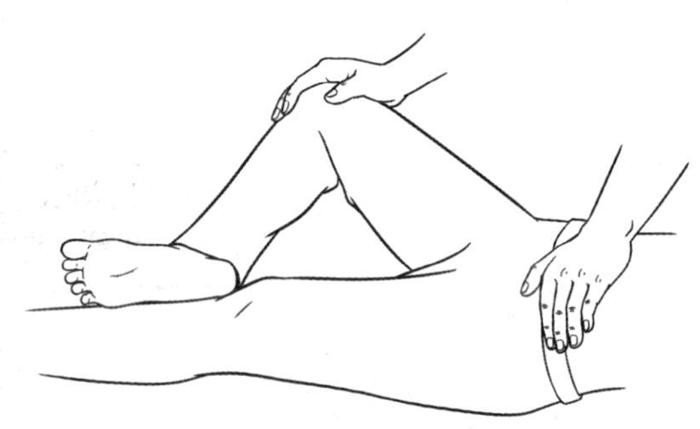

图2-26 骶髂关节分离试验

（3）斜扳试验 患者取仰卧位，健侧腿伸直，患腿屈髋屈膝各90°，医者一手扶住膝部，一手按同侧肩，然后用力使大腿内收，向下按住膝部，如骶髂关节疼痛为阳性，提示骶髂关节病变。

4. 肩部特殊试验

（1）搭肩试验 将患肢肘关节屈曲，患肢手搭在对侧肩部，肘关节能贴近胸壁为阴性。若肘关节不能靠近胸壁，或肘关节贴近胸壁时而患肢手不能搭在对侧肩部，或两者均不能，为阳性征（图2-27），提示肩关节脱位。

（2）直尺试验 正常人肩峰位于肱骨外上髁与肱骨大结节连线的内侧。用直尺贴在上臂外侧，下端靠近肱骨外上髁，上端如能与肩峰接触则为阳性，提示肩关节脱位。

（3）疼痛弧试验 在肩关节活动60°~120°范围内时，因冈上肌腱与肩峰摩擦，肩部出现疼痛为阳性征，这一特定区域内的疼痛称为疼痛弧（图2-28），见于冈上肌肌腱炎。

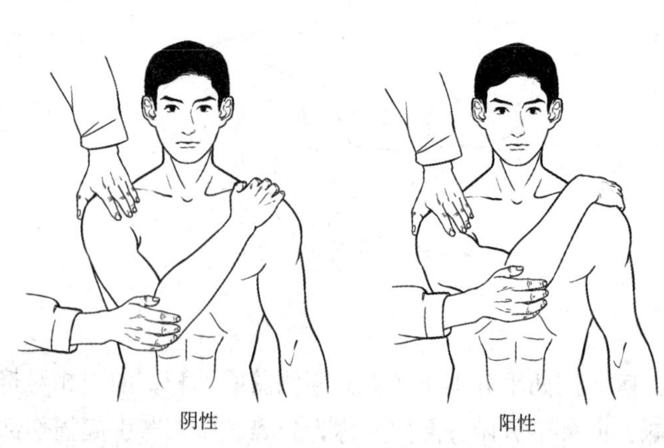

图2-27 搭肩试验

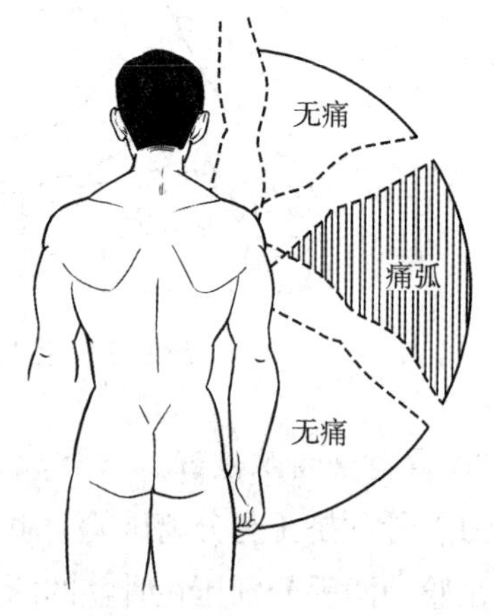

图2-28 疼痛弧试验

（4）冈上肌腱断裂试验　在肩外展30°~60°时，三角肌用力收缩，但不能外展举起上臂，越外展用力，肩越高耸。但被动外展到此范围以上，患者能主动举起上臂。最初主动外展障碍为阳性征（图2-29），提示冈上肌肌腱断裂。

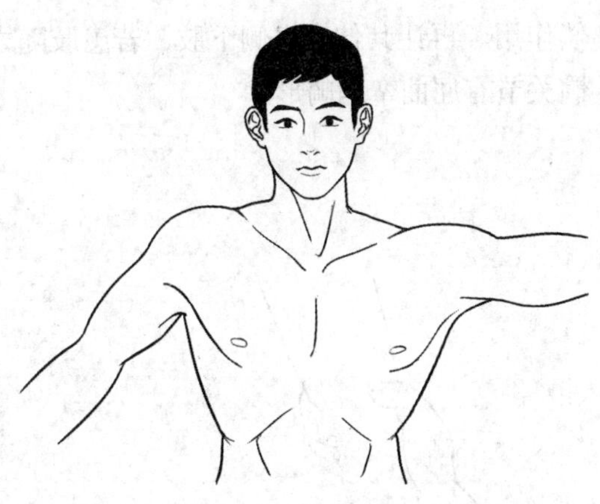

图2-29　冈上肌肌腱断裂试验

（5）肱二头肌腱抗阻试验　患者屈肘做前臂抗阻力旋后动作，引起肱骨结节间沟部位疼痛为阳性征，常见于肱二头肌长头肌腱腱鞘炎。

（6）落臂试验　患者取立位，将患侧上肢被动外展90°，然后令患者缓慢放下，如果不能慢慢放下，出现直落到体侧为阳性，提示肩袖破裂。

5. 肘部特殊检查

（1）肘后三角　正常的肘关节在完全伸直时，肱骨外上髁、内上髁和尺骨鹰嘴在一条直线上。肘关节屈曲时，三个骨突形成一个等腰三角形，称为肘后三角（图2-30）。当肘关节脱位时，此三角点关系改变，用于肘关节脱位的检查。

（2）腕伸肌紧张试验　患者肘关节伸直，前臂旋前位，做腕关节的被动屈曲，引起肱骨外上髁处疼痛者为阳性征，见于肱骨外上髁炎（图2-31）。

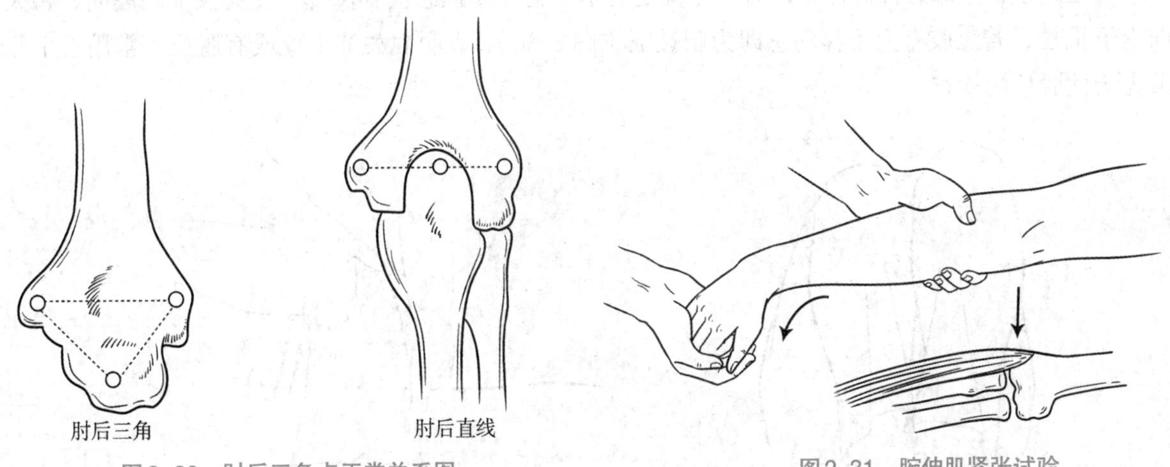

图2-30　肘后三角点正常关系图

图2-31　腕伸肌紧张试验

6. 腕部特殊检查

（1）握拳尺偏试验　患者拇指屈曲握拳，将拇指握于掌心内，然后使腕关节被动尺偏，引起桡骨茎突处明显疼痛为阳性征（图2-32），见于桡骨茎突狭窄腱鞘炎。

（2）腕三角软骨挤压试验　腕关节位于中立位，然后使腕关节被动向尺侧偏斜并纵向挤压，若出现下尺桡关节疼痛为阳性征（图2-33），见于腕关节软骨损伤、尺骨茎突骨折。

7. 髋部特殊检查

（1）髋关节屈曲挛缩试验　患者仰卧，将健侧髋膝关节尽量屈曲，大腿紧贴腹壁，使腰部接触床面，以消除腰前凸增加的代

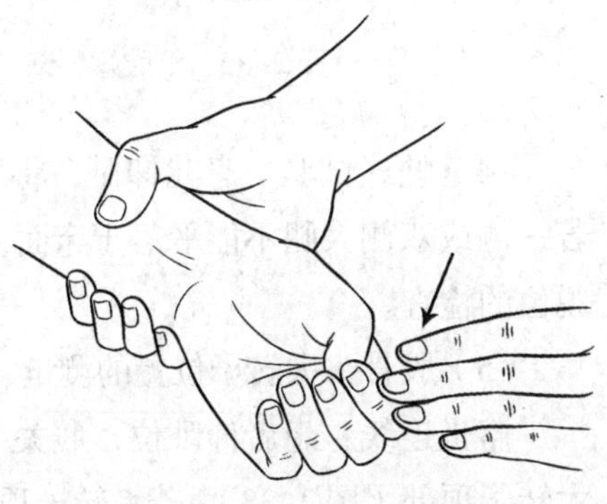

图2-32　握拳尺偏试验

偿作用。再让其伸直患侧下肢，若患肢随之抬起而不能伸直平放于床面，即为阳性征（图2–34），提示髋关节有屈曲挛缩畸形。

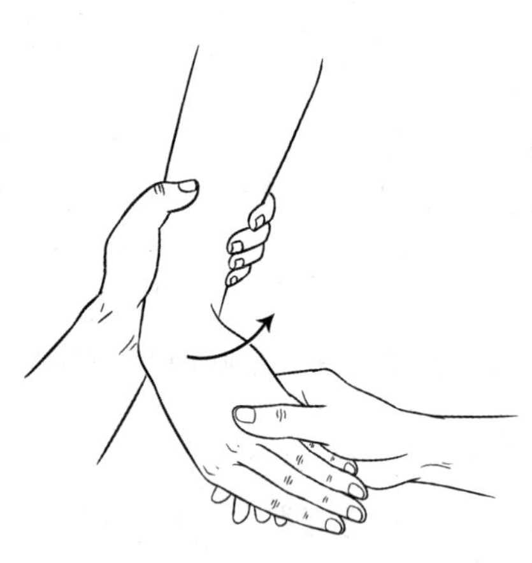
图2–33 腕三角软骨挤压试验

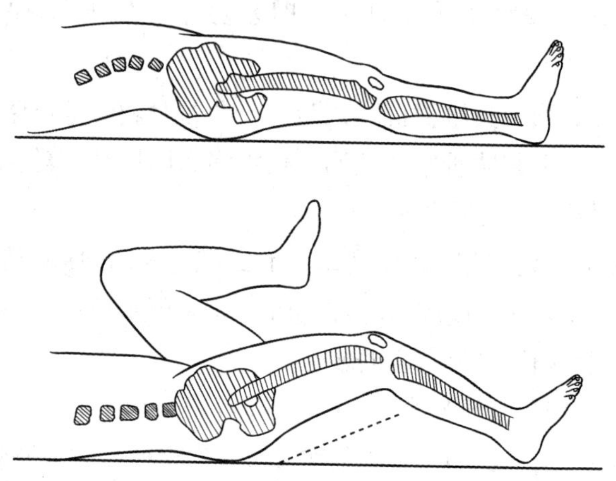
图2–34 髋关节屈曲挛缩试验

（2）下肢短缩试验　患者仰卧，双侧髋、膝关节屈曲，足跟平放于床面上，正常两侧膝顶点等高，若一侧较另一侧低即为阳性征（图2–35），提示股骨或胫腓骨短缩或髋关节脱位。

（3）望远镜征　患者仰卧位，医者一手固定骨盆，另一手握患侧腘窝部，使髋关节稍屈曲，将大腿纵向上下推拉，若患肢有上下移动感即为阳性征（图2–36）。表明髋关节不稳或有脱位，常用于小儿髋关节先天性脱位的检查。

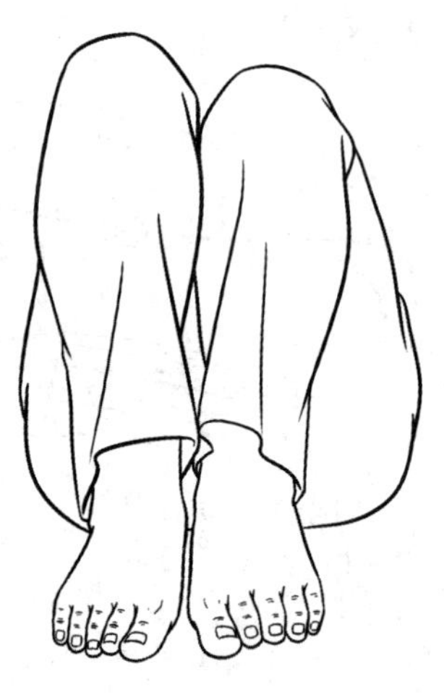
图2–35 下肢短缩试验

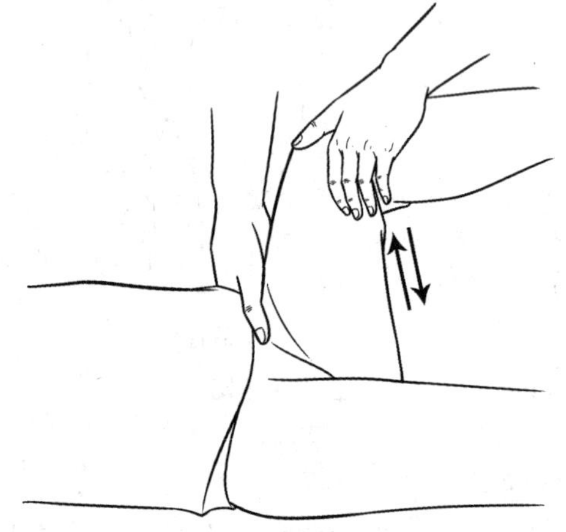
图2–36 望远镜征

（4）蛙式试验　患儿仰卧，将双侧髋、膝关节屈曲成90°位，再做双髋外展外旋动作，呈蛙式位。若一侧或双侧大腿不能平落于床面，即为阳性征（图2–37），表明髋关节外展受限。用于小儿先天性髋脱位的检查。

（5）股骨头大转子位置的测量

髂坐连线：患者仰卧位，髋关节屈曲45°~60°，由髂前上棘至坐骨结节划一连线，正常时此线通过大转子顶部（图2–38）。若大转子顶部在该线的上方或下方，都表明有病理改变。

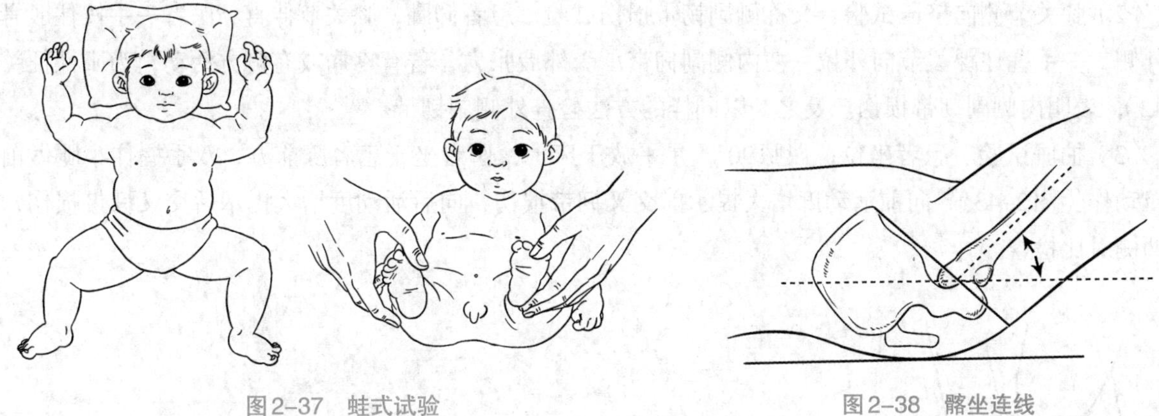

图2-37　蛙式试验　　图2-38　髂坐连线

伯瑞安三角：患者仰卧位，自髂前上棘与床面作一垂线，自大转子顶点与垂直线作一水平线，再自髂前上棘与大转子顶点之间连一直线，构成一直角三角形（图2-39）。对比两侧三角形的底边长度，若一侧变短，表明该侧大转子向上移位。

髂股连线：患者仰卧位，双下肢伸直于中立位，两侧髂前上棘在一平面，从两侧髂前上棘与大转子顶点分别连一直线，正常时两线延长交于脐或脐上中线（图2-40）。若一侧大转子上移，则延长线相交于健侧脐下，且偏离中线。

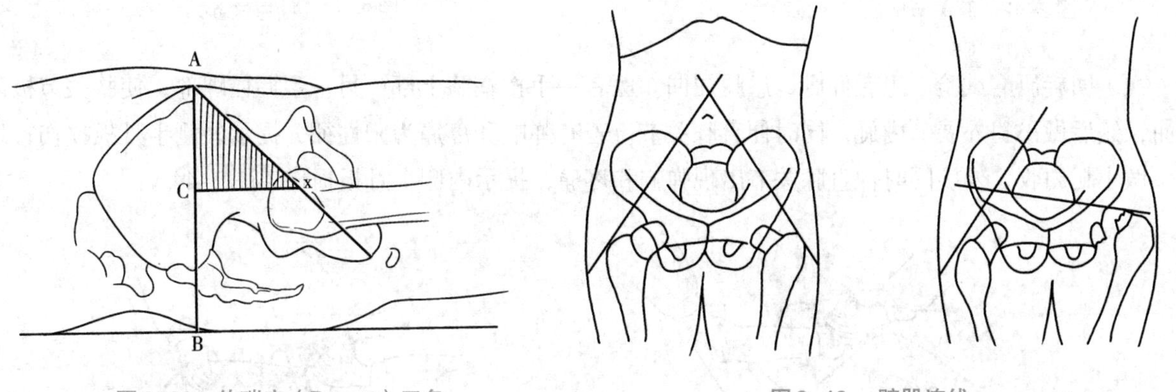

图2-39　伯瑞安（Bryant）三角　　图2-40　髂股连线

8. 膝关节特殊检查

（1）浮髌试验　患肢伸直，医者一手虎口对着髌骨上方，手掌压在髌上囊，使液体流入关节腔，另一手食指以垂直方向按压髌骨。若感觉髌骨浮动，并有撞击股骨髁部的感觉，即为阳性征（图2-41），说明关节内有积液。

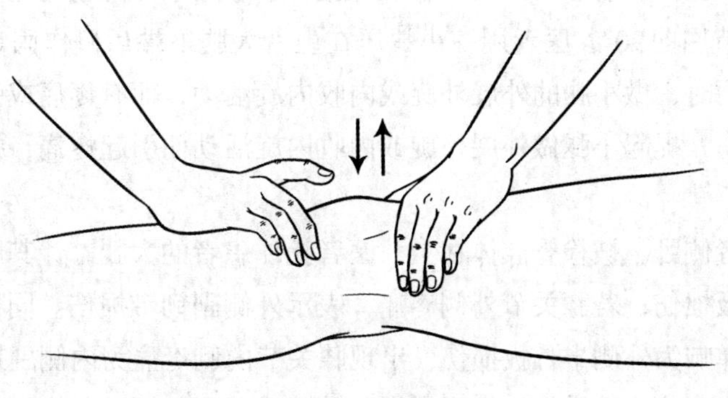

图2-41　浮髌试验

（2）膝关节侧向挤压试验　又称侧副韧带损伤试验。患者仰卧，膝关节伸直，医者一手按住股骨下端外侧，一手握住踝关节向外拉，使内侧副韧带承受外展张力，若有疼痛或有侧方活动，为阳性征（图2-42），表明内侧副韧带损伤。反之，以同样的方法检查外侧副韧带。

（3）抽屉试验　患者坐位，屈膝90°，足平放于床上，医者坐于患者膝前方，双手握住小腿做前后推拉动作（图2-43）。向前活动度增大提示前交叉韧带损伤，向后活动度增大提示后交叉韧带损伤，可做两侧对比检查。

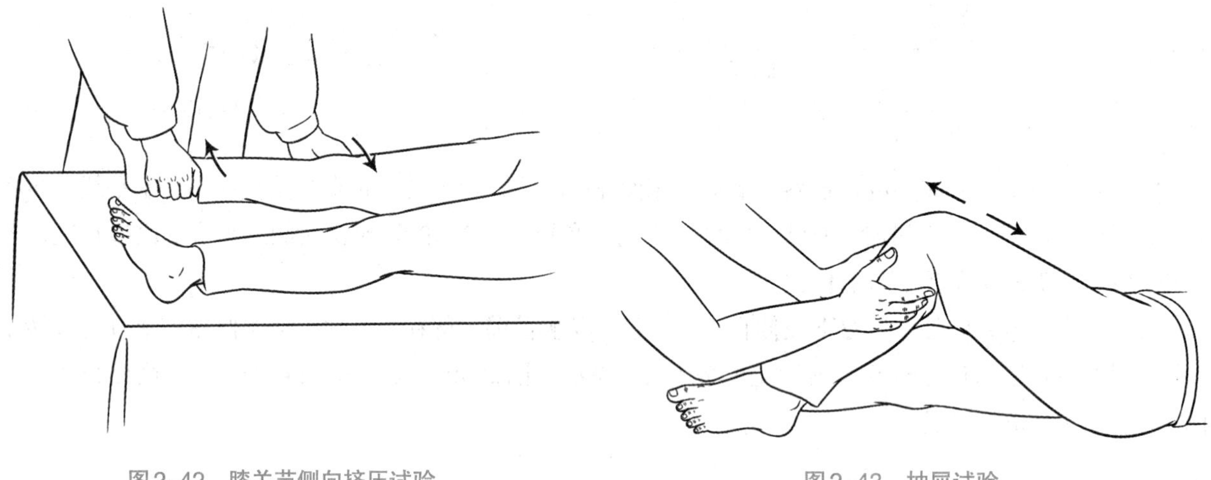

图2-42　膝关节侧向挤压试验

图2-43　抽屉试验

（4）回旋研磨试验　患者仰卧，患腿屈曲。医者一手按在膝上部，另一手握住踝部，使膝关节极度屈曲，然后做小腿外展、内旋，同时伸直膝关节，若有弹响和疼痛为阳性征，提示外侧半月板损伤；反之，做小腿内收、外旋同时伸直膝关节出现弹响和疼痛，提示内侧半月板损伤（图2-44）。

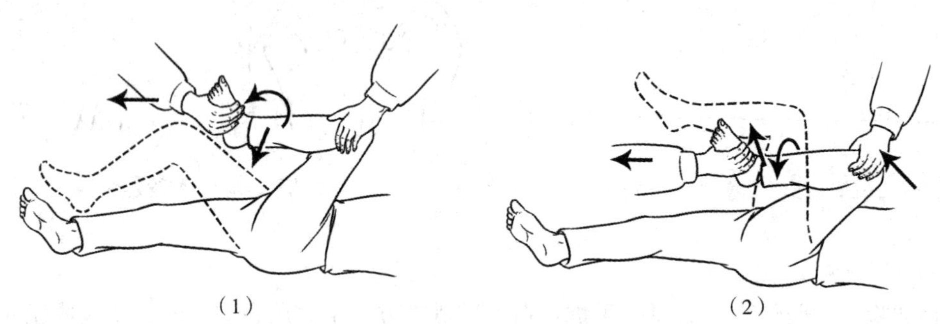

（1）　（2）

图2-44　回旋研磨试验

（5）研磨提拉试验　包括研磨加压试验和提拉试验，前者用于半月板的检查，后者用于侧副韧带的检查。患者仰卧，膝关节屈曲90°，医者用一小腿压在患者大腿下端后侧作固定，在双手握住足跟沿小腿纵轴方向施加压力的同时，做小腿的外展外旋或内收内旋活动，而有疼痛或弹响，即为阳性征，表明外侧或内侧的半月板损伤；提起小腿做外展外旋或内收内旋活动而引起疼痛，提示外侧副韧带或内侧副韧带损伤（图2-45）。

（6）重力试验　患者侧卧，被检查肢体在上，医者托住患者的大腿，让其膝关节做伸屈活动，若出现弹响，表明内侧半月板损伤；若膝关节外侧疼痛，表示外侧副韧带损伤。同样的方法，被检查的肢体在下做伸屈活动，出现弹响为外侧半月板损伤，出现膝关节内侧疼痛为内侧副韧带损伤。

（7）交锁征　患者取坐位或仰卧位，令患者做患肢膝关节屈伸活动数次，若突然出现关节疼痛，不能屈伸为阳性。说明膝关节被破裂的半月板交锁，但慢慢旋膝以后，可解锁，又能主动屈伸。

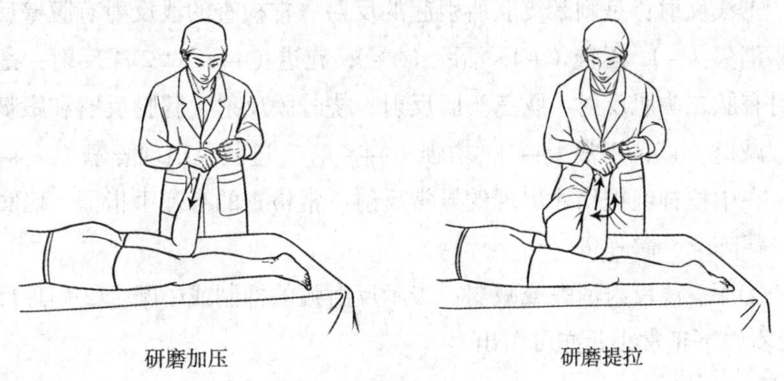

图2-45　研磨提拉试验

9. 踝部特殊检查

足内、外翻试验　将踝关节内翻引起外侧疼痛，表示外侧副韧带损伤；踝关节外翻引起内侧疼痛，表示内侧副韧带损伤。

（二）肌肉检查

1. 肌容量　观察肢体外形有无肌肉萎缩、挛缩、畸形，与测量肢体周径相结合。肌肉萎缩多见于下运动神经元损伤，而上运动神经元损伤，则无明显肌肉萎缩，但瘫痪时间过长，可出现轻度废用性萎缩。

2. 肌张力　肢体在静止状态时，肌肉保持一定的紧张度称为肌张力。检查肌张力时，在肌体静止状态时触摸肌肉的张力状况。也可让患者肢体放松，做肢体被动运动，测量阻力。肌肉松软、被动运动时阻力降低或消失、关节松弛、活动度增大，为肌张力减低；肌肉紧张、硬度增加、被动运动时阻力变大，为肌张力增强。上运动神经元损伤常引起肢体张力增强，下运动神经元损伤常引起肢体张力减低。

3. 肌力　各肌肉肌力的检查，是让患者主动活动肢体，并给予拮抗力，以测试其肌肉主动运动的力量。肌力检查用于神经损伤时的定位，对神经肌肉疾患的预后和治疗有一定价值。

肌力的测定标准可定为六级：

0级：肌肉完全瘫痪，无收缩。

Ⅰ级：肌肉有收缩，但不能带动关节的活动。

Ⅱ级：肌肉收缩能带动肢体水平方向的活动，但不能对抗地心吸引力。

Ⅲ级：肌肉收缩能带动肢体对抗地心吸引力，但不能对抗阻力。

Ⅳ级：能对抗阻力，但比正常力弱。

Ⅴ级：正常肌力。

（三）神经检查

1. 感觉

（1）浅感觉　包括痛、温、触觉，骨科临床以痛觉、触觉检查为主。

（2）深感觉　包括位置觉、震动觉、两点分辨觉，临床以检查位置觉为主。

（3）临床意义　感觉障碍的程度和范围，有助于确定神经损害的部位。神经干、丛、根损伤时，深、浅感觉均受累，其范围与所损伤的神经分布区一致。

2. 反射

（1）生理反射 ①浅反射：是刺激皮肤所引起的反射。常检查的浅反射有腹壁反射、提睾反射和肛门反射。一般记录：消失（-），迟钝（+），活跃（++），亢进（+++）。②深反射：是指腱反射和骨膜反射。常检查的深反射有肱二头肌反射、肱三头肌反射、桡骨膜反射、膝腱反射和跟腱反射。一般表示反射程度：消失（-），减退（+），正常（++），增强（+++），亢进甚至出现阵挛（++++）。

（2）病理反射 在中枢神经损伤才出现的异常反射。常检查的有弹手指征、巴宾斯基征、压擦胫试验、捏腓肠肌试验、踝阵挛、髌阵挛。

（3）临床意义 ①深、浅反射消失或减弱：表示反射弧的抑制或中断。②病理反射出现：表示上运动神经元损伤，但2岁以下正常小儿亦可引出。

3. 周围神经损害

（1）桡神经 主要表现是前臂伸肌群肌萎缩和腕下垂、拇指不能外展和背伸。前臂后侧、手背桡侧两个半手指的感觉丧失（图2-46）。

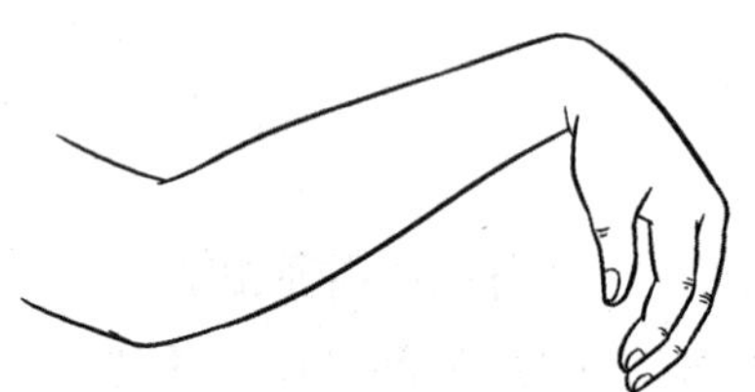

腕下垂，拇指不能外展和背伸

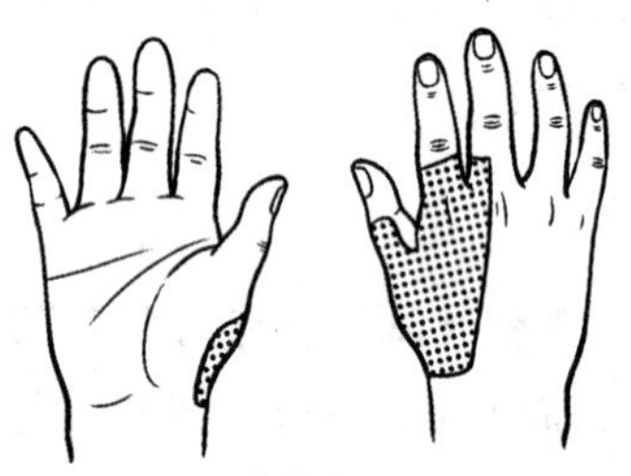

感觉障碍区

图2-46 桡神经损伤

（2）尺神经 主要表现是骨间肌萎缩，各掌骨明显隆起，掌骨间呈沟状凹陷，小鱼肌萎缩，掌心变平，环指和小指蚓状肌麻痹，即呈现“爪形手”畸形，第四、五指屈曲不全，不能外展和内收（第四、五指不能夹纸）。手尺侧皮肤，掌侧的一个半手指和背侧的两个半手指感觉消失（图2-47）。

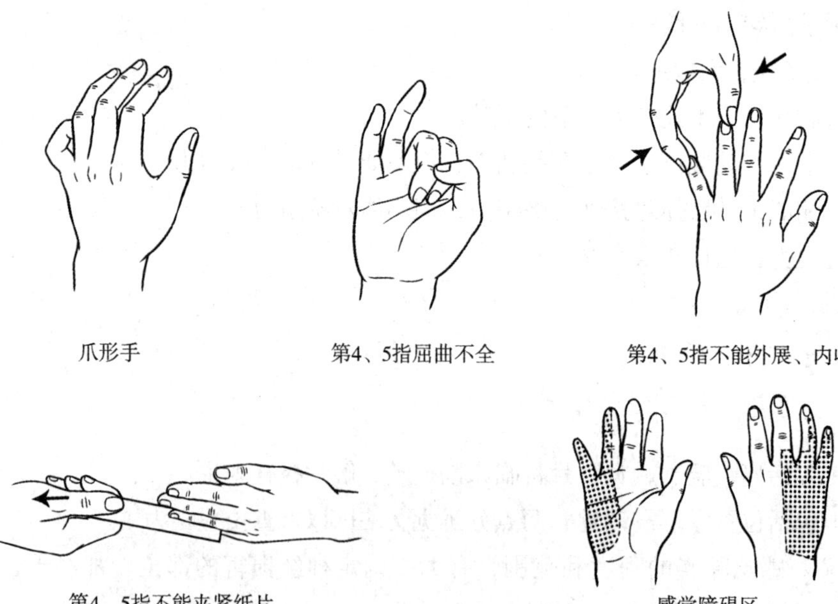

图2-47 尺神经损伤

（3）正中神经　主要表现是拇指不能对掌、不能向掌侧运动，第一、二指不能屈曲第三指屈曲不全，呈“枪手”畸形。手掌的桡侧三个半指和手背桡侧三个指的末节发生感觉障碍（图2-48）。

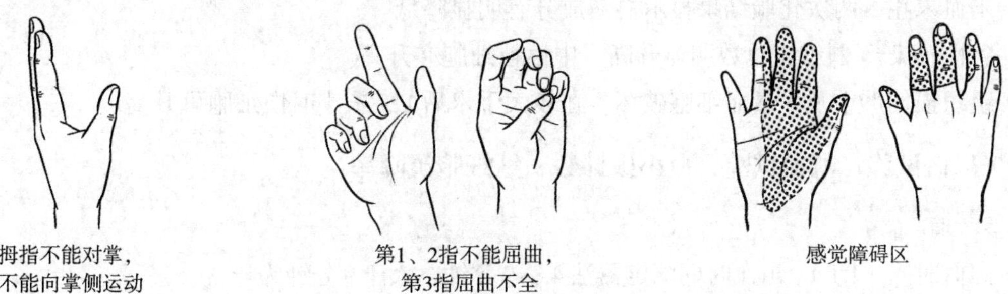

图2-48　正中神经损伤

（4）腓总神经　主要表现是足下垂。小腿外侧和足背外侧皮肤感觉障碍（图2-49）。

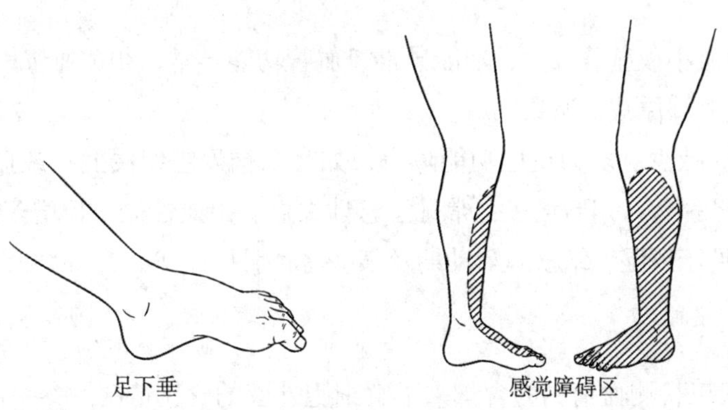

图2-49　腓总神经损伤

4. 脊髓横断损害　损害水平及其以下深、浅感觉均受累。

5. 半侧脊髓损伤　损害水平及其以下有对侧皮肤痛、温觉障碍；同侧的深、浅感觉和运动障碍，称为半侧脊髓损害综合征（图2-50）。

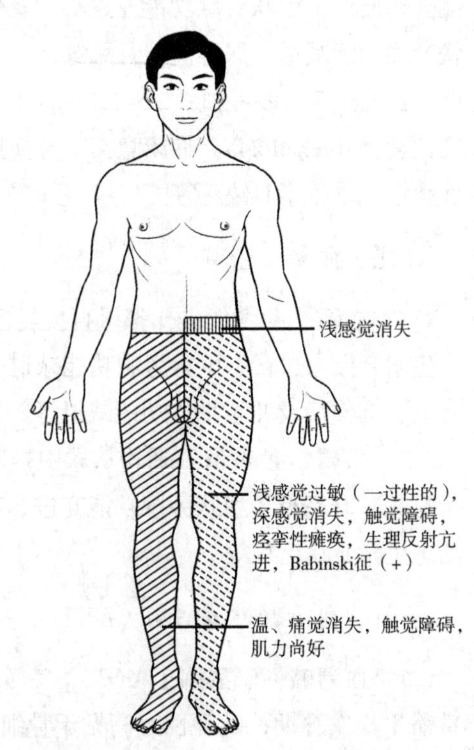

图2-50　半侧脊髓损伤

八、实验室检查

（一）血常规

血常规是伤科临床上最常用的实验室检查方法之一。通过血常规检查，了解创伤引起的出血程度、有无感染，推测感染的预后等。

1. 参考值

（1）红细胞（RBC）　男性：（4~5.5）$\times 10^{12}$/L，女性：（3.5~5）$\times 10^{12}$/L。

（2）血红蛋白（Hb）　男性：120~160g/L，女性：110~150g/L。

（3）白细胞（WBC）总数　成人（4~10）$\times 10^{9}$/L，儿童（5~12）$\times 10^{9}$/L，新生儿（15~20）$\times 10^{9}$/L。

2. 临床意义

（1）大失血　红细胞及血红蛋白明显减少，白细胞可升高。

（2）出血未止　两次化验结果显示血液成分有明显降低。

（3）急性感染　白细胞总数明显升高，中性粒细胞亦升高。

（4）组织损伤严重及大量血细胞破坏　在较大手术后12~36小时白细胞可升高。

（二）出血试验、凝血试验、血小板计数、红细胞沉降率

1. 参考值

（1）出血时间（BT）　出血时间测定器法4.8~9分钟，大于9分钟为异常。

（2）凝血时间（CT）　试管法6~12分钟，玻片法5分钟以内。

（3）血小板计数（BPG）（100~300）$\times 10^9$/L。

（4）红细胞沉降率（ESR）　男性：0~15mm/h，女性：0~20mm/h。

2. 临床意义

（1）BT延长　多为血小板显著减少、功能异常、血管功能异常、相关血浆因子缺乏等。

（2）CT延长　因凝血酶原减少所致。

（3）BPG异常　BPG减少：多为造血功能障碍，如骨髓被癌组织浸润；或血小板破坏与消耗亢进，如血栓性血小板减少性紫癜等。BPG增多：常见于急性失血、出血性血小板增多症等。

（4）ESR增快　多见于风湿、结核病活动期及某些恶性骨肿瘤等。

（三）血钙、尿钙

1. 血钙　临床一般以检测血清钙的含量来了解细胞外液的含钙情况。参考值：成人2.1~2.6mmol/L，儿童2.25~2.8 mmol/L。临床意义：升高见于多发性骨髓瘤、恶性肿瘤骨转移、维生素D用量过多、自发性高钙血症、甲状旁腺功能亢进等。降低见于软骨病、佝偻病、婴儿手足抽搐症、维生素D缺乏症、甲状旁腺功能减退、尿毒症、肾病等。

2. 尿钙　参考值：2.5~7.5mmol/L。低钙饮食：1.25~3.75mmol/24h；一般饮食：6.25mmol/24h；高钙饮食：10mmol/24h。临床意义：升高见于甲状旁腺功能亢进、维生素D过量等。降低见于软骨病、慢性腹泻、维生素D缺乏等。

（四）血磷、尿磷

1. 血磷　参考值：孔雀绿直接显色法成人1.0~1.6mmol/L，儿童1.3~1.9mmol/L。临床意义：升高为维生素D摄入过量、甲状旁腺功能减退、骨折愈合期、肾衰竭等。降低见于磷摄入不足、甲状旁腺功能亢进、佝偻病及儿童垂体功能减退等。

2. 尿磷　参考值：平均从尿中排磷量为32mmol/24h（相当于1.0g磷），变动范围0.5~1.3g/24h。临床意义：升高见于甲状旁腺功能亢进、截瘫或骨折后。降低见于甲状旁腺功能减退、佝偻病及摄取高钙的维生素D缺乏症等。

（五）血清碱性磷酸酶（AKP）、抗溶血性链球菌“O”、类风湿因子

1. 血清碱性磷酸酶（AKP）　参考值：成人3~13金氏单位，儿童5~28金氏单位。生理性升高见于骨骼生长发育期；病理性升高见于骨细胞瘤、骨肉瘤、成骨细胞瘤、变形性骨炎、佝偻病、骨软化症、甲状腺及甲状旁腺功能亢进、肾小管酸中毒等。

2. 抗溶血性链球菌"O" 参考值为500U以下。常用于急性风湿病的协助诊断。

3. 类风湿因子 正常时为阴性。类风湿关节炎多呈阳性，但1%~4%正常人亦可呈阳性。

九、影像学检查

(一) X线检查

X线检查在骨、关节系统中应用相当普遍，是诊断骨科疾病的基本方法。由于较其他影像诊断法具有更多的特异性及经济实用性，故又是首选的方法。骨骼本身的结构中，周围的骨皮质密度最高，内部的松质骨和骨髓比皮质骨密度低，也有明显的对比。由于骨与软组织具备良好的自然对比，因此，一般摄影即可使骨、关节清楚显影，而骨、关节疾病也易于在X线片上显示出来，并经过观察、分析而做出X线诊断。骨、关节系统包括头颅、脊椎、胸廓、骨盆和四肢等部分，疾病多而复杂，除骨关节外伤、炎症和肿瘤等疾病外，全身性疾病如营养代谢和内分泌等疾病也可引起骨骼的改变。X线能反映这些疾病的一定病理变化。

1. 透视 常用于骨折、脱位的诊断、整复、复查；火器伤时寻找金属异物和定位。注意事项：在透视检查时应加强防护，用较小的投照视野，尽量减少X线照射。

2. X线照片 为骨伤科最常用的检查方法。

骨关节疾病在阅读X线片时应按下面几点观察：

（1）外形异常 骨外形扭曲、膨大、纤细、缺损、边缘不规则均属于异常范围。骨骼大小及长短与正常解剖不一致，如侏儒症、肢端肥大症。

（2）骨膜 正常骨膜不显影；异常的如线样增生形、花边形、三角形、放射状、纺锤形等。

（3）骨质异常 常见的骨质异常有骨质软化、骨质疏松、骨质增生或硬化、骨质钙化、骨质破坏和吸收、骨质压缩、死骨形成、骨内矿物质沉积等。

（4）干骺端 有无异常。

（5）关节异常表现 关节腔是否增宽、狭窄或消失；关节滑膜是否显影；关节面是否光滑，有无增生、硬化；关节内有无游离体；有无关节脱位。关节附近脂肪组织阴影有无变形、移位、模糊或消失。

（6）软组织 有无结构、外形和密度的改变。

（7）必要时应加摄特定位置X线片或与健侧进行对比。

（8）某些部位发生无移位骨折的早期，X线片不容易发现。如腕舟骨骨折、肋软骨骨折，可在第二周后再次检查。

(二) 电子计算机X线横断体层扫描（CT）

1. 脊柱病损 适用于椎间盘突出、骨性椎管狭窄（包括后纵韧带钙化）、侧隐窝狭窄及椎间孔狭窄、脊髓及神经根损伤、脊髓肿瘤、椎体及附件病变的诊断。

2. 骨肿瘤 不论是良性肿瘤还是恶性肿瘤，不论是骨的原发性肿瘤还是继发性肿瘤，CT的检查率和分辨率是很高的。如诊断脑脊髓鞘疾病、多发性硬化、脑栓塞、小脑扁桃体畸形、星形细胞瘤、脊索瘤、胶质瘤等。

3. 关节病变 单纯CT扫描可发现X线平片难以显示的关节内骨折、脊柱小关节及寰枢椎骨折脱位。关节造影CT增强扫描对半月板各型撕裂、退行性变，关节内游离体及关节滑膜皱襞综合征等均有较高诊断价值。膝关节交叉韧带损伤后做关节双对比造影，延迟24小时后再行CT扫描可得到最佳效果。总的来说CT扫描对关节病变的检查优于关节造影，但次于关节镜检查。

（三）磁共振成像（MRI）

MRI对软组织的分辨率明显优于CT，在骨伤科主要应用如下：

1. 脊柱病变　在一张MRI图像上，可同时显示脊椎、椎间盘、硬脊膜、黄韧带、脊髓、前后纵韧带、硬膜外脂肪、侧隐窝及神经根，故对椎间盘突出症、椎管狭窄、神经根卡压综合征等疾病较其他影像诊断方法容易识别。脊椎炎性病变，椎旁或腰大肌冷脓肿也能清晰显示，同时能发现脊髓压迫的部位及程度。

2. 关节病变　MRI对显示膝关节半月板和后交叉韧带损伤能力可超过关节镜，而对前交叉韧带损伤的诊断低于关节镜检查。肩袖破裂的大小和部位诊断率较B型超声或关节镜更精确。股骨头缺血性坏死在MRI图像上可分为全股骨头型、表面型和环状、带状型，均以异常的低灰阶区表现出来。对早期患者的形态学诊断率较X线平片、CT和核素骨显像均高，但因特异性欠佳，尚不能单用MRI来确诊缺血性坏死。

3. 骨肿瘤　虽然MRI不能显示骨皮质的细微结构，但对骨髓和骨外软组织均能明晰分辨，故骨皮质有破坏时仍能对比出来，可了解肿瘤的范围和邻近组织被侵犯的情况。

（四）B型超声诊断法

B超是一种对人体没有损害的影像诊断法。具有操作简便、重复性强、可任意选择组织或器官作各方向断面显像的特性，且费用低廉，故使用广泛。B超的显像方式称为声像图，各种人体结构在声像图上以不同灰阶的回声（反射）表现出来。一般来说，体内除含液体结构无回声反射外（无声区），实质性结构均有不同程度回声，组织结构愈致密，回声就愈强。医用超声无法穿透成人皮质骨，故不能诊断骨骼疾病。但利用超声对液体的高度敏感性、对软组织的良好分辨力及能显示软骨的特点，可作为以下运动系统疾病的辅助诊断方法。

1. 先天性髋关节脱位　声像图上以强回声显示软骨，故能直接观察到婴幼儿髋关节的全部结构的形态和相对位置，从而早期诊断不完全性脱位。又因B超无辐射损害，可多次重复，便于动态监测关节软骨发育情况，对可疑半脱位进行预测。这是X线平片和CT难以做到的。

2. 结核性冷脓肿　脊柱结核的椎旁冷脓肿、腰大肌冷脓肿在声像图上表现为不规则无声区。理论上B超可检测出数毫米范围的积液，但临床上常受到一些因素的干扰，达不到这样的精确度，然而椎旁或腰大肌有$2cm^2$以上的积脓，是可以被B超准确地扫查出来的。对X线平片上椎旁的梭形影及腰大肌的形态变化是炎症、增生结缔组织或是脓液，均可由B超鉴别出来，准确率达90%以上。故B超检查有助于建立脊柱结核手术的指征和选择切口的部位。

3. 躯干及四肢深部包块　声像图可判断包块是实质性或囊性，并显示出包块所在的位置和与毗邻的关系，为诊断和手术提供极为有用的资料。必要时还可在B超引导下进行诊断性穿刺或引流。

4. 关节内、外感染的鉴别　深部大关节周围炎症往往表现出关节功能障碍。用B超检查可准确地区分感染所在部位。如声像图上代表关节囊的强回声带光滑、完整，而关节外软组织增厚，回声降低，其间有无声区，则为关节外感染，如关节间隙增宽，其内为无声区填充，关节囊强回声带完整，关节外仅为软组织增厚、回声降低，则为关节内感染；如关节囊强回声带缺断，关节内外均有不规则无声区则为关节内、外感染。B超检查可减少由于诊断性穿刺误将感染带入关节内的危险。

5. 其他　椎间盘突出症、椎管狭窄、膝关节半月板撕裂和滑膜皱襞综合征、肩袖破裂及肌腱不全断裂等均可在声像图上显示出来。

知识拓展

肌骨超声：是近年来新兴的超声检查技术，应用高频超声来诊断肌肉骨骼系统疾病，能够清晰显示肌肉、肌腱、韧带、周围神经等浅表软组织结构及其发生的病变，如炎症、肿瘤、损伤、畸形引起的结构异常。高频超声对软组织病变的显示能力，可与MRI相媲美。能够精细分辨肌肉、浅表神经解剖结构。肌骨超声临床应用于肌腱断裂、肌肉撕裂等累及关节病变的诊断，同时可在超声诱导下完成侵入性治疗的操作。

第四节 中医伤科临床治疗基本技能

中医伤科疾病的治疗，应在整体观念、辨证论治的理论指导下，贯彻筋骨并重（骨与软组织并重）、动静结合（固定与活动相结合）、内外兼治（局部治疗与整体治疗兼顾）、医患合作（医疗措施与患者的主观能动性紧密配合）的治疗原则。骨伤科的治疗方法主要有手法治疗、固定疗法、功能锻炼、药物治疗，还可辅以物理疗法、封闭疗法、针灸治疗等。临床上根据具体情况灵活选择或综合应用。

一、复位手法

复位手法是医者用上肢或身体其他部位的力量，或辅以器械，随症运用各种手法技巧，作用于病损处，整复移位的一种治疗方法。

（一）复位手法的作用及要求

手法可整复骨折、脱位、肌腱滑脱、滑膜嵌顿，活动关节、舒筋散结等，使移位的组织回复到正常的位置，恢复肢体的运动功能。操作要求是及时、稳妥、准确、轻巧，争取一次复位成功而不增加新的损伤。

（二）注意事项

1. **施行手法前必须明确诊断** 对损伤的情况判断准确，如骨折的类型和移位种类及移位的方向；关节脱位的程度是全脱位还是半脱位，脱位的方向，有无合并骨折、肌腱滑脱、韧带断裂等；如为筋伤则要了解有无肌腱韧带断裂、粘连的程度等。另外，对患者的全身情况和受伤的时间及受伤机制都要充分了解，才能使用正确的手法。

2. **严格掌握手法的适应证和禁忌证** 对有禁忌证的患者避免使用手法治疗。

3. **实施手法前和患者及家属沟通** 向患者及家属说明手法治疗的必要性、预期效果、可能存在的风险和患者的配合要求；安抚患者的情绪，消除其紧张心理，争取患者及家属的信任。

4. **制订施术计划** 在手法实施前，根据患者的具体情况制订施术计划，主要内容包括手法选择、施行手法的步骤、施术体位、人员分工、患者配合、是否需要麻醉、固定方法、应急措施等方面，要求周密考虑、统筹安排。

5. **手法操作要熟练** 医生态度从容，工作严肃认真，操作技术熟练，避免加重损伤或造成新的损伤，尽量减少患者的痛苦。

（三）复位手法

复位手法可分为正骨手法和上骱手法两种。

1. 正骨手法

（1）手摸心会　是整复骨折的基本方法，贯穿于整个复位过程。在复位前触摸骨折部位，以了解骨折移位的情况；在复位过程中，检查其他手法施行的效果。使用时注意从远及近，先轻后重，由浅及深，两端相对，仔细触摸骨折断端的移位方向和程度。

知识拓展

手法复位治疗骨折是中医伤科学的特有治疗手段，是中医伤科的一块瑰宝，传承有序，具有简、便、廉、效的特点。

《医宗金鉴》刊行于清乾隆七年（公元1742年），是清政府组织编写的医学丛书。其中《正骨心法要旨》手法总论中记载："知其体相，识其部位，一旦临证，机触于外，巧生于内，手随心转，法从手出……盖正骨者，须心明手巧，既知其病情，复善用夫手法，然后治自多效。"

学习手法时要"外师造化，中得心源"，要细心感知手下的情况并结合X线片的表现对损伤移位做出正确的判断，在头脑中形成损伤移位的立体像，练就手随心转、法从手出的复位效果。

（2）拔伸牵引　拔伸牵引是骨折整复最基本的手法。主要作用：矫正骨折的重叠移位和成角移位，恢复肢体长度；维持骨位；是其他手法操作的基础。操作时，分别握持骨折远近端肢体，先按患肢伤后的体位顺势牵引，然后再按肢体的纵轴方向牵引（图2-51）。牵引时注意：用力要持续稳定，由轻到重，忌突然加大用力；用力大小根据骨折的部位、移位情况、患者年龄确定，如有分离移位的骨折用力要小，小儿、老年人尤要防止过牵；牵引时间从复位开始到外固定结束；必要时辅以器械牵引，如肱骨外科颈骨折复位时，近端用宽布带牵引。

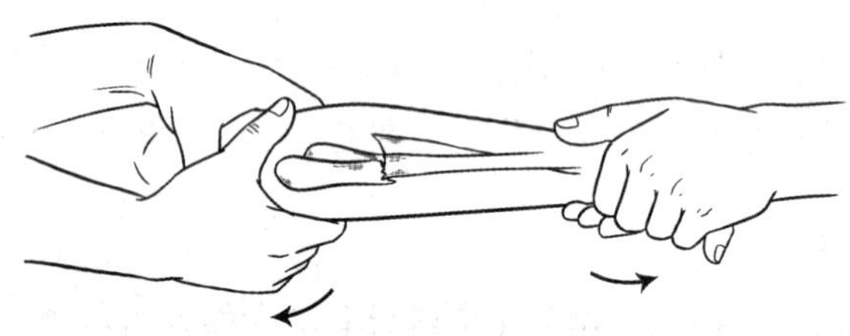

图2-51　拔伸牵引法

（3）旋转屈伸

①旋转：旋转手法主要矫正骨折断端的旋转移位。操作中遵行"子求母"（骨折远端对准近端）和"逆损伤机制"的原则。在适度牵引的前提下，助手固定骨折近端，术者握持骨折远端，依据骨折远端旋转移位的方向，沿肢体纵轴逆向旋转骨折远端，恢复肢体的解剖位置。

②屈伸：主要配合提按或端挤手法矫正近关节骨折的侧方移位或成角移位。在拔伸牵引的基础上，远端助手将关节屈曲或伸直，内收或外展，以配合术者的手法，协助矫正骨折的成角或侧方移位。操作时，根据逆损伤机制的原则，伸直型骨折的要屈曲，内收型骨折要外展。如复位伸直型肱骨髁上骨折时，在矫正远端向后移位时，医者提按骨折远近端的同时，远端助手在牵引的基础上慢慢屈曲肘关节；反之，屈曲型肱骨髁上骨折，则需要将肘关节伸直（图2-52）。施行屈伸或收展手法时，术者与助手之间要密切配合、协调一致。

（4）提按端挤　提按用于矫正骨折的前后方向的移位，操作时，医者两拇指按于突起的骨折端，余指环抱下陷的骨折端相对用力，即凸者按、陷者提（图2-53）。端挤用于矫正骨折的内外侧移位，操作时，医者用掌或两拇指分别置于骨折侧方移位的局部相对挤压（图2–54）。操作时注意用力要适当，方向要明确，着力点要稳固。

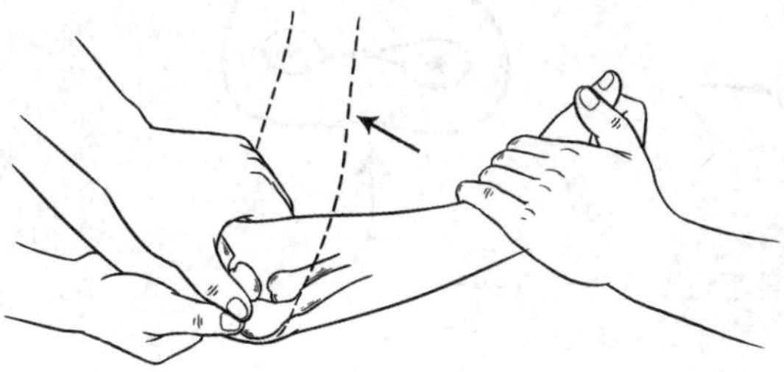

图2–52　屈伸手法

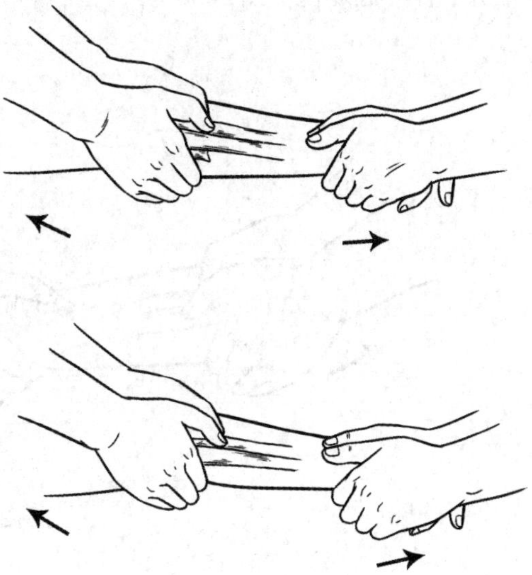

图2–53　提按手法

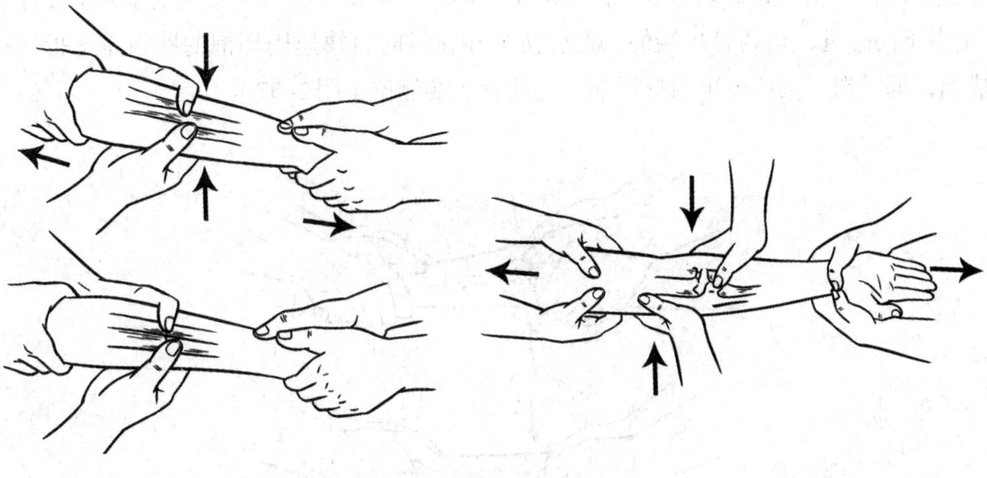

图2–54　端挤手法

（5）摇摆触碰　主要用于横断、短斜呈锯齿形骨折经手法复位后，对位对线虽可，但骨折面因交错不平未完全吻合仍存在间隙者。摇摆手法操作时，医者两手环抱骨折处以固定断端，远端助手在维持牵引的基础上轻轻缓慢地向内外或前后摇摆骨折远端，摇摆的幅度宜小，如骨擦音逐渐变小甚至消失，说明骨折端已紧密吻合。触碰手法操作时，当骨折整复和夹板固定后，用一手固定骨折处的夹板，另一手轻轻叩击骨折远端，使骨折部紧密接触（图2–55）。

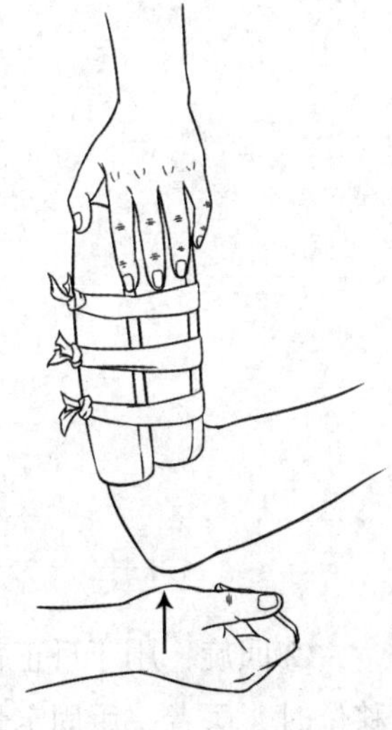
图2–55　纵向叩击法

（6）夹挤分骨　用于整复两骨或两骨以上并列部位的骨折，如尺桡骨双骨折、跖骨骨折等，由于暴力作用和骨间肌或骨间膜牵拉造成骨折端侧方或成角移位二骨相互靠拢。分骨手法可使骨间膜紧张，骨间隙扩大，上、下骨折端的距离相等且较稳定，使骨折整复较容易。操作时，用双手拇指与食、中、环指形成钳形，在骨折的掌、背侧或前、后侧对向夹挤两骨间隙，使靠拢的骨折端分开，远近骨折端相对稳定，并列双骨折就像单骨折一样一起复位（图2-56）。

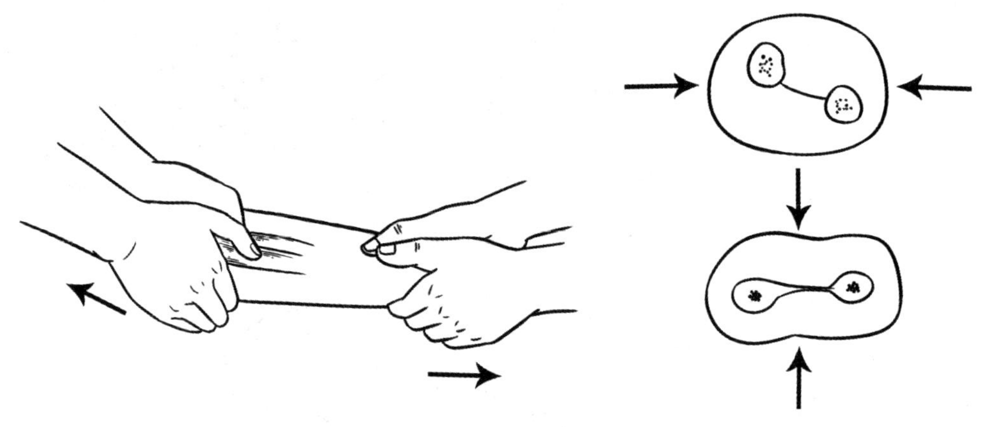

图2-56　分骨手法

（7）折顶回旋

①折顶：主要用于肌肉发达、单靠徒手牵引难以矫正、重叠移位较多的横形骨折或锯齿形骨折。医者两拇指并拢抵压在突出的骨折端，双手四指环抱下陷的骨折端，在持续牵引的基础上使原有成角加大30°~50°，凭指下的感觉，当两骨折端的凹侧骨皮质相接触时，快速用环抱的四指将骨折远端的反折伸直，矫正成角；同时拇指推按突出的骨折端，使两骨折端复位（图2-57）。

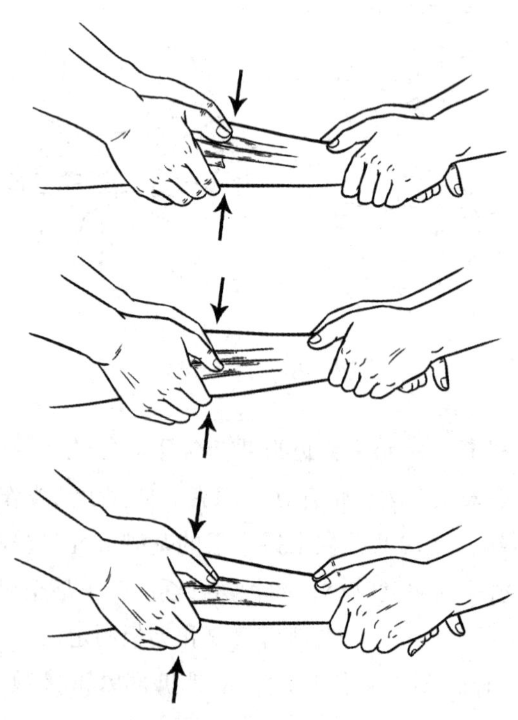

图2-57　折顶手法

②回旋：用于矫正背向移位的螺旋形骨折、长斜形骨折或解脱骨折断端间嵌夹的软组织。矫正背向移位时，医者一手固定骨折近端，另一手握骨折远端，按移位路径的相反方向回绕复位。回绕时，两骨

折端应紧密相贴，以免缠绕软组织，若感觉有阻力，说明回绕方向判断不准确，应改变方向，切忌使用暴力强行复位，否则将造成骨膜、神经、血管损伤。解脱嵌入骨折断端间的软组织时，须加重牵引，使折断分开，嵌入的软组织可自行解脱（图2-58）。

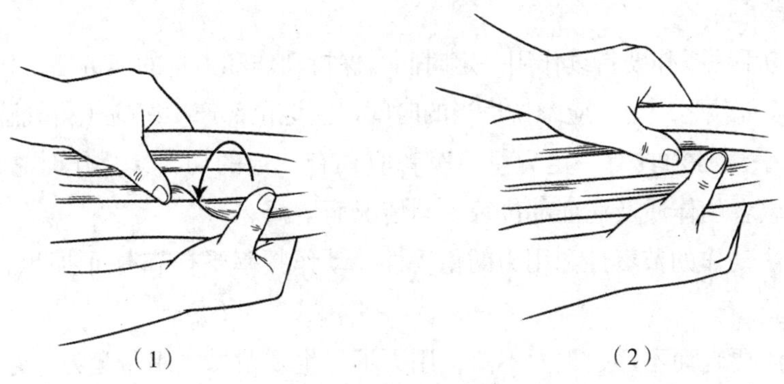

图2-58 回旋手法

（8）推拿按摩 用于骨折复位后，主要是理顺骨折周围的筋络，使扭曲的肌肉、肌腱、韧带等舒展通达，起到舒筋散瘀的作用，操作时要轻柔，按肌肉、肌腱走行方向，由上而下，顺骨捋筋。此法对关节附近的骨折尤为重要，为肢体关节功能的重建奠定基础。

2. 上骱手法

（1）拔伸牵引 拔伸牵引是整复脱位最基本手法。关节脱位后，关节头从臼中脱出，关节附近的肌肉和韧带受到牵拉而紧张，同时肌肉由于疼痛引起反射性痉挛，紧张痉挛的肌肉使脱出的关节头弹性固定在异常的位置。因此，要使脱位的关节复位，必须拔伸牵引，以克服肌肉的痉挛性收缩，同时将关节头拉到关节囊的破裂口，为关节头的还纳奠定基础。操作时，助手固定脱位关节近端，医者握住伤肢远端做对抗牵引，牵引的方向和力量要根据脱位的部位、程度、类型及患肢肌肉情况而定。

（2）屈伸收展旋转回绕 关节脱位后使用屈曲、伸直、内收或外展手法，促使关节头循原路复位的手法。单轴关节脱位时，可单独与牵引手法结合使用整复关节脱位，如肘关节后脱位时用拔伸屈肘法复位。肩、髋关节脱位时，联合应用屈伸收展与旋转回绕手法，促使脱位的关节头循原路返回。肩关节前脱位时，先在牵引下外展外旋患肢，然后逐渐使上臂内收、内旋，利用杆杆原理使肱骨头复位。

（3）端提挤按 单用其中一种或端、提、挤、按法综合应用，适用于多部位关节脱位。如桡骨头半脱位整复时，用拇指向内按压桡骨头；下颌关节脱位的口腔内复位法，两手四指上提下颌骨，两拇指按在下齿列最后的臼齿。

（4）足蹬膝顶 分为足蹬和膝顶两法。是在对抗牵引的同时，利用足蹬或膝顶形成杠杆支点，在牵引下利用杠杆作用力而整复关节脱位的手法。 足蹬法多用于肩关节和髋关节前脱位；膝顶法多用于肩关节和肘关节脱位。操作时医者以足或者膝部作为顶点抵在关节处，配合牵引力量，利用足或膝形成的杠杆支点整复移位。足蹬法常用于肩关节和髋关节脱位；膝顶法常用于肩关节和肘关节脱位。

（5）杠杆支撑 是利用杠杆（木棍、椅背等）为支撑点，以增大复位的杠杆支撬作用力，而整复移位的手法。主要用于难以整复的肩关节脱位或陈旧性脱位及下颌关节脱位等。操作时医者采用木棍（棒）、椅背等作为支撑点抵在患侧腋窝，两助手对抗拔伸牵引，医者两手握住腕部，在外展位向下牵引，使肱骨头复位。椅背复位法、梯子复位法等，均属于杠杆支撑法。本法因支点与牵引力量较大，活动范围也大，如有骨质疏松或其他并发症者慎用。

二、理筋手法

（一）理筋手法的操作要求

1. 理筋手法的基本要求

（1）持久　其一为手法操作要持续作用一定时间，保持动作和力量的连贯性；其二指手法在某一具体部位，尤其是重点治疗部位运用时，应维持适当的时间，使该位部产生感应（得气感），以增强治疗效果。

（2）有力　系指手法必须具有一定力量，医者应具有一定的功力，操作时施加于患部有适当的压力，这种力量应根据患者的体质及病证部位等不同情况而增减。

（3）均匀　指手法动作的节奏性和用力的稳妥性，动作频率要有节奏而协调，不要时快时慢，用力要稳，不要时轻时重。

（4）柔和　指手法要轻而不浮，重而不滞，用力不可生硬粗暴或用滞蛮力，变换动作要自然。

2. 理筋手法的操作步骤　理筋手法操作时可分为3个阶段来进行。首先是准备阶段，主要是应用常用的基本手法镇静或止痛，行气活血，放松痉挛的肌肉，创造一个“松则不痛”的环境，同时也使患者对治疗手法有一个适应过程。其次为理伤阶段，是应用针对病变具有治疗作用的手法来理顺筋络，活动关节，解决患者的主要病痛。最后为结束阶段，临床多用轻手法整理收功，使肢体安全放松。

（二）理筋手法治疗原则

（1）明确诊断　施术前要对病情有充分了解，必须明确诊断，对扭挫伤要了解损伤程度，有无断裂等。如有断裂则禁用手法。

（2）制订计划　手法实施时一般按照手法操作步骤进行，治疗前应做出详细计划，多人配合治疗时更应设置周密计划，做到心中有数，以免发生意外。

（3）严格掌握手法治疗的适应证和禁忌证。

（4）熟悉解剖生理　手法操作时需熟悉局部正常解剖结构与关节生理活动范围，避免加重损伤。

（5）手法熟练　手法操作应熟练、准确，用力轻巧适度。用力要由轻到重。对于急性损伤，局部肿胀严重的患者手法要轻，新伤常用按法以消肿止痛；慢性劳损患者手法可重些，采用分筋理筋手法等，但切忌粗暴。

（6）注意力集中　手法操作时必须全神贯注，密切观察患者的表情，随时调整手法强度。

（7）患者配合　施行手法时指导患者密切配合，尽量放松、协作，需要时随时调整姿势、体位。

（8）时间要求　关于理筋手法的治疗时间，急性损伤初期治疗时间要短，一般直接采用对症手法治疗即可；慢性劳损、急性损伤中后期可根据病情、部位的不同选择治疗时间，一般15~30分钟为宜。

（三）理筋手法适应证

（1）骨折、脱臼及严重筋伤治疗不当遗留关节僵硬及肌肉萎缩患者。

（2）损伤后导致小关节错缝者。

（3）各种急慢性筋伤而无肌筋断裂及损伤局部无皮肤黏膜破损患者。

（4）痹证及骨关节病变引起关节活动不利、肢体疼痛者。

（四）理筋手法禁忌证

（1）诊断不明的急性脊柱损伤伴有脊髓症状者。

（2）骨肿瘤、骨结核、骨髓炎等骨病患者。

（3）损伤局部有炎症，皮肤黏膜破损，肌腱或韧带大部分或完全断裂者。

（4）年老、体弱患者和孕妇禁用或慎用手法治疗，尤其对老年性骨质疏松症、高血压患者和妊娠3个月左右的孕妇应绝对禁止使用手法治疗。

（5）有严重心、脑、肺疾患的患者。

（6）局部肿胀严重的急性筋伤患者早期禁用手法治疗。

（7）精神病发作期，不能配合者，不适宜手法治疗。

（五）常用理筋手法

1．推法、捋法　有疏通经络、理筋活血、消瘀散结、缓解痉挛的作用。操作时用指、掌、肘或拳等部，着力于人体一定部位，做单方向直线移动。操作时指、掌或肘紧贴体表，用力要稳，速度缓慢而均匀（图2-59）。用手掌由肢体近端向远端推动的手法称为捋法（图2-60）。而所谓的"推上去，捋下来"，其手法及劲力与推法相同，仅有向心和离心上的区别。临床多用于腰背及四肢部，常用于治疗风湿痛、各种慢性劳损、筋肉拘急、感觉迟钝等症。

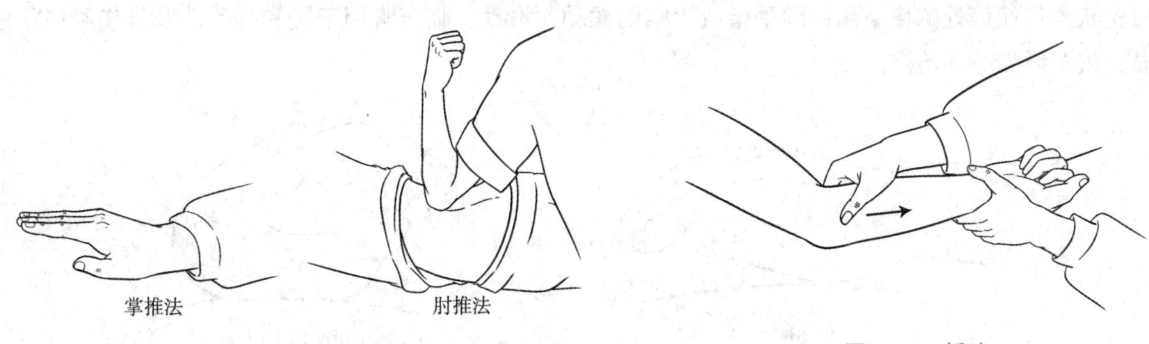

图2-59　推法　　图2-60　捋法

2．摩法　具有疏通经络、理筋活血、消瘀散结、缓解痉挛的功效。操作时用食、中、无名三指指腹或手掌面附着于一定的部位上，以腕关节为中心做环形而有节奏的抚摩（图2-61）。操作时，肘关节自然屈曲，腕部放松，指掌自然伸直，动作要缓和而协调。多用于胸、腹、背、腰部，因其手法轻柔，常作为理筋开始阶段的手法，使患者有一个逐渐适应过程；或作为结束阶段的手法，以缓和强手法的刺激。轻度按摩法和深度按摩法，此两法为推、摩二法的联合运用。①轻度按摩法（浅表抚摩法）：即用单手或双手的手掌或指腹、或食、中、无名并拢贴附于患处，稍用力做轻柔缓慢的来回直线或环形的抚摩动作，其功效和临床运用同摩法。②深度按摩法（推摩法）：用手指、掌根、全掌或双手重叠在一起进行推摩（图2-62）。其力量较轻度按摩法力量为大，作用力达深部软组织。摩动的频率快慢应根据病情、体质而定。动作要协调，力量要均匀。

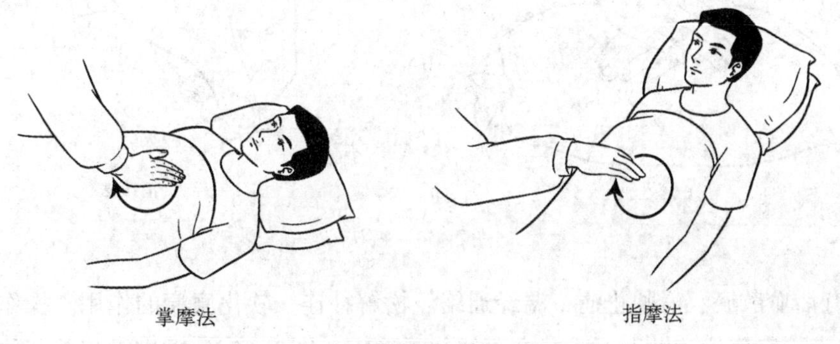

图2-61　摩法

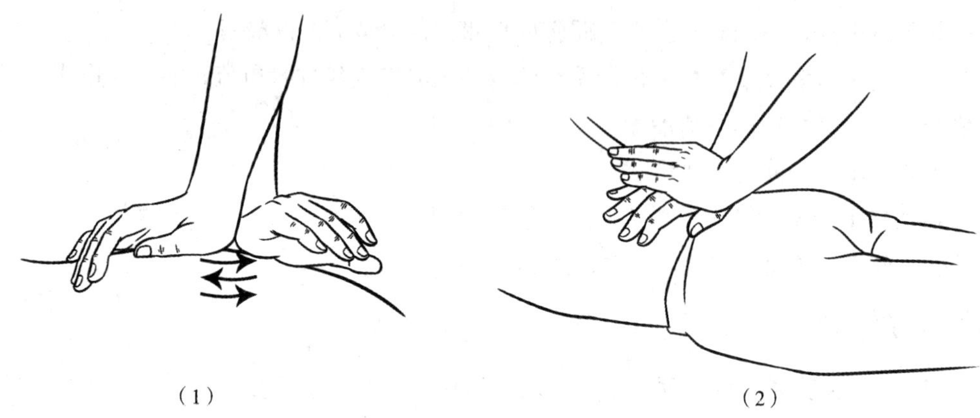

图2-62　深度按摩法（推摩法）

3. 揉法　有活血祛瘀、消肿止痛、放松肌肉、缓解痉挛的作用。用指腹、大鱼际或掌根吸定于体表，做轻柔缓和回旋活动（图2-63）。操作时腕部放松，以前臂带动腕和掌指活动，着力部位不移开接触的皮肤，仅使该处的皮下组织随手指或手掌的揉动而滑动。临床常用于缓和强手法及外伤肿痛、慢性劳损、风湿痹痛等的治疗。

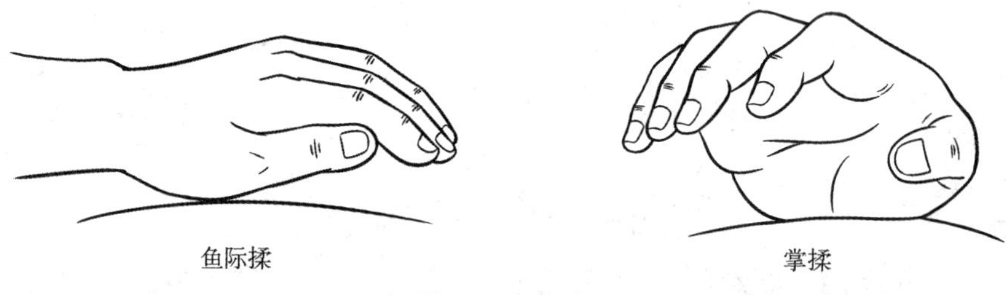

图2-63　揉法

4. 按法（按压法）　有松弛肌肉、开通闭塞、活血止痛、温经散寒的作用。操作时用拇指指端、指腹、掌根、鱼际、全掌或双掌重叠按压于体表一定部位（图2-64），操作时着力部位要紧贴体表，不可移动，用力要由轻而重，不可用暴力猛然按压。压法的动作姿势与按法相同，故二法合称为按压法。但一般认为压法力量比按法重，除可用拇指、手掌着力外，常以肘部按压治疗，即肘压法。按压法临床常用于治疗急慢性腰腿痛、肌肉痉挛、筋脉拘紧等症。

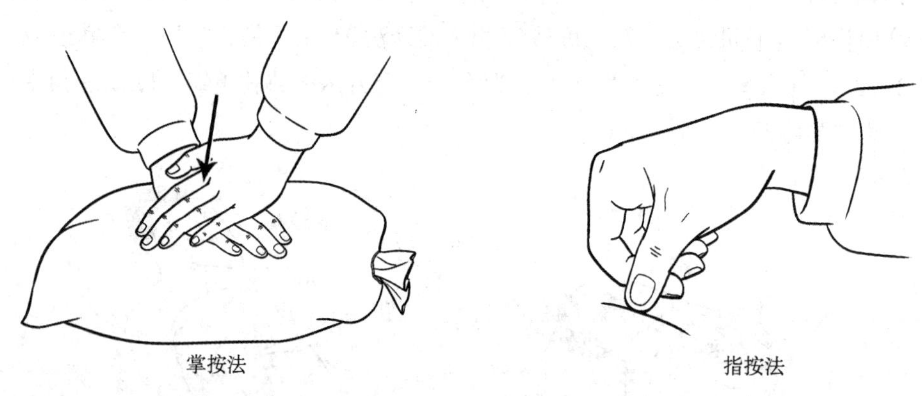

图2-64　按法

5. 擦法　有活血散瘀、消肿止痛、温经通络、松解粘连、软化瘢痕的作用。操作时用大、小鱼际或全掌附着在体表一定部位，做上下或左右直线往返摩擦（图2-65）。操作时腕关节伸直，手指自然伸开，着力部位要贴住患者体表，但压力不宜太大，移动时用上臂带动手掌，往返距离要长而直，动作要均匀连续。施行手法时宜先用润滑剂，以防擦破皮肤。适用于腰背部，以及肌肉丰厚部位的慢性劳损和风湿痹痛等。

6. 㨰法　有调和营卫、疏通经络、祛风散寒、解痉止痛的作用。操作时肩臂放松，肘部微屈，手呈半握拳状，以小鱼际尺侧缘及第3~5掌指关节的背侧贴附于患处，通过腕关节的屈伸和前臂旋转，做复合的连续往返运动（前臂旋后时屈腕并用力下压，前臂旋前时伸腕压力减轻）。滚动时手背部要紧贴体表，使产生的压力轻重交替而持续不断地作用于治疗部位，不可跳动或拖拉摩擦。滚动幅度控制在120°左右（图2-66），并注意动作的协调及节律。适用于肩背、腰臀、四肢等肌肉丰厚的部位，可用于因陈伤、劳损引起的筋骨酸痛、麻木不仁、肢体瘫痪等症。

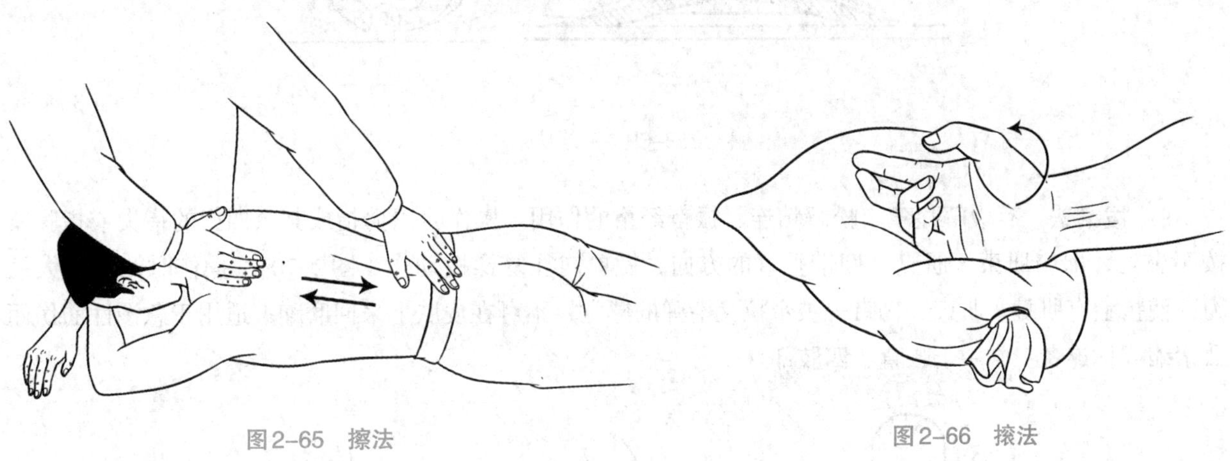

图2-65　擦法　　图2-66　㨰法

7. 拿捏法、捻法

（1）拿捏法　具有缓解肌肉痉挛、解除粘连、松筋通节的作用。操作时用拇指与其余手指形成钳形，相对用力一紧一松挤捏肌肉、韧带等软组织（图2-67），操作时腕要放松，指腹着力，用力要由轻至重再由重至轻，不可突然用力。适用于伤筋而致痉挛或粘连等症。拿捏法的刺激较强，常与其他方法配合应用，如结合揉法可缓和拿捏法的刺激而兼有揉捏两种作用。拿捏法以颈项部、肩部和四肢部最为常用。

（2）捻法　用拇指和食指的指腹相对捏住某一部位，稍用力做对称的揉搓如捻线状（图2-68）。

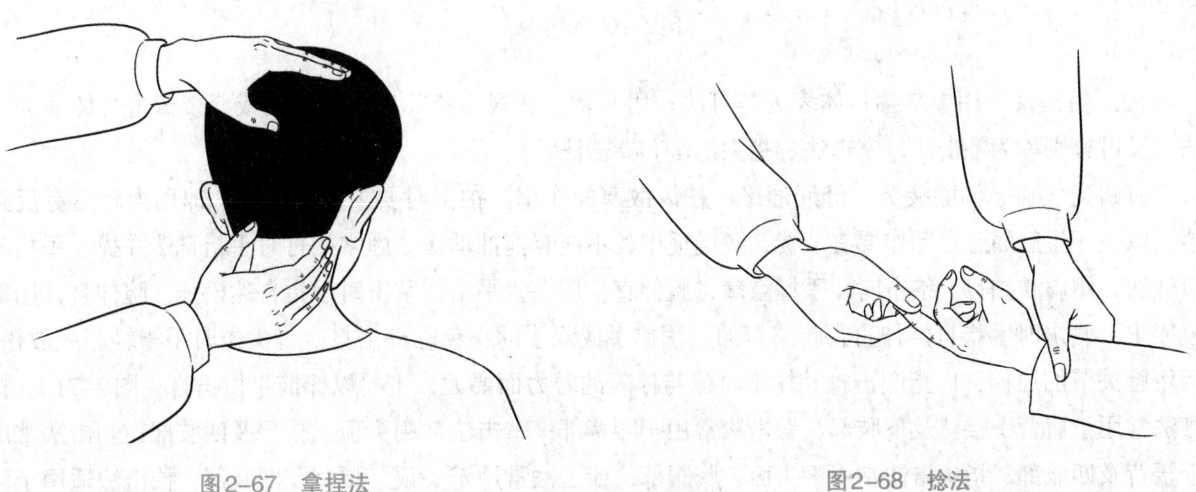

图2-67　拿捏法　　图2-68　捻法

8. 弹筋法 具有缓解肌肉痉挛、剥离粘连、活血祛瘀、消肿止痛、促使萎缩肌肉恢复的作用。操作时用拇指和食、中指指腹相对将肌束、肌腱等组织横向捏紧并用力提拉，然后迅速放开，象射箭时拉弓放弦样动作，使其弹回（图2-69）。操作时动作要迅速有力，快提快放。适用于急慢性筋伤所致的肌肉痉挛、疼痛或粘连者。常用部位为颈项、腰部及四肢。

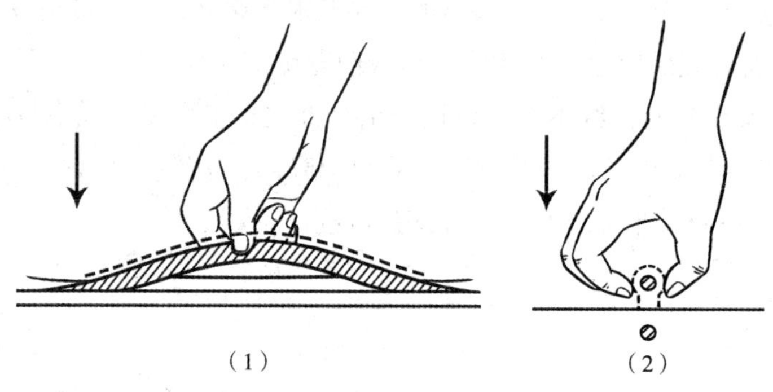

图2-69 弹筋法

9. 拨络法 有缓解痉挛、松解粘连、振奋经络的作用。操作时以拇指或其余四指的指尖或指腹紧按于患处，取与肌束、肌腱、韧带垂直的方向，做单向往复揉拨动作（图2-70）。操作时，宜加大劲力，使指上有肌腱、肌束、韧带等被牵拉又滑弹的感觉，不可在皮肤上来回磨蹭。适用于急慢性筋伤而致挛缩或粘连者。常用于腰背、四肢部。

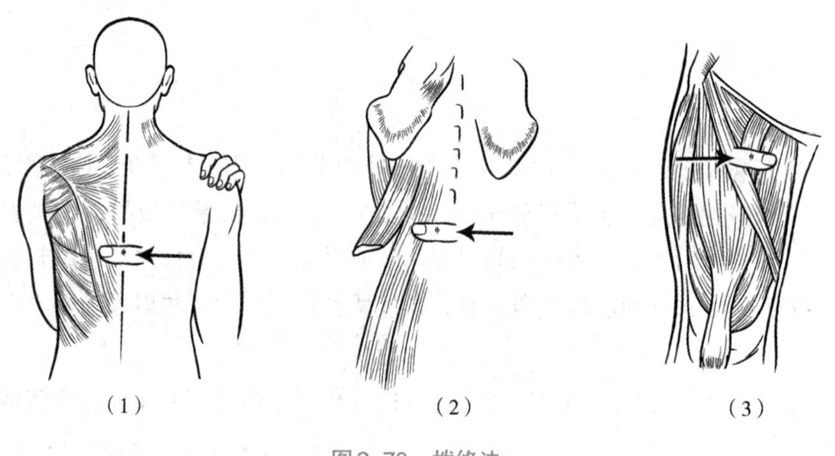

图2-70 拨络法

10. 拍击法 用虚掌拍打体表为拍打法；用拳背、掌根小鱼际尺侧、指尖或桑枝棒击打体表为击法，又可分别称为拳击法、掌击法、指尖击法和棒击法。

有疏通气血、消除疲劳、舒筋通络、祛风散寒的作用。拍击时要求蓄劲收提，即用力轻巧有反弹感，以免产生震痛感。动作要有节奏，快慢适中，不能有拖抽动作。虚掌拍打时手指自然并拢，手指关节微屈，用虚掌拍打。拳击时，手握空拳，腕伸直，用拳背平击。掌击时手指自然松开，腕伸直，用掌根叩击。侧击时手指自然伸直，腕略背伸，用单手或双手的小鱼际部击打。指尖击时手指轻屈腕放松，运用腕关节的屈伸，以指端击打。棒击时棒与体表的着力面要大，主要以棒前半段击打（图2-71）。拍打法常用于肩背、腰臀及下肢部。拳击法常用于腰背部；掌击法常用头顶、腰臀及四肢部；侧击法常用于腰背及四肢部；指尖击法常用于头面、胸腹部；棒击法常用于头顶、腰背及四肢部。拍击法适用于风湿酸痛，局部感觉迟钝、麻木不仁及肌肉痉挛等症。拍打法尚可用于胸胁部岔气。

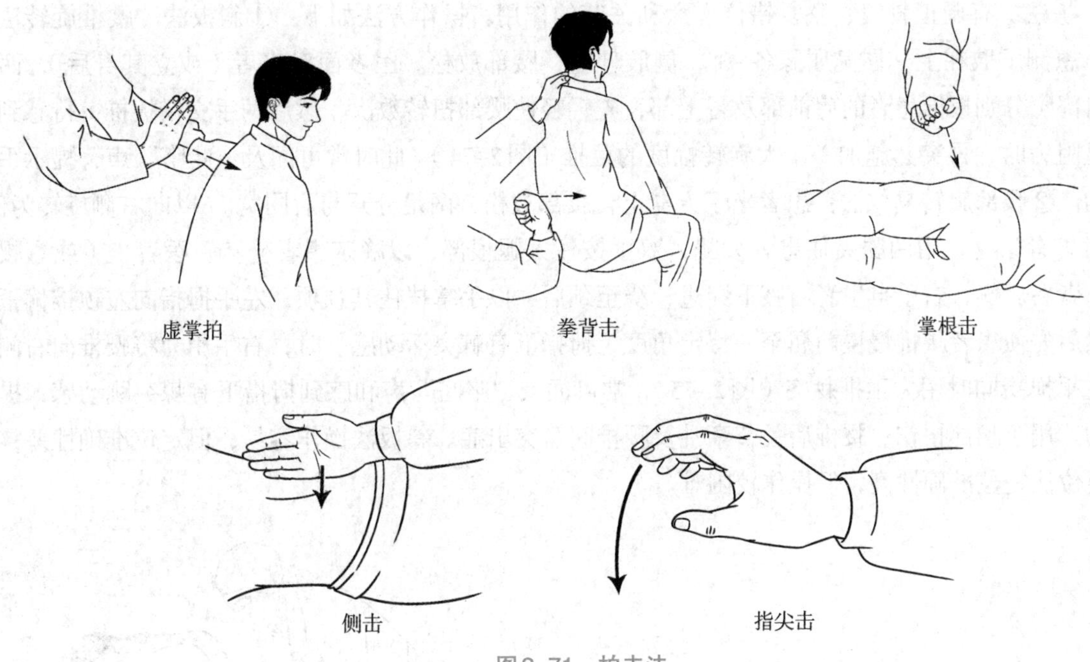

图2-71　拍击法

11. 点压法（点穴法）　又称穴位按摩。因用手指点压刺激经穴，与针刺疗法颇为相似，故又称指针疗法。近年来，又在点穴按摩的基础上发展成为指压按摩麻醉。点压法的取穴基本与针灸学相同，在治疗外伤时，除以痛为腧的取穴方法外还可以循经取穴。

具有疏通经络、宣通气血、调和脏腑、平衡阴阳的功效。操作时有用中指为主的一指点法；或用拇、食、中三指点法；或用五指捏在一起，组成梅花状的五指点法。医者用点压法治疗时，应将气力运用到指上，为增强指力，指与患者的皮肤呈60°~90°。多用于四肢关节，以上肢为常用，常与揉摩及搓法配合，作为治疗的收功手法。

12. 抖法　有松弛肌肉、关节，减轻手法反应，增进患肢舒适感的作用。操作时用双手握住患者肢体一端进行连续的小幅度上下快速抖动，使肢体组织随之呈波纹状起伏，并将这种振动传递到远处（图2-72）。操作时，抖动幅度要小，频率要快，用力要轻巧。多用于四肢关节，以上肢常用，亦可作为治疗的结束手法。

13. 搓法　有调和气血、舒筋活络、放松肌肉的作用。操作时用双掌面置于肢体两侧，用力做快速前后或内外方向的搓揉，并同时做上下往返运动。操作时双手用力要对称，搓动要快，移动要慢（图2-73）。适用于四肢，以上肢最为常用。与抖法配合用于理筋手法收功阶段。

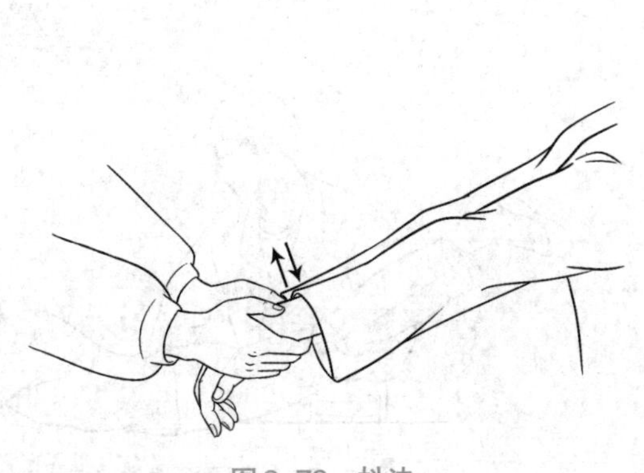

图2-72　抖法

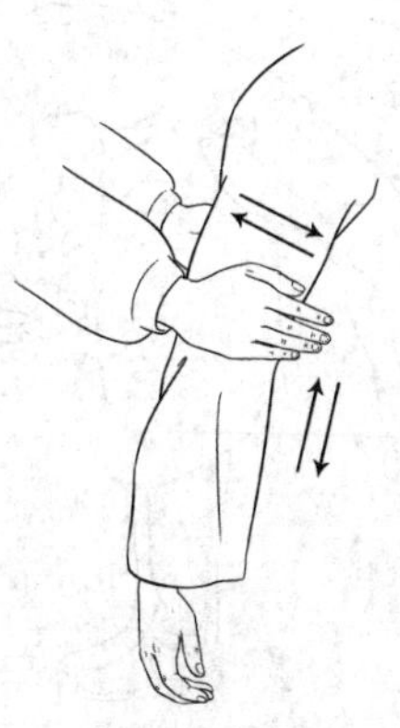

图2-73　搓法

14. 扳法　有调正骨缝、整复错位、滑利关节的作用。操作方法如下：①斜扳法（腰椎旋转法）：侧卧位，患侧下肢在上，屈髋屈膝各90°，健肢伸直，腰部放松。医者面对患者（或立其身后），两手（或两肘部）分别扳推患者的肩前部及臀上部，先轻轻使腰部扭转数次，然后两手交错扳推，待感到旋转有明显阻力时，再突然施加一个大旋转幅度的猛推（图2-74），此时常可闻及“咔嗒”声，提示手法复位成功。②腰部旋转复位法：患者坐于方凳上，腰部放松，两足分开与肩同宽。以向右侧旋转为例，助手面对患者站立，用两腿夹住患者大腿，双手按住大腿根部，以稳定患者坐势。医者坐（或弯腰站立）于患者右后侧，右手自患者右腋下穿过，绕至颈后，以手掌扶住其颈项，左手拇指向左顶推偏歪的棘突，然后先使患者腰椎慢慢前屈至一特定角度（拇指下有棘突活动感）时，右手用力将腰椎向右侧屈旋转，左手拇指同时用力顶推棘突（图2-75）。常可闻及“咯嗒”声和感到拇指下有棘突跳动感，提示复位成功。用于腰部扭伤、腰椎后关节紊乱及腰椎间盘突出症。斜扳法操作容易，但定位准确性差；腰椎旋转复位法定位准确性高，但操作较困难。

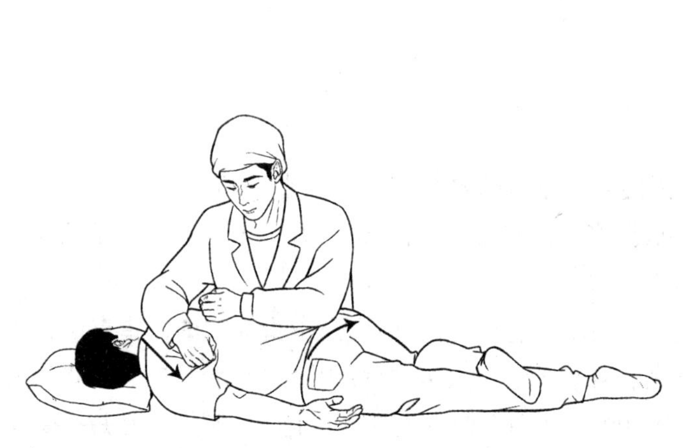

图2-74　斜扳法（腰椎旋转法）

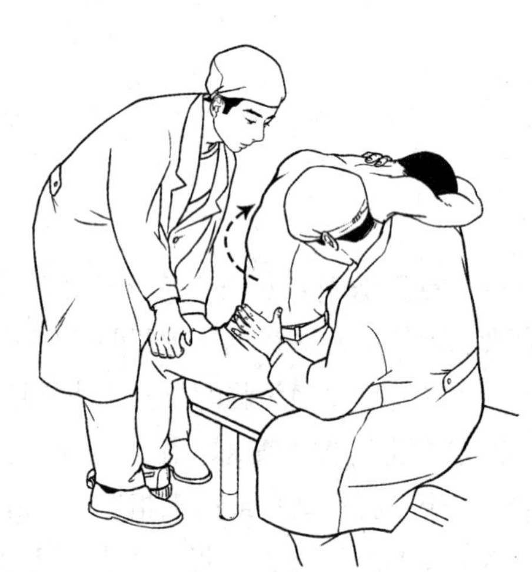

图2-75　腰部旋转复位法

15. 腰部背伸法　可松弛腰肌、调正骨缝、牵伸脊椎。操作方法如下：①立位法：医者与患者背与背紧贴站立，并与患者双肘屈曲相互反扣，然后医者屈膝、弯腰挺臀，将患者反背起，使其双足离地，先做上下或左右晃动，待感到患者腰部放松时，随即着力做一快速的伸膝挺臀动作，使患者脊椎被牵拉过伸（图2-76）。操作时，臀部的晃动要和挺臀及两膝屈伸动作协调一致。②卧位法：患者俯卧或侧卧，医者一手按压其腰部，另一手托住双侧或一侧下肢快速用力向后扳拉，两手协调动作，使腰部过伸（图2-77）。用于腰部急性扭伤、腰椎间盘突出症及单纯屈曲型压缩性骨折。

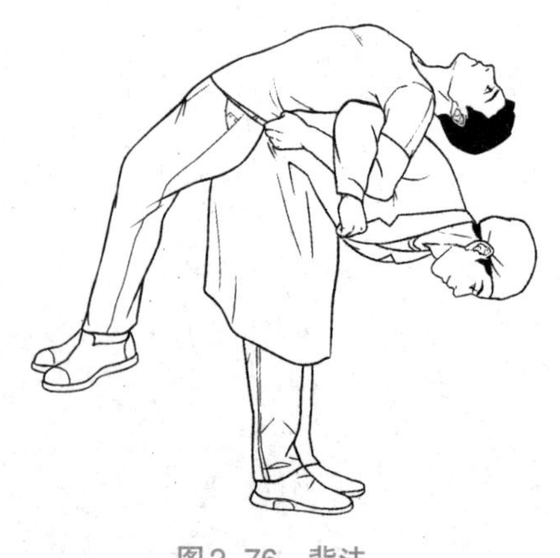

图2-76　背法

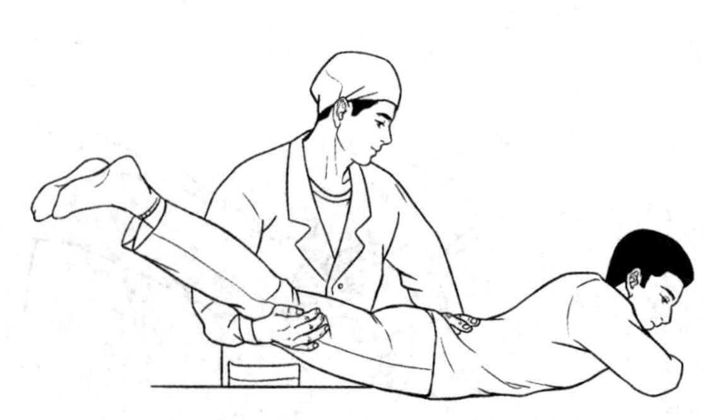

图2-77　推腰扳腿法

16. **踩跷法**　具有通络止痛、放松肌肉、松解粘连的作用。操作时患者俯卧，在胸部及大腿部各垫枕头数只，使腰（腹）部悬空。医者双手扶住预先设置好的横木架，以控制自身体重及踩踏的力量，然后以单足或双足前部着力于患部，并做适当的弹跳动作，弹跳时足尖不要离开腰部（图2–78）。根据患者的体质和病情，控制踩踏力量及弹跳幅度，同时嘱患者弹跳的起落张口呼吸，切忌屏气，速度要均匀而有节奏。可用于腰椎间盘突出及腰臀肌劳损所致的腰腿痛。但本法压力大，刺激强，对体质虚弱及腰椎有病变而不耐刺激的患者，临床上不宜应用。

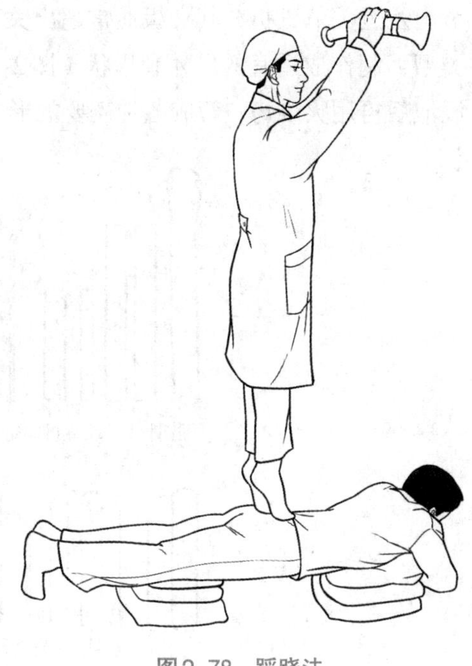
图2–78　踩跷法

三、固定疗法

为了维持损伤复位后的良好位置，防止骨折、脱位再移位，促进损伤组织修复，在复位后必须给以适当的固定，常用的固定方法有外固定和内固定两大类。

（一）外固定

外固定是用于体表的一种固定方法。骨科常用外固定方法有：夹板固定、石膏固定、高分子绷带固定、牵引固定及外固定器固定等。

1. **夹板固定**　采用合适的材料（如竹片、柳木、杉树皮、纸板等），根据肢体形态加以塑形，制成适用于各部位的夹板，并配合固定垫，用系带扎缚，保持骨折复位后位置的固定方法，称为夹板固定。制作夹板的材料必须具有一定的可塑性、韧性、弹性、通透性及吸附性，且质地宜轻。

（1）夹板固定的原理　夹板、压垫的外部作用力，将固定扎带的约束力，通过夹板、压垫、软组织传达至骨折部位，维持已整复骨折的位置，防止骨折发生再移位。肌肉收缩的内在动力，夹板固定期间，患者应该在可能的情况下活动肢体远侧关节，主动进行肌肉收缩锻炼。利用肌肉收缩时产生的内在动力，对骨折断端形成了纵向挤压作用，有利于骨折的稳定和愈合。另外，肌肉收缩时，肢体周径变粗，增加了扎带的约束力，可防止骨折再移位和矫正少量残余移位的作用。将伤肢固定于与移位倾向相反的位置，可以起到复位和防止再移位的作用，如伸直型肱骨髁上骨折固定于肘关节屈曲位、内收型肱骨外科颈骨折固定于肩外展位等。

（2）夹板固定的适应证与禁忌证

适应证：①四肢闭合性骨折，但股骨骨折因肌肉收缩力大常需配合持续牵引治疗。②四肢开放性伤口，创面较小或伤口经处理已愈合者。③四肢陈旧性骨折适合手法复位者。

禁忌证：①较严重的开放性骨折。②难以整复的关节内骨折。③固定不牢靠部位的骨折，如锁骨骨折、股骨颈骨折等。④肢体肿胀严重伴有水疱者。⑤伤肢远端脉搏微弱，末梢循环差者。

（3）夹板固定的材料

①夹板：夹板的大小、厚薄要适宜。夹板固定一般用4~5块，总宽度为所固定肢周径的4/5~5/6，各夹板间应留1~1.5cm间隙。夹板的厚度应以具备足够的支持力为原则，一般为1.5~4mm，当长度增加时，厚度亦应相应增加。固定形式：固定方法分不超关节固定与超关节固定两种。不超关节固定适用于骨干部骨折，夹板的长度等于或接近骨折段肢体的长度，以不妨碍上下关节活动为度；超关节固定适用于关

节内及近关节骨折，其夹板通常超出关节2~3cm，以能绑缚扎带为度。夹板的形状要根据骨折的部位和类型，制作成适宜的尺寸和形状（图2-79），夹板的四角要圆滑，以免夹坏皮肤，需要塑形者，用热水浸泡后再用火烘烤，弯成各种需要的形状，内层附毡垫或棉垫，外套纱织套备用。

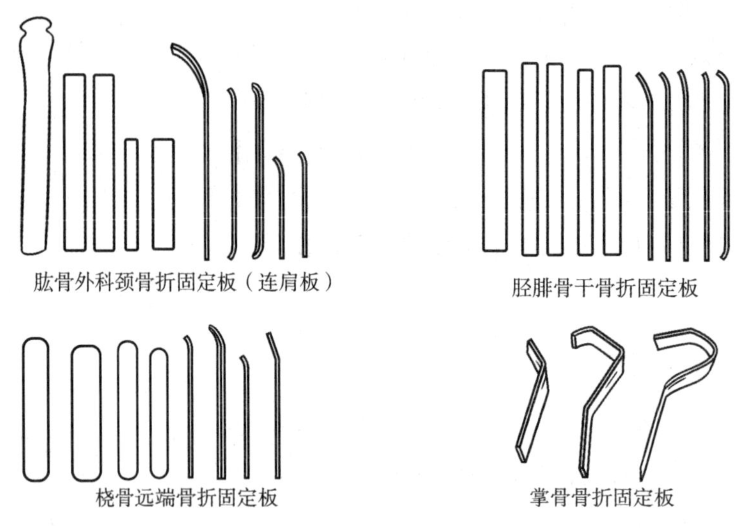

图2-79　常用夹板

②固定垫（压垫）：安放在夹板和皮肤之间，利用固定垫所产生的压力或杠杆力，以维持骨折整复后的良好位置，并有轻度矫正残余移位的作用。固定垫的材料应质地柔软，有一定的韧性和弹性，能维持一定的形态，有一定的支持力，能吸水，可散热，对皮肤无刺激，如棉毡、毛头纸等。固定垫内可置金属纱网或金属丝，便于X线检查识别其位置。固定垫的大小及厚薄，必须根据骨折再移位的倾向及其放置部位而定。厚而硬的固定垫易引起皮肤压疮或肢体缺血，薄而软者不能发挥作用。常用的固定垫有以下几种（图2-80）。

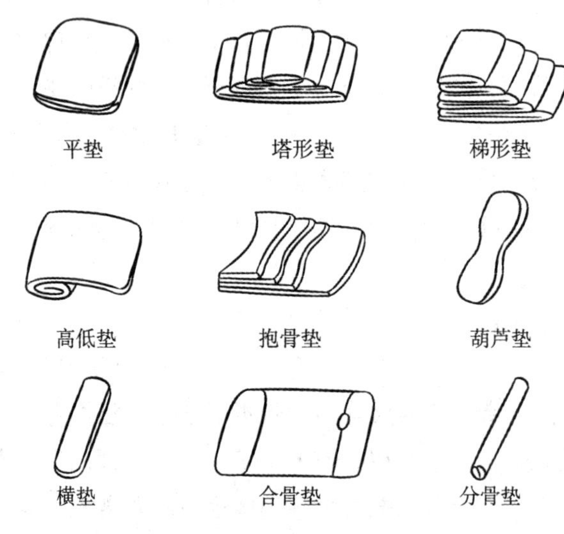

图2-80　固定垫

平垫　适用四肢长骨干骨折、肢体平坦处。其宽度可稍宽于夹板，以增大与肢体的接触面，长度应根据使用部位而定，成人一般为4~8cm，其厚度根据使用部位软组织厚薄而定，一般为1.5~4cm。

塔形垫　多用于肢体关节凹陷处，如肘关节内、外侧，肱骨内、外上髁的上方，其中间厚，两边薄，外形像宝塔样。

梯形垫　适用于肢体斜坡处，如肘关节后侧，做成一边厚、一边渐薄，如阶梯状的固定垫。

高低垫　适用于锁骨骨折。为一边高、一边低，适应锁骨上窝形态的固定垫。

抱骨垫　适用于髌骨骨折及尺骨鹰嘴骨折，呈半月形。

葫芦垫　适用于桡骨头脱位或骨折，呈两头宽、中间窄的葫芦形。

横垫　适用于桡骨远端骨折。厚薄一致，呈长条形，一般为6~7cm，宽1.5~2cm，厚0.3~0.5cm。

合骨垫　适用于下尺桡关节脱位。为两头较厚、中间较薄的凹陷形固定垫。

分骨垫　适用于尺桡骨干、掌、跖骨骨折。以一根铁丝为中心，外用棉花卷成梭形（图2-81）。

空心垫　适用于内、外踝骨折。在平垫中心剪一圆孔即成。

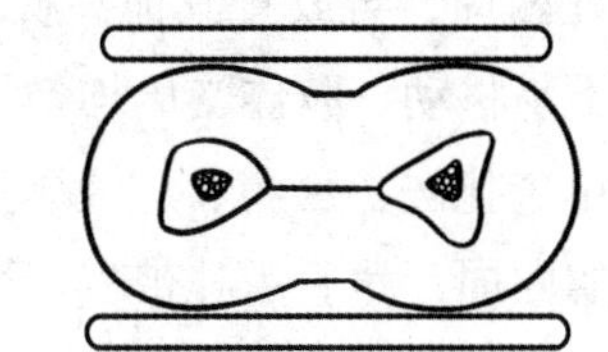

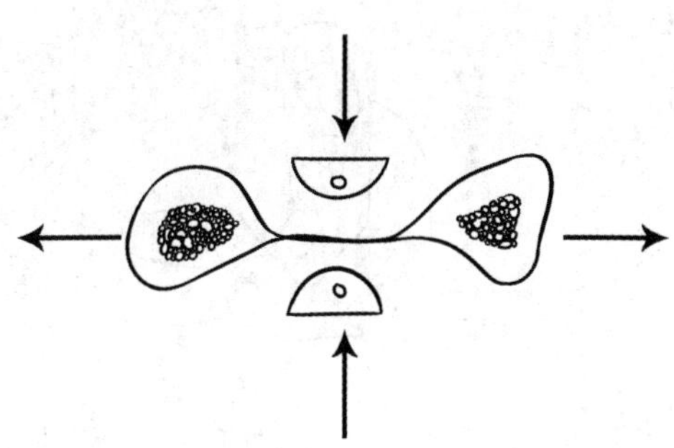

图2-81　分骨垫示意图

大头垫（蘑菇垫）　用于肱骨外科颈骨折，如蘑菇状。

使用压垫时，应根据骨折的类型、移位情况来选用适当的压垫。常用的压垫放置法如下（图2-82）。

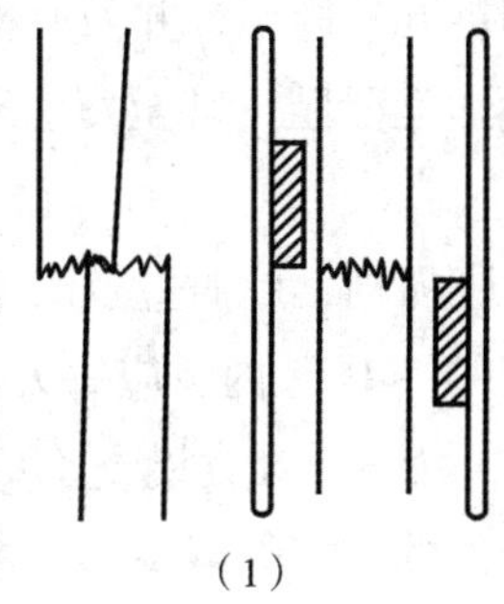

（1）

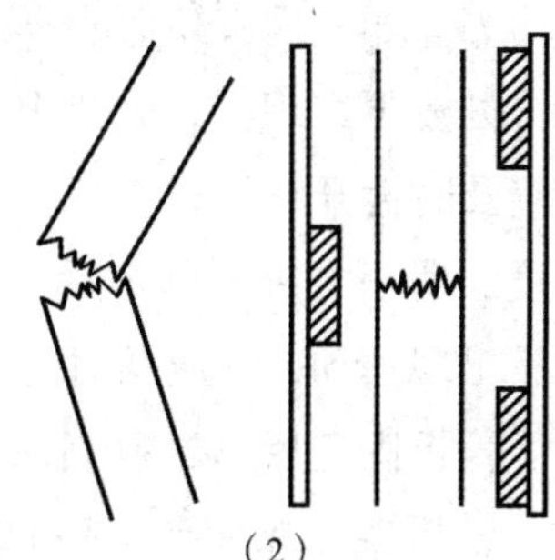

（2）

图2-82　压垫放置法

一垫固定法　直接压迫骨折片或骨折部位。多用于移位倾向较强的撕脱性骨折分离移位，或较大的骨折片，如肱骨内上踝骨折、外踝骨折（空心垫）、桡骨头脱位（葫芦垫）等。

二垫固定法　将两垫分别置于两骨折断端原有移位的一侧，以骨折线为界，不能超过骨折线。适用于有侧方移位倾向或残余侧方移位的骨折。

三垫固定法　一垫置于骨折成角移位的角顶处，另两垫置于尽量靠近骨干两端的对侧，三垫形成加压杠杆力。用于有成角移位倾向或残余成角移位的骨折。

③扎带：通常采用宽1.5~2cm的布带或使用绷带，一般用3~4条。应先绑中间的一条或两条，然后绑扎远端的一条，最后绑扎近端的一条。绑扎时将扎带在夹板外缠绕两周后打上活结，打结时应两手同时用力，切忌单从一头用力抽紧。活结应打在前侧或外侧板便于操作的部位，各扎带间距应基本相同。扎带的松紧度要适当，过紧可加剧肿胀，压伤皮肤，甚至造成肢体缺血；过松则不起固定作用。扎带绑扎好后，以能不费力地拉动扎带，在夹板上面上下移动1cm为宜（约800g的拉力）。

（4）夹板固定的操作步骤及方法　夹板固定的包扎方法有续增包扎法和简单包扎法。

①续增包扎法：在骨折局部外敷药物并盖上敷料，然后从肢体远端向近端松松地包扎1~2层绷带

（固定外敷药物及敷料，使无夹板部位的肢体受压均匀）；放置固定垫，并放置两块起主要作用的夹板，以绷带包扎两周，再放置其他夹板，亦用绷带包扎，最后绑缚扎带3~4条（图2-83）。续增包扎法的优点是夹板不易移动、肢体受压均匀、固定较为牢靠。

②简单包扎法：敷药、放置压垫等步骤同续增包扎法，只是在安放夹板时是一次将所有夹板等距放置于肢体的四周，然后用扎带3~4条绑扎。

注意的是，局部外敷药仅用于稳定性骨折，如用于不稳定性骨折，换药时可导致骨折错位。

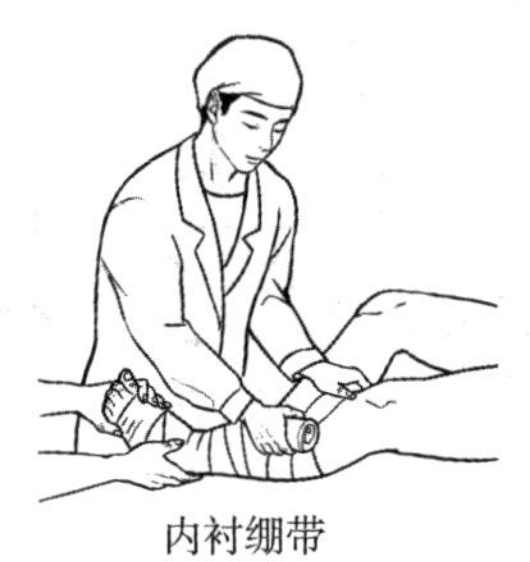
内衬绷带

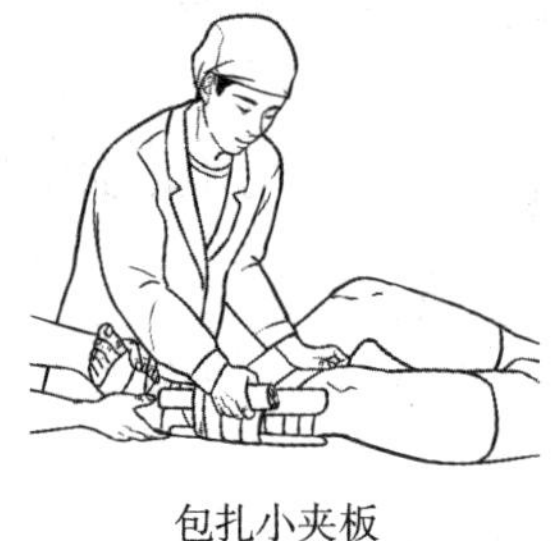
包扎小夹板

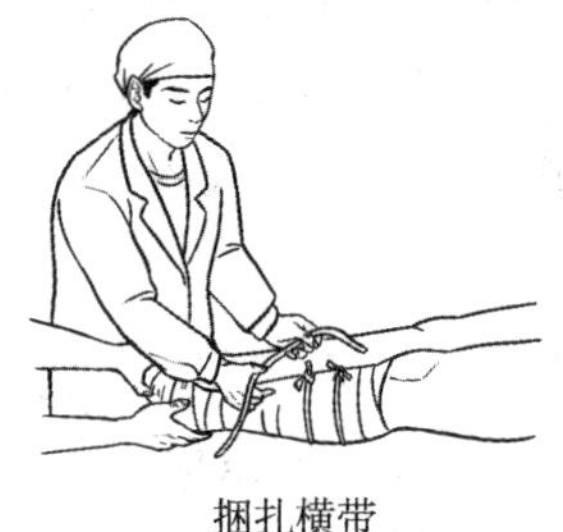
捆扎横带

图2-83　续增包扎法

（5）夹板固定的注意事项

①抬高患肢，以利消肿：如判断患肢极可能发生骨筋膜室综合征者，则不宜抬高。

②密切观察伤肢血运：固定后的1~4天尤应密切观察，主要观察患肢末端脉搏、颜色、感觉、肿胀程度、手指或足趾活动等。如发现有缺血的早期表现，应立即拆开外固定，并采取相应措施处理。

③防止压疮：骨突处皮下组织少，无肌肉，受压后易产生血运受阻，甚至发生压迫性溃疡。如固定后，骨突部位疼痛，应及时拆开夹板检查。

④调整夹板松紧度：骨折经夹板固定后，1~2天内患肢肿胀加剧，此时应及时放松扎带；反之数天后当肿胀消退时，夹板出现松动，又应及时扎紧。夹板固定后的7~10天内，应每天检查1~2次。

⑤定期X线检查：骨折固定后，2周内骨折尚无纤维连接，故应做X线检查（每周1~2次），如发现骨折移位应及时复位。骨折2~3周后已形成纤维连接，其再错位的可能性减少（少数老年人特殊部位骨折除外），检查次数可相应减少。

⑥及时指导患者练功：应将上述注意事项向患者及家属交代清楚，并将练功的目的、意义向患者说明，教会并督促其执行正确的功能锻炼。练功必须遵循主动被动练习结合、循序渐进、持之以恒的原则。

⑦解除夹板固定的时间：骨折愈合达到临床标准时，即可解除夹板固定。

2. 石膏绷带固定　利用熟石膏遇水可重新结晶而硬化的特性，将其做成石膏绷带包绕在肢体上，通过固定骨折上下关节，达到稳定骨折的作用，这种固定方法称为石膏固定。近年来采用树脂绷带固定者日渐增多。石膏固定的优点是：能够根据肢体的形状而塑形，干后十分坚固，固定作用确实可靠，便于搬动和护理，不需经常更换。其缺点是：干固定形后，如接触水分可软化变形而失去固定作用；固定后无弹性，不能随时调节松紧度，难以适应肢体在创伤后的进行性肿胀，容易发生过紧现象，而肢体一旦消肿，又易发生过松现象；另外由于石膏固定范围较大，固定期内无法进行功能锻炼，易遗留关节僵硬等后遗症。石膏凝固的时间随温度和石膏纯度而异，在40~42℃温水中，需10~20分钟。水中加少许食盐，可缩短凝固时间。

（1）常用石膏固定的类型

①石膏托：适用于无移位骨折或移位倾向很小的稳定性骨折。用石膏绷带按需要制成石膏条，即石

膏托。一般石膏托的厚度为10~12层，宽度一般能包围肢体周径的2/3左右为宜。放置在伤肢的前侧或后侧，然后用普通绷带包扎。临床常用：

前臂石膏托　适用于前臂、腕部骨折。固定范围自前臂的上1/3至掌横纹，需固定手指时，将远端延长稍超过指端。石膏托可放在掌侧，固定体位是前臂旋前位或中立位，腕关节背伸30°，拇指对掌位。

全臂石膏托　适用于肘部、前臂骨折。固定范围自腋下至掌横纹，放在伸侧或屈侧均可，固定体位是肘关节屈曲90°，腕关节背伸30°，前臂旋后位或中立位。

短腿石膏托　适用于踝部、足部骨折或损伤。固定范围自小腿上1/3至超过足趾尖1~2cm，放于小腿屈侧，固定体位是踝关节屈曲90°，足中立位。

长腿石膏托　适用小腿、足部骨折或损伤，固定复位自大腿上1/3至超过足趾尖1~2cm，放于屈侧。固定体位是膝关节屈曲20°~30°，踝关节屈曲90°，足中立位，趾伸直位。

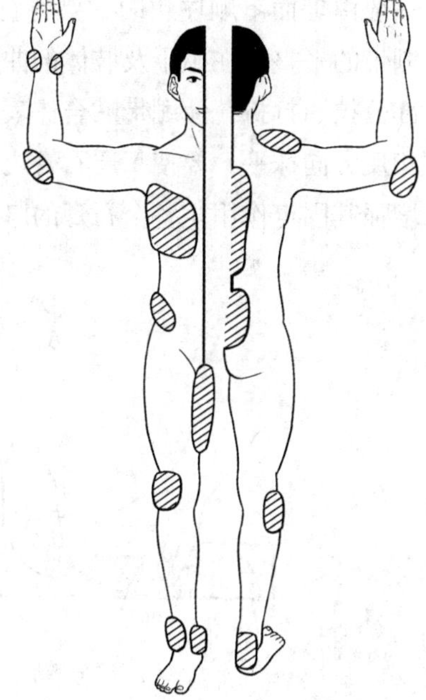

图2-84　需要放置衬垫部位

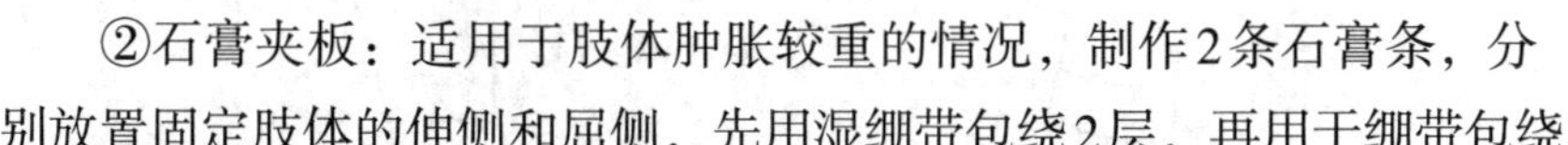

②石膏夹板：适用于肢体肿胀较重的情况，制作2条石膏条，分别放置固定肢体的伸侧和屈侧，先用湿绷带包绕2层，再用干绷带包绕。

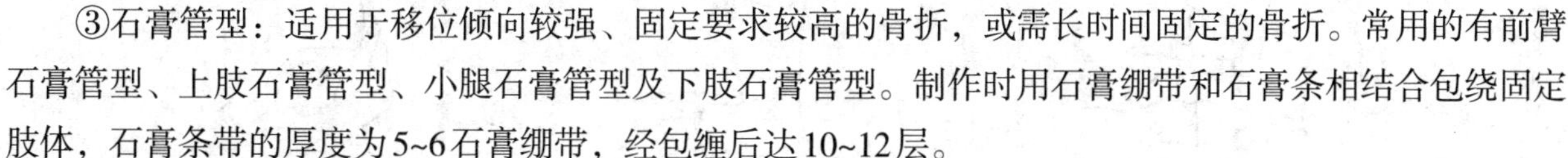

③石膏管型：适用于移位倾向较强、固定要求较高的骨折，或需长时间固定的骨折。常用的有前臂石膏管型、上肢石膏管型、小腿石膏管型及下肢石膏管型。制作时用石膏绷带和石膏条相结合包绕固定肢体，石膏条带的厚度为5~6石膏绷带，经包缠后达10~12层。

④躯干石膏：采用石膏绷带与石膏条相结合包绕固定躯干的方法。常用的躯干石膏有头胸石膏、颈胸石膏、石膏围领、肩“人”字石膏、石膏背心、石膏围腰和髋“人”字石膏。

⑤特殊类型石膏：根据病情的需要，制成各种特殊类型的石膏以达到外固定的目的。如：3岁以内小儿先天性髋关节脱位用蛙式石膏固定，肢体有环形创面的骨折用架桥式管型石膏固定，内收型肱骨外科颈骨折用上肢外展支架石膏固定等。

（2）石膏固定的操作步骤

①体位：将患肢置于功能位（或特殊要求的体位）进行固定，并由专人扶持或用石膏床牵引架维持。

②放置衬垫：按有垫或无垫石膏的要求放置（图2–84）。一般用棉卷或绵纸卷缠绕骨突部位或整个肢体几圈。

③制作石膏条：用干石膏绷带，按要求铺展，折叠数层，制成干石膏条，然后折好，捏住其两端放入水中浸泡。

④石膏绷带的浸泡及去水：将石膏卷或折叠好的石膏条轻轻平放于30~40℃的温水中，根据操作速度，每次放入1~2个，待气泡出尽后取出，以手握其两端，挤去多余水分，即可使用（图2–85）。将浸湿去水的石膏卷，按所需的长度，在石膏台上迅速铺展，来回折叠，边铺边用手抚平，以驱尽气泡，使各层凝合密切。

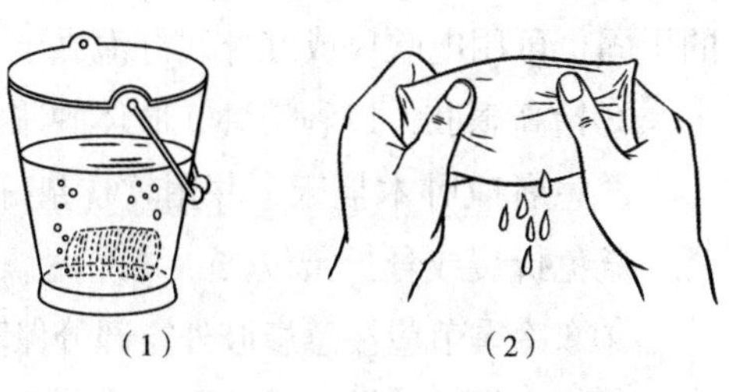

图2–85　石膏绷带的浸泡及挤水法

⑤包扎石膏绷带的基本方法（图2–86）：包扎石膏卷时，

一般由上而下顺序包缠，要将石膏卷贴着肢体向前滚动，使下圈绷带盖住上圈的1/3，并注意保持石膏绷带的平整。在躯干及肢体的曲线明显，粗细不等之处，当需向上、下移动绷带时，要提起绷带的松弛部分拉回打折，使绷带贴合体表。操作要迅速、敏捷、准确，两手相互配合，一手缠绕绷带，另一手朝相反方向抹平，要使每层石膏之间紧密贴合，不留空隙。石膏的上、下边缘及关节部位要适当加厚，以增强其固定作用。整个石膏的厚度以不折裂为原则，一般为8~12层。

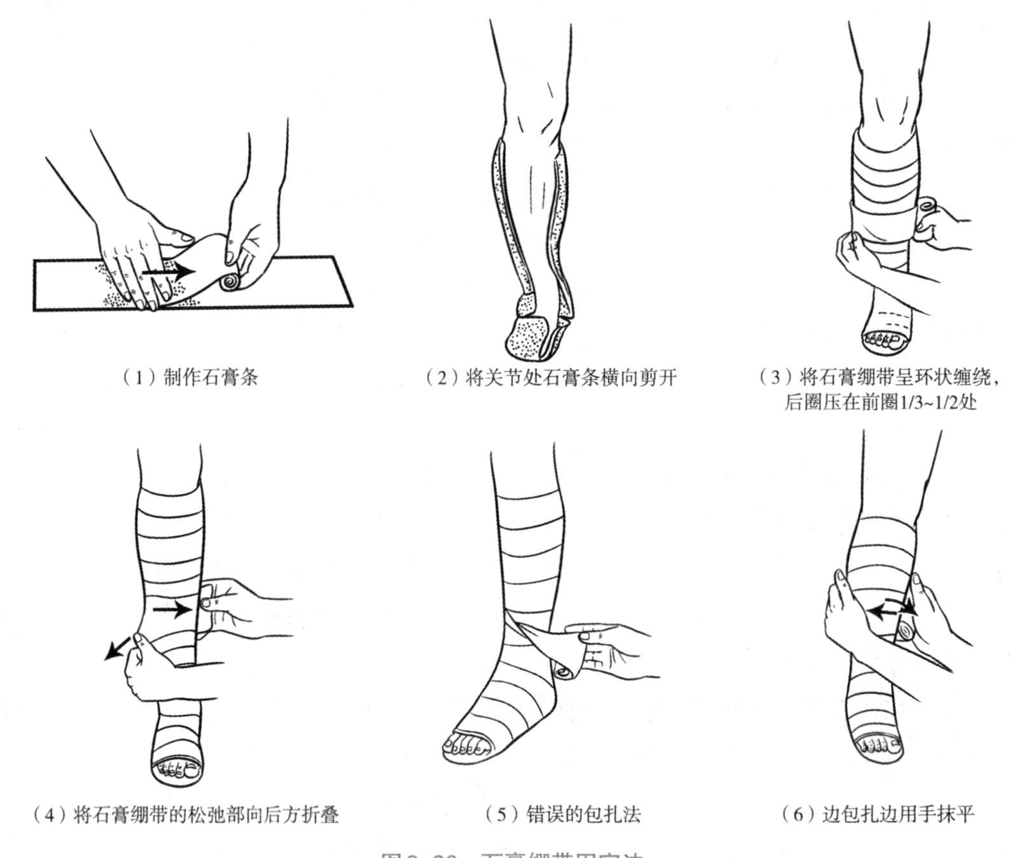

（1）制作石膏条　（2）将关节处石膏条横向剪开　（3）将石膏绷带呈环状缠绕，后圈压在前圈1/3~1/2处

（4）将石膏绷带的松弛部向后方折叠　（5）错误的包扎法　（6）边包扎边用手抹平

图2-86　石膏绷带固定法

⑥塑捏成形、修整及标记：当石膏绷带包至一定厚度尚未硬固时，可用手掌在一定部位施加适当均匀、平面性的或弧形压力，使石膏能与肢体的轮廓相符（须在数分钟内完成），以增强石膏的固定性能，如足弓的塑形。此外，移位骨折石膏固定后，为维持骨折的对位，可采用加压塑形的方法使石膏与肢体外形凹凸一致，形成三点固定作用，以有效地控制骨折的移位。

为便于计算治疗时间判断治疗情况，可在管型石膏外用色笔注明诊断、受伤（或手术）及固定日期，有创面或切口者，亦应注明其所在部位，以便开窗。

（3）石膏固定后的注意事项

①石膏固定完成后，要维持其体位直至完全干固，尽量用手掌扶持肢体，忌手指抓提，为加速石膏的干固，可用电吹风或红外线灯泡烘干。

②抬高患肢，以利消肿，肢体肿胀消退后，如石膏固定过松，失去作用时，应及时更换石膏。

③患者应卧木板床，并用软枕垫好石膏，注意保持石膏清洁，勿使污染，变动体位时，应保护石膏，避免折裂或骨折错位。

④寒冷季节应注意患肢外露部分保暖。炎热季节，对包扎大型石膏的患者，要注意通风，防止中暑。

⑤防止局部皮肤，尤其是骨突部受压，并注意患肢血液循环有无障碍，如有肢体受压现象，应及时

将石膏纵行全层剖开松解，进行检查，并做相应处理。

⑥石膏干后开始做未固定关节的功能锻炼，同时应指导患者及时进行主动肌肉舒缩锻炼，并定期进行X线摄片检查。

（4）石膏拆除的时间　骨折达临床愈合标准时可拆除石膏。

知识拓展

支具固定：是一种置于身体外部，旨在限制身体的某项活动，从而辅助手术治疗的效果、或用于非手术治疗的外固定装置。在外固定的基础上加上压点，就可以成为矫形支具，用于身体畸形的矫正治疗，以减轻四肢、脊柱的功能障碍。在骨伤科临床应用于临时外固定、保护植骨或骨折处代替负重、稳定关节等方面。

3. 高分子绷带固定　高分子绷带是用高分子材料经过热处理、涂胶等工艺制作而成的新型骨科外固定材料，主要用来代替石膏绷带固定骨折部位。其主要原料有玻璃纤维（玻璃纤维绷带）、聚酯纤维（聚酯纤维绷带）及树脂类（树脂绷带）等。

（1）高分子绷带的特点

①舒适、安全：硬化过程中无产热反应，硬化固定后，不会产生皮肤发紧、发痒等不适感。固定物无断裂现象。

②良好的透气性：具有良好的透气性，从而避免了因石膏绷带长时间的管式包扎，透气性差引起的皮肤潮热、瘙痒、异味和感染等情况发生。

③操作简单卫生：常温下使用，很短时间完成固定，易拆除，护理方便。

④防水性好：耐湿耐潮，固定期间患者可沐浴或进行药浴。

⑤轻便、强度高：重量是石膏绷带的1/5，便于功能锻炼；强度是石膏的20倍，确保固定可靠。

⑥良好的可塑性：其硬化前，良好的伸缩性便于塑形。

⑦硬化快：3~5分钟开始硬化，20分钟后可承重。

⑧X线透过性好：摄片检查时不必拆除绷带。

（2）固定方法

①选择相应型号的绷带：根据需要固定的部位选择合适规格的绷带。

②放置衬垫：需固定部位用绵纸或棉套作为衬垫。

③浸泡绷带：打开包装（每次打开一袋，不能一次打开多个以免失效），取出绷带放入常温水中浸泡3~5秒，同时挤压2~3次，以便绷带均匀吸收水分，取出挤去多余的水分。

④包扎：在固定部位螺旋式缠绕，每圈重叠1/2~2/3，松紧适中，承重部位5~6层，辅助部位3~4层。

⑤根据需要进行塑形：凝固时间3~5分钟，塑形需在此时间内完成，20分钟后即可完全承重。

⑥拆除：用普通电动石膏锯即可拆除。

（3）注意事项　操作时戴上乳胶手套，以防粘在皮肤上。如需2卷以上，用完一卷再打开第2卷。在室温干燥的环境下存放，不要损坏外包装，以免变硬失效。被固定的部位有感染或高度肿胀情况下，建议使用其他外固定方法。

4. 牵引固定　牵引疗法是通过牵引装置（图2–87），利用悬垂重量为牵引力，身体重量为反牵引力，以克服肌肉的收缩力，整复骨折、脱位，预防和矫正骨折移位、软组织挛缩，以及某些疾病术前松解或术后制动的一种治疗方法。常用的牵引方法有皮肤牵引、骨牵引和布托牵引，临床上根据患者的年龄、体质、骨折部位和类型、局部肌肉的丰厚程度等予以选择。

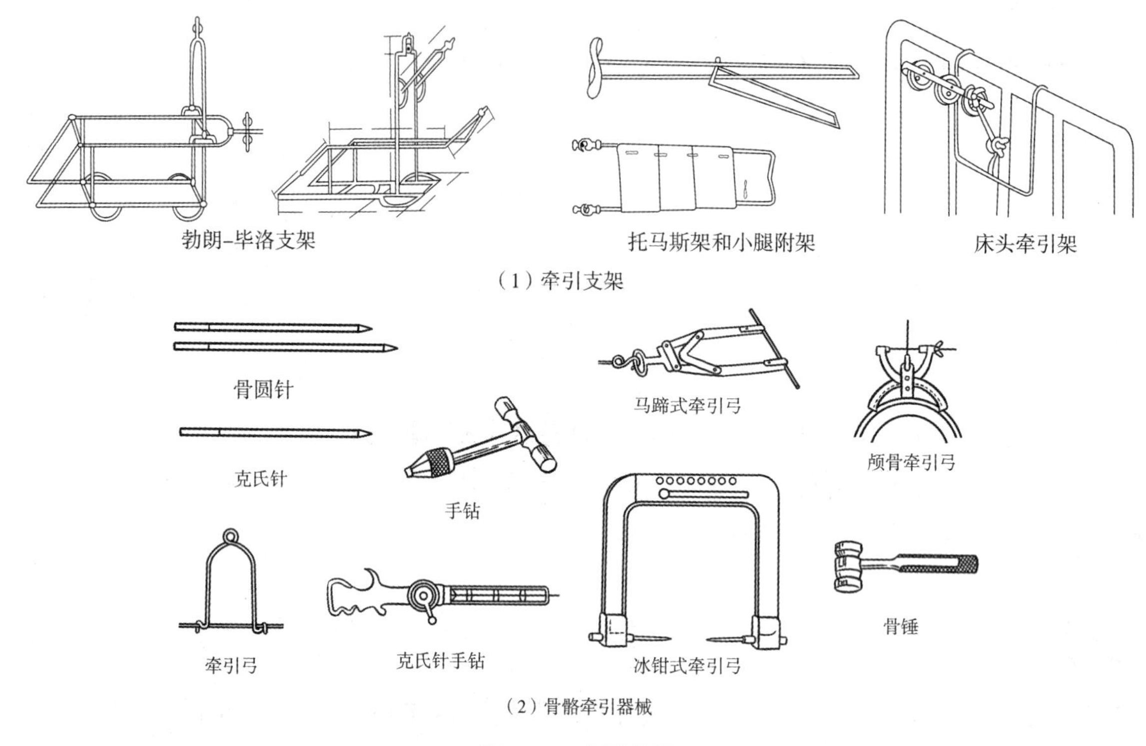

图2–87　牵引装置

（1）皮肤牵引（图2–88）　利用粘贴于皮肤上的胶布使牵引力直接作用于皮肤，间接牵拉肌肉和骨骼，从而达到复位、固定与休息的技术，称为皮肤牵引。对患肢基本无损伤，痛苦少，无骨牵引穿针感染的风险。但皮肤牵引承受的力量有限，加之皮肤牵引对患肢皮肤条件要求较高，因此，适应范围较局限。

［适应证］儿童骨折，如儿童的股骨干骨折；老年人无移位或轻度移位的骨折，如股骨颈骨折和股骨转子间骨折等；下肢关节炎性病变和骨疾病手术前准备和术后的制动，如髋关节结核、滑膜炎的制动等；下肢脱位整复后的固定，如髋关节脱位等。

［禁忌证］皮肤对胶布过敏者，忌用胶布皮肤牵引，可用海绵条皮肤牵引；皮肤有损伤或炎症；肢体有血循环障碍，如静脉曲张、慢性溃疡等；肌肉丰厚处或移位严重的骨折需要较大牵引力才能矫正畸形者。

［操作方法］

1）海绵皮肤牵引：用特制海绵牵引带进行皮肤牵引，操作简单，需要注意的是在骨突部位，如双踝、胫骨前缘等处，要用软物加以保护。

2）胶布皮肤牵引：①患肢准备：清洗伤肢并剃去汗毛，涂上安息香酸酊以增加胶布的黏附力。②准备扩张板和胶布：扩张板为中央带孔的边长为8cm的方形木板；胶布的宽度为伤肢最细部位周径的1/2、长度为损伤平面至肢体远端的长度2倍加上20cm和扩张板的宽度。③粘贴胶布：在扩张板中央孔处将胶布剪孔，穿入牵引绳并在扩张板近端打结，将胶布两端分成3等份，各撕开10~30cm备用。在骨突处放置棉垫后，平行肢体纵轴粘贴胶布于伤肢两侧，粘贴时注意保持胶布两端长度一致和扩展板处于平直位置。④绷带包扎固定：胶布贴好后，即用绷带由伤肢远端向近端环形包扎固定，注意松紧要适宜。⑤调整牵引重量和方向：把患肢放于牵引架上，通过滑轮牵引，调整好牵引重量和牵引方向，牵引重量一般不超过5kg，牵引方向根据牵引部位及目的确定。皮肤牵引时间一般不超过2~3周。

（2）骨牵引　又称直接牵引，利用骨圆针或牵引钳穿过骨质，使牵引力直接通过骨骼达损伤部位，起到复位、固定与休息的作用。优点是可承受较大的牵引重量，适用范围广；无皮炎、皮肤水疱、压迫性坏死或循环障碍等不良反应；牵引期间检查患肢方便；配合夹板固定，便于患肢进行功能锻炼，可防止肌肉萎缩、关节僵硬等长期制动的并发症。缺点是牵引针经皮穿入骨内，如消毒不严或护理不当，可引起针孔处感染；穿针操作不当可能损伤关节、骨骺、神经、血管或有劈裂骨折的风险。

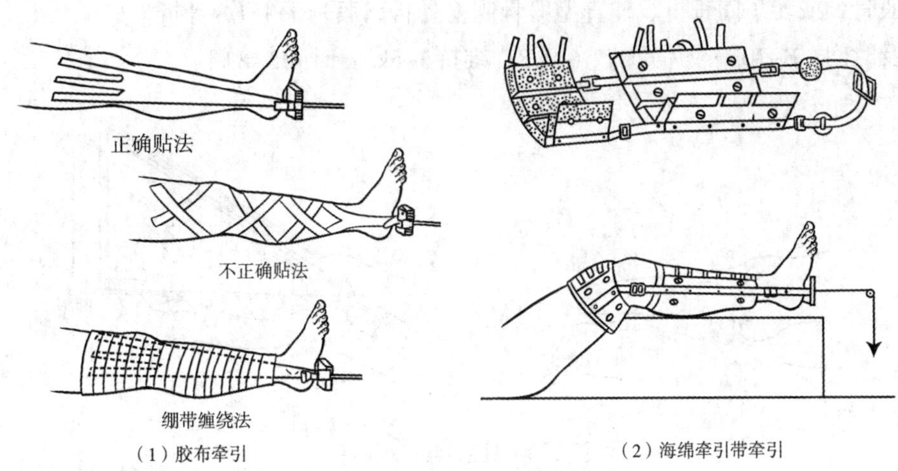

图2-88　皮肤牵引

［适应证］适用于需要较大力量才能整复的成人骨折、不稳定性骨折、开放性骨折以及颈椎骨折脱位等。

［禁忌证］有软组织裂伤及进针部位皮肤有溃疡、皮炎者。

［操作方法］骨牵引术一般在病室完成，步骤如下：①将患肢置于牵引架或适当的体位，选择进针点并用甲紫溶液标记。②穿针部位常规消毒，铺手术巾。③局部浸润麻醉进、出针点至骨膜。④用手术刀把进针点皮肤切开0.5~1cm，将骨圆针直接刺入软组织直达骨膜，并使骨圆针与骨干垂直、与关节面平行，缓慢旋转骨钻，使骨圆针穿透骨质达对侧皮肤，用指压针尖处皮肤，使针穿出，继续旋转骨钻，直至两侧针端长度相等（亦可用骨锤打入）。⑤用酒精纱布保护两侧针孔，且用胶布固定。⑥放置牵引弓并用牵引绳系住，调整牵引的方向和重量进行牵引。

常用的骨牵引如下。

1）股骨髁上骨牵引（图2-89）

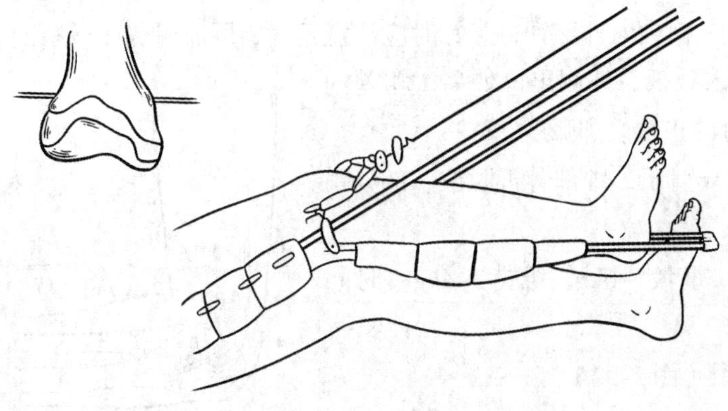

图2-89　股骨髁上骨牵引

进针部位及方向：内收肌结节上2cm处或髌骨上缘横线与腓骨小头前缘纵线之交点；由内向外进针。

适应证：股骨颈、转子间、干、髁上骨折，骨盆骨折，髋关节中心性脱位等。

牵引重量及时间：8~10kg或体重的1/6~1/8；维持3~5kg。时间5~6周。

2）胫骨结节骨牵引（图2-90）

进针部位及方向：胫骨结节最高点向后1.5cm，再向下1cm处；由外向内进针。

适应证：股骨颈或转子间骨折、伸直型股骨髁上骨折、股骨干上1/3骨折。

牵引重量及时间：8~10kg或体重的1/6~1/8；维持3~5kg。时间5~6周。

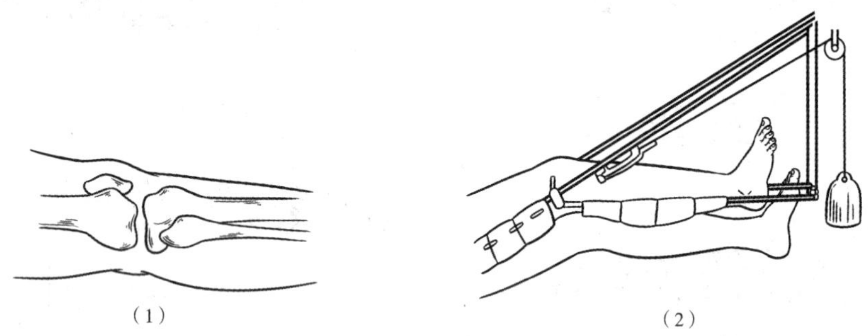

图2-90　胫骨结节骨牵引

3）跟骨骨牵引

在小腿下方垫一枕头使足跟抬高后进行（图2-91）。

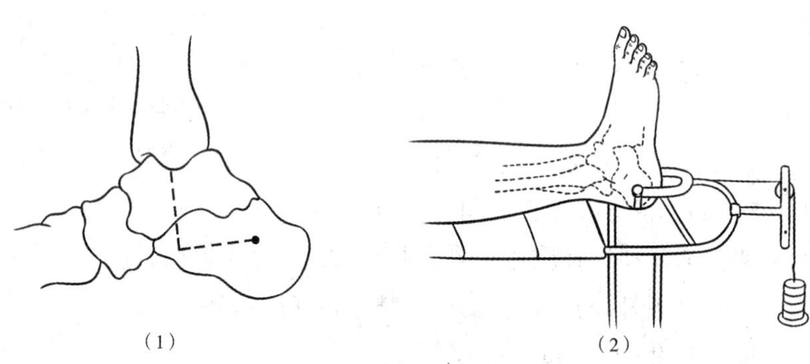

图2-91　跟骨骨牵引

进针部位及方向：位于内踝最高（顶）点向下向后各3cm处，由内向外进针；或在内踝与足跟后下缘连线中点作为穿针点。由内向外穿针，穿针时应注意角度，胫腓骨骨干骨折时，针与踝关节面略呈倾斜15°，即针的内侧进入处低，外侧出口处高（相差约1cm），有利于恢复胫骨的正常生理弧度。

适应证：胫腓骨骨干骨折、踝部骨折脱位、部分跟骨骨折。

牵引重量及时间：重量5~6kg；维持3~4kg。时间4~6周。

4）尺骨鹰嘴骨牵引（图2-92）

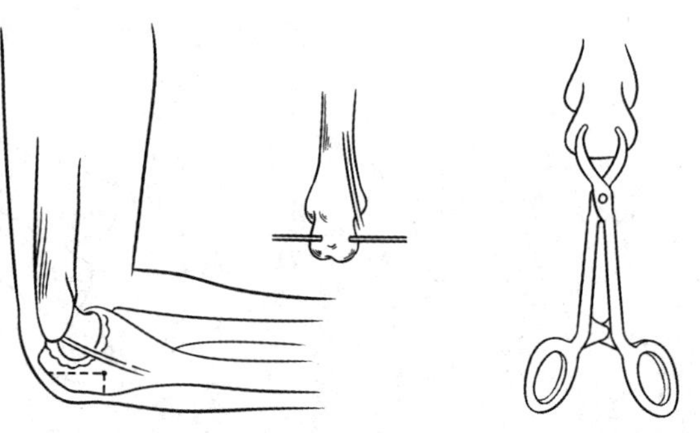

图2-92　尺骨鹰嘴骨牵引

进针部位及方向：尺骨鹰嘴尖下2cm与尺骨嵴向前

一横指交点处，由内向外进针。

适应证：难以整复或严重肿胀的肱骨髁间骨折；肱骨下端粉碎性骨折，严重移位的肱骨干开放性骨折。

牵引重量及时间：重量2~4kg，时间3~4周。

儿童患者做尺骨鹰嘴牵引则更为简便，可用大号巾钳（先将巾钳头端的前倾角敲平）代替细钢针和牵引弓，按测定点自尺骨嵴两侧钳入骨皮质内即可。牵引重量2~5kg。

5）颅骨骨牵引（图2-93）

进针部位及方向：剃光头发，常规头皮消毒，患者仰卧头枕沙袋，以颅骨中线和两乳突在头顶部连线交点为中点，向左右旁开3.5cm定为冰钳（颅骨牵引弓）钉尖插入部位，在局部麻醉下分别做1~2cm的皮肤切口，用拴上安全螺丝帽骨钻钻头，按与颅骨呈45°的方向钻穿颅骨外板（成人约4mm，儿童约3mm），注意防止穿过颅骨内板而伤及脑组织。然后将冰钳钉尖插入骨孔内，旋紧并固定，以酒精纱布覆盖伤口，抬高床头，牵引绳系上冰钳通过滑轮进行牵引。

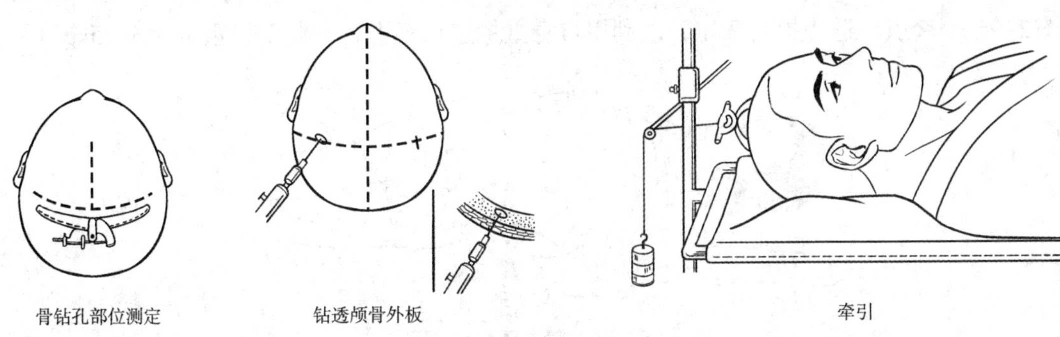

图2-93　颅骨骨牵引

适应证：适用于颈椎骨折脱位。

牵引重量及时间：第一、二颈椎用4kg，每下一椎增1kg，复位后用4kg维持。

（3）布托牵引　利用厚布或皮革按局部体形制成各种兜托，托住患部，再利用牵引装置进行牵引。常用有枕颌带牵引、骨盆兜悬吊牵引及骨盆牵引带牵引3种。

①枕颌布托牵引：适用于颈椎病、肌性斜颈、颈椎间盘突出及无移位的颈椎骨折脱位。患者取坐位或卧位，将枕颌带套在下颌和枕部，通过牵引装置进行牵引（图2-94）。坐位牵引为间断牵引，每天1~2次，每次牵引20~30分钟，牵引重量为3~5kg；卧位持续牵引是利用牵引维持固定头颈，能松弛颈椎间隙，促进骨质增生造成的水肿吸收，缓解症状。注意牵引重量不宜过大，否则影响张口进食，压迫产生溃疡，甚至滑脱至下颌部压迫颈部血管及气管，引起缺血窒息。

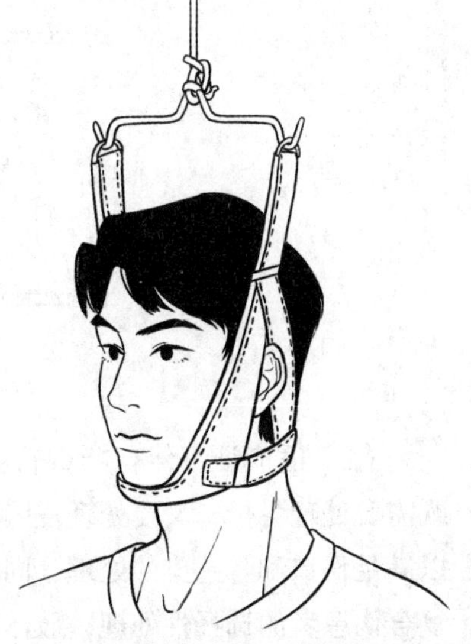

图2-94　枕颌布托牵引

②骨盆兜悬吊固定：适用于骨盆骨折有分离移位者如耻骨联合分离、骶髂关节分离、骨盆环骨折分离、髂骨翼骨折向外移位等。用厚布制成长方形布兜，两端各穿一木棍或三角环架。患者仰卧位，用布兜托住盆骨，以牵引绳系住后通过滑轮进行牵引（图2-95）。牵引重量以能使臀部稍离开床面即可，牵引时间为6~10周。

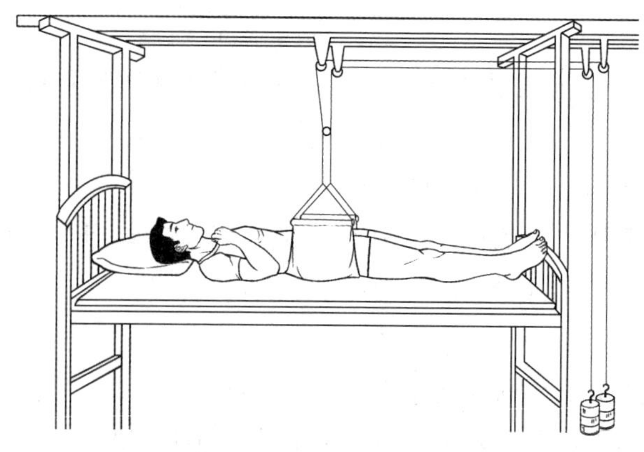

图2-95 骨盆兜悬吊固定

③骨盆牵引：适用于腰椎间盘突出症、腰椎小关节紊乱症、神经根受压等。患者仰卧，胸部带系住胸部，并用两根牵引绳系缚固定于床头；骨盆带系住骨盆，两根牵引绳带通过床尾滑轮悬挂砝码进行牵引（图2-96）。牵引时适当抬高床尾，以利用自身重量进行牵引，一侧牵引重量为5~15kg。

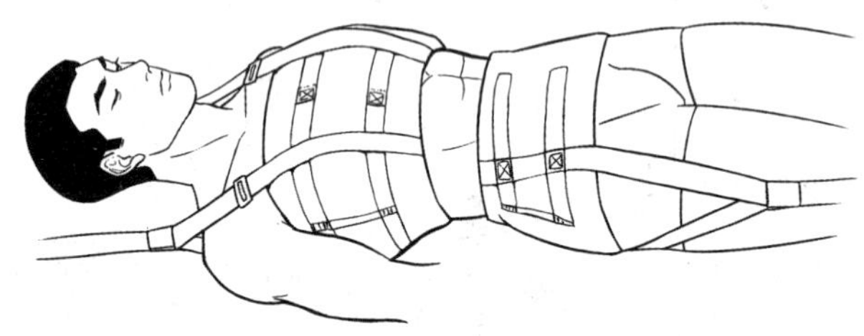

图2-96 骨盆牵引带牵引

5. 外固定器固定 应用骨圆针或螺纹针经皮穿入或穿过骨折远近两端骨干，外用一定类型的连接杆连接两端钢针，通过（螺旋）牵引或钢针的移动、旋转使骨折复位并固定的方法，称为外固定器疗法（图2-97）。

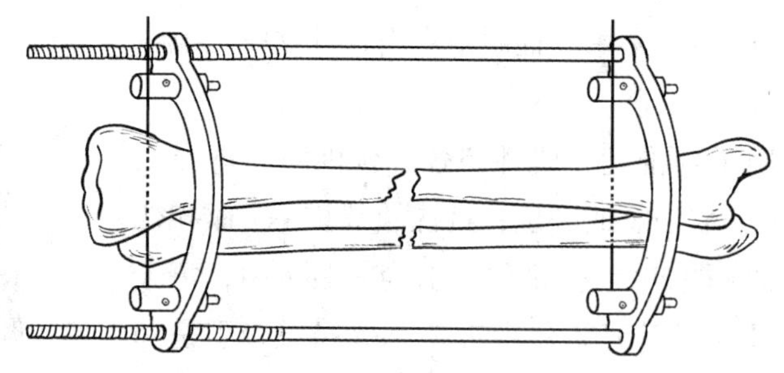

图2-97 复位固定器固定骨折

（1）适应证 伴有严重软组织损伤的四肢骨折；局部有皮肤损伤，如烧伤、烫伤、浅表感染等，既需要处理骨折，又要处理皮肤软组织损伤；感染性骨折、骨折迟延愈合或不愈合，骨外固定器固定可以满足伤口和骨感染的处理，同时为骨折愈合提供可靠的稳定性和进行性加压刺激；多发性骨折脱位或复合伤患者的选择性处理；肢体延长或关节加压处理；微小内固定的体外补充固定。这种处理方法是尽可能地减少内固定物，依靠骨外固定器来做补充性固定。这种方法在临床上如仍然不能稳定住骨折断端，则可能引起争议和纠纷，所以不宜提倡。

（2）类型 根据外面的连接杆的几何构型，可分为单边式、双边式、四边式、三角式、半环式、全环式、针板结合式等几种。

（3）操作基本要求　①手术要在手术室进行，并严格执行无菌技术操作。②熟悉穿针及邻近部位的解剖结构，避免损伤重要血管、神经。③穿针前要手法纠正骨折的旋转及成角畸形，并标明进针点及角度。④进针处皮肤及软组织要切开0.5~1cm以消除其张力，避免钢针压迫皮肤及软组织。⑤穿针部位应避开骨折血肿区及远离创面。⑥固定钢针应贯穿骨干横断面的中线与骨干垂直，与关节面平行。⑦穿入钢针时，只宜用手摇钻慢慢钻入，不能用锤击或高速电钻，以免损伤骨及软组织。⑧针孔处应用酒精纱布保护，防止感染。⑨在骨折复位的应用中，应以手法为主，器械为辅，先手法后器械。

（4）术后管理　抬高患肢，以利肿胀消退，并注意观察患肢远端血运、感觉及活动。每天定期检查固定针有无松动，固定器有无变位及固定螺母是否松动，以保证固定器的固定效果确切可靠。在X线检查骨折愈合时，拆除外固定。

（二）内固定

内固定是骨折切开复位或手法复位后采用闭合方法，将金属内固定物置于骨骼内以维持骨折复位状态的一种方法。临床上应严格把握内固定的适应范围。常见内固定种类有钢板螺丝钉、螺丝钉、不锈钢丝、骨圆针、髓内针及可吸收内固定物等（图2–98）。优点：固定可靠，可使骨折达到解剖复位，有利于骨折愈合和损伤血管神经的修复，能早期离床活动，可减少骨折晚期的并发症。但存在异物反应、副损伤、术后感染、操作不规范致内固定失效、影响骨骼血运、需二次手术取出内固定物等缺陷。

1. 内固定的植入方式

（1）切开后置入内固定物。常用方法有钢丝内固定、螺丝钉内固定、接骨板螺丝钉内固定、骨圆针内固定、髓内针内固定等。

（2）在X线下手法复位或针拨复位后，闭合将钢针插入做内固定如髓内针内固定。

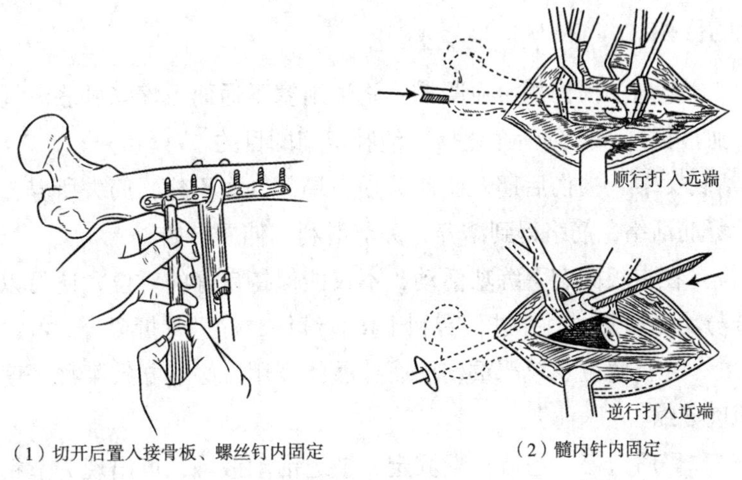

（1）切开后置入接骨板、螺丝钉内固定　（2）髓内针内固定

图2–98　内固定

2. 内固定的适应证

（1）复位外固定未能达到骨折功能复位标准，影响肢体功能者。

（2）移位的关节内骨折或骨折合并脱位，手法难以达到满意复位者。

（3）手法复位外固定不能维持复位后的位置，影响骨折愈合者。

（4）骨折断端间嵌入软组织，手法复位难以解脱者。

（5）关节附近的撕脱性骨折，外固定难以维持其对位者。

（6）骨折同时合并有血管、神经损伤或肌腱、韧带完全断裂者。

（7）多发骨折和多段骨折。

（8）开放性骨折，损伤时间短且软组织条件好者。

（9）陈旧性骨折及畸形愈合，不适合手法复位者。

（10）骨折不愈合、骨缺损在行植骨术同时进行内固定。

3. 内固定的禁忌证

（1）全身情况差不能耐受麻醉和手术者。

（2）伴有严重骨质疏松，难以承受内固定物者。

（3）有严重心、脑血管疾病、严重糖尿病等。

（4）全身或患肢局部有活动性感染者，如骨髓炎。

（5）患肢皮肤或软组织大面积缺损未修复者。

4. 术后处理

（1）短期内采用适当外固定保护　可用石膏托、皮肤牵引等方式。

（2）使用抗生素　预防伤口感染。

（3）指导功能锻炼　术后应及时指导患者进行功能锻炼，防止关节强直、肌肉萎缩等并发症。

（5）定期进行X线检查　了解骨折的愈合情况及内固定物有无松动等，以便确定后期治疗方案。

四、功能锻炼

功能锻炼古称导引，它是通过肢体运动的方法来防治某些损伤性疾病，促使肢体功能恢复的一种方法，亦称为练功疗法。张介宾注："导引，谓摇筋骨、动肢节以行气血也……病在肢节，故用此法。"汉代华佗创立"五禽戏"，以运动肢体的方法来防治疾病。

（一）功能锻炼的作用

1. 活血化瘀，消肿定痛　损伤部瘀血凝滞，络道阻塞不通而致疼痛肿胀。局部锻炼与全身锻炼能推动气血流通，促进血液循环，达到活血化瘀、消肿定痛的目的。

2. 濡养筋脉，滑利关节　损伤后期及肌筋劳损，局部气血不充，筋失所养，酸痛麻木。练功后血行通畅，化瘀生新，舒筋活络，筋络得到濡养，关节滑利，伸屈自如。

3. 促进骨折愈合　在夹板固定下练功活动，不仅能保持良好的对位，还可以对骨折的残余移位逐渐矫正，使骨折愈合与功能恢复同时并进。有利于接骨续筋，促进骨折愈合。

4. 防止筋肉萎缩　骨折脱位及较严重伤筋而致肢体废用，必然导致某种程度的肌肉萎缩，积极练功可以减轻或防止肌肉萎缩。

5. 避免关节粘连和骨质疏松　患肢长期固定，缺乏活动锻炼，可出现关节粘连和骨质疏松。通过练功活动，可使气血通畅，避免关节粘连和骨质疏松发生。

6. 扶正祛邪，改善机体状况　通过练功能调节整个机体，促进气血充盈，肝血肾精旺盛，筋骨强劲，有利于损伤康复。

（二）功能锻炼的分类

练功疗法有徒手锻炼和器械锻炼两种形式。

1. 徒手锻炼　患者进行伤肢自主活动，使功能尽快地恢复，防止关节僵硬、筋肉萎缩。如肩关节受伤，练习耸肩、上肢前后摆动、握拳等；下肢损伤，练习踝关节背伸、跖屈，股四头肌舒缩活动、膝关节屈伸等动作。

2. 器械锻炼　采用器械进行锻炼，主要是加强伤肢的力量。一般常用蹬车、手拉滑车、胡桃、铁球等。如：肩关节的功能锻炼可拉滑车，手指关节锻炼可搓转胡桃或铁球。

（三）功能锻炼的注意事项

1. 辨明病情，评估预后　在医护人员指导下制定、贯彻各个时期的练功计划，尤其对骨折患者更应分期、分部位对待。

2. 将练功的目的、意义及必要性告知患者　发挥患者主观能动性，加强其练功的信心和耐心。

3. 正确选择练功方法　以主动练功为主，严格掌握循序渐进的原则。初期可结合理筋手法，练功次数由少到多，幅度由小到大，时间由短到长，以练习时不加剧疼痛，或稍有轻微反应而尚能忍受为度。一般每日2~3次，后期可以适当增加。具体的时间应持续多久，运动量增加多少以及运动方式的变换，都应随着损伤的修复、治疗效果的变化及患者自我感觉而不断调整，不应作硬性规定。在练功过程中，肢体的轻度疼痛反应一般会逐渐减轻，且活动功能逐步好转。如骨折局部疼痛增加时则应检查练功方法是否正确。下肢骨折的功能锻炼中有一个过渡时期，从初期不负重，至逐步负重扶拐步行锻炼，到负重步行锻炼中，若出现患肢肿胀，可抬高患肢，待肿胀消退后继续练习负重，如此循环反复数次即能适应。

4. 防止因练功而产生的损伤　关节活动与骨折原来移位方向一致，可以造成骨折再移位。过早进行尺桡骨骨折的旋转活动或胫腓骨骨折的直腿抬高活动等，都是不利于骨折愈合的外力，应加以禁止。

5. 练功时思想集中　全神贯注，动作速度要缓慢，局部与整体练功相结合，必要时应用器械配合。

6. 可配合外用药物　进行热敷、熏洗、搽擦伤科外用药水、药酒或药油等。

7. 练功过程中要适应四时气候　注意保暖，特别应注意避风寒，以防引起外感等兼证。

附：全身各部练功举例

（一）颈项功

每个动作重复12~36次，预备姿势为两脚开立，距离与肩同宽（或取坐位），两手叉腰。

1. 与项争力

［作用］增加颈项部肌肉力量，可辅助治疗颈部扭伤、颈部劳损、颈椎肥大和颈椎综合征引起的颈、项、背肌肉酸痛，防止颈椎伸屈功能障碍。如能配合热敷则效果更好。

［练习方法］①抬头望天。②还原。③低头看地。④还原。上身腰部不动，抬头时吸气，低头时呼气，呼吸自然逐渐加深（图2-99）。

2. 往后观瞧

［作用］本法可与上法配合锻炼，是颈部常用的功能疗法，可防止颈椎旋转障碍。

［练习方法］①头颈向右后转，眼看右后方。②还原。③头颈向左后转，眼看左后方。④还原（图2-100）。

3. 颈项侧弯

［作用］可与上势配合进行。本法可防治侧屈功能障碍。

［练习方法］①头颈向左侧弯。②还原。③头颈向右侧弯。④还原（图2-101）。

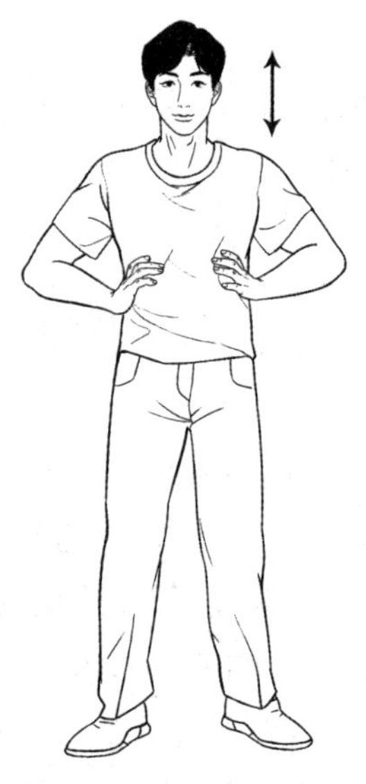

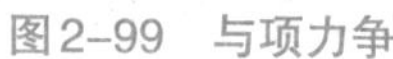

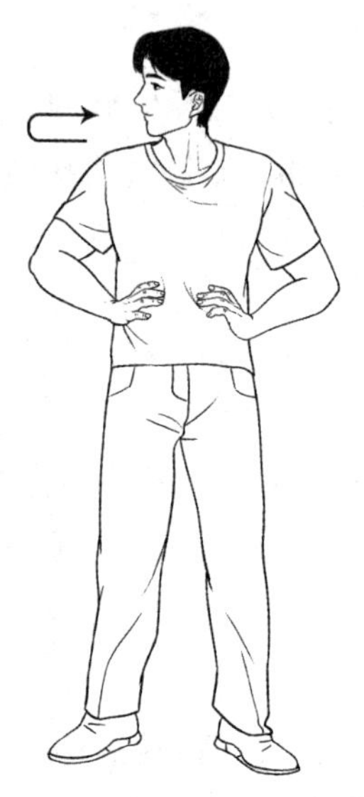

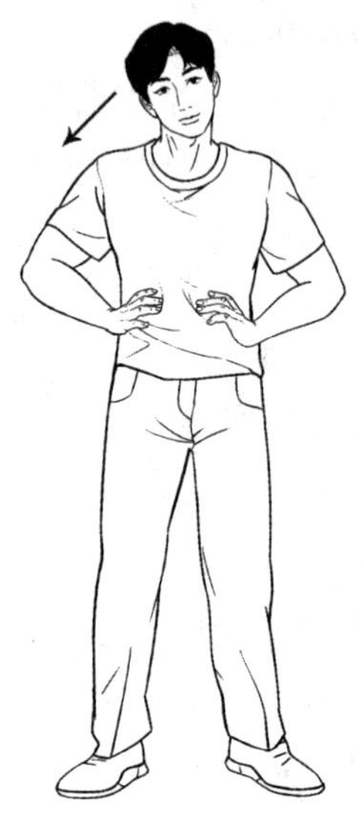

图2-99 与项力争　　图2-100 往后观瞧　　图2-101 颈项侧弯

4. 前伸探海

[作用] 增加颈项部肌肉力量。

[练习方法] ①头颈前伸并侧转，向右前下方，眼看前下方似向海底窥探一样。②还原。③头颈前伸并侧向左前下方，眼看前下方。④还原。转动时吸气，还原时呼气（图2-102）。

5. 回头望月

[作用] 可与扳颈手法配合应用。本法动作速度要慢，特别是年龄较大，又有头眩感觉者。

[练习方法] ①头颈向右后上方尽力转，眼看右后方，似向天空望月亮一样。②还原。③头颈转向左后上方，眼看左后上方。④还原。转动时吸气，还原时呼气。头颈转动时不必向前伸出（图2-103）。

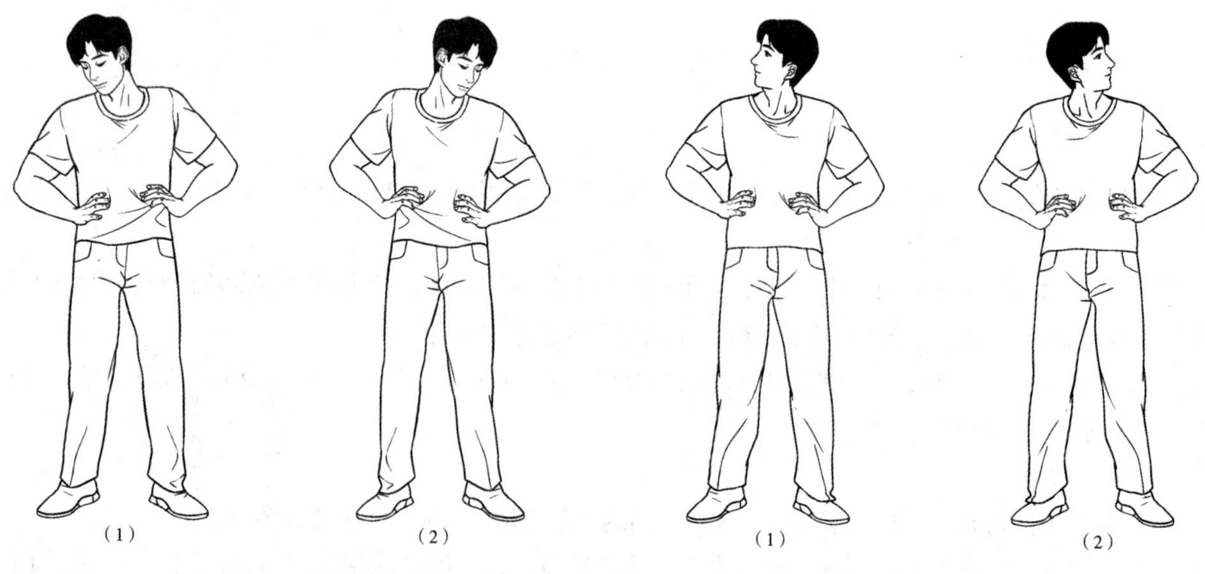

图2-102 前伸探海　　图2-103 回头望月

6. 颈椎环转

[作用] 本势必须在上述三势轻松完成的基础上进行。急性损伤慎用。

[练习方法] 头颈向左右各环绕一周（图2-104）。

（二）肩臂功

每个动作重复12~36次。

1. 上提下按

［作用］增加肩关节活动能力，对肩部风湿、外伤引起的粘连、疼痛有防治作用。

［练习方法］预备姿势：两脚分开，距离与肩同宽，两臂下垂。方法如下（图2–105）：①屈肘上提，两掌与前臂相平，提至胸前与肩平，掌心向下。②两掌用力下按，至两臂伸直为度。上提时肩部用力，下按时手掌用力，肩部尽量放松。动作宜慢，呼吸均匀自然。

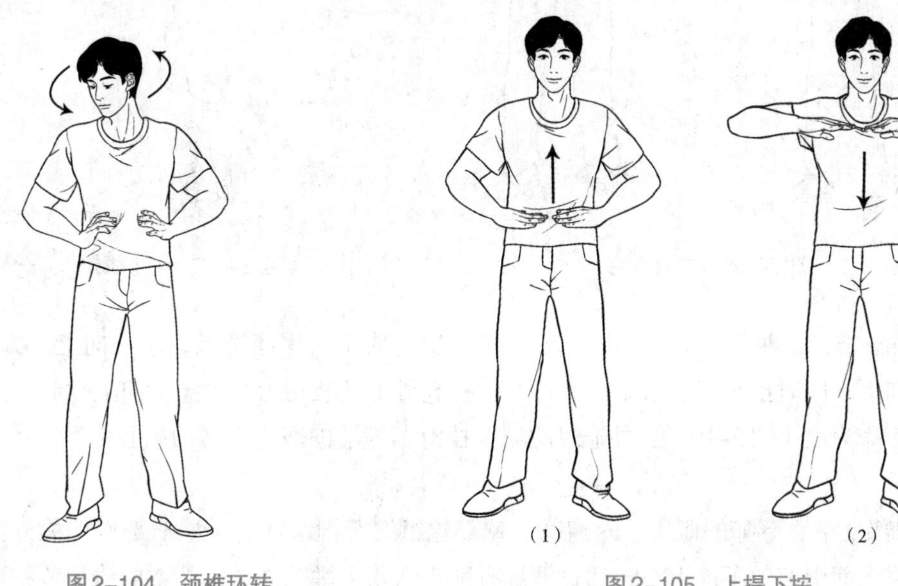

图2–104　颈椎环转　　图2–105　上提下按

2. 左右开弓

［作用］增强肩部肌肉力量，恢复关节外旋活动正常功能，因肩关节粘连而影响"梳头"等外旋动作时适用。

［练习方法］预备姿势：两脚开立，距离与肩同宽，两掌放目前，掌心向外，手指稍屈，肘斜向前。方法如下：①两掌同时向左右分开，手掌渐握成虚拳，两前臂逐渐与地面垂直，胸部尽量向前挺出。②两臂仍屈肘，两掌放开，掌心向外，恢复预备姿势 。拉开时二臂平行伸开，不宜下垂，肩部稍用力，动作应缓慢，逐渐向后拉，使胸挺出（图2–106）。

3. 按胸摇肩

［作用］可作为练习"轮转辘轳"的前阶段。

［练习方法］预备姿势：两脚开立，距离与肩同宽，两肘屈曲，右手覆在左手上，掌心向里，放在胸部。方法如下：①两手相叠自左向右轻按胸部及上腹部、小腹部，上下左右回旋。②两手相叠，自右向左轻按胸部及上腹部、小腹部，上下左右回旋，眼睛稍向上看。每一呼气或吸气，两手轻轻按摩回旋一周。上身挺直，两手都不宜用力（图2–107）。做完上述动作后，可改为不按胸，两手握拳，肘关节屈曲，预备姿势同"左右开弓"，随后自前向后摇肩关节一周，过去称为小摇肩。

4. 双手托天

［作用］对恢复肩关节的功能，辅助治疗某些肩部陈伤酸痛有效，如手臂因劳损及风湿而不能前屈上举等。初练时适当掌握高度，不要勉强上举，避免剧痛而产生顾虑，可先练本势，等前屈上举好转

后，改练双手举鼎。

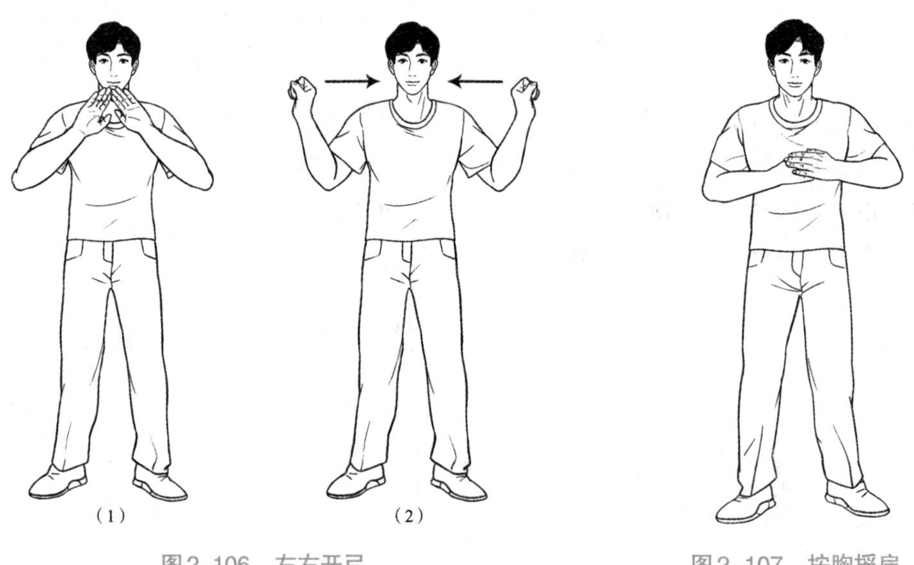

图2-106　左右开弓　　图2-107　按胸摇肩

［练习方法］预备姿势：两脚开立，两臂平屈，两手放在腹部，手指交叉，掌心向上。方法如下：①反掌上举，掌心向上，同时抬头眼看手掌。②还原。初起可由健肢用力帮助患臂向上举起，高度逐渐增加，以患者不太疼痛为度（图2-108）。并通过爬墙及拉滑车等辅助锻炼来帮助患肢上举。

5. 双手举鼎

［作用］锻炼肩部上举、下降的肌肉，对肩部、颈部软组织劳损酸痛，某些肩部慢性关节炎，或因手臂外伤及劳损、风湿而引起的不能上举，通过锻炼有助于恢复上举功能。对严重的肩关节粘连，可先练“双手托天”势。在初练时不要勉强上举，经过锻炼再逐渐举直。

［练习方法］预备姿势：两脚开立，距离与肩同宽，两前臂屈肘上举，两手虚握拳，平放胸前，高与肩平。方法如下：①两手松开，掌心向上，两手如托重物，两臂向上直举，眼随两掌上举而向上看，两掌举过头顶，腕部用力。②两手逐渐下降，恢复预备姿势（图2-109）。上举时吸气，下降时呼气，掌渐握成虚拳，手指用力，如拉单杠引体向上。

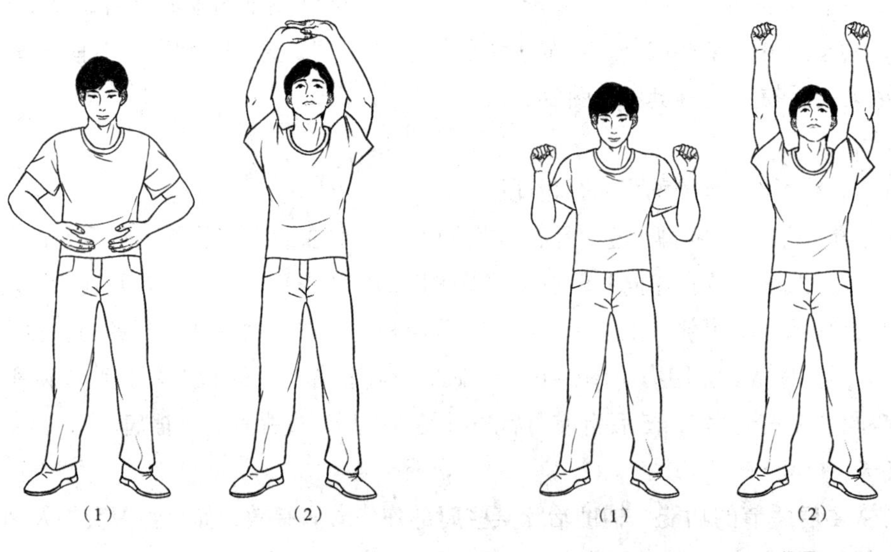

图2-108　双手托天　　图2-109　双手举鼎

6. 弯肱拔刀

［作用］锻炼肩关节的上举及内旋活动，同时对脊柱姿势不良所致的腰与骶骨尾部酸痛有辅助治疗作用。

［练习方法］预备姿势：两脚开立，两臂下垂。方法如下：①右臂屈肘向上提起，掌心向前，提过头顶，然后向右下落，抱住颈项；左臂同时屈肘，掌心向后，自背后上提，手背贴于腰后（图2-110）。②右掌自头顶由前下垂，右臂垂直后再屈肘，掌心向后。自背后提于后腰部。左掌同时自背后下垂，左臂垂直后再屈肘由身前向上提起，掌心向前，提过头顶，然后向左下落，抱住颈项。右臂上托时吸气，左臂上托时呼气，头随手背上托过顶时仰头向上看，足跟微提起。

7. 单臂摘果

［作用］锻炼肩关节的上举及内旋活动，同时对脊柱姿势不良所致的腰与骶骨尾部酸痛有辅助治疗作用。

［练习方法］预备姿势：两脚开立，两臂下垂。方法如下：①右臂屈肘向上提起，掌心向外，提过头顶，右掌横于顶上，掌心向上。左臂同时屈肘，掌心向后，自背后上提，手背贴于后腰部（图2-111）。②右掌自头顶由前下垂，右臂垂直后再屈时，掌心向后，自背后上提于后腰部。左掌同时自背后下垂，左臂垂直后再屈肘，由身前向上提起，掌心向外，提过头顶，左掌横于顶上，掌心向上。右臂上托时吸气，左臂上托时呼气，头随手背上托过顶时仰头向上看，足跟微提起。

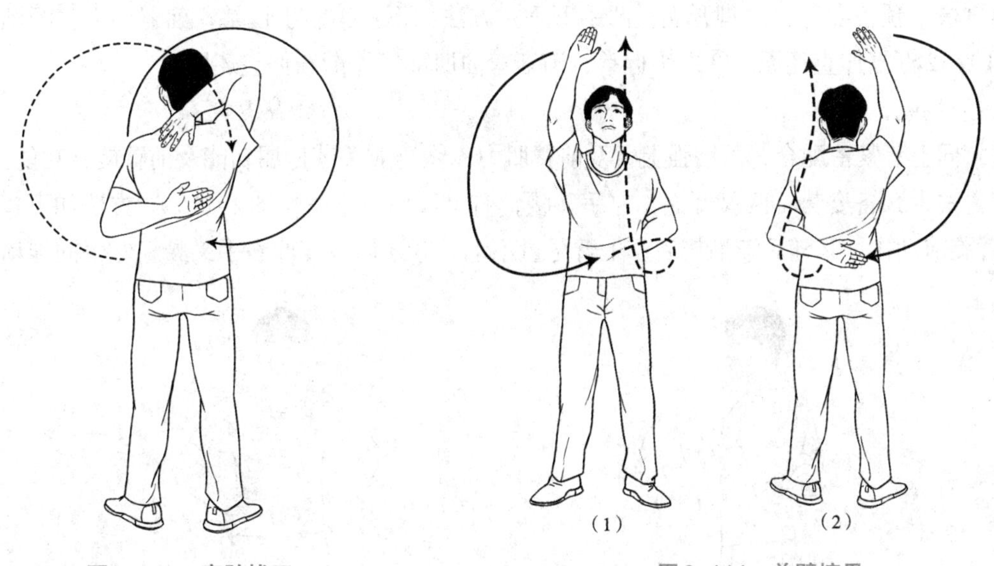

图2-110　弯肱拔刀　　　　图2-111　单臂摘果

8. 轮转辘轳

［作用］可防治骨折、关节脱位及各种扭伤后遗症的关节强直、肩周炎的关节粘连。为预防健侧发病，健侧应同时进行锻炼。

［练习方法］预备姿势：左手叉腰，右手下垂。方法如下：①右臂自下向前、向上、再向后摇一圈（图2-112）。②右臂自下向后、向上、再向前摇一圈。③、④左臂动作与右臂动作相同。用力要轻柔，臂部应放松，本势在早期可弯腰进行锻炼，可做“前后摆动”“弯腰划圈”。

9. 背手抬拉

［作用］恢复肩关节的后伸功能。

［练习方法］预备姿势：两脚开立，双手向后反背，健手握住患手。方法如下：由健手牵拉患肢腕部，渐渐向上抬拉，或用棍棒及手上拉，或用毛巾仿擦澡动作，反复进行（图2-113）。

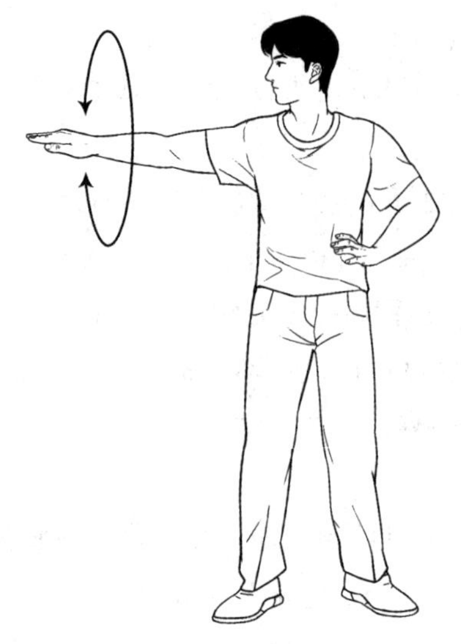
图2-112　轮转辘轳

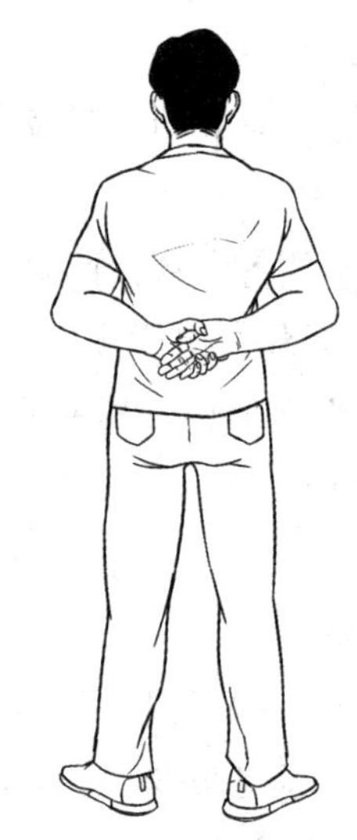
图2-113　背手抬拉

10. 屈肘挎篮

［作用］增强上臂肌力，有助于恢复肘关节伸屈功能，适用于治疗肘部骨折及脱位的后遗症。

［练习方法］预备姿势：两脚开立，两手下垂。方法如下：①右手握拳，前臂向上，渐渐弯曲肘部（图2-114）。②渐渐伸直还原。③左手握拳，渐渐弯曲肘部。④渐渐伸直还原。

11. 旋肘拗腕

［作用］同上势紧密配合，可增强上臂及前臂肌力，恢复肘关节伸屈功能及前臂旋转功能。

［练习方法］预备姿势：两脚开立，左手叉腰，右上肢屈肘上举（图2-115）。方法如下：①右手握拳，做前臂旋前动作。②随后渐渐旋后，上臂尽量不动。③还原。④改右手叉腰，左手同样动作。

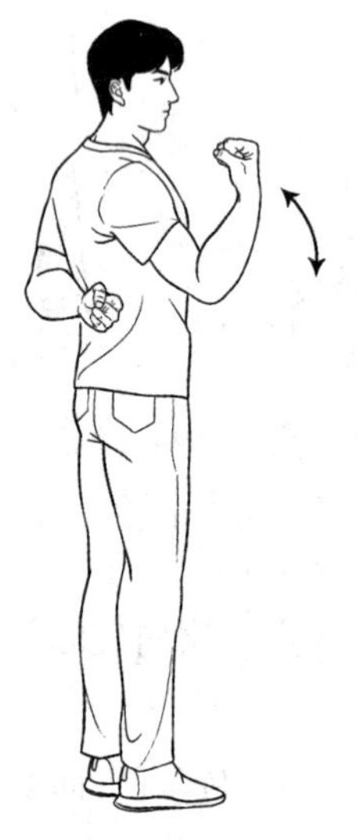
图2-114　屈肘挎篮

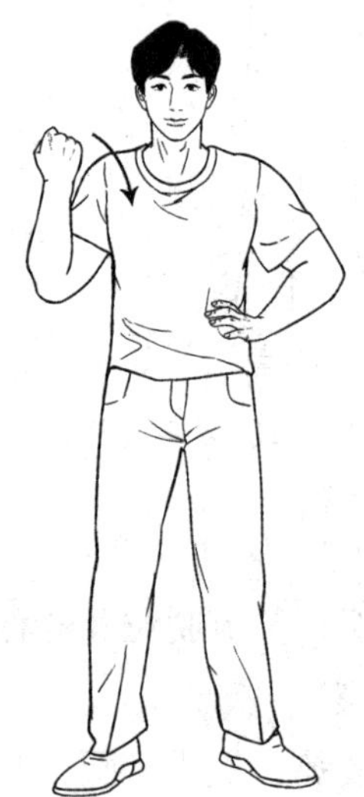
图2-115　旋肘拗腕

（三）腕部功

每个动作重复12~36次。腕部功重点在锻炼腕部，立位与坐位均可，两手臂向前平举。

1. 抓空增力

［作用］能促进前臂与手腕的血液循环，消除前臂远端的肿胀，并有助于恢复掌指关节的功能和解

除指关节风湿麻木等症状。上肢骨折锻炼早期都从此势开始。

［练习方法］将手指尽量伸展张开，然后用力屈曲握拳，左右交替进行（图2-116）。

2. 拧拳反掌

［作用］能帮助恢复前臂的旋转功能。

［练习方法］两臂向前举时，掌心朝上，逐渐向前内侧旋转，使掌心向下变握拳，握拳过程要有"拧"劲，如同拧毛巾一样（故称拧拳），还原变掌，反复进行（图2-117）。

3. 上翘下钩

［作用］能帮助恢复腕关节背伸、掌屈的功能。

［练习方法］将两手掌翘起呈立掌的姿势，随后逐渐下垂成钩手，动作要缓慢而有力（图2-118）。

4. 青龙摆尾

［作用］本法同上述各势配合，是锻炼腕关节内收、外展功能的方法。

［练习方法］两前臂平举，掌心朝下，两手向内外徐徐摆动，做外展内收动作（图2-119）。

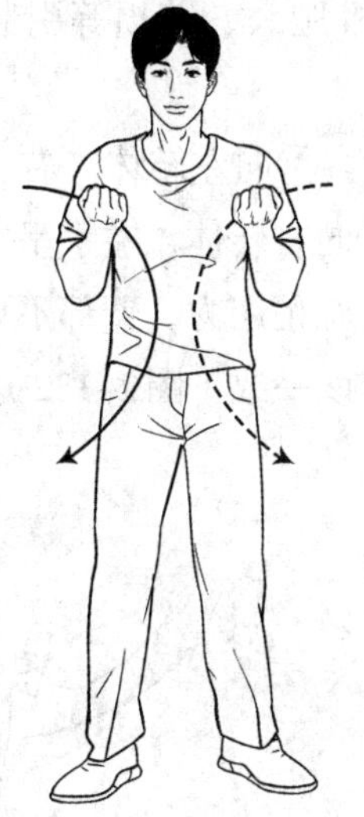

图2-116　抓空增力

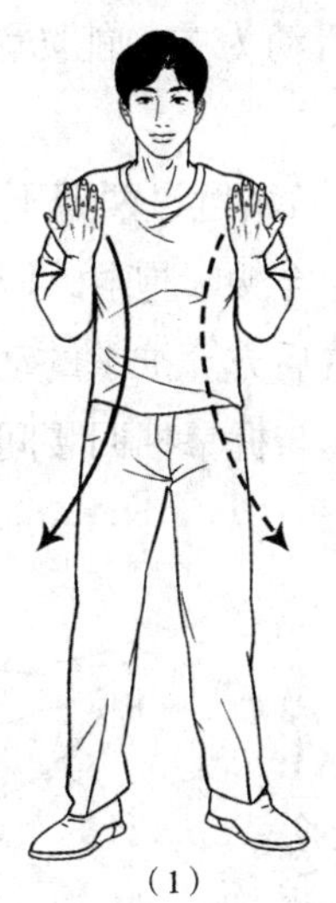

（1）

（2）

图2-117　拧拳反掌

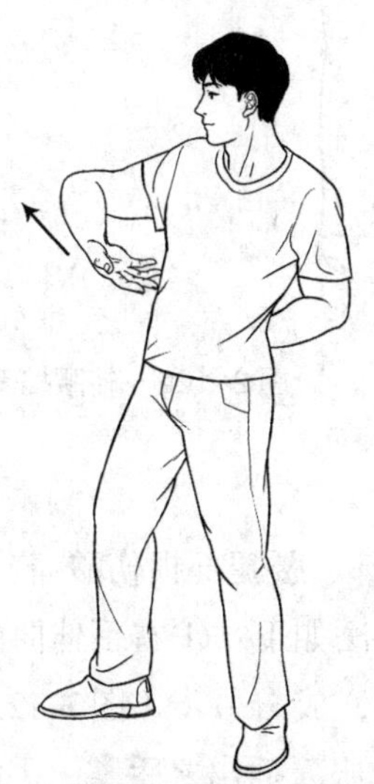

图2-118　上翘下钩

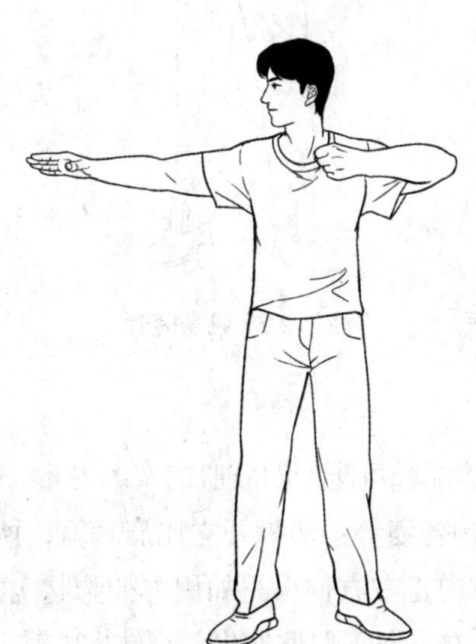

图2-119　青龙摆尾

（四）腰背功

每个动作重复12~36次。

1. 按摩腰眼

［作用］本势包含自我按摩的作用，可放松腰部肌肉，久练可防治各种腰痛，增强肾脏机能。

［练习方法］坐位或立位均可，两手掌对搓发热以后，紧按腰部用力向下推摩到骶尾部，然后再向上推回到背部（图2-120）。

2. 风摆荷叶

［作用］疏通气血，防治腰部各种原因引起的腰功能活动受限。

［练习方法］预备姿势：两脚开立比肩稍宽，两手叉腰，拇指在前。方法如下：①腰部自左向前、右、后做回旋动作（图2-121）。②再改为腰部自右向前、左、后回旋，两腿始终伸直，膝部勿屈，两手轻托护腰部，回旋的圈子可逐渐增大。

3. 转腰推碑

［作用］以锻炼颈椎、腰椎的旋转活动为主。能防治颈椎病、腰椎肥大、劳损等引起的颈、腰部酸痛。

［练习方法］预备姿势：两脚开立比肩稍宽，两臂下垂。方法如下：①向左转体，右手呈立掌向正前方推出，手臂伸直与肩平，左手握拳伸至腰际抱肘，眼看左后方。②向右转体，左手呈立掌向正前方推出，右掌变拳抽回至腰际抱肘，眼看右后方。推掌的动作要缓慢，手腕稍用力，臂部不要僵硬，转体时头颈与腰部同时转动，两腿不动，推掌与握拳抽回腰间的两臂速度应该一致（图2-122）。

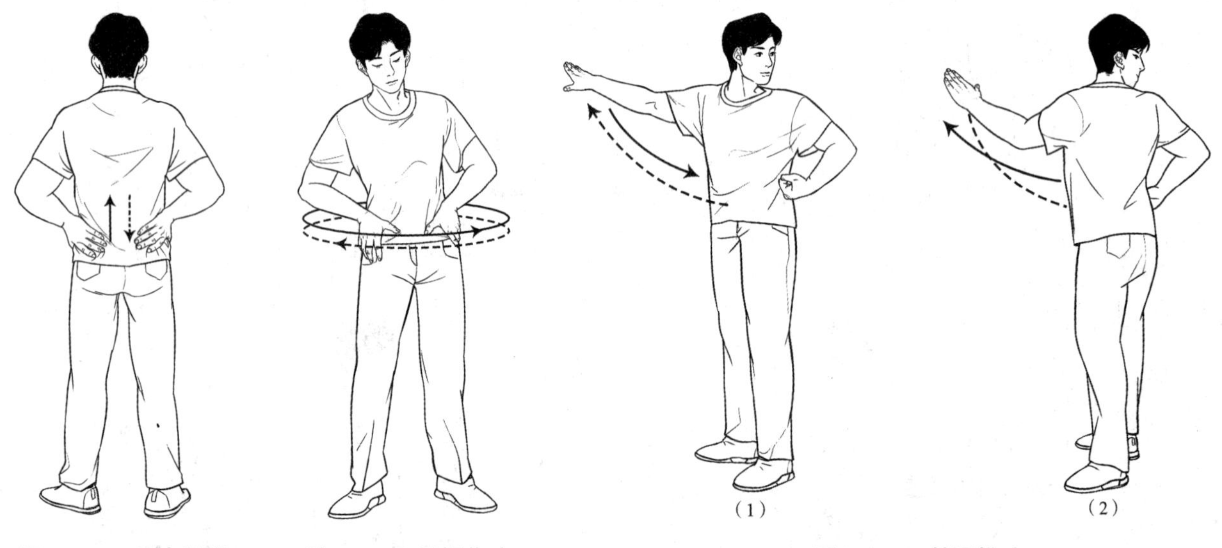

图2-120　按摩腰眼　　图2-121　风摆荷叶　　图2-122　转腰推碑

4. 弓步插掌

［作用］同上势配合可防治四肢肌肉挛缩麻木，辅助治疗肩部、腰腿部损伤酸痛。

［练习方法］预备姿势：两脚开立比肩稍宽，两臂下垂。方法如下：①右手伸向前方，右掌向右搂回腰际抱肘，左掌向正右方伸出（如用力插物状）。身体向右转，成右弓步（图2-123）。②左掌左方平行搂回腰际抱肘，右掌向正左方伸出，身体向左转，成左弓步。眼看插出之手掌，手向外插出的动作可稍快。

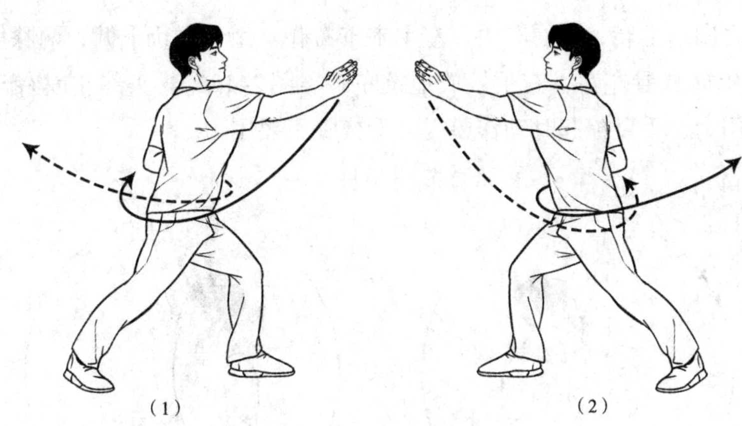

图2-123　弓步插掌

5. 双手攀足

［作用］增强腰腹部肌肉力量，能防治腰部酸痛及腰部前屈功能有障碍者。

［练习方法］预备姿势：两脚开立，两手置腹前，掌心向下。方法如下：①腰向前弯，手掌下按着地（图2-124）。②还原。两腿要伸直，膝关节勿屈曲。

6. 前俯分掌

［作用］本势是肩关节的环转与腰脊柱的屈伸运动。不仅使肩部的肌肉交替收缩，而且还可以使腹背肌肉得到锻炼，能消除肩部活动障碍，防治腰背酸痛、肩背筋络挛缩、麻木等，是使全身得到锻炼的方法之一。

［练习方法］预备姿势：两脚开立，两臂下垂，两手交叉。如左腰与左肩有病，左手交叉在前；右侧伤痛，右手交叉在前。方法如下：①体向前俯，眼看双手，两手交叉举至头顶上端，身体挺直（图2-125）。②两臂上举后两侧分开，恢复预备姿势。上举时如向上攀物状，尽量使筋伸展。向两侧分开时掌心向下呈弧线。

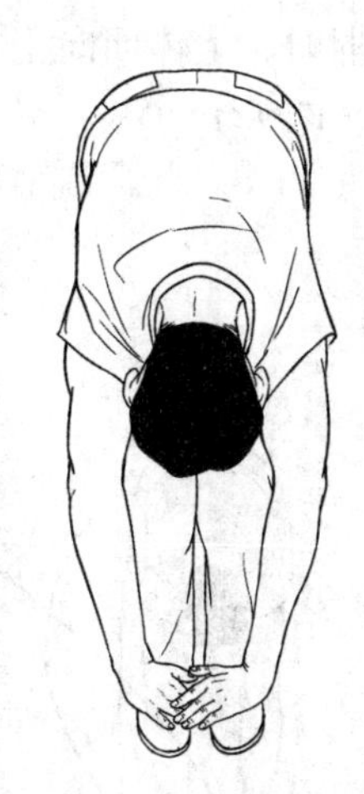

图2-124　双手攀足

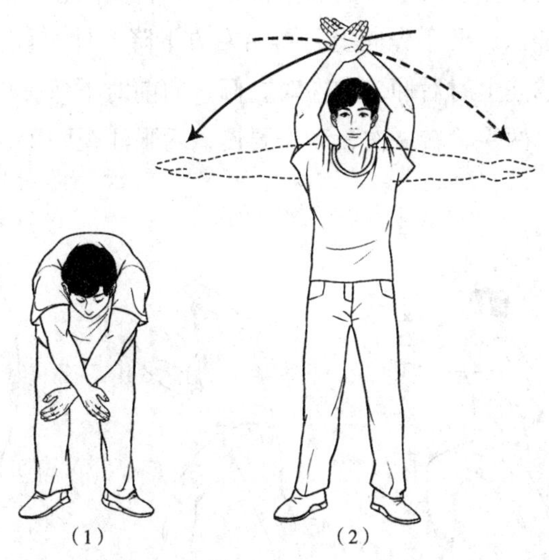

图2-125　前俯分掌

7. 拧腰后举

［作用］能增强腰背肩臂肌肉力量，能治腰部酸痛，且具有固肾及舒展全身筋脉等作用。

［练习方法］预备姿势：两脚开立比肩稍宽，两手下垂。方法如下：①上身下俯，两膝稍屈，右手

向右上方撩起，头随之向右上转，眼看右手，左手虚按右膝。②上身仍下俯，两膝仍稍屈，左手向左上方撩起，头随之向左上转，看左手，右手下放虚按左膝（图2-126）。头部左或右转时吸气，转回正面时呼气，转动时不要用力，手臂撩起时动作要慢，手按膝不要用力。

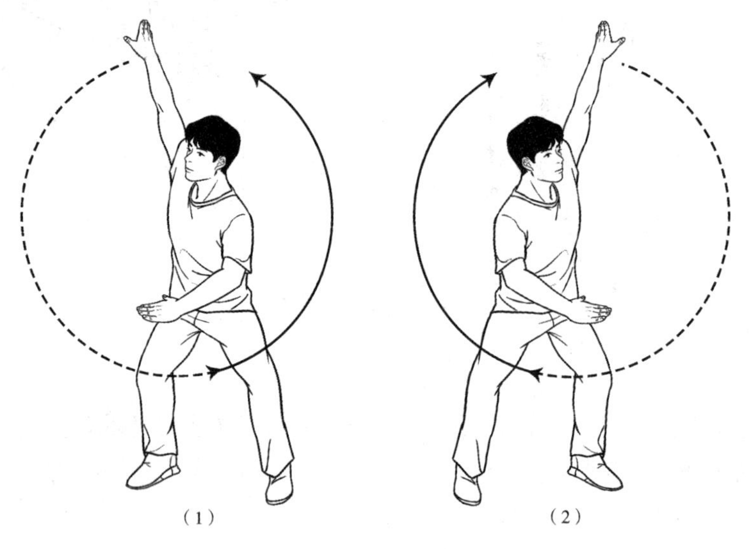

图2-126　拧腰后举

8. 云手转体

［作用］可以活动周身，使各部的大小关节血脉皆畅通无阻。本法活动幅度及运动量较大，可在上述各法锻炼的基础上再选练。

［练习方法］预备姿势：两脚开立比肩稍宽，两手下垂。方法如下：①左手抱肘，右手呈立掌向左方推出，左脚尖向左转，右脚不动，上体随右掌推出向左转；左拳变掌，向左伸出，两手先向上，再由右方下降，伸至前下方后，仍回左方。②左手仍收回抱肘，右手仍立掌；上体回向正左方。③右掌收回腰际抱肘，左拳改立掌向右方推出，右脚尖向正右转，左脚不动，上体随左掌推出向右转。④右拳变掌，向右伸出，两手先向上，再由左方下降，伸至前下方后仍回右方，右手仍收回抱肘，左手仍立掌。上体随两掌向上时后仰，向左时左倾，向前时下弯，向右时右倾，右掌改抱肘时，上体回向正右方。每呼吸一次，两手轮转一次，动作要慢，两眼注视两手，两腿直立，膝部勿屈（图2-127）。

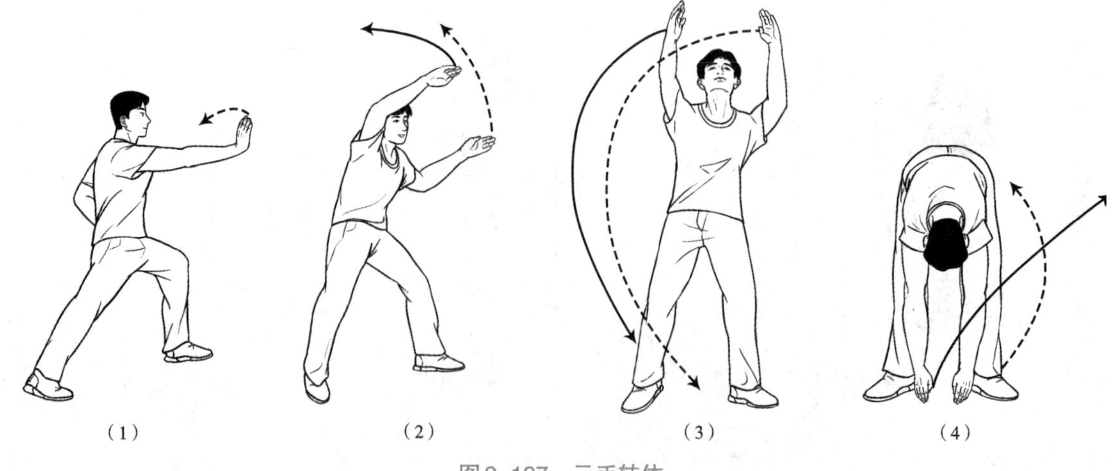

图2-127　云手转体

9. 俯卧背伸

［作用］本势是卧位腰背功锻炼的最基本动作。对胸腰椎骨折、腰椎间筋损伤、腰肌劳损患者的腰痛后遗症的防治有着重要的作用，最好在伤后早期就开始锻炼。

［练习方法］预备姿势：患者俯卧，头转向一侧。方法如下：①两脚交替向后做过伸动作。②两腿同时做过伸动作。③两腿不动，上身躯体向后背伸。④上身与两腿同时背伸。还原，自然呼吸（图2–128）。

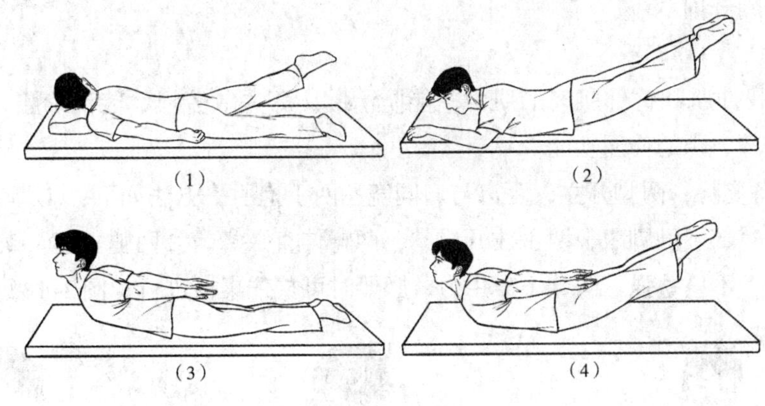

图2–128　俯卧背伸

10. 仰卧架桥

［作用］配合上势能加强腰、背及腹部肌肉力量的锻炼，有助于解除损伤、劳损、风湿所致的腰背痛。

［练习方法］预备姿势：患者仰卧，两手叉腰作支撑点，两腿半屈膝呈90°，脚掌放在床上。方法如下：挺起躯干时，以头后枕部及两肘支持上半身，两脚支持下半身，呈半拱桥形，当挺起躯干架桥时，膝部稍向两边分开（图2–129），速度要缓慢，初起时做4~6次即可。

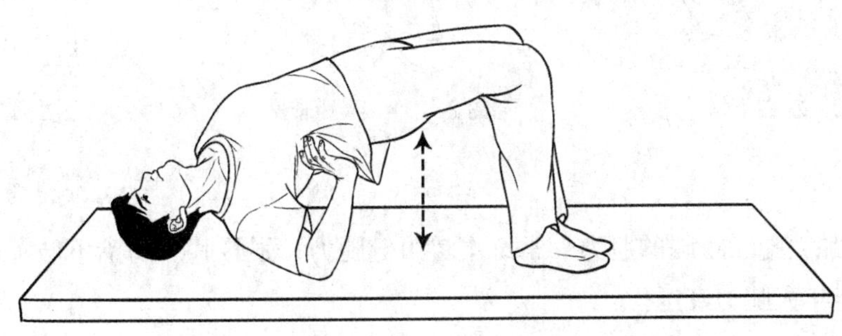

图2–129　仰卧架桥

（五）腿功

每个动作重复12~36次。

1. 左右下伏

［作用］增强腰部、髋部、腿部的肌力以及韧带力量，并能辅助治疗髋关节及肌内收肌的劳损酸痛、麻木和萎缩。可防治老年人腿部功能衰退。

［练习方法］预备姿势：两脚开立比肩稍宽，两手叉腰。四指在前，两肘撑开。方法如下：①左腿屈曲下弯，右腿伸直（图2–130）。②还原。③左腿屈曲下弯，右腿伸直。④还原。上体伸直，两眼

平视前方。

2. 半蹲转膝

［作用］一般膝部损伤，骨折去除固定后及膝关节劳损，都可选练此势，有恢复膝关节功能，防治膝部酸痛、行走无力的作用。

［练习方法］预备姿势：两脚立正，脚跟并拢，两膝并紧，身向前俯，两膝微屈，两手按于膝上，眼看前下方。方法如下（图2-131）：①两膝自左向后、右、前做回旋动作。②自右向后、左、前回旋；每呼吸一次，膝部回旋一周。

3. 屈膝下蹲

［作用］增加大腿伸肌和臀部肌肉的肌力。能防治髋、膝关节劳损，能治疗腰、髋、腿、膝疼痛、酸软无力，恢复髋、膝、踝的伸屈功能。

［练习方法］预备姿势：两脚开立，距离与肩同宽，两手抱肘。方法如下：①脚尖着地，脚跟轻提，随后两腿蹲，尽可能臀部下触脚跟，两手放开成掌，两臂伸直平举。②两腿立起，恢复预备姿势，下蹲程度根据自己的可能，不应勉强。两臂不需用力，必要时可扶住桌椅进行（图2-132）。

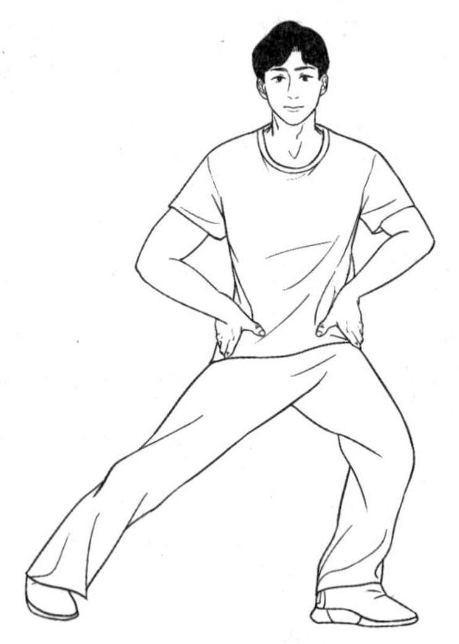
图2-130 左右下伏

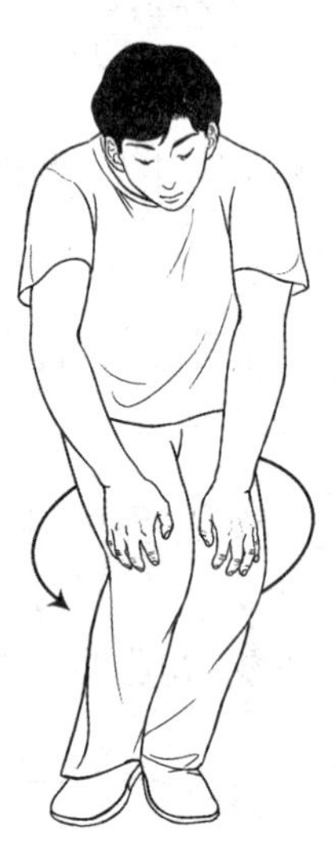
图2-131 半蹲转膝

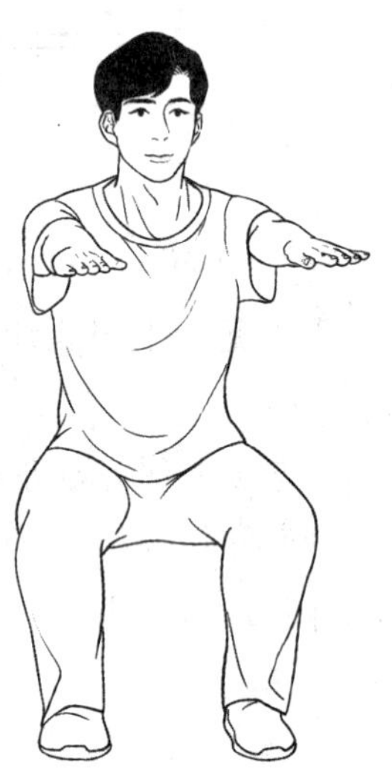
图2-132 屈膝下蹲

4. 四面摆踢

［作用］全面增加大腿、小腿的肌力。常练本势可健腿力，强腰膝。防治下肢关节和肌肉挛缩麻木、筋骨酸痛。可防治老年人腿力衰退。

［练习方法］预备姿势：两脚并立，两手叉腰，拇指在后。方法如下（图2-133）：①右小腿向后提起，大腿保持原位，然后右脚向前踢出，足部尽量跖屈。②右脚还再后踢，以脚跟触及臀部为度。③右下肢抬起屈膝，右脚向里横踢，似踢毽子一样。④右下肢抬起屈膝，右脚向外横踢。练完后换左下肢做相同动作。

5. 虚实换步

［作用］锻炼踝关节伸屈及小腿肌力，对踝关节软组织损伤及小腿骨折，扭伤后遗症的治疗很有帮助，以恢复行走功能，促使行步有力，含有医疗步行之感。

［练习方法］预备姿势：立正，两手叉腰。方法如下：①左脚前进一步，脚跟先落地。②右脚再前进一步，重心移向右脚，左脚脚跟提起。③右脚后退一步，脚尖落地，重心移向右脚跟，左脚脚尖提起，脚跟着地。④左脚脚尖落地，左脚前进一步，右脚再前进一步，脚尖落地。⑤左脚后退一步，脚尖落

地，重心移向左脚，右脚尖提起（图2–134）。脚尖脚跟提起时都必须尽可能向上，使小腿肌、跟腱绷紧。

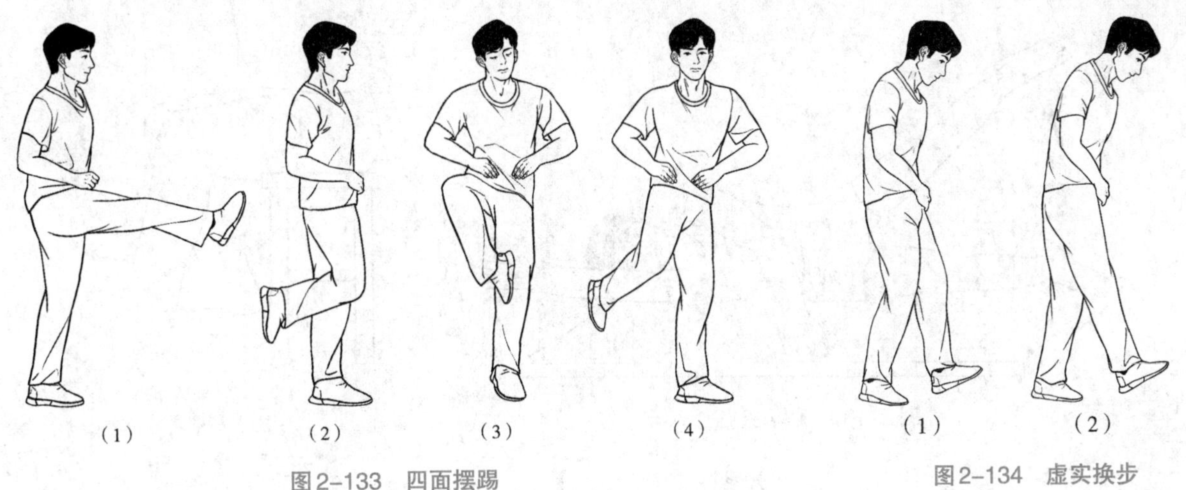

图2–133　四面摆踢

图2–134　虚实换步

6. 仰卧举腿

［作用］增强下肢伸肌力量，防治肌四头肌萎缩，有助于恢复行走功能，是下肢骨折后及腰部疾患引起下肢肌肉萎缩的主要锻炼方法。

［练习方法］预备姿势：仰卧位，腿伸直，两手自然放置体侧。方法如下：做直腿抬举动作。抬举开始时45°，以后锻炼角度可逐渐增大于70°以上，后期还可在踝关节绑沙袋增加重量（图2–135）。下肢骨折患者，前期可先练收缩股四头肌，作为准备阶段，随后逐渐锻炼举腿。

7. 蹬空增力

［作用］使腿部的血液循环畅通，防止下肢肌肉萎缩，有利于消除踝关节因损伤所致的肿胀及改善髋、膝、踝关节伸屈功能。

［练习方法］预备姿势：仰卧位，腿伸直，两手自然放置体侧。方法如下：①屈膝、髋的同时踝关节极度背屈。②向斜上方进行蹬足，并使足趾尽量前屈如抓东西状（图2–136）。

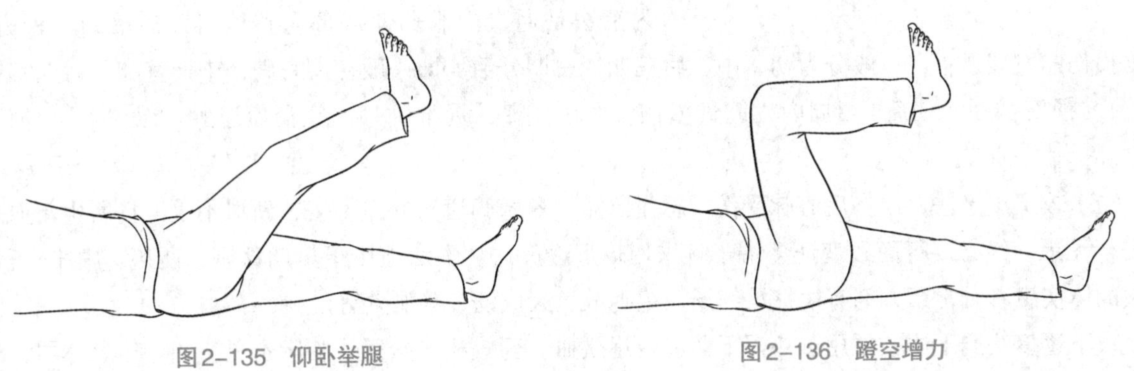

图2–135　仰卧举腿

图2–136　蹬空增力

8. 侧卧外摆

［作用］增强大腿外展肌力量，防止外展肌的萎缩，可与上两势配合进行。

［练习方法］预备姿势：侧卧位，下肢伸直。方法如下：①做下肢外展动作。②还原。通过一个阶段的锻炼可做扇形向外摆动而达到腿外展的位置（图2–137）。

9. 搓滚舒筋

［作用］恢复膝、踝关节骨折损伤后的伸屈功能。

［练习方法］坐于凳上，患足踏在竹管或圆棒上。膝关节前后伸屈，足底滚动竹管（图2–138）。

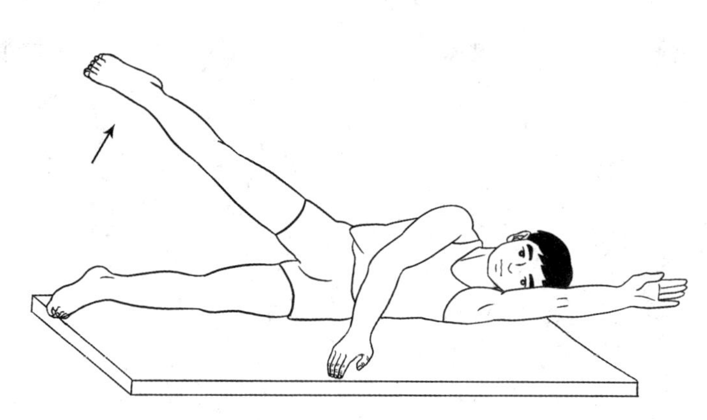

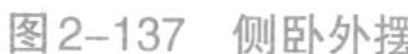

图2-137 侧卧外摆

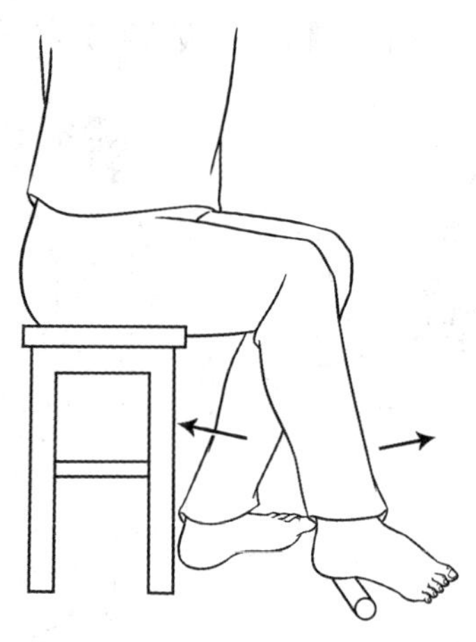

图2-138 搓滚舒筋

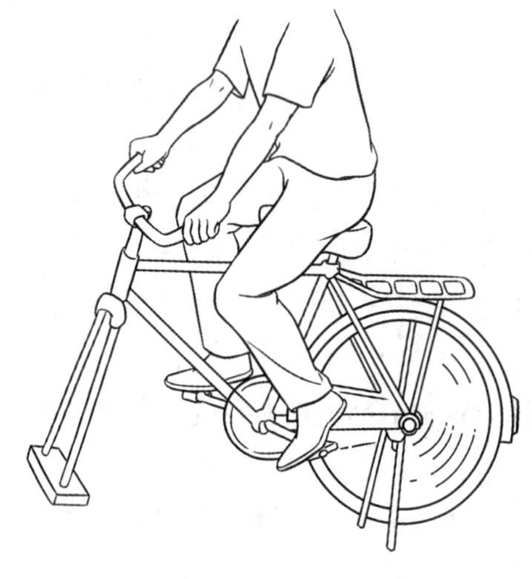

图2-139 蹬车活动

10. 蹬车活动

[作用] 使下肢肌肉及膝踝关节得到锻炼。

[练习方法] 坐在一个特制的练功车上。做蹬车活动，模拟踏自行车（图2-139）。

五、药物疗法

药物是医者的一个重要法宝，骨伤科用药必须从整体观念出发，进行全身辨证施治，做到局部与整体兼顾、外伤与内损并重才能取得良好的效果。骨伤科常用的药物治疗方法有内治法和外治法两种。

（一）内治法

内治法是通过内服药使局部与整体得以兼治的一种方法。根据损伤的发展过程，一般分为初、中、后三期。三期分治，即一般初期宜破，中期宜和，后期宜补。

1. 损伤初期 伤后1~2周内，筋骨损伤，血瘀气滞，局部肿痛，宜消瘀退肿。以“下”“消”法为主。

（1）攻下逐瘀法 损伤后血脉受伤，恶血留滞，壅塞肠道。瘀血不去，新血不生，且所生新血也不能安行无恙，终必妄行而致变证多端。宜采用攻下逐瘀法。本法适用于早期蓄瘀，便秘、腹胀、苔黄、脉数的体实患者。常用方剂有桃核承气汤、鸡鸣散、大成汤、黎洞丸等。

攻下逐瘀法属下法，常用苦寒泻下药以攻逐瘀血，药效相当峻猛，临床不可滥用。年老体弱、气血虚衰、失血过多、慢性劳损患者，以及妇女妊娠、产后及月经期间应当禁用或慎用。

（2）行气活血法 又称行气消瘀法。损伤后气滞血瘀者，宜采用行气活血法。本法适用于气滞血瘀，局部肿痛，无里实热证；或宿伤有瘀血内结但有某种禁忌而不能猛攻急下者。常用方剂有活血化瘀为主的复元活血汤、活血止痛汤；行气为主的柴胡疏肝散、复元通气散；行气与活血并重的膈下逐瘀汤、顺气活血汤等。临床可根据损伤的不同，或重于活血化瘀，或重于行气，或活血与行气并重而灵活选用。

行气活血的方药一般并不峻猛，但过用亦可伤气耗血。如需逐瘀，可与攻下法配合。

（3）清热凉血法 本法包括清热解毒法与凉血止血法。损伤引起的创伤感染，火毒内攻，热邪蕴结或壅聚成毒等证，宜采用清热凉血法。常用的清热解毒方剂有清心丸、五味消毒饮；凉血止血方剂有十灰散、小蓟饮子等。

清热凉血法的方剂以寒凉药物为主，故治疗时应注意防止寒凉太过，引起瘀血内停。血喜温而恶寒，寒则气血凝滞而不行，所以在治疗出血不多的疾病时常与活血化瘀药同用。出血过多时，须辅以补气摄血之法，以防气随血脱，必要时还当结合输血、补液等疗法。

2. 损伤中期　伤后3~6周，局部肿胀基本消退，疼痛逐渐消失，筋骨虽连未坚，以和营生新、接骨续筋为主。

（1）和营止痛法　适用于损伤中期。此时瘀凝、气滞、肿痛尚未尽除，而续用攻下之法又恐伤正气，故治宜和营止痛。常用方剂有和营止痛汤、定痛和血汤、正骨紫金丹、七厘散等。

（2）接骨续筋法　损伤中期，骨位已正，筋已理顺，虽筋骨已有连接，但未坚实，宜采用接骨续筋法。本法使用接骨续筋药，佐以活血祛瘀药。常用方剂有续骨活血汤、新伤续断汤、接骨丹、接骨紫金丹等。

（3）舒筋活络法　本法是使用活血药与祛风通络药，并加理气药，以宣通气血，消除凝滞，舒筋通络。适用于骨折、脱位、伤筋的中期有瘀血凝滞，筋膜粘连，或兼风湿，筋脉发生挛缩、强直，关节屈伸不利者。常用方剂有舒筋活血汤、舒筋汤、蠲痹汤等。

3. 损伤后期　受伤7周以后，因病程长而气血耗损，往往出现虚象，故应采用补法。若损伤日久，复感风寒湿邪，宜采用温经通络法。

（1）补气养血法　本法是使用补气养血药物，使气血旺盛而濡养筋骨的治疗方法。外伤筋骨，内伤气血，以及长期卧床不能经常活动，日久体质虚弱而出现各种气血亏损，故宜采用补气养血法。补气、补血虽各有重点，但亦不能截然分开，气虚可致血虚，血虚可致气损，故在治疗上常补气养血并用。适用于平素气血虚弱或气血耗损较重，筋骨萎软或迟缓愈合者。常用方剂有四君子、四物汤、八珍汤、十全大补汤等。

（2）补养脾胃法　损伤日久，耗伤正气，气血脏腑亏损，加之伤后缺少活动，可导致脾胃虚弱，运化失职，饮食不消，营养之源日绌，故出现四肢疲乏无力、形体虚羸、肌肉萎缩、筋骨损伤修复缓慢、脉象虚弱无力等。治疗宜采用补养脾胃，以促进气血生化，使筋骨肌肉加速恢复。常用方剂有参苓白术散、健脾养胃汤、归脾汤等。

（3）补益肝肾法　又称强壮筋骨法。肝主筋，肾主骨。损伤后期，年老体弱，骨折迟缓愈合，骨质疏松而肝肾虚弱者常采用补益肝肾法。补肾又须区分肾阴、肾阳，但肾阴肾阳又是相互为用的。《景岳全书》说："善补阳者，必于阴中求阳；善补阴者，必于阳中求阴"，即既要看到它们之间的区别，又要看到它们之间的联系。"虚则补其母"，故肝虚者应注意补肾，滋水涵木。常用方剂有壮筋养血汤、生血补髓汤、左归丸、右归丸等。

（4）温经通络法　气血喜温而恶寒，寒则涩而不流，温则流行畅利。本法使用温性、热性的祛风、散寒、除湿药物，并佐以调和营卫或补益肝肾之药，以求驱除留注于骨节经络内的寒湿之邪，使血活筋舒、关节滑利、经络通畅。适用于损伤后气血运行不畅，或因阳气不足，腠理空虚，风寒湿邪乘虚侵袭经络；或筋骨损伤日久失治，气血凝滞，风寒湿邪滞留者。常用方剂有麻桂温经汤、乌头汤、大活络丹、小活络丹等。

（二）外治法

外治法是运用药物直接作用于病变部位以达到治疗目的一种方法，在骨伤科治疗中占有重要的地位。临床外用药物大致可分为敷贴药、搽擦药、熏洗湿敷药与热熨药。

1. 敷贴药　是将药物制剂直接敷贴在损伤局部，使药力发挥作用。常用的有药膏、膏药、药散3种。

（1）药膏　又称敷药。将药碾成细末，然后选加饴糖、蜜、油、水、鲜草药汁、酒、醋或医用凡士林等，调匀如厚糊状，涂敷伤处。

调和剂的选用主要依据病证的情况，如缓急止痛多用饴糖；散瘀消肿用白酒；清热解毒、凉血止血常用鲜药汁；软坚散结用醋。临床常用两种或两种以上的调和剂，如损伤初期的药膏常用饴糖、白酒和水，既可助药物发挥活血散瘀，消肿止痛的作用，又能减少药物的刺激性。

药膏的换药时间可根据病情的变化、肿胀的消退程度、天气的冷热来决定，一般是2~4天换药一次，后期患者亦可酌情延长。凡用水、酒、鲜药汁调敷药时，需随调随用，因其易蒸发，所以应勤换药。生肌拔毒类药物应根据创面情况每隔1~2天换药一次，以免脓水浸淫皮肤。少数患者对外敷药膏过敏而产生接触性皮炎，皮肤奇痒及有丘疹、水疱出现时，应及早停药。

药膏可根据配方和药效分为以下几类：①消瘀退肿止痛类：适用于骨折、伤筋初期肿胀疼痛者。可选用消瘀膏、定痛膏、双柏膏、消肿散等。②舒筋活血类：适用于骨扭挫伤筋中期患者。可选用三色敷药、舒筋活络药膏、活血散等。③接骨续筋类：适用于骨折整复后，位置良好，肿痛消退之中期患者。可选用接骨续筋药膏，外敷接骨散、驳骨散等。④温经通络、祛风除湿类：适用于损伤日久，复感风寒湿者。可用温经通络膏。⑤清热解毒类：适用于伤后感染邪毒，局部红、肿、热、痛者。可选用金黄膏、四黄膏等。⑥生肌拔毒长肉类：适用于局部红肿已消，但创口尚未愈合者。可选用橡皮膏、生肌玉红膏、红油膏等。

（2）膏药　膏药古称为薄贴，是将药物碾成细末配合香油、黄丹或蜂蜡等基质炼制而成，是中医外用药物中的一种特有剂型。

膏药遇温则烊化而具有黏性，能粘贴在患处，应用方便，药效持久，便于收藏携带，经济节约。对含有丹类的膏药，由于X线不能穿透，所以在X线检查时宜取下。

膏药按功用可分为：①治损伤与寒湿类：适用于损伤者，有坚骨壮筋膏；适用于风湿者有狗皮膏、宝珍膏等；适用于损伤兼风湿者有万灵膏、万应膏、损伤风湿膏；适用于陈伤气血凝滞、筋膜粘连者有化坚膏等。②提腐拔毒类：适用于创面溃疡者，有太乙膏、陀僧膏，一般常在创面另加药粉。

（3）药散　又称掺药，是将药物碾成细的粉末，使用时可直接掺于伤口上或加在敷药上。药散按功用可分为：①止血收口类：适用于一般创伤出血。常用的有桃花散、花蕊石散、如意金刀散、金枪铁扇等，以及近年来研制出来的不少止血药粉，都具有收敛止血的作用。②祛腐拔毒类：适用于创面腐肉未去或肉芽过长的患者。常用的为升丹，但纯用升丹则药性太峻猛，往往加入熟石膏粉，如熟石膏与升丹之比为9∶1称九一丹，7∶3是七三丹。对升丹过敏的患者，可用不含有升丹的祛腐拔毒药，如黑虎丹等。③生肌长肉类：适用于脓水稀少，新肉难长的创面。常用的有生肌八宝丹等，也可与祛腐拔毒类散剂掺到一起应用，具有促进新肉生长、促使创口迅速愈合的作用。④温经散寒类：适用于局部寒湿停聚，气血凝滞疼痛，损伤后期者。常用的有丁桂散、桂麝散等，具有温经活血、散风逐寒的作用。⑤活血止痛类：适用于局部瘀血肿痛者，常用的有四生散，有活血止痛的作用。

2. 搽擦药　是配合按摩而涂搽的药。搽擦药可直接涂搽于伤处或在施行理筋手法时配合外用，一般可分为：

（1）酒剂　指外用药酒或外用伤药水，是用药与白酒、醋浸制而成，一般酒醋之比为8∶2。也有单用酒或乙醇溶液泡浸，常用的有活血酒、舒筋止痛水等，具有活血止痛、舒筋活络、追风祛寒作用。

（2）油膏与油剂　用香油把药物熬煎去渣后制成油剂，也可加黄蜡收膏而成油膏。具有温经通络、消散瘀血的作用，适用于关节筋络风寒冷痛等病证，也可在手法及练功前后做局部搽擦。常用的有伤油膏、跌打万花油、活络油膏等。

3. 熏洗湿敷药

（1）热敷熏洗　是将药物置于锅或盆中加水煮沸后，先用热气熏蒸患处，待水温稍减后用药水浸洗患处的一种方法。冬季可在患肢上加盖棉垫，使热能持久，每日2次，每次15~30分钟。具有舒展关节筋络、疏导腠理、流通气血、活血止痛的作用。适用于关节强直拘挛、酸痛麻木或损伤兼夹风湿者，多用于四肢关节的损伤，对腰背部可视具体情况酌用。新伤瘀血积聚者，用散瘀和伤汤、海桐皮汤、舒筋活血洗方；陈伤风湿冷痛及瘀血已初步消散者，用八仙逍遥汤、上肢损伤洗方、下肢损伤洗方等。

（2）湿敷洗涤　是把药物煎成水溶液，湿敷洗涤创口或感染伤口。常用的有野菊花煎水、2%~20%黄柏溶液，以及蒲公英鲜药煎汁等。

4. 热熨药　热熨法是一种热疗的方法。是选用温经祛寒、行气活血止痛的药物，加热后用布包裹，热熨患处，借助其热力作用于局部，适用于不易外洗的腰脊躯体之新伤、陈伤。主要有下列几种：

（1）坎离砂　用铁砂加热后与醋水煎成的药汁搅拌后制成，临用时加醋少许拌匀置布袋中，数分钟内会自然发热，热熨患处，适用于陈伤兼有风湿证。

（2）熨药　将药置于药袋中，扎好袋口放在锅中蒸气加热后熨患处，适用于各种风寒湿肿痛证。常用的有正骨熨药。

（3）其他　如用粗盐、黄沙、米糠、麦皮、吴茱萸等炒热后装入布袋中热敷患处，简便有效，适用于各种风寒湿型的筋骨痹痛、腹胀痛、尿潴留等病证。

六、其他治疗方法

（一）封闭疗法

封闭疗法是在损伤或有病变的部位，注射局部麻醉药或加其他药物进行治疗的一种方法。是治疗伤筋的有效方法，有时也可作为一种诊断手段。作用原理为阻断疼痛传导、改善局部的血液循环及营养状态、促进炎症吸收、软化瘢痕、减少粘连。

1. 常用药物与剂量

（1）局部麻醉药　1%利多卡因溶液2~5ml。

（2）类固醇类药物　醋酸泼尼松龙12.5mg或地塞米松5~10mg。

（3）活血中药针剂　复方丹参注射液2~6ml或复方当归注射液2~6ml。

2. 适应证与禁忌证

（1）适应证　肌肉、韧带、筋膜、腱膜、滑囊因外伤或退行性改变疼痛者均可注射。常用于下列疾病：扳机指、桡骨茎突狭窄性腱鞘炎、肱二头肌腱鞘炎、冈上肌腱炎、跟腱炎、跖筋膜炎等；网球肘、肩周炎；手指关节、膝关节、踝关节侧副韧带或脊柱棘间、棘上韧带劳损；三角肌下滑囊炎、跟腱滑囊炎、髌前滑囊炎、坐骨结节滑囊炎等；腕背、足背腱鞘囊肿；退行性关节炎、肋软骨炎、腕管综合征、陈旧性三角纤维软骨损伤。

（2）禁忌证　骨关节结核，化脓性关节炎及骨髓炎，骨肿瘤及骨折的恢复期。

3. 注射部位

（1）痛点封闭　在体表压痛最明显处注射。

（2）鞘内封闭　将药物注入腱鞘内。有消炎、松解粘连、缓解疼痛的作用，常用于屈指肌腱炎、桡骨茎突狭窄性腱鞘炎等。

（3）硬膜外封闭　将药物注入椎管内硬膜外腔中。可消肿，减轻炎症反应，使疼痛缓解，常用于腰椎间盘突出症、椎管狭窄症等。

（4）神经根封闭　将药物注入神经根部，以缓解疼痛，可用于颈椎病等。

4. 注意事项

（1）诊断必须明确　掌握适应证和禁忌证。

（2）封闭部位应准确　腱鞘炎封闭时，应将药物注入鞘管内；肌腱炎时封闭压痛区的肌腱及其附着的骨骼处；筋膜炎只封闭有压痛的筋膜；滑囊炎应将药物注入囊内。

（3）严格无菌操作　因封闭部位多在肌肉、肌腱、韧带附着于骨骼处，一旦感染，后果极严重。

（4）合理用药　只要注射部位准确，少量药物就可生效。类固醇用量过多、用期过长，还可在后期引起骨质疏松、骨缺血坏死、肌腱变性等并发症。

（5）观察反应　一般封闭后，疼痛即刻消失。如果封闭在张力大的区域，或者封闭区出血，疼痛会加重，尤其是当天夜间，待消肿以后，疼痛才逐渐消失。

（二）物理疗法

物理疗法是指应用各种物理因素作用于人体从而达到防治疾病目的的方法。伤科常用的物理疗法如下。

1. 电疗法　包括直流电疗法、低频脉冲电疗法、中频正弦电疗法、高频电疗法。其中直流电疗法可用于促进骨生长；低频脉冲电疗法用于废用性肌萎缩、肌无力、肌劳损、神经炎、神经麻痹、神经痛、肩周炎等；中频正弦电疗法适用于局部血循环障碍性疾病（缺血性肌痉挛）、关节肌肉疾病（颈椎病、各种软组织损伤）、周围神经疾病（如神经炎、神经痛、周围神经损伤）；高频电疗法适用于各种炎症、神经痛、外伤、肩周炎、腰肌劳损、扭挫伤等。

2. 磁疗法　指利用磁场作用于人体一定部位或穴位，达到治疗目的的方法。适用于神经痛、各种筋伤（颈椎病、扭挫伤、腰肌劳损、肩周炎、滑囊炎、腱鞘炎等）。

3. 光疗法　指利用日光或人工光线（紫外线、红外线）预防和治疗疾病的方法。主要有紫外线疗法和红外线疗法两种。

（1）紫外线疗法　适用于各种炎症，如创伤性关节炎、骨折、神经痛、急性腱鞘炎、神经炎、急性滑囊炎等。全身严重疾病，如血友病、恶性肿瘤、重度肝肾功能不全、活动性肺结核等禁用。

（2）红外线疗法　适用于各种慢性筋伤、风湿性关节炎、痉挛性麻痹等。但伴有活动性肺结核、闭塞性脉管炎、高热、重度动脉硬化等疾病禁用。

4. 超声疗法　指利用超声波达到治疗疾病目的的方法。适用于各种慢性筋伤，以及各类炎症疾病，如骨性关节炎、肩周炎、腱鞘炎、网球肘、滑囊炎、感染性多发性神经根炎等。

5. 传导热疗法　传导热疗法即温热疗法（简称热疗），是一种将加热后的介质（水、沙、盐、蜡、泥、中药等）直接作用于机体，治疗疾病的方法，也是一种简便、经济、安全、有效、使用最多的物理疗法。

2种以上理疗方法综合应用的目的是利用物理因素的协同或相加作用以增强疗效。复合疗法：即同时在同一患者或同一部位，进行2种以上的方法；联合疗法：先后连续应用2种以上的理疗方法；交替联合疗法：是两疗法间隔时间较长的联合作用，也即是交替应用。

加剧反应的发生和处理 在某些理疗过程中，出现病状、体征恶化现象。这种加剧反应一般不需特殊处理，多在理疗进行中自然消退。局部加剧反应如持续1周以上，或症状进一步加重，则宜减少剂量，延长时间，或停止理疗。全身加剧反应时应停止数日，从小剂量开始或更换其他理疗方法。

（三）小针刀疗法

小针刀疗法是在中医的针刺疗法和现代外科手术疗法的基础上发展起来的，将针和刀融为一体，直接对病变局部进行操作从而改善局部粘连的一种治疗方法。具有痛苦小、见效快、简便经济的特点。

1. 适应证

（1）损伤后遗症　陈旧性骨折后遗症，损伤后出现的肌肉挛缩、酸麻痛胀及功能障碍等。

（2）腱鞘炎　对狭窄性腱鞘炎、腕管综合征等有较好的效果。

（3）部分骨质增生。

2. 禁忌证

局部治疗部位有感染、脓肿、红肿灼热、肌肉坏死者；患部有重要神经、血管者；有全身发热、严重内脏疾病、血友病者禁用。

3. 注意事项

（1）施术时注意避开重要血管、神经、脏器等。

（2）严格掌握适应证和禁忌证。

（3）防止晕针休克，尤其是体质差或精神紧张者。

（4）防止断针。

（四）针灸疗法

见针灸学课程。

第五节　创伤急救

自然灾害（如地震、台风、泥石流）、生产或交通事故、高空坠落及战争时期，都可能造成短时间内出现大批的伤员，需要及时进行抢救，这就要求救护人员必须熟练掌握创伤急救知识与救护技能，做到快抢、快救、快送。

一、骨折的急救

骨伤科急症患者以外伤为主，常表现为多发伤和复合伤，伤势危重、复杂，如果处理不当或者拖延时间，将加重病情或错过治疗时机，严重者将增加伤残率甚至危及患者生命。因此，应迅速全面检查，尽快安全地将伤员转送至医院进行妥善的治疗。

（一）骨折急救的原则

为维持患者的生命，避免继发性损伤，防止出现伤口感染，在伤科急救过程中，一般遵循“先抢后救、先重后轻、先急后缓、先近后远”的原则进行。

（二）骨折急救程序

骨折患者急救过程中，要注重整体观察，防止被局部伤口迷惑，应当首先查出危及生命和可能致残的急重伤员。

1. 到达现场，询问病史，迅速判断事故现场的基本情况　了解患者受伤的部位，暴力作用的方式、受伤持续时间等。

2. 判断伤情　主要包括以下几个方面。

（1）观察全身变化　①判断意识：呼唤伤员，轻拍患者肩部，10秒内无任何反应的视为昏迷。如表情淡漠，反应迟钝，不合情理地烦躁均提示伤情严重，可能出现休克。②判断脉搏：可通过触摸桡动脉、颈动脉、肱动脉等判断是否存在异常脉搏。如脉搏增快（≥100次/分）、脉搏减慢（≤60次/分）、脉搏消失（即不能触到脉搏）等。③判断患者呼吸道有无阻塞，是否存在发绀、异常呼吸等情况。

（2）检查局部体征　主要检查局部肿胀、压痛、畸形、异常活动、骨擦音等，了解骨折情况。凡有神志不清、瞳孔改变、耳鼻道流血、眼结膜瘀血，以及神经系统症状者，应考虑颅脑损伤。检查胸腹部时，应结合全身情况初步判断有无内脏损伤。

3. 止血　伤口大量出血是伤科患者病情加重或致死的重要原因，急救现场应当尽快发现出血部位，根据出血类型，采取适当措施进行止血。一般以局部加压包扎为主，尽量少用止血带。常用的止血方法如下。

（1）一般止血法　对于较小创口的出血，可用生理盐水冲洗后，覆盖无菌纱布，再用绷带加压包扎。

（2）指压止血法　动脉出血最迅速的一种临时止血法，在较大的动脉出血后，用拇指压住出血的血管上方（近心端），使血管被压闭住，中断血流。仅用于患者急救，压迫时间不宜过长。根据不同的出血部位采用不同的指压止血法（图2-140）。

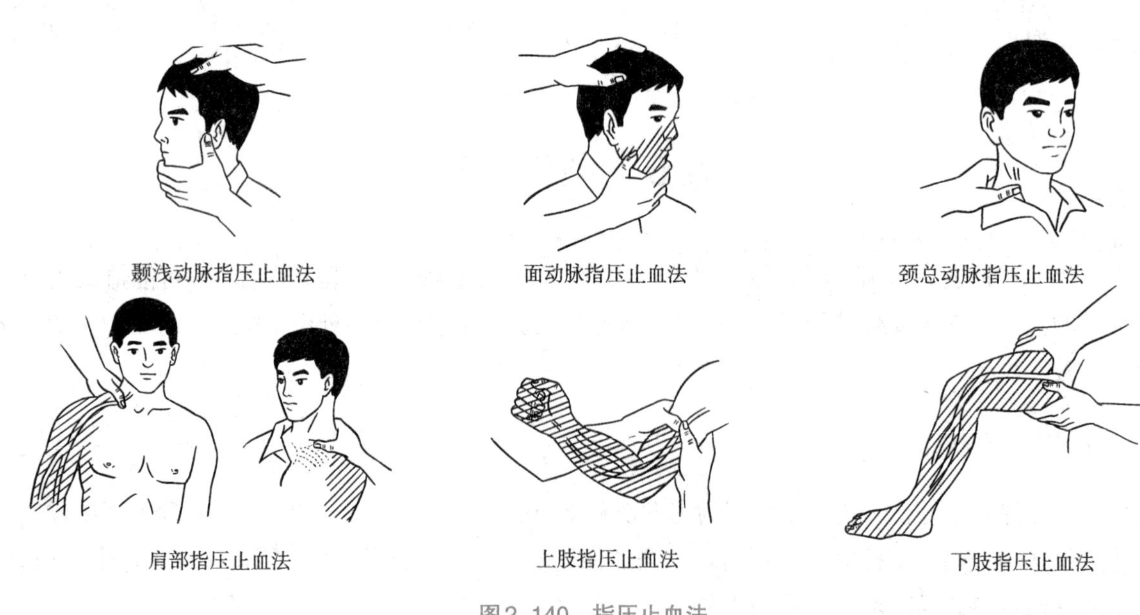

图2-140　指压止血法

①颞浅动脉止血法：一手固定伤员头部，用另一手拇指垂直压迫耳屏上方凹陷处，可感觉到动脉搏动，其余四指同时托住下颌，可用于同侧头皮及前额、颞部的出血。

②颌外动脉止血法：一手固定伤员头部，用另一手拇指在下颌角前上方约1.5cm处，向下颌骨方向垂直压迫，其余四指托住下颌，可用于颌部及颜面部的出血。

③颈动脉止血法：用拇指在甲状软骨、环状软骨外侧与胸锁乳突肌前缘之间的沟内搏动处，向颈椎方向压迫，其余四指固定在伤员的颈后部。主要适用于头、颈、面部大出血，压迫其他部位无效时。但

此处压迫止血时间不宜过长，且不能同时压迫两侧颈动脉，防止出现脑部缺血。

④锁骨下动脉止血法：用拇指在锁骨上窝搏动处向下垂直压迫，其余四指固定肩部。可用于肩部、眼窝或上肢出血。

⑤肱动脉止血法：一手握住伤员伤肢的腕部，将上肢外展外旋，并屈肘抬高上肢；另一手拇指在上臂肱二头肌内侧沟搏动处，向肱骨方向垂直压迫。可用于手、前臂及上臂中或远端出血。

⑥尺、桡动脉止血法：双手拇指分别在腕横纹上方两侧动脉搏动处垂直压迫，可止住手部的出血。

⑦股动脉止血法：用两手拇指重叠放在腹股沟韧带中点稍下方、大腿根部搏动处用力垂直向下压迫。可用于大腿、小腿或足部的出血。

⑧腘动脉止血法：用一手拇指在腘窝横纹中点处向下垂直压迫。可用于小腿或足部出血。

⑨足背动脉与胫后动脉止血法：用两手拇指分别压迫足背中间近踝关节处（足背动脉），以及足跟内侧与内踝之间处（胫后动脉）。主要用于足部出血。

⑩指动脉止血法：用一手拇指与食指分别压迫指根部两侧，用于手指出血。

（3）填塞止血法　用于中等动脉，大、中静脉损伤出血，或伤口较深、出血严重时，不能采用指压止血法或止血带止血法的出血部位。主要采用无菌的棉垫、纱布等，紧紧填塞于伤口内，再用绷带或三角巾等进行加压包扎，松紧以达到止血目的为度。3~4天后，待出血停止时，重新更换填塞的纱块。

（4）加压包扎止血法　用于小动脉及静脉或毛细血管的出血。但伤口内有碎骨片时，禁用此法，以免加重损伤。可在伤口覆盖无菌敷料后，用纱布、棉花、毛巾、衣服等折叠成相应大小的垫，置于无菌敷料上面，再用绷带、三角巾等紧紧包扎，但不能阻断肢体的血液循环，应以停止出血为度。进行止血时，应先将患肢抬高，绷带要从肢体远端向近端包扎，范围超出2~3个横指（图2-141）。

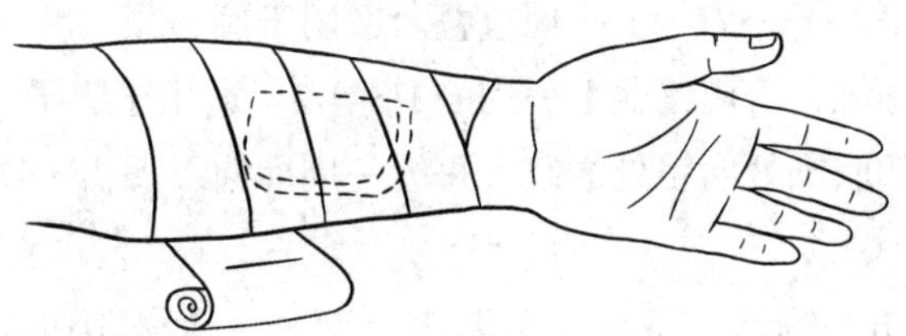

图2-141　加压包扎止血法

（5）止血带止血法　通过压迫血管阻断血行来达到止血目的，是用于大出血急救时简单、有效的止血方法。主要采用橡皮管或胶管止血带将血管压瘪而达到止血的目的。这种止血方法较牢固、可靠，但只能用于四肢动脉大出血（图2-142）。

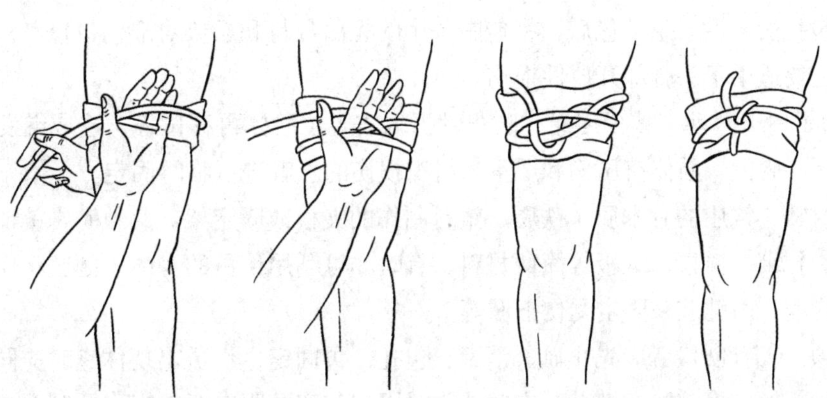

图2-142　止血带止血法

止血带结扎法：选定止血带的部位后，应先在该处垫好布条，把止血带拉紧，缠肢体两周打结，松紧要适宜，以观察伤口不出血为度。

使用止血带时应注意的问题：①止血带绑扎位置应在伤口的上方（近心端），并尽量靠近伤口，以上臂的上1/3和大腿上中部为好，小腿和前臂禁止上止血带。上臂的中1/3部位亦不能上止血带，以避免引起桡神经损伤而致手臂瘫痪。②上止血带前，要先用毛巾或其他布片、棉絮作垫，止血带不要直接扎在皮肤上；紧急时，可将裤脚或袖口卷起，止血带扎在其上。③要扎得松紧合适，过紧易损伤神经，过松则不能达到止血的目的。一般以不能摸到远端动脉搏动或出血停止为度。④结扎时间过久，可引起肢体缺血坏死。因此要每隔1小时（上肢或下肢）放松2~3分钟，待肢体组织有新鲜血液渗出时，再重新扎上。⑤要有上止血带的标志，注明上止血带的时间和部位。用止血带止血的伤员应尽快送医院处置，防止出血处远端的肢体因缺血而导致坏死。

（6）屈肢加垫止血法　当前臂或小腿出血时，可在肘窝、膝窝内放以纱布垫、棉花团或毛巾、衣服等物品，屈曲关节，用三角巾做“8”字形固定。但骨折或关节脱位者不能使用。

4. 包扎　包扎是利用敷料、绷带、三角巾、急救包、多头带等材料包扎止血、保护创面、减少感染机会、防止自我损伤、吸收创液、限制活动、使病人保持安静、促进受伤组织愈合的急救方法，是损伤急救的主要技术之一。急救现场没有医用包扎材料时，亦可用毛巾、衣物等代替。包扎动作应力求熟练、软柔，松紧应适宜。包扎完毕后应当观察肢体远端血液循环情况，若完全阻断，应予放松，重新包扎。一般伤口可用消毒纱布或清洁的毛巾、布类等覆盖创面，外用绷带或布条等包扎。对开放性气胸应及时进行密封包扎，以阻断气体从伤口进出而改善呼吸。常用的包扎方法如下。

（1）绷带包扎法

①环形包扎法：环形缠绕，下一周与上一周重叠。适用于额、颈、腕及踝部的固定。

②螺旋形包扎法：螺旋缠绕，每周覆盖上一周的1/3~1/2。适用于躯干、四肢等处。

③螺旋反折包扎法：由四肢细处向粗处缠绕，每缠一周即向下反折一次。适用于肢体粗细不均的部位，如小腿、前臂。

④8字环形包扎法：先用环绕法，斜过关节时上下交替，于关节处交叉，并覆盖上一周的1/3或1/2。适用于关节的包扎。

（2）三角巾包扎法　三角巾制作简单，使用方便，容易掌握且包扎面积大，主要适用于头面胸腹四肢等全身各部位。基本要领：三角巾角要拉紧，结要打牢，包扎要贴实，松紧要适宜。

（3）多头带包扎法　操作时，先将多头带中心对准覆盖好敷料的伤口，然后将两边的各个头分别拉向对侧打结。主要适用于头面部较小的创面和胸腹部的包扎。

（4）急救包包扎法　拆开急救包后，将包中备用的无菌敷料和压垫对准伤口覆盖，再按照三角巾包扎法将带系好。主要适用于头胸部开放性损伤。

5. 固定　为了便于搬动，减少疼痛，防止骨折端或脱位肢体再移位等，造成继发性损伤，急救时需要对怀疑有骨折、脱位、肢体挤压伤和严重软组织损伤的患者进行临时固定。

（1）固定的材料　常用的有木质、铁质、塑料制作的夹板或固定架。急救时常就地取材，选用长短宽窄合适的木板、竹竿、树枝、纸板等简便材料，有时亦可利用伤员的身体、健肢将伤肢固定，如将受伤的上肢固定于胸前，用健肢来固定受伤下肢等。

（2）注意事项　①有创口者应先止血、消毒、包扎，再固定，伤员出现休克时应同时抢救。②对大腿、小腿及脊柱骨折者，不宜随意搬动，应就地临时固定。四肢固定要露出指（趾）尖，以便随时观察末梢血液循环。如果指（趾）尖苍白、发凉、发麻或发紫，说明固定太紧，要松开重新调整固定压力。

脊柱骨折要将伤员平抬平放在硬板上再给予固定。肋骨骨折要注意有无血气胸发生。对没有明显呼吸困难的肋骨骨折，可在呼气未了时用宽胶布或三角巾紧贴胸廓扎好，以便限制呼吸运动，减少痛苦。③固定前应先用布料、棉花、毛巾等铺垫在夹板上，以免损伤皮肤。④夹板应放在骨折部位的下方或两侧，最好固定上下各一个关节。⑤用绷带固定夹板时，应先从骨折下部缠起，以减少伤肢充血水肿。⑥固定松紧应适宜。

6. 搬运（转送）　骨折外伤经过止血、包扎、固定等急救处理后，应及时对伤员进行转送，在转送过程中应该采用正确的搬运方法，防止不合理的扶、拉、搬动而导致伤情加重或伤害神经。

（1）搬运伤员常用的工具

①升降担架、走轮担架：为目前救护车内装备的担架，符合病情需要，便于患者与伤员躺卧。因担架自身重量较重，搬运时费力。

②铲式担架：铲式担架由左右两片铝合金板组成。搬运伤员时，先将伤员放置在平卧位，固定颈部，然后分别将担架的左右两片从伤员侧面插入背部，扣合后再搬运。

③负压充气垫式固定担架：使用负压充气垫式固定担架是搬运多发骨折及脊柱损伤伤员的最好工具。充气垫可以适当地固定伤员的全身。使用时先将垫充气后铺平，将伤员放在垫内，抽出袋内空气，气垫即可变硬，同时伤员就被牢靠固定在其中，并可在搬运途中始终保持稳定。

（2）不同部位外伤的搬运方法　常用的搬运有徒手搬运和担架搬运两种。可根据伤者的伤势轻重和运送的距离远近而选择合适的搬运方法。徒手搬运法适用于伤势较轻且运送距离较近的伤者，担架搬运法适用于伤势较重、不宜徒手搬运、且转运距离较远的伤者。

①四肢骨折：上肢损伤时，应鼓励患者自己行走；下肢损伤者应固定后再搬运，一般轻伤员可以搀扶、抱扶和背负。常用的方法有扶持法、抱持法、背负法、椅托法、桥扛法、拉车法等。

②脊柱损伤：搬动时要固定损伤部位，避免脊柱屈曲和扭转，不可采用一人抱肩一人抬腿，不可使伤员仰卧位采用雨布或被单搬运，以免引起脊髓损伤，并发瘫痪。

③胸腰段脊柱损伤：可采用三人搬运法，即三人并排蹲在伤员的同侧，用手分别托住伤员的头、肩、腰部和臀部及并拢的双下肢，同时保持平卧姿势下同步抬起，三人步调一致地向前行进。亦可由2~3人循伤员躯体的纵轴，轻轻就地滚转，将伤员移动到担架上或木板上，脊柱损伤处垫一小垫或衣服。

④颈椎损伤：应由4人搬运，其中一人负责头部及颈部的牵拉固定，使头部与身体成直线而不伸屈或旋转。

（3）搬运时注意事项

①搬运动作要轻巧、迅速、尽量减少震动和颠簸。

②搬运前应做好伤员的初步急救处理，一般要先止血、包扎、固定，再搬运。

③搬运过程中随时观察患者伤情变化，及时处理。

二、开放性骨折的处理

开放性骨折是指骨折部位的皮肤及皮下软组织损伤破裂，骨折断端和外界相通。由于开放性骨折病情较为复杂，治疗更加困难，其预后与早期处理关系极为密切。因此，应将预防感染作为早期治疗的主要目的，防止再次损伤、污染，以免给日后的治疗带来很多困难，甚至造成肢体严重残疾。

1. 开放性骨折的分类　按创口大小、软组织损伤的轻重、污染程度和骨折端外露情况，可将开放性骨折分为3度。

Ⅰ度：皮肤被自内向外的骨折端刺破，创口在3cm以下，软组织挫伤轻微，无明显污染和骨折端外露。

Ⅱ度：创口长3~15cm，骨折端外露，有中等程度的软组织损伤，污染明显。

Ⅲ度：创口在15cm以上，骨折端外露，软组织毁损，常合并神经、血管损伤，污染严重。

课堂互动 2–3

骨关节感染将给患者带来哪些不良影响？

答案解析

2. 开放性骨折的处理措施

（1）清创越早，感染的机会越少，治疗效果越好。在全身情况允许的条件下，开放性骨折清创应争取在6~8小时内处理，延误时间既会增加患者的痛苦和失血量，也会增加感染的机会。

（2）骨折的处理中，骨表面或髓腔内的污染物，可用咬骨钳咬除或刮匙清除，并用大量生理盐水冲洗。游离小碎骨片应予摘除，凡与软组织和骨膜相连的骨片，尤其是大骨片均应保留，以免造成骨缺损。骨折复位固定时，根据骨折类型选择适当的内固定方法。固定方法以最简单、最快捷为宜，必要时术后可适当加用外固定。Ⅲ度开放性骨折及Ⅱ度开放性骨折清创时间超过伤后6~8小时者不宜使用内固定，可选用外固定器固定。对有污染的神经，可将其鞘膜连同污染一并切除，但勿切伤或切除神经，如创口污染明显，可用黑丝线将神经断端定位缝合在附近的软组织上，留待二期缝合。主要血管损伤，应积极采取措施，予以修补或吻合；次要血管损伤，无条件修复时，可予结扎。

（3）关节创伤的处理，要彻底清除关节内的坏死组织和异物，用大量生理盐水冲洗关节腔。尽量保留关节囊，并予严密缝合，然后置入持续灌注管，术后做持续灌注、负压吸引。

（4）闭合创口争取一期缝合是将开放性骨折转化为闭合性骨折的关键，也是清创术争取达到的主要目的。对于Ⅰ、Ⅱ度开放性骨折，清创后，大多数创口能一期闭合。Ⅲ度开放性骨折应争取在彻底清创后采用各种不同的方法，尽可能地一期闭合创口。如伤口中软组织损伤严重，一时无法完全确定组织坏死情况，感染的机会较大，清创后可将周围软组织覆盖骨折处，敞开创口，用无菌敷料湿敷，观察3~5天，再次清创，彻底切除失活组织，进行游离植皮。缝合创口的方法有直接缝合、植皮、肌瓣转移及其他皮瓣移植等。

（5）术后抗生素的应用对预防伤口的感染有一定的作用，但不能把防止伤口感染完全寄托于大量使用抗生素上，应重在创面及骨折的处理上。还应观察患者全身及伤口局部情况，如伤口已感染时，应及时拆除伤口缝线或另做切口进行引流。内固定仍有固定效果，则不轻易取出，患肢牵引或石膏固定要妥善保护。

三、常见创伤的急救处理

（一）骨筋膜间隔区综合征

又称急性筋膜间室综合征、骨筋膜室综合征等，是由骨、骨间膜、肌间隔和深筋膜形成的骨筋膜室内肌肉和神经因急性缺血、缺氧而产生的一系列早期的症状和体征。多发生于前臂、小腿等部位。

【病因病机】

凡引起骨、筋膜间隙内容物体积增加、压力增高或使筋膜间隔区的容积减小，致其内容物体积相对增加者，均可发生筋膜间隙综合征。根据其临床特点，主要分为濒临缺血性肌挛缩期（缺血早期）、缺血性肌挛缩、坏疽等3个阶段。常见的原因有肢体的挤压伤、肢体血管损伤、肢体骨折内出血、石膏或夹板固定不当等。

【诊断要点】

1. 病史　患者多有肢体骨折脱位或较严重的软组织损伤史，或由于伤后处理不当或延误治疗引起。

2. 症状与体征　早期临床表现以局部为主，只在肌肉缺血较久，已发生广泛坏死时，才出现全身症状，如体温升高、脉搏加快、血压下降、白细胞计数增多、血沉加快、尿中出现肌球蛋白等。①疼痛：创伤后肢体持续性剧烈疼痛，且进行性加剧，为本征最早期的症状，是骨筋膜室内神经受压和缺血的重要表现。神经组织对缺血最敏感，感觉纤维出现症状最早，必须对此予以足够重视，及时诊断和处理。至晚期，当缺血严重，神经功能丧失后，感觉即消失，即无疼痛。②指或趾呈屈曲状态，肌力减弱。被动牵伸指或趾时，可引起剧烈疼痛，为肌肉缺血的早期表现。③骨筋膜室表面皮肤略红，温度稍高，肿胀，有严重压痛，触诊可感到室内张力增高。④远侧脉搏和毛细血管充盈时间正常。但应特别注意，骨筋膜室内组织压上升到一定程度：前臂8.66kPa（65mmHg）、小腿7.33kPa（55mmHg），就能使供给肌血运的小动脉关闭，但此压力远远低于患者的收缩血压，因此还不足以影响肢体主要动脉的血流。此时，远侧动脉搏动虽然存在，指、趾毛细血管充盈时间仍属正常，但肌肉已发生缺血，所以肢体远侧动脉搏动存在并不是安全的指标，应结合其他临床表现进行观察分析，协助诊断。

以上症状和体征并非固定不变。若不及时处理，缺血将继续加重，发展为缺血性肌挛缩和坏疽，症状和体征也将随之改变。缺血性肌挛缩的5个主要临床表现，可记成5个“P”：①持续性疼痛（pain）。②患肢苍白（pallor）。③感觉异常（paresthesia）。④麻痹（paralysis）。⑤无脉（pulsessness）。

【治疗】

骨筋膜室综合征的后果十分严重，神经干及肌肉坏死致肢体畸形及神经麻痹，且修复困难。应早期诊断，早期治疗，减压彻底，减小伤残率，避免并发症。

（1）早期处理　及时制动，放松一切敷料、夹板或石膏型，抬高患肢至心脏水平，严密观察。

（2）药物治疗　可采用地塞米松、山莨菪碱等静脉滴注，或甘露醇快速静脉滴注。对于存在感染可能的患者，宜在细菌培养及药物敏感试验指导下用药。可使用青霉素、庆大霉素等静脉滴注，或TAT1500U肌内注射。

（3）纠正水电解质紊乱，防止毒素进入全身引起中毒性休克和肾功能衰竭。

（4）筋膜切开减压术　本病一经确诊，应立即切开筋膜减压。早期彻底切开筋膜减压是防止肌肉和神经发生缺血性坏死的唯一有效方法。切开的皮肤一般多因张力过大而不能缝合。可用凡士林纱布松松填塞，外用无菌敷料包好，待消肿后行延期缝合，或应用游离皮片移植闭合伤口。切不可勉强缝合皮肤，失去切开减压的作用。

（二）创伤性休克

创伤性休克是由于机体遭受剧烈打击后，发生了重要脏器损伤、严重出血等情况，使患者有效循环血量锐减，微循环灌注不足；以及创伤后的剧烈疼痛、恐惧等多种因素综合形成的机体代偿失调的综合征。

【病因病机】

造成创伤性休克的主要因素为外伤，其常见病因分为交通事故伤、机器损伤、坠落伤、其他伤等四类。

创伤性休克伴有大量的体液丢失，并在血管外间隙有大量的体液被隔离开，更多地激活炎性介质，并且会发展成为急性炎症反应综合征。微循环障碍（缺血、瘀血、弥散性血管内凝血）致微循环动脉血灌流不足，重要的生命器官因缺氧而发生功能和代谢障碍，是各型休克的共同规律。休克时微循环的变化，大致可分为三期，即微循环缺血期、微循环瘀血期和微循环凝血期。

【诊断要点】

1. 病史　多存在较严重的外伤或出血史。

2. 症状与体征　患者遭受大量失血、失水或严重创伤时，均应想到休克发生的可能。在观察过程中，如发现患者有精神兴奋、烦躁不安、出冷汗、心率加速、脉压缩小、尿量减少等，即应认为已有休克，患者具有典型的“5P”征：即皮肤苍白、冷汗、神志淡漠、脉搏微弱、呼吸急促等。在不同阶段临床表现有差异：①早期症状（休克早期）；表情紧张或兴奋，面色变白，皮肤湿冷，脉搏变快，呼吸加速，尿量开始减少，血压正常或稍高，脉压差缩小，中心静脉压正常。②典型休克表现（休克期）：神志淡漠或烦躁不安，反应迟钝甚至昏迷，口唇与肢端发绀，出冷汗，脉细数（大于100~120次/分），血压下降，收缩压小于80mmHg（或基础压下降大于20%），脉压差小于20mmHg，中心静脉压低于4.5mmHg，尿少（常少于20ml/h）。③微循环障碍表现（DIC）：皮肤苍白、花斑或发绀，肢端湿冷，或全身广泛出血，脉搏不清，血压测不到，中心静脉压低于4.5mmHg或者高于18.0mmHg，无尿，神志昏迷，呼吸困难。

3. 辅助检查

（1）尿量　是观察休克的主要指标，正常人为50ml/h，休克时每小时尿量一般少于25ml。

（2）测定血电解质　测定钾、钠、氯，了解电解质有无紊乱。

（3）中心静脉压　在低血压情况下，中心静脉压低于0.49kPa（5cmH_2O）时，表示血容量不足；高于1.47kPa（15cmH_2O）时，则提示心功能不全、静脉血管床过度收缩或肺循环阻力增加；高于1.96kPa（20cmH_2O）时，则表示有充血性心力衰竭。连续测定中心静脉压和观察其变化，要比单凭一次测定所得的结果可靠。

（4）血气分析　呈代谢性酸中毒改变。

（5）DIC（弥散性血管内凝血）的实验室检查　血小板计数低于80×10^9/L，纤维蛋白少于1.5g/L，凝血酶原时间较正常延长3秒以上，以及鱼精蛋白副凝固试验（3P试验）阳性，即可确诊为DIC。

【治疗】

治疗原发疾病是消除创伤性休克病因的关键。基本治疗原则：①尽早去除引起休克的原因。②尽快恢复有效循环血量，将前负荷调整至最佳水平。③纠正微循环障碍。④增进心脏功能。⑤恢复人体的正常代谢。治疗中，应当积极解除微循环内因血管收缩所致的组织灌注不良，只有组织器官能得到充分的血液供应其功能才能够得到恢复。因此，休克时扩张血管药物的应用远比收缩血管的药物更为合理。

1. 对严重创伤的院前急救　重点是保护呼吸道通畅，止住活动性的外出血，最大限度地限制患者活动，做好伤肢外固定和补充血容量预防严重创伤引起的低血容量休克。对外出血以压迫包扎为主；内出血在急救现场则很难确诊。因此，休克若不十分严重，能在30分钟内到达治疗单位时就不应在现场输液，以免耽误过多时间；如果需要输液，必须将肢体和输液针头固定牢固以免途中脱出。

2. 休克的氧疗　足量的通气及充分的血氧饱和度是抢救低血容量休克伤员的关键辅助措施之一。伤员在缺血的基础上再加上低氧血症或高碳酸血症，势必增加休克复苏的难度，故应尽快给予高浓度、高流量面罩吸氧。

3. 休克的药物治疗 ①血管扩张剂：常用的有多巴胺、酚妥拉明、异丙基肾上腺素、山莨菪碱等。②吗啡受体拮抗药盐酸纳洛酮，为特异性吗啡受体拮抗药。

4. 休克的手术复苏 紧急情况下，在急诊科就地手术是一种救命性复苏措施，对出血性休克病员的抢救性外科手术是起决定性的治疗措施，是休克复苏不可分割的一部分。

5. 抗休克裤的应用 抗休克裤是近十几年来抢救创伤失血性休克的一个新进展，挽救了不少的严重低血容量休克的伤员。

（三）挤压综合征

人体四肢或躯干等肌肉丰富的部位遭受重物（如石块、土方等）长时间的挤压，在挤压解除后出现身体一系列的病理生理改变称之为挤压综合征。临床上主要表现为以肢体肿胀、肌红蛋白尿、高血钾为特点的急性肾功能衰竭。如不及时处理，后果常较为严重，甚至导致患者死亡。

【病因病机】

多发生于房屋倒塌、工程塌方、交通事故等意外伤害中。在战争、发生强烈地震等严重灾害时可成批出现。此外，该病还可见于昏迷及手术患者，因肢体长时间被固定体位压迫所致。

伤部组织坏死后，肌细胞内的肌红蛋白、肌酸、肌酐和组织分解的其他酸性产物大量释出，导致细胞内钾离子进入细胞外液，这些物质都可以被迅速吸收入血，对心脏、肾脏成为有害物质，于是引起了全身的病变。当压力解除时无明显变化，仅因长时间的挤压而出现麻木、肢体活动不灵活或有瘫痪。解压后不久，伤部边缘出现红斑，附近的健康皮肤有水疱。随着伤部因血浆的不断渗出，局部很快出现肿胀，如小血管破裂，可有斑块。肿胀加剧，全身症状亦将明显，患者血压不断下降，出现休克。而肿胀的肢体迅速变硬变冷，以致阻断了肢体的血液循环，使肢体远端的脉搏显著减弱乃至消失，向坏疽方向发展。

【诊断要点】

1. 病史 多存在肢体或躯干受压的外伤史。

2. 症状与体征 局部多出现疼痛，肢体肿胀，皮肤有压痕，变硬，皮下瘀血，皮肤张力增加，在受压皮肤周围有水疱形成等。要注意检查肢体的肌肉和神经功能，主动活动与被动牵拉时可引起疼痛，对判断受累的筋膜间隔区肌群有所帮助。出现全身症状时，患者多表现为头目晕沉、食欲不振、面色无华、胸闷腹胀、大便秘结等症状。严重者可导致心悸、气急，甚至发生面色苍白、四肢厥冷、汗出如油等脱症。

3. 辅助检查

（1）尿液检查 早期尿量少，比重在1.020以上，尿钠少于60mmol/L，尿素多于0.333mmol/L。在少尿或无尿期，尿量少或尿闭，尿比重低，固定于1.010左右，尿肌红蛋白阳性，尿中含有蛋白、红细胞或见管型。尿钠多于60mmol/L，尿素少于0.1665mmol/L，尿中尿素氮与血中尿素氮之比小于10：1，尿肌酐与血肌酐之比小于20：1。至多尿期及恢复期一般尿比重仍低，尿常规可渐渐恢复正常。

（2）血色素、红细胞计数、红细胞压积 多用于评估失血、血浆成分丢失、贫血或少尿期水潴留的程度。

（3）血小板、出凝血时间 可提示机体凝血、溶纤机制的异常。

（4）谷草转氨酶（GOT）、肌酸磷酸酶（CPK） 测定肌肉缺血坏死所释放出的酶，可了解肌肉坏死程度及其消长规律。

（5）血钾、血镁、血肌红蛋白测定 可了解患者病情的严重程度。

【治疗】

挤压综合征是骨科急重症，应及时抢救，做到早期诊断、早期伤肢切开减张与防治肾功能衰竭。处理原则是及早防治休克、早期切开减压、尽早采用透析疗法、防治多器官功能不全。

1. 现场急救处理 ①抢救人员应迅速进入现场，力争及早解除重物压力，减少本病发生机会。②伤肢制动，以减少组织分解毒素的吸收及减轻疼痛，尤其对尚能行动的伤员要说明活动的危险性。③伤肢用凉水降温或暴露在凉爽的空气中。禁止按摩与热敷，以免加重组织缺氧。④伤肢不应抬高，以免降低局部血压，影响血液循环。⑤伤肢有开放伤口和活动出血者应止血，但避免应用加压包扎和止血带。⑥凡受压伤员一律饮用碱性饮料，既可利尿，又可碱化尿液，避免肌红蛋白在肾小管中沉积。如不能进食者，可用5%碳酸氢钠150ml静脉滴注。

2. 伤肢处理

（1）早期切开减张 使筋膜间室内组织压下降，防止或减轻挤压综合征的发生。即使肌肉已坏死，通过减张引流也可以防止有害物质侵入血流，减轻机体中毒症状。同时清除失去活力的组织，减少发生感染的机会。

早期切开减张的适应证：①有明显挤压伤史。②有1个以上筋膜间室受累，局部张力高，明显肿胀，有水疱及相应的运动感觉障碍者。③尿液肌红蛋白试验阳性（包括无血尿时潜血阳性）。

（2）截肢适应证 ①患肢无血运或严重血运障碍，估计保留后无功能者。②全身中毒症状严重，经切开减张等处理，不见症状缓解，并危及患者生命者。③伤肢并发特异性感染，如气性坏疽等。

3. 防止休克 因大量水分和血浆渗入组织间隙，可出现低血压或休克表现，应尽快补液，加速排除毒素。可给予等渗盐水、5%葡萄糖盐水、平衡盐液、血浆等。如发生少尿者，应严格限制补液量，每日400~600ml基础量，外加显性排除出量，日总量不超过1000ml。每日应输入高渗糖溶液300~400ml，以减低蛋白消耗和控制血钾增长。为防止酸中毒，应在补液中加入5%碳酸氢钠150ml。在补足液体时，用20%甘露醇150ml快速输入，每日1~2次，以增加尿量，保护肾小管功能。

4. 其他疗法 对挤压综合征患者，一旦有肾功能衰竭的证据，应及早进行透析疗法。本疗法可以明显降低由于急性肾功能衰竭的高钾血症等造成的死亡，是一个很重要的治疗方法。

（四）脂肪栓塞综合征

脂肪栓塞综合征是由来自骨髓与其他组织的脂肪、脂类物质在血液中聚结成较大体积，栓塞于肺、脑、皮肤等器官的血管中而引发的以呼吸窘迫及中枢神经系统障碍为主要表现的临床病证。

【病因病机】

多由于脂肪栓子进入血流阻塞小血管，尤其是阻塞肺内毛细血管，使其发生一系列的病理改变和临床表现。脂肪栓子归属不同，其临床表现有较大差异。

【诊断要点】

1. 病史 多存在于严重创伤、骨折的早期危重并发症患者。

2. 症状与体征　根据临床表现即可确诊。临床上多将其分为3种类型，即暴发型、完全型（典型症状群）和不完全型（部分症状群，亚临床型）。不完全型按病变部位又可分纯肺型、纯脑型、兼有肺型和脑型两种症状者，其中以纯脑型最少见。

（1）皮下出血　可在伤后2~3天左右，双肩前部、锁骨上部、前胸部、腹部等皮肤疏松部位出现，也可见于结膜或眼底，伤后1~2天可成批出现，迅速消失，可反复发生。因此，对骨折患者入院数天内应注意检查。

（2）呼吸系统症状　主要症状为呼吸困难、咳嗽、咳痰（经常有血性）等。典型肺部X线可见全肺出现“暴风雪”状阴影，并常有右心负荷量增加的影像。但这种阴影不一定都能发现，而且如无继发感染，可以很快消失。

（3）脑症状　主要表现为头痛、不安、失眠、兴奋、谵妄、错乱、昏睡、昏迷、痉挛、尿失禁等症状。虽很少出现局灶性症状，但偶然可有斜视、瞳孔不等大及尿崩症等。

【治疗】

到目前为止，尚没有一种能溶解脂肪栓子的药物。对有脂肪栓塞综合征患者所采取的种种措施，均为对症处理和支持疗法。早期诊断，处理得当，可以降低病死率和病残率。

1. 纠正休克　尽早纠正休克，可有效防止诱发和加重脂肪栓塞综合征的发生和发展。在休克没有完全纠正之前，应妥善固定骨折的伤肢，切忌进行骨折的整复。否则不但会加重休克，而且将诱发或加重脂肪栓塞综合征的发生。

2. 呼吸支持　轻症者有自然痊愈倾向，而肺部病变明显的患者，经适当呼吸支持，绝大多数可自愈。一般轻症者，可以鼻管或面罩给氧。对重症患者，应迅速建立通畅的气道，短期呼吸支持者可先行气管内插管，长期者应做气管切开。一般供氧措施若不能纠正低氧血症状态，应予呼吸机辅助呼吸。

3. 减轻脑损害　由于脑细胞对缺氧最敏感，因此脑功能的保护十分重要。对于因脑缺氧而昏迷的患者，应做头部降温，最好用冰袋或冰帽，高热患者尤应如此。头部降温可以大大降低脑组织的新陈代谢，从而相应减轻脑缺氧状态和脑细胞损害。脱水有利于减轻脑水肿，改善颅内高压状态和脑部的血液循环。有条件的患者可用高压氧治疗。

4. 药物治疗　①右旋糖酐40：能提高血浆胶体渗透压，增加血容量，降低血液黏稠度，改善微循环血流速度，并可利尿。每日500~1000ml，静脉滴注。有肺水肿、严重脱水、血小板减少、充血性心力衰竭和肾功能衰竭的患者禁用。②肾上腺皮质激素：可减轻肺损害，对机体有保护作用。常用药有氢化可的松100~300mg/d、地塞米松20~40mg/d。连用3~5日。③抑肽酶：蛋白酶抑制剂可影响脂肪代谢，降低骨折创伤后一过性高脂血症，防止脂栓对毛细血管的毒性作用，稳定血压。首剂可用20万U，以后8~12万U/天，静脉滴注，连用3~6天。④肝素：有抗凝及澄清血脂的作用，每次125mg，静脉注入，4~6小时1次。⑤乙醇：有抑制脂肪酸分解脂栓为游离脂肪酸的作用，并能扩张毛细血管。以5%葡萄糖液配成5%的乙醇溶液1000ml缓慢静滴，在12小时内输完。⑥其他药物：注射止痛剂或镇静剂以充分镇静止痛；广谱抗生素防治感染；静脉给予高营养合剂。

同时，应当积极抗感染治疗，及时纠正水、电解质和酸碱平衡紊乱。病重患者，可加强血气、生命体征、心电图等监护。

实训实练一　伤科量诊检查

【实训目的】

1. 掌握伤科量诊的内容。
2. 学会测量肢体长度、周径、关节活动度、人体力线，分析异常的原因。

【实训用品】

软尺、关节角度尺、标记笔。

【实训方法】

1. 标记上肢、下肢长度测量的体表标志。
2. 用软尺测量上肢长度、上臂长度、前臂长度、下肢长度、大腿长度、小腿长度。
3. 用软尺测量上臂、前臂、大腿、小腿的周径。
4. 用关节角度尺测量肩、肘、腕、髋、膝、踝关节的活动范围。
5. 用软尺测量上肢力线和下肢力线。

【注意事项】

1. 测量解剖位置，定位要准确。
2. 软尺应拉直，双侧对比。
3. 有无肢体畸形。

【思考题】

人体力线在伤科临床的意义有哪些？

【技能测试】

1. 测量上肢长度和上肢力线。
2. 测量肩、肘、膝关节活动范围。

实训实练二　夹板固定和石膏固定

【实训目的】

1. 学会夹板固定的操作方法，能完成夹板固定。
2. 能完成夹板固定前、后的医患沟通。
3. 学会前臂石膏托板固定方法。

【实训用品】

夹板、棉纸、绷带、扎带（宽1~2cm棉带）、石膏绷带、石膏刀、石膏剪、三角巾。

【实训方法】

1. 夹板固定

（1）用棉纸制作固定垫。

（2）在维持牵引的基础上用棉纱（棉纸）包扎局部。

（3）放置固定垫和夹板。

（4）捆扎带，先中间1~2条，再远端和近端各1条。

（5）调整扎带的松紧度和夹板间距。

（6）将肢体置于适当的位置。

2. 石膏托板固定

（1）准备石膏衬垫、30~40℃温水。

（2）采用干性制作石膏条。

（3）用绷带包扎石膏条。

（4）将体置于适当的位置。

【注意事项】

1. 扎带在夹板上下移动1cm，即扎带的拉力为800g左右，松紧度为适宜。
2. 缠绕两周后打活结于夹板的前侧或外侧。
3. 观察肢端的血液循环，防止出现固定过紧。
4. 询问骨突处有无灼痛感，防止压迫性溃疡的发生。
5. 石膏包扎塑形时用手掌忌用手指。

【思考题】

夹板固定的原理有哪些？

【技能测试】

1. 完成桡骨远端骨折的夹板固定。
2. 完成肱骨髁上骨折的夹板固定。
3. 完成前臂石膏托板固定。

实训实练三　下肢胶布皮肤牵引

【实训目的】

1. 学会下肢皮肤牵引操作方法。
2. 会在皮肤牵引前、后与患者及家属沟通。

【实训用品】

宽胶布、绷带、扩张板、牵引架、尼龙绳、牵引砝码、挂钩、脱脂棉或绵纸。

【实训方法】

1. 按肢体粗细、长短，将胶布剪成相应的宽度和长度。
2. 将扩张板粘于胶布中央，中央钻孔，穿入牵引绳，于板之内侧面打结。
3. 胶布两端撕成2~3等份，其长度为一侧胶布全长的1/3~1/2。
4. 骨突处放置棉花，患肢贴上胶布，扩张板处于水平位置，距足底约两横指。
5. 用绷带缠绕，将胶布平整地固定于肢体上。
6. 将肢体置于牵引架上，调整牵引力线和牵引重量。

【注意事项】

1. 牵引力线与肢体的重力线一致。
2. 牵引重量不超过5kg。
3. 观察患肢血运情况，防止包扎过紧。

【思考题】

皮肤牵引的适应证有哪些?

【技能测试】

完成下肢胶布皮肤牵引。

答案解析

目标检测

1. 有一患者长时间步行引起第2跖骨骨折，病因是何种外力（ ）
   A. 直接暴力　B. 间接暴力　C. 肌肉过度强烈收缩
   D. 持续劳损　E. 拼力岔气
2. 有一患者自高处坠落，臀部着地，发生胸腰椎压缩性骨折，病因是何种外力（ ）
   A. 直接暴力　B. 间接暴力　C. 肌肉过度强烈收缩
   D. 持续劳损　E. 拼力岔气
3. 损伤内因与下列何种因素关系十分密切（ ）
   A. 解剖结构　B. 直接暴力　C. 间接暴力
   D. 肌肉过度强烈收缩　E. 外感六淫
4. 骨折后出现疼痛的特征是（ ）
   A. 胀痛　B. 酸痛　C. 游走性疼痛
   D. 放射性疼痛　E. 直接与间接压痛
5. 脱位后出现的特征是（ ）
   A. 骨擦音　B. 疼痛　C. 异常活动　D. 压痛　E. 弹性固定
6. 对骨伤科来说，望诊之首要是（ ）
   A. 望肿胀　B. 望畸形　C. 望形态　D. 望神色　E. 望创口
7. “捻发音”的检查主要用在（ ）
   A. 腰肌筋膜炎　B. 臀肌筋膜炎　C. 腱鞘炎　D. 腱周围炎　E. 滑膜炎
8. 通过膝关节弹响声主要检查（ ）
   A. 骨折　B. 脱位　C. 侧副韧带损伤
   D. 膝关节半月板损伤　E. 肌腱周围炎
9. 上臂的长度是从（ ）
   A. 肩峰至肱骨外上髁　B. 肩峰至肱骨内上髁
   C. 肩峰至中指尖　D. 肩峰至桡骨茎突尖
   E. 肩峰至鹰嘴
10. 搭肩试验用于诊断（ ）
    A. 网球肘　B. 肩关节脱位　C. 肱二头肌长腱滑脱
    D. 冈上肌腱断裂　E. 肱骨外科颈骨折
11. 回旋挤压试验用于检查（ ）
    A. 膝关节半月板损伤　B. 膝关节十字韧带损伤
    C. 膝关节外侧副韧带损伤　D. 膝关节内侧副韧带损伤

E．膝关节游离体

12．臂丛神经牵拉试验主要用于检查（　）

A．颈椎结核　B．寰枢椎半脱位　C．颈椎病

D．肩关节脱位　E．颈椎骨折

13．拾物试验主要用于检查（　）

A．髋关节疾病　B．小儿脊柱疾病　C．膝关节疾病

D．上肢疾病　E．小儿先天性髋脱位

14．抽屉试验阳性说明（　）

A．膝关节半月板损伤　B．膝关节内侧副韧带损伤

C．膝关节外侧副韧带损伤　D．膝关节交叉韧带损伤

E．髌韧带损伤

15．根据损伤的发展过程，损伤初期一般指伤后（　）

A．24小时内　B．1周内　C．1~2周内　D．3周内　E．3~6周

16．清热凉血法是损伤初期治疗中的一种方法，属骨伤内治法中（　）

A．和法　B．清法　C．补法　D．消法　E．下法

17．下列哪一种手法只用于脱位整复（　）

A．端挤　B．折顶　C．回旋　D．分骨　E．蹬顶

18．第1、2颈椎X线摄片时应选择何种体位（　）

A．正位　B．侧位　C．左斜位　D．右斜位　E．开口位

19．下列哪种情况不是小夹板固定的适应证（　）

A．四肢闭合性骨折　B．开放性骨折创面小

C．四肢陈旧性骨折已手法整复　D．关节内骨折已整复

E．四肢骨折但水肿较严重者

20．适用于髌骨骨折或鹰嘴骨折的压垫是（　）

A．平垫　B．合骨垫　C．抱骨垫　D．葫芦垫　E．大头垫

（李代英　李明哲）

书网融合……

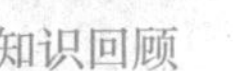

知识回顾

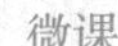

微课

习题

第三章　骨　折

PPT

学习目标

知识要求：

1. 掌握骨折的病因、分类、诊断、治疗原则；掌握锁骨骨折、肱骨外科颈骨折、肱骨干骨折、肱骨髁上骨折、桡骨远端骨折、股骨颈骨折、股骨干骨折、胫腓骨干骨折、髌骨骨折、踝部骨折、骨盆骨折、肋骨骨折的诊断和治疗方法。

2. 熟悉骨折的愈合过程、影响骨折愈合的因素、骨折的并发症和骨折畸形愈合、迟缓愈合与不愈合的诊治；熟悉肩、肘、腕、髋、膝、踝各关节和上下肢各部位解剖；熟悉孟氏骨折、尺桡骨干骨折、腕舟骨骨折、掌骨骨折、指骨骨折、股骨粗隆间骨折、股骨髁上骨折、跟骨骨折、脊柱骨折的诊断和治疗方法。

3. 了解各骨折的并发症；了解各骨折的预后、康复及功能锻炼；了解相关鉴别诊断和手术指征。

能力要求：

1. 熟练掌握常见骨折的手法复位、夹板固定的操作技能。

2. 学会应用常用骨科诊查技术和阅读X线片，对常见骨折做出准确诊断；学会常见骨折牵引固定、石膏绷带固定的操作技能；学会应用所学知识，指导骨折患者进行常规功能锻炼和康复治疗。

第一节　骨折概论

骨的完整性破坏或连续性中断，称为骨折。

一、骨折的病因

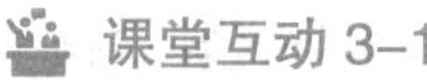

不同的暴力形式导致骨折的特点有什么差别？

答案解析

（一）外因

骨折大多由外伤所致，其暴力形式分为以下4种：

1. 直接暴力　骨折发生于外来暴力（撞击、压砸等）直接作用的部位，多引起横断骨折或粉碎性骨折，若发生在前臂或小腿，两骨骨折部位多在一个平面，骨折处的软组织损伤较严重。若为开放性骨折，则因打击物由外向内穿破皮肤，容易引起感染。

2. 间接暴力　骨折发生于远离外来暴力作用的部位，包括传达暴力和扭转暴力等。

（1）传达暴力　传达暴力为大小相等、方向相反的纵向轴心作用力。跌扑或坠落时导致的骨折多为传达暴力，骨折常发生于骨质结构薄弱处或松质骨与密质骨交界处，骨折类型多为斜形骨折。

（2）扭转暴力　扭转暴力为大小相等、方向相反的横向旋转作用力。损伤多发生于关节、筋腱结构薄弱处，骨折类型多为螺旋形骨折。

间接暴力导致的骨折若发生在前臂或小腿，则两骨骨折的部位多不在一个平面，骨折处的软组织损伤较轻。骨折断端可由内向外穿破皮肤，引起开放性骨折，感染机会较少。

3. 肌肉牵拉暴力　由于肌肉突然发生急骤、不协调的收缩和强烈的牵拉而发生骨折。骨折多发生在肌肉附着处，为撕脱性骨折，骨折块完整，移位大，附近软组织损伤重。如缝匠肌的强烈收缩可导致髂前上棘撕脱骨折。

4. 积累性暴力　又称持续性劳损，是骨骼在长期反复的轻微外力作用下发生的骨折，故又称为疲劳骨折或应力骨折。多发生在特定部位，比如长途跋涉或行军常引起第二、三跖骨骨折。骨折多无明显移位，但愈合缓慢，早期X线不易发现。

（二）内因

1. 年龄与体质　年老体弱者，其骨质脆弱、疏松，遭受外力后容易引起骨折的发生。幼儿骨膜厚、骨胶质多，骨骼弹性好，故易发生青枝骨折。

2. 骨解剖与结构特点　在骨骼的薄弱区、骨骼变形大的部位、松质骨与密质骨交界处、脊柱活动段与静止段交接处均容易发生骨折。如肱骨髁上骨折、胸腰椎骨折等。

3. 骨骼病变　骨质因本身发生病变（如骨髓炎、骨结核、骨肿瘤等）而受损，在轻微外力作用下就可发生骨折，又称为病理性骨折。

二、骨折的分类

（一）根据骨折处是否与外界相通分类

1. 闭合性骨折　骨折处皮肤或黏膜未破裂，骨折断端不与外界相通。
2. 开放性骨折　骨折处皮肤或黏膜破裂，骨折断端与外界相通。

面颅骨骨折或骨盆骨折，易导致口腔内或直肠、尿道内产生隐蔽的开放伤口，容易漏诊。

（二）根据骨折损伤的程度分类

1. 完全骨折　骨小梁的连续性完全中断，此类骨折多有移位。
2. 不完全骨折　骨小梁的连续性仅部分中断，此类骨折多无移位。如裂纹骨折。
3. 单纯骨折　无并发神经、重要血管、肌腱或脏器损伤。
4. 复杂骨折　并发有神经、重要血管、肌腱或脏器损伤。

（三）根据骨折线的形态分类

根据骨折线的形态分类如下图3-1。

1. 横形骨折　骨折线与骨干纵轴垂直或接近垂直，多为直接暴力所致。

2. 斜形骨折　骨折线与骨干纵轴斜交成锐角，多为传达暴力所致。

3. 螺旋形骨折　骨折线呈螺旋形，多为扭转暴力所致。

4. 粉碎性骨折　骨骼碎裂为3块以上，多为强烈的直接暴力所致。

5. 嵌插骨折　发生在干骺端的密质骨与松质骨交界处，骨折后密质骨嵌插入松质骨内。如桡骨远端骨折的嵌插。

6. 压缩骨折　松质骨因压缩而变形，使骨骼的体积缩小、密度增大。如腰椎压缩性骨折。

7. 裂缝骨折　又称骨裂，骨折间隙呈裂缝或线状，常见于颅骨、肩胛骨等扁骨。

8. 青枝骨折　仅有部分骨质和骨膜被拉长、皱折或破裂，骨折处有成角、弯曲畸形，与青嫩树枝被折相似，多发生于儿童。

9. 骨骺分离　发生在骨骺板部位，骨骺与骨干分离，骨骺断端常带有三角形骨片，见于儿童和青少年。

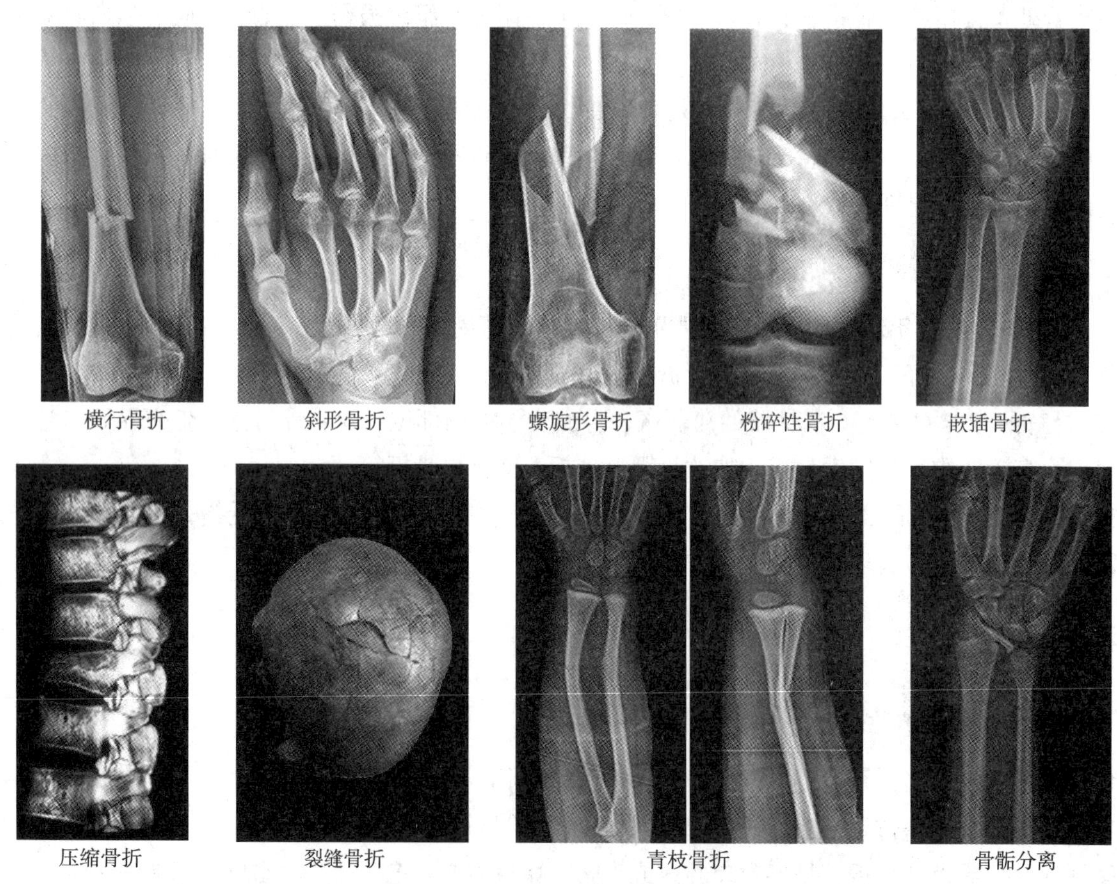

图3-1　骨折的分类

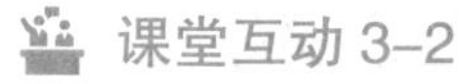

课堂互动 3-2

不同骨折线形态的骨折的稳定性有什么区别？

答案解析

（四）根据骨折复位后的稳定程度分类

1. 稳定性骨折 复位后经过适当固定不易发生再移位，如裂缝骨折、青枝骨折、嵌插骨折、横断骨折等。

2. 不稳定性骨折 复位后容易发生再移位，如斜形骨折、螺旋形骨折、粉碎骨折、多段骨折等。

（五）根据骨折就诊的时间分类

1. 新鲜骨折 骨折端的血肿尚未完全吸收，还没有形成纤维骨痂包裹者称为新鲜骨折，一般在伤后2~3周的骨折属于此类。

2. 陈旧骨折 骨折断端间已有纤维组织或骨痂包裹者称为陈旧骨折，多数是伤后2~3周以后的骨折。儿童和老年人由于骨折愈合速度存在较大差异，应以临床实际为准。

（六）根据受伤前骨质是否正常分类

1. 外伤骨折 骨折前骨质结构正常，纯属外力作用产生骨折者。

2. 病理骨折 骨质原本已有病变，在轻微外力作用下就产生骨折者。

三、骨折的移位

骨折断端的移位与骨折发生的部位、暴力情况（形式、大小、方向）、肢体的重力作用、肌肉的牵拉及搬运等因素有关，常见的移位包括以下5种（图3-2）。

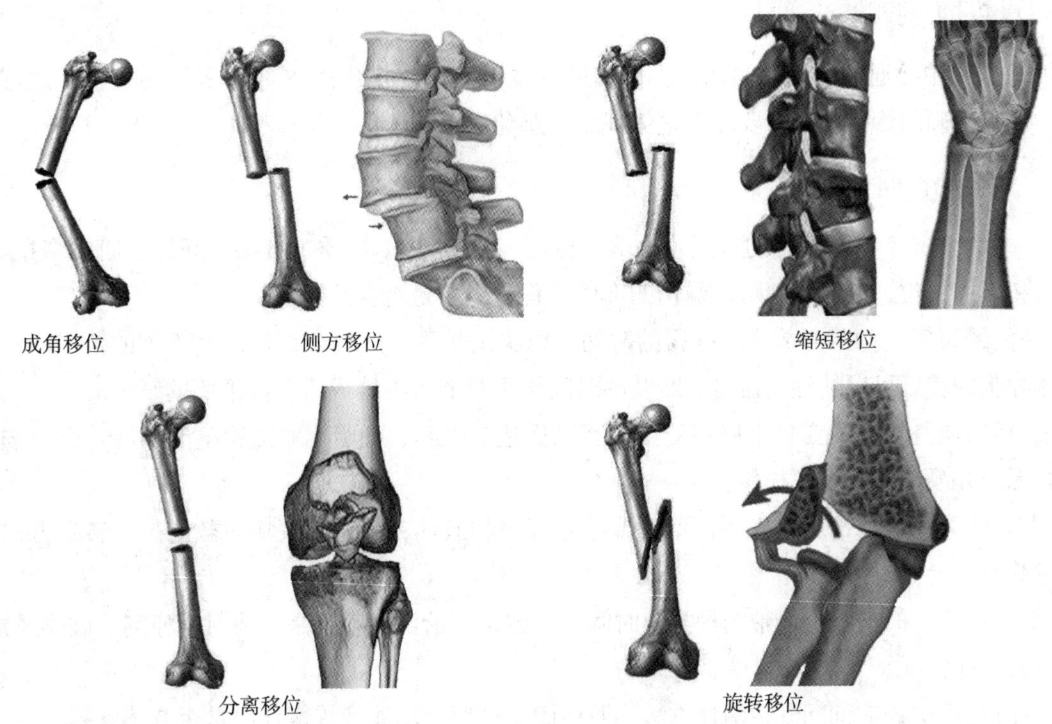

图3-2 骨折的移位

（一）成角移位

两骨折段的轴线交叉成角，以角顶的方向称为成角方向，反映了两骨折断端的对线情况。

（二）侧方移位

骨折断端向一侧移位，指两骨折断端的对位（接触面积）情况。四肢骨折以远端的移位方向为准；脊柱骨折以上位椎体移位方向为准。

（三）缩短移位

两骨折端互相重叠或嵌插，或者骨骼压缩，导致骨的长度缩短。

1. 重叠移位　有侧方移位情况下的短缩。
2. 嵌插移位　无侧方移位情况下的短缩。
3. 压缩骨折　骨骼受力压缩，厚度变小。

课堂互动 3–3

骨折的缩短移位包括哪几种情况?

答案解析

（四）分离移位

两骨折端互相分离，骨的长度增加。多见于过度牵引导致的断端分离或撕脱骨折的骨片分离。

（五）旋转移位

上下两骨折段围绕骨的纵轴相互扭转或撕脱的骨折片与主骨在某个面上的翻转。

四、骨折的诊断

骨折的诊断主要通过详细询问伤情，仔细进行体格检查，并结合 X线片等辅助检查，进行综合分析判断，得出正确的诊断。诊断要注重整体观念，避免误诊漏诊。

（一）病史的询问

1. 暴力的情况　询问暴力的方式（坠落、挤压、碰撞等）、性质（直接、间接、肌肉牵拉等）、大小、方向和作用部位，借以判断可能受伤的部位、程度以及是否合并损伤。

2. 受伤的时间　问清开放伤口暴露的时间，以决定是否一期缝合伤口以及扩创的范围。从受伤时间和肢体肿胀的程度可以估计出血量。断肢的时间长短对能否再植成活有极重要的影响。

3. 伤后的全身情况及变化　问清受伤后有无昏迷、呕吐、呼吸困难或腹痛等情况。严重损伤应注意询问有无合并颅脑或胸腹部损伤。

4. 伤后肢体的功能情况　对不能活动或感觉障碍的肢体，应了解现场急救情况、转送方式和伤情变化，对截瘫患者尤应注意。

5. 伤后处理　问清上止血带的种类及时间，肢体是否恰当制动，是否注射止痛剂、破伤风抗毒素，以及创口的包扎情况。

6. 陈旧性损伤　应询问既往治疗方法、肢体固定情况、功能锻炼情况、是否有感染等。

7. 既往重要疾患　如心脏病、高血压、糖尿病、出血性疾患、肿瘤、结核、癫痫、内分泌疾患等。

（二）临床表现

1. 全身情况

（1）生命体征　首先应检测伤者的体温（T）、脉搏（P）、呼吸（R）、血压（BP）四大生命体征。

轻微骨折可无明显变化。骨折后可因为血肿吸收伴有38℃以内的发热，血压因创伤疼痛应激性升高，心率加快等。

（2）休克 严重的骨折导致广泛软组织损伤、大量失血、剧烈疼痛或者合并内脏损伤时，可引起休克。

2. 局部情况

（1）一般症状

①疼痛与压痛：骨折后局部疼痛，并可出现直接压痛、环形压痛、间接压痛（骨盆、胸廓挤压试验）和纵轴叩击痛等。

②肿胀与瘀斑：骨折后血管破裂出血，组织水肿，可引起肿胀，血液溢于皮下，则形成瘀斑。肿胀严重时可出现血疱、水疱，甚至可影响肢体的血液循环。

③功能障碍：骨折后肢体失去杠杆和支柱作用，以及局部剧烈疼痛、肌肉痉挛、组织损伤等导致伤肢功能障碍。一般情况下，不完全骨折、嵌插骨折的功能障碍较轻；完全骨折、有移位骨折的功能障碍较重。

（2）骨折特征

①畸形：骨折后由于暴力方向、肌肉牵拉或搬运不当等因素引起移位而导致出现畸形。有些骨折会出现特异性畸形，如Colles骨折的餐叉样畸形，伸直型肱骨髁上骨折的靴形肘畸形等。

②骨擦音或骨擦感：骨折断端相互触碰或摩擦而产生摩擦声或摩擦感。除不完全骨折、嵌插骨折外，一般在局部检查时用手触摸骨折处可感觉到。

③异常活动：无嵌插的完全骨折，在骨折部可出现屈曲、旋转等类似于关节的活动，又称为假关节活动。这是骨的连续性破坏后所呈现的异常活动。

骨折的3种特征只要出现1种，即可初步诊断为骨折。注意在检查时不应主动寻找骨擦音或异常活动，以免增加患者的痛苦，加重损伤。

（3）X线检查 是骨折诊断最常用的辅助检查手段之一。它在诊断是否发生骨折的同时，还能显示骨折类型、移位方向、骨折断端情况等。

X线检查常包括正、侧位，并须包括邻近关节，特殊部位骨折要加摄斜位等特殊角度照片，有时需拍摄健侧相应部位进行对比。

X线检查应与临床检查相结合，某些骨折如无移位的腕舟骨骨折、跖骨疲劳骨折等，早期X线片可能显示不出骨折线，两周后再行X线摄片检查，因断端骨质吸收，便可见到明显的裂缝。

对于关节内等普通X线片显示不清楚的部位骨折，可选择造影、CT、MRI等进一步检查。

五、骨折的并发症

骨折的同时，常常伴有全身或局部的并发症。并发症的存在可能影响骨折的处理和预后。有的并发症甚至可能危及患者生命。

（一）早期并发症

1. 外伤性休克 骨折后引起大量出血、剧烈疼痛以及严重的软组织损伤，可以导致有效循环血量减少而发生休克。

2. 脂肪栓塞 成人骨干骨折后，由于髓腔内血肿压力过大，导致骨髓脂肪侵入血流，形成脂肪栓子，引起肺、脑等重要器官栓塞缺血，可危及生命。

3. 感染 伤口污染严重的开放性骨折，如未进行及时、彻底清创，容易发生感染，甚至导致骨髓炎、败血症等，也可发生破伤风、气性坏疽等厌氧菌特异性感染。

4. 内脏损伤 骨折后，骨折断端可能伤及内脏。如肋骨骨折可能导致肝、脾脏破裂，引起严重的内出血，或造成肺与胸膜损伤，引起气胸和血胸；骨盆骨折常常引起尿道、膀胱和直肠损伤；颅骨骨折常合并脑损伤。

5. 重要血管损伤 暴力撕裂、骨折端挤压或刺伤都可引起血管损伤。血管损伤可导致大出血、局部血肿或肢端缺血等症状。

6. 周围神经损伤 早期可因骨折时神经受牵拉、压迫、挫伤或刺激所致。后期可因外固定压迫、骨痂包裹或肢体畸形牵拉所致。如肱骨干中下1/3骨折可合并桡神经损伤、腓骨小头骨折可合并腓总神经损伤。神经损伤后，其所支配的肢体范围即可发生感觉障碍和运动障碍，后期可出现神经营养障碍。

7. 脊髓损伤 较严重的脊柱骨折脱位，可并发脊髓挫伤或断裂，从而导致损伤平面以下瘫痪。

（二）晚期并发症

1. 坠积性肺炎 由于长期卧床不活动，导致肺功能减弱，咳痰困难，逐渐引起呼吸系统感染而罹患本病。多见于老年患者，常可因此危及生命，故患者在卧床期间应多做深呼吸和主动咯痰。

2. 压疮 严重损伤或脊柱骨折并发截瘫等长期卧床患者，骶尾、足跟等骨突部可因长期受压，导致局部循环障碍，组织坏死，形成溃疡，经久不愈。所以应对压疮好发部位加软垫以减少压迫，局部保持清洁、干燥，防止压疮的发生；长期卧床患者要定时翻身、按摩。

3. 尿路感染和结石 脊柱骨折并发截瘫者，因排尿功能障碍而长期留置导尿管，容易引起逆行性尿路感染。而患者长期卧床致骨骼脱钙，尿液中钙盐增加，或因患者饮水减少易形成尿路结石。故应在无菌条件下，定期更换导尿管和冲洗膀胱，同时鼓励患者多饮水，保持小便通畅。

4. 损伤性骨化 又称骨化性肌炎，由于损伤严重或粗暴的整复，形成较大血肿，渗入肌纤维之间，血肿机化后，通过附近骨膜化骨的诱导，逐渐变为软骨，并钙化、骨化，严重影响关节活动。在X线下可见骨化阴影。临床上以肘关节损伤最容易并发本症（图3–3）。

5. 创伤性关节炎 关节内骨折未达到解剖复位导致关节面不平整，或骨干骨折成角畸形愈合导致关节面受力不平衡，此后关节活动可增加磨损，使关节软骨面损伤、退变，从而发生创伤性关节炎。

6. 关节僵硬 严重的关节内骨折可引起关节骨性僵硬。长期广泛的外固定可引起关节周围软组织粘连和肌腱挛缩，导致关节活动障碍。因此，对关节内骨折并有积血者，应尽量抽净；固定范围和时间要恰到好处，并早期进行关节功能锻炼，可防止关节僵硬的发生。

7. 缺血性骨坏死 骨折段因血供障碍可发生缺血性骨坏死。临床常见股骨颈骨折并发股骨头坏死、腕舟骨腰部骨折并发近侧段坏死。

8. 迟发性畸形 儿童骨骺损伤，可影响该骨关节的生长发育，若干年后可出现肢体畸形。如肱骨髁上骨折可出现肘内翻畸形等。

9. 缺血性肌挛缩 是筋膜间隔区综合征产生的严重后果。常见于前臂双骨折和胫腓骨骨折。重要血管损伤或因包扎过紧，供血不足并超过一定时限，前臂或小腿因缺血而神经麻痹，肌肉坏死，经过机化后，形成瘢痕组织，逐渐挛缩而形成特有的畸形，如爪形手（图3–4）。

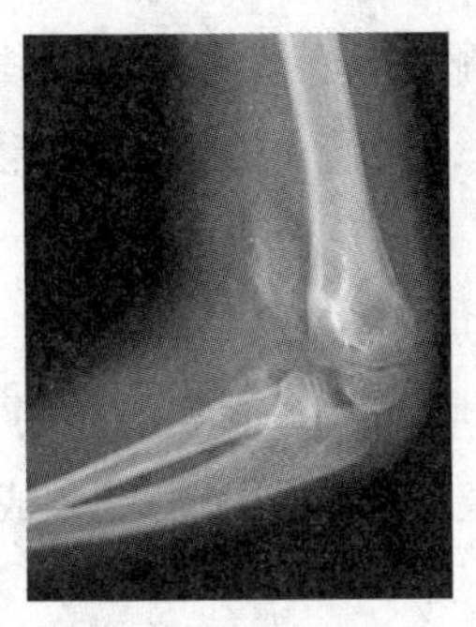

图3-3 损伤性骨化

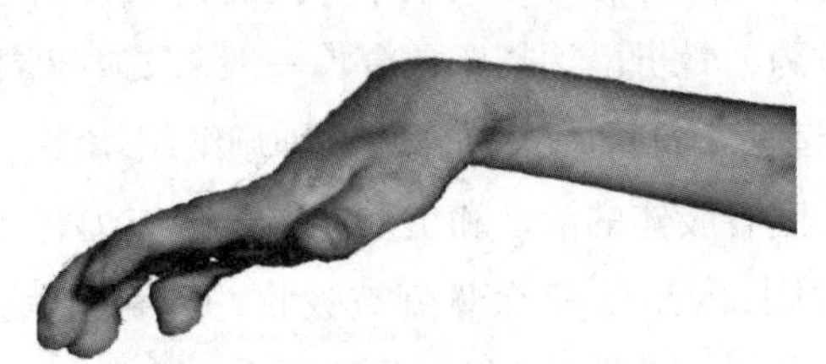

图3-4 缺血性肌挛缩

思政课堂

骨折的并发症往往比骨折本身更加严重，轻则影响骨折愈合和肢体功能的恢复，严重的可以导致肢体终身残疾，甚至危及生命。

唐代著名医学家孙思邈在《大医精诚》要求医者必须“博极医源，精勤不倦……凡大医治病，必当安神定志，无欲无求……见彼苦恼，若己有之，深心凄怆……省病诊疾，至意深心。详察形候，纤毫勿失。处判针药，无得参差”。所以每一位医生必须充分认识到因漏诊或失误导致并发症发生的严重后果，不断提高自身理论水平和专业技术，养成严谨扎实的工作态度，对患者认真负责，对每一位骨折患者做到初期认真诊查，不漏诊误诊，后期积极预防，尽量避免并发症的发生。

六、骨折的愈合过程

骨折的愈合过程是“瘀去、新生、骨合”的过程，一般可分为血肿机化期、原始骨痂期和骨痂改造期（图3-5）。但这些分期不是截然分开的，整个过程是持续渐进的。

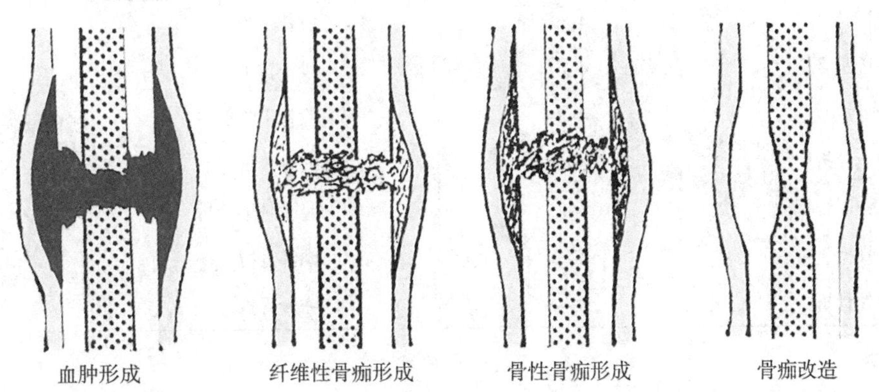

图3-5 骨折愈合过程

1. **血肿机化期** 骨折后，局部形成血肿，断端及邻近组织发生坏死，24小时内新生的毛细血管、成纤维细胞和吞噬细胞侵入血凝块，血肿被机化，同时纤维组织将血凝块分隔为许多小块，吞噬细胞清除坏死组织。此后，吞噬细胞和毛细血管逐渐减少，被机化的血肿和肉芽组织再演变成纤维结缔组织，2~3周，使骨折断端初步连接在一起，称为纤维性骨痂。

2. **原始骨痂期** 骨折后的24小时内，骨折断端的外、内骨膜生化层的成骨细胞增生产生骨化组织，形成新生骨（包括外骨痂和内骨痂），即膜内化骨。纤维性骨痂逐渐转化为软骨组织，再钙化成骨，完成软骨内骨化。内、外骨痂不断增厚，向骨折线方向生长汇合后，又经不断钙化，其强度足以抵抗肌肉的收缩力和重力，骨折已达临床愈合，一般需要4~8周。

3. 骨痂改造期　骨折临床愈合后，骨痂继续增多，密度不断加大，最后髓腔亦被骨痂充满，骨折达到骨性愈合。随着肢体的活动和负重，在生理应力、压力、肌肉收缩力等因素的作用下，骨痂中的骨小梁逐渐排列规则、致密，多余骨痂被吸收，骨髓腔重新沟通，恢复骨的原来形状，成为永久性骨痂。恢复骨的原来形状，成人需2~4年，儿童则在2年以内。

七、骨折的愈合标准

1. 临床愈合标准

（1）局部无压痛，无纵轴叩击痛。

（2）局部无异常活动。

（3）X线照片显示骨折线模糊，有连续性骨痂通过骨折线。

（4）功能测定　在解除外固定情况下，上肢能平举重量1kg达1分钟，下肢能连续徒手步行3分钟，并不少于30步。

（5）连续观察2周骨折处不变形，则观察的第一天即为临床愈合日期。

注：上述2、4两项的测定必须慎重，以不发生变形或再骨折为原则。

2. 骨性愈合标准

（1）具有临床愈合标准的条件。

（2）X线显示骨小梁通过骨折线。

3. 成人常见骨折临床愈合时间（表3-1）

表3-1　成人常见骨折临床愈合时间参考表

骨折名称	时间（周）	骨折名称	时间（周）
锁骨骨折	4~6	股骨颈骨折	12~24
肱骨外科颈骨折	4~6	股骨转子骨折	7~10
肱骨干骨折	4~8	股骨干骨折	8~12
肱骨髁上骨折	3~6	髌骨骨折	4~6
桡、尺骨干骨折	6~8	胫腓骨干骨折	6~10
桡骨干骨折	3~6	踝部骨折	4~6
掌、指骨骨折	3~4	跖骨骨折	4~6

八、影响骨折愈合的因素

（一）全身因素

1. 年龄　儿童组织再生和塑形能力强，骨折愈合速度较快。老年人骨质疏松，功能衰减，骨折愈合速度缓慢。如股骨干骨折的临床愈合时间，儿童仅需要1个月，成人往往需要3个月左右，老年人则需要更长的时间。

2. 体质　凡身体健壮、气血旺盛者，对骨折愈合有利。反之骨折愈合较慢。若骨折后有严重的并发症，则骨折愈合时间会更加延长。

课堂互动 3-4

答案解析

影响骨折断端血供的因素有哪些？

（二）局部因素

1. 断面的接触 断面接触大则愈合较易，断面接触小则愈合较难，故整复后对位良好者愈合快，对位不良者愈合慢。螺旋形、斜形骨折往往较横断骨折愈合快。若软组织嵌入骨折断端间，或因过度牵引造成断端分离，则妨碍骨折断面接触，影响愈合。

2. 断端的血供 骨折后，两断端血供良好的骨折愈合快，而血供不良的部位骨折愈合速度缓慢，甚至发生迟缓愈合、不愈合。例如：胫骨干下1/3骨折后，远端血供较差，愈合迟缓。

3. 损伤的程度 骨质或软组织损伤越严重，骨折愈合的速度越慢。骨痂的形成与骨膜的完整性有关，故骨膜损伤愈重，愈合越难。

4. 感染 感染可引起局部长期充血、脱钙，使骨化过程难以进行，所以感染未能控制时，骨折难以愈合。

（三）治疗因素

1. 复位不及时或复位不当 骨折未能及时复位，或反复粗暴的整复，导致局部血运被进一步破坏，则影响骨折愈合。

2. 固定方法的选择 固定范围不够、固定不牢靠、固定时间过短等均可导致骨折断端不稳定，影响骨折的愈合。固定过紧和过度固定，会影响局部血运，也不利骨折的愈合。

3. 不恰当的功能锻炼 不合理的早期活动，特别是不利于骨折愈合的活动，会破坏骨痂，影响骨折愈合。长时间固定而功能锻炼不够，不利于局部血运的通畅，亦可影响骨折愈合。

4. 手术操作的影响 手术操作粗暴，加重组织破坏；术中对骨膜的过度剥离，破坏局部血运；过多去除碎骨块，造成骨缺损，均可影响骨折的愈合。

5. 过度的牵引 过度牵引导致骨折断端分离而不能接触，骨痂不能跨越骨折线，可导致骨折无法愈合。

九、骨折的急救

骨折的急救目的是在受伤现场使用简单有效的方法抢救患者的生命、保护患肢、安全而迅速地转运，使患者得到及时有效的救治。实施的主要措施包括抢救生命、包扎创口、可靠固定和迅速转运。具体方法见第二章第五节介绍。

十、骨折的治疗

知识拓展

唐代蔺道人撰写的《仙授理伤续断秘方》中记述了治疗骨折损伤的13个步骤，提出了正确复位、夹板固定、内外用药和功能锻炼的治疗大法，确立了动静结合、内外兼治的治疗原则，奠定了骨伤科辨证论治的基础。

（一）治疗原则

骨折的治疗应坚持动静结合、筋骨并重、内外兼治、医患合作的原则。早期正确的复位和良好的固定，积极恰当的功能锻炼和内外辨证用药，以及患者的积极配合，才能保证骨折愈合和功能恢复。

（二）复位

复位是将移位的骨折段恢复到正常或接近正常的解剖关系，重建骨骼的支撑作用。原则上复位越早越好，有全身症状者待情况稳定后再行复位，肿胀严重者待消肿后再考虑复位。

1．复位标准

（1）解剖复位　使骨折移位完全纠正，恢复骨的正常解剖关系，对位（两骨折端的接触面）和对线（两骨折段在纵轴线上的关系）完全良好。解剖复位是最理想的复位标准，所有骨折都应争取达到解剖复位。

（2）功能复位　骨折经整复后，移位仍未完全纠正，但骨折在此位置愈合后，对肢体功能无明显妨碍者，称为功能复位。

功能复位的标准：①骨折部的旋转、分离移位必须完全矫正。②对线：成角移位若与关节活动方向一致，日后可在骨痂改造塑形时有一定的矫正和适应，但成人不宜超过10°，儿童不宜超过15°。③对位：长骨干骨折，对位成人至少应达1/3以上，儿童可放宽至1/4以上，干骺端骨折对位至少应达3/4以上。④长度：下肢骨折缩短，儿童不得超过2cm，成人不超得过1cm。

2．复位方法　包括闭合复位和切开复位。

（1）闭合复位　常用手法复位。整复骨折应遵循“以子求母”的原则，即用骨折远端对近端，使其循其旧道归复原位。还应掌握“欲合先离，离而复合”的基本方法。骨折在诊断明确后才能施行复位，骨折整复后还应注意软组织的调理。

常用的手法有手摸心会、拔伸牵引、旋转屈伸、提按端挤、摇摆触碰、夹挤分骨、折顶回旋、推拿按摩；其中手摸心会为诊断手法，按摩推拿是理筋手法。

手法复位要力争做到及时、稳妥、准确、轻巧，争取一次复位成功而不增加新的损伤。复位前应制定好整复方案，充分理解骨折的创伤机制，确定整复的步骤，选择主要整复手法，并做好充分的准备（固定器械、整复体位、麻醉方法、医生间的协作、固定体位等）。

复位后需检查复位情况。观察肢体外形，抚摸骨折处的轮廓，与健肢对比，并测量患肢的长度，即可了解大概情况，X线透视或摄片，可明确复位的效果。

（2）切开复位　在手法复位无效时，可采用手术切开患处，在直视下将骨折复位。

（三）固定

固定是为了维持整复后的位置，保障骨折愈合过程的顺利进行，并为早期的关节肌肉活动创造条件。固定还可以解除因骨折引起的肌肉痉挛，镇痛，并防止因骨折移位引起的继发性损伤。

固定分为外固定和内固定两类。外固定有夹板固定、石膏绷带固定、牵引固定和外固定器固定。内固定有接骨钢板、螺丝钉、髓内钉、钢丝等。

（四）功能锻炼

功能锻炼古称导引，是通过肌肉收缩和关节活动，加速全身和局部气血运行，起到活血化瘀、消肿止痛、濡养肢体关节、促进骨折愈合的作用，并能有效防止肌肉萎缩、骨质疏松、肌腱韧带挛缩、关节僵硬等并发症，促使肢体功能加速恢复，亦称练功疗法。

功能锻炼应根据骨折的情况，选择适当的练功方法。按照动静结合的原则，要尽早进行功能锻炼，并循序渐进，避免过度活动，切忌粗暴的被动活动。

骨折早期，练功方法以患肢肌肉舒缩为主，骨折上下关节不活动或稍微活动。骨折中期，应在医务人员的指导下逐步活动骨折部的上下关节，动作应缓慢，范围由小到大。骨折后期，应加强各伤肢的关节活动，以不引起患肢过度疲劳为度。

（五）药物治疗

在骨折患者的药物治疗中应以"瘀去、新生、骨合"为理论，指导内外三期用药的原则。

骨折初期，治宜"攻"为主，以活血化瘀、消肿止痛，方用活血止痛汤、复元活血汤等方辨证加减治疗。骨折中期，治宜"和"为主，以和营止痛、接骨续筋，方用和营止痛汤、续骨活血汤等辨证加减。骨折后期，治宜补肝肾、强筋骨为主，常用方有壮筋养血汤、六味地黄丸等。

十一、骨折异常愈合的处理原则

（一）骨折畸形愈合

1. 定义 骨折断端在重叠、旋转、成角状态下愈合，引起肢体功能障碍者，称为骨折畸形愈合（图3-6）。

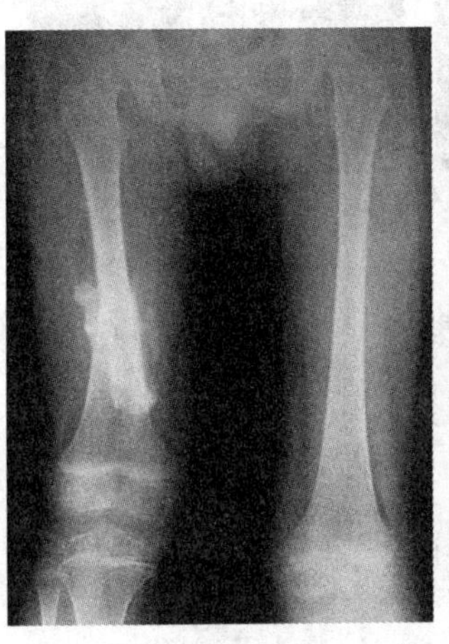
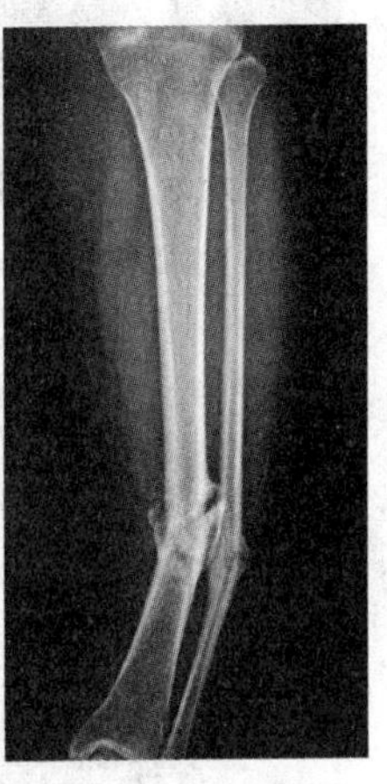

图3-6 骨折畸形愈合

课堂互动 3-5

骨折发生畸形愈合如何处理？

答案解析

2. 处理原则

（1）儿童自我矫形能力强，除旋转及严重的成角畸形外的较轻畸形，常能在发育过程中自行矫正，可不必进行处理。

（2）在骨折尚未坚固愈合时，要积极手术或手法折骨。

（3）骨折已经牢固愈合者，若关节功能较差，而术后又需要外固定的，应当先练习关节功能，然后手术；关节功能较好，但畸形愈合的骨折会对相邻关节带来损害，应当积极手术。

（二）骨折迟缓愈合

1. 定义　骨折经治疗后，已超出该类骨折正常愈合的最长期限，仍未达到临床愈合标准者，称为骨折迟缓愈合或延迟愈合。表现为骨折部仍有疼痛、压痛、纵轴叩击痛、异常活动，X线提示骨折线清晰，骨痂少，生长慢，未连接成桥，但骨折断端无硬化现象。

2. 处理原则　彻底消除妨碍愈合的各种因素，配合内外用药。

（三）骨折不愈合

1. 定义　骨折延迟愈合者，经过一定的治疗时间，仍不能达到临床愈合标准，称为骨折不愈合（图3-7）。表现为骨折断端仍有异常活动，X线显示骨折断端相互分离，间隔较大，骨端萎缩疏松；或骨折端硬化，骨髓腔封闭；或骨折端肥大，呈杵臼样假关节，可见较多骨痂，但未连接成桥。

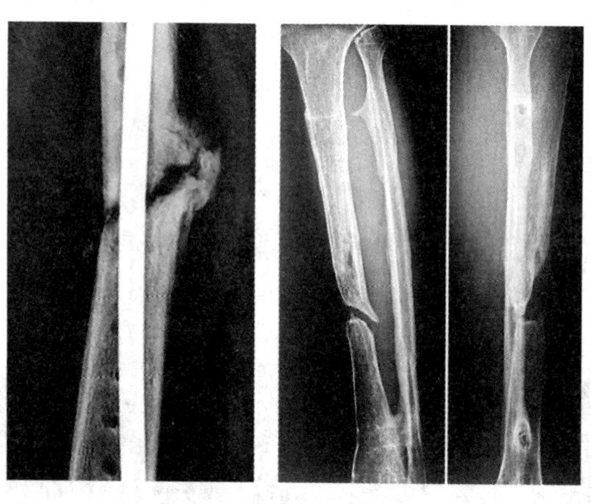

图3-7　骨折不愈合

2. 处理原则　应及时进行手术治疗。术中要切除骨折断端之间的纤维瘢痕组织及硬化骨质，凿通髓腔，使骨端成为新鲜骨折；矫正畸形，正确整复，并进行坚强的内固定；配合植骨术；术后采用适当的外固定。

第二节　上肢骨折

上肢是劳动操作的主要器官，对其功能的要求灵活性高于稳定性，在治疗上以恢复关节的运动功能及前臂的旋转活动为原则，必须重视手部早期功能锻炼，固定时间一般较下肢略短。

一、锁骨骨折

锁骨骨折临床比较常见，可发生于任何年龄，尤以幼儿多见。其骨折位置多发生于锁骨的中外1/3交界处。

【解剖生理】

锁骨（图3-8）是上肢与躯干连接的桥梁，对肩关节的活动有重要的辅助功能，并对肺尖、锁骨下动、静脉和臂丛神经有保护作用。锁骨位置表浅，呈“∽”形管状骨，其内侧粗大，切面呈圆形，与胸骨的锁骨切迹构成胸锁关节，与第一肋骨构成肋锁关节；其外端扁平，与肩胛骨肩峰构成肩锁关节。骨干在中、外1/3交界处呈类椭圆形，骨直径最小，是锁骨的薄弱点，容易发生骨折。锁骨内侧上方附着胸锁乳突肌，内侧下方附着胸大肌，外侧上方附着斜方肌，外侧下方附着三角肌，锁骨下方附着锁骨下肌。锁骨血管丰富，平均有3条滋养动脉，主要来自胸肩峰动脉。

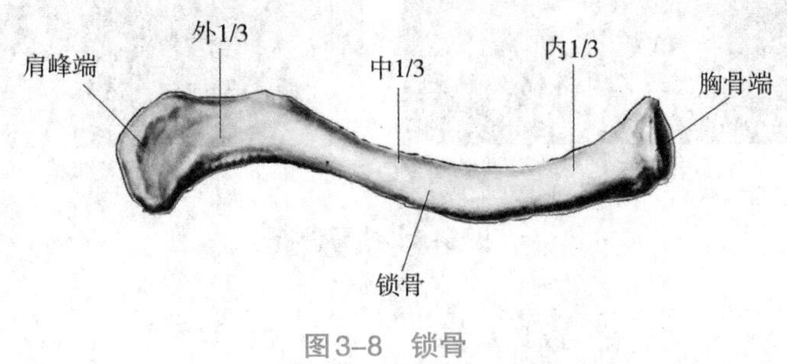

图3-8　锁骨

【病因病机】

1. 间接暴力　间接暴力引起的锁骨骨折，临床多见。跌倒时肩部外侧或外展位手掌着地，外力沿骨干向上传达，至锁骨中外1/3交界处骨折。多发生斜形或横断骨折。骨折后，内侧端受胸锁乳突肌的牵拉向后上方移位；外侧端在胸大肌的牵拉和上肢重力的作用下向前下方移位。幼儿可为青枝骨折，骨折后骨膜仍保持联系，在胸锁乳突肌的牵拉下，骨折端向上成角。

2. 直接暴力　多导致锁骨发生横断或粉碎性骨折，临床较少见。锁骨骨折严重移位时，可伤及锁骨下动、静脉和臂丛神经，甚至可以刺破胸膜或肺尖，导致气胸或血胸。

直接暴力作用于锁骨外端，可以起锁骨外端骨折，其稳定程度由喙锁韧带是否断裂决定。

【诊断要点】

（一）病史

患者有跌倒后肩部、手掌着地或锁骨直接遭受打击的外伤史。

（二）症状与体征

（1）患者表情痛苦，头偏向患侧，以缓解胸锁乳突肌的牵拉作用，同时以健手托着患侧肘部，患肩下垂并向前、内倾斜，以减轻上肢重量牵拉而引起的疼痛。

（2）伤后局部疼痛，肿胀明显，锁骨上、下窝变浅甚至消失，可出现皮下瘀斑，患侧上肢活动障碍。

（3）骨折处明显压痛，皮下可摸到移位的骨折端，有异常活动和骨擦音；若骨折无移位则仅有局部隆起。

（4）幼儿青枝骨折时，局部症状不明显，但在穿衣、上提其手或从腋下托起等动作时，患儿啼哭不止，常可提示诊断。

（5）合并锁骨下血管损伤者，桡动脉搏动减弱或消失。

（6）合并臂丛神经损伤者，患肢麻木，感觉及反射均减弱并出现相应神经损伤症状。

（三）影像学检查

肩关节正位X线片可以显示骨折类型和移位方向（图3-9）。锁骨的胸骨端或肩峰端关节面的骨折，常规X线片有时难以确定诊断，可进一步做锁骨CT加三维重建检查以明确诊断。

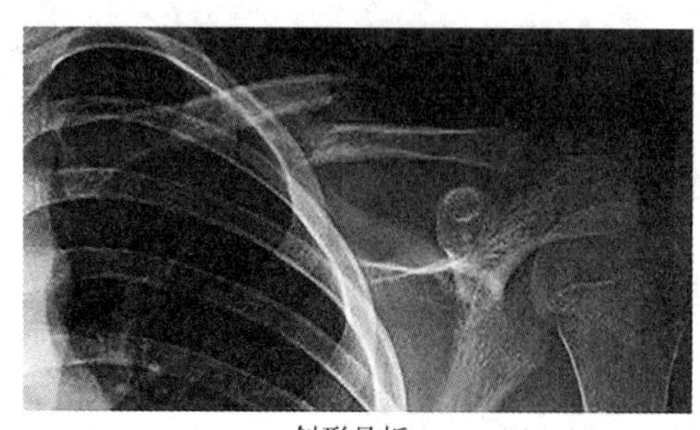

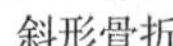

斜形骨折

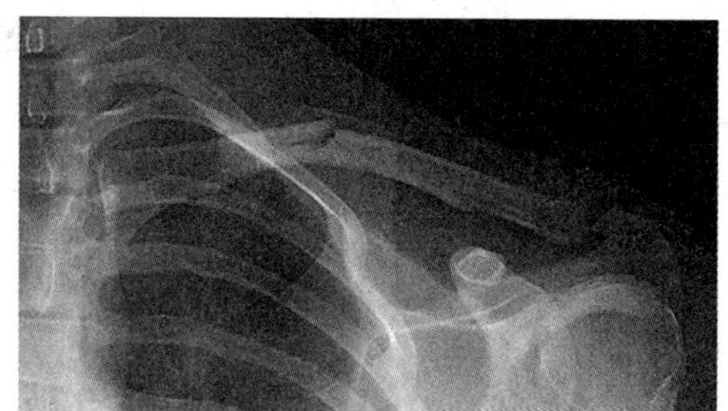

青枝骨折

图3-9 锁骨骨折

【治疗】

（一）手法整复

常用膝顶复位法进行复位。患者取坐位，挺胸抬头，双手叉腰，放松胸锁乳突肌。助手立于患者背后，将膝部顶住其背部正中，双手握其两肩外侧向背部徐徐牵引，使之尽量挺胸，以矫正重叠移位（图3-10）。术者双手分别捏持骨折两端，将骨折近端向前下推按，骨折远端向后上提拉，以矫正侧方移位。

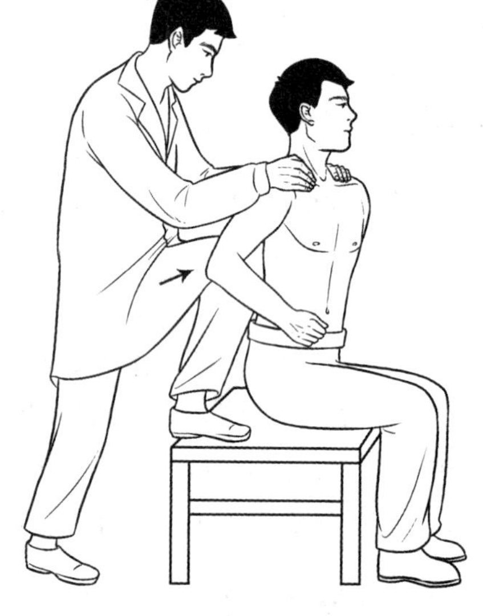

图3-10 膝顶复位法

（二）固定

（1）幼儿青枝骨折及无移位骨折，可用三角巾悬吊患侧上肢2~3周。

（2）横“8”字绷带固定法 在骨折近端（锁骨上窝）放置高低垫，并用胶布固定；双腋下各置1块棉垫，用绷带从患侧肩后经腋下，绕过肩前上方，横过背部，经健侧腋下，绕过健侧肩前上方，绕回背部至患侧腋下，如此反复包绕8~12层，用胶布粘贴绷带末端（图3-11）。注意患者应保持双手叉腰，抬头挺胸，以防复位后的骨折端再次移位。注意观察固定是否过紧，以防腋窝部神经、血管受压。固定时间，一般儿童2~3周，成人4周，粉碎性骨折6周。

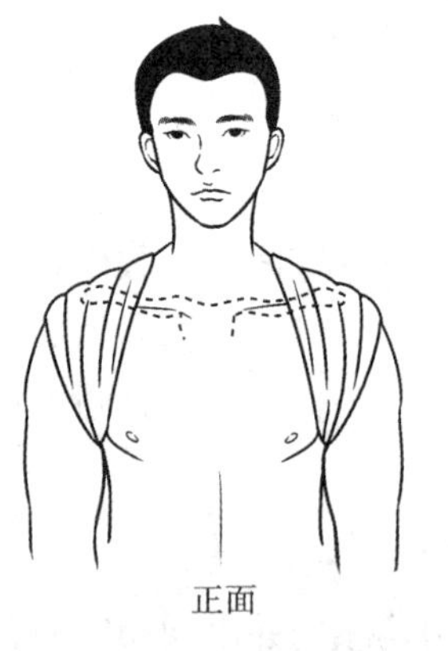

正面

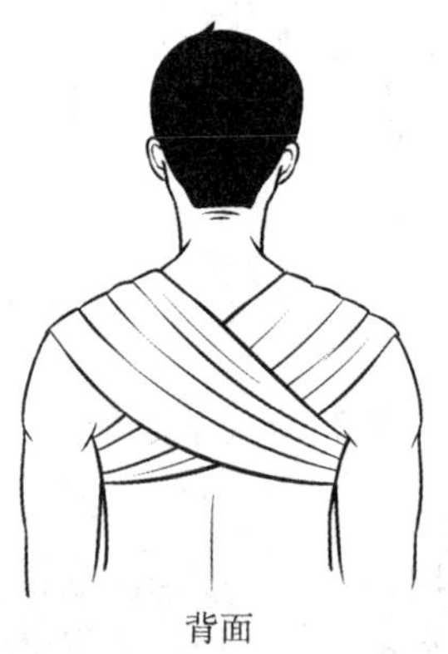

背面

图3-11 横“8”字绷带固定法

锁骨骨折固定期间应密切观察上肢的感觉、血运，如出现受压症状，应及时调整。睡眠时，取仰卧位，在两肩胛骨之间纵向垫一窄软枕头，使两肩后伸，胸部挺起。

（三）药物治疗

初期瘀滞肿痛，治宜活血祛瘀、消肿止痛，可内服活血止痛汤。中期治宜接骨续筋，可选用续骨活血汤，外敷接骨续筋药膏等。后期治宜养气血、补肝肾、壮筋骨，方用六味地黄丸，外贴坚骨壮筋膏。解除固定后用海桐皮汤熏洗患肩。

（四）手术治疗

锁骨开放性骨折、骨折端严重移位合并臂丛神经、锁骨下血管损伤者或锁骨远端骨折合并喙锁韧带断裂者可行手术治疗。

常见的手术方式有切开复位接骨板内固定术和克氏针内固定术（图3-13）等。

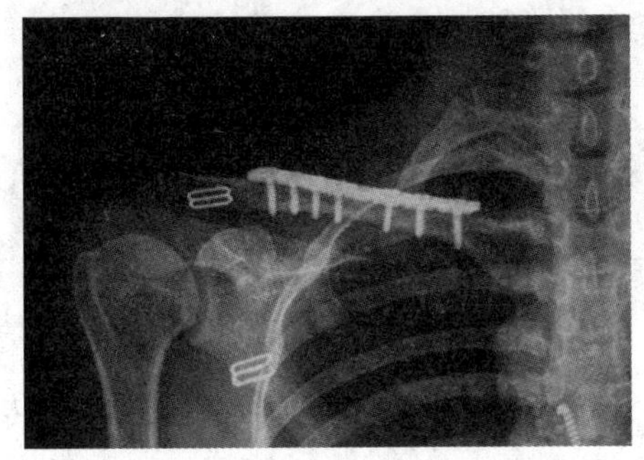

图3-12 锁骨骨折接骨板内固定

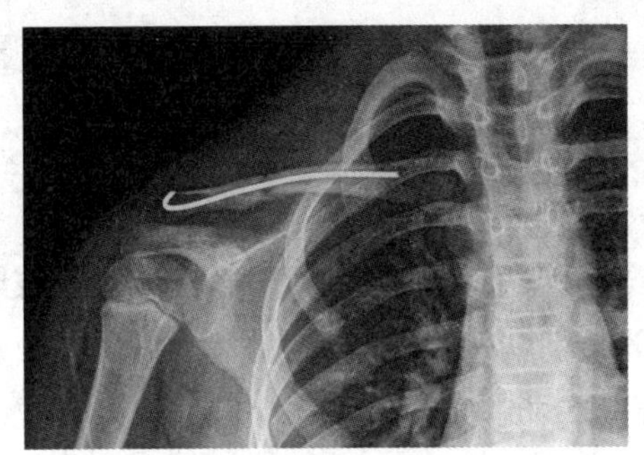

图3-13 锁骨骨折克氏针内固定

（五）康复治疗

早期主要活动腕关节和手部，可做手指、腕的屈伸活动和用力握拳，逐渐进行肘关节的屈伸活动。睡眠避免侧卧。

中期逐渐开始肩后伸的扩胸活动，但应限制肩关节上举及手提重物活动。

解除固定后，应加强肩关节自主功能锻炼，练习肩关节外展、上举、后伸、前屈等动作，尽快恢复肩关节功能。

二、肱骨外科颈骨折

肱骨外科颈骨折是指发生于肱骨解剖颈下2~3cm处的骨折，各年龄均可发生，多见于老年人。

【解剖生理】

肱骨外科颈（图3-14）位于解剖颈下2~3cm，相当于大、小结节下缘与肱骨干的交界处，此处为密质骨和松质骨的交界处。肱骨头向内倾斜，与肱骨干形成130°~135°夹角。肱骨外科颈内侧有腋神经向后进入三角肌内，腋窝内有臂丛神经和腋动、静脉通过。

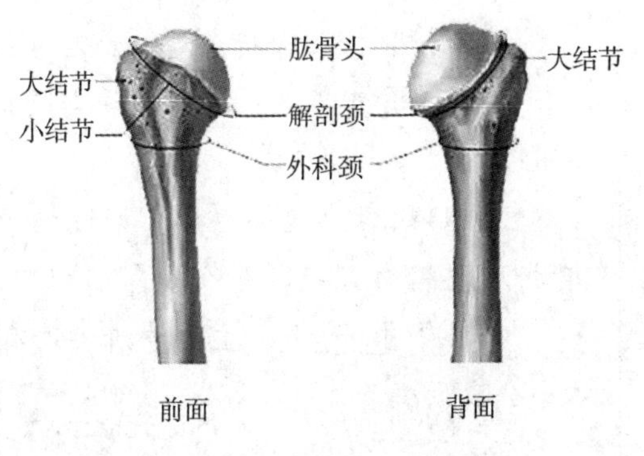

图3-14 肱骨外科颈

【病因病机】

肱骨外科颈骨折多因间接暴力导致，偶有直接暴力打击所致。由于所受暴力不同，以及受伤时患肢的位置不同，可发生不同类型的骨折。临床常分为以下5种类型（图3–15）。

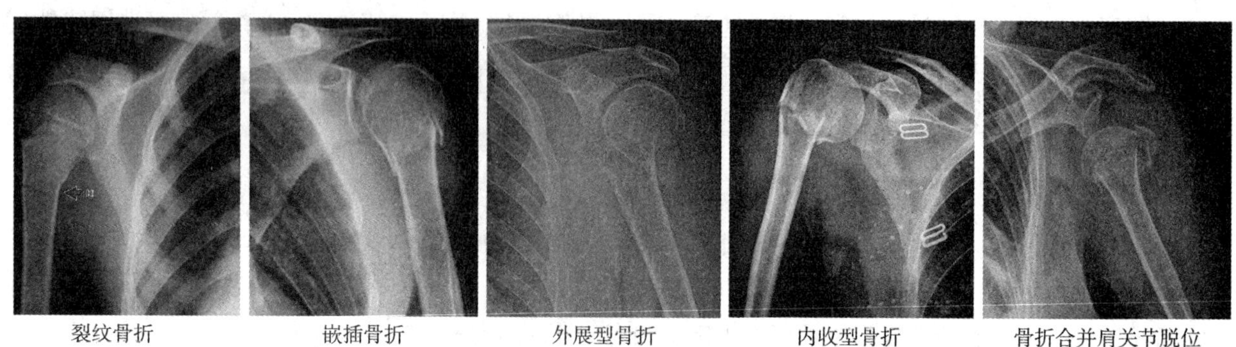

图3–15 肱骨外科颈骨折分型

1. **裂纹骨折** 肩部外侧受到直接暴力打击，造成肱骨大结节及肱骨外科颈裂纹骨折，均为骨膜下损伤，骨折一般无移位。

2. **嵌插骨折** 跌倒时手掌或肘部着地，上肢外展内收不明显，较小的暴力向上传达，导致肱骨外科颈骨折，骨折断端相互嵌插。

3. **外展型骨折** 患者跌倒时上肢处于外展位，手掌或肘部着地，暴力沿上肢向肩部传递导致肱骨外科颈骨折，骨折断端外侧皮质嵌插，内侧皮质分离，两骨折端向前、内侧成角畸形，常伴有大结节撕脱骨折。

4. **内收型骨折** 患者跌倒时上肢处于内收位，手掌或肘部着地，暴力沿上肢向肩部传递导致肱骨外科颈骨折，骨折断端内侧皮质嵌插，外侧皮质分离，两骨折端向外侧成角畸形。

5. **肱骨外科颈骨折合并肩关节脱位** 患者跌倒时上肢处于外展外旋位，手掌或肘部先着地，暴力沿上肢向肩部传递导致肱骨外科颈骨折，若骨折后暴力继续向上传导作用于肱骨头，可导致肱骨头从肩关节囊前下方脱出，造成肱骨外科颈骨折合并肩关节前脱位。临床较少见，若处理不当，容易造成患肢严重的功能障碍。

知识拓展

Neer分型：将肱骨近端分为肱骨头、大结节、小结节及肱骨干部4个部分，根据骨折解剖部位、骨折块数、骨块移位程度进行分类，其中，移位大于1cm或成角大于45°方能视为移位骨块。（图3–16）

一部分骨折：骨折未超过上述移位标准。

二部分骨折：某一主骨折块与其他3个部分有明显移位。

三部分骨折：2个主要骨折块相互之间，或与另两骨折块之间均有明显移位。

四部分骨折：4个主要骨折块均有明显移位，形成4个分离的骨块。

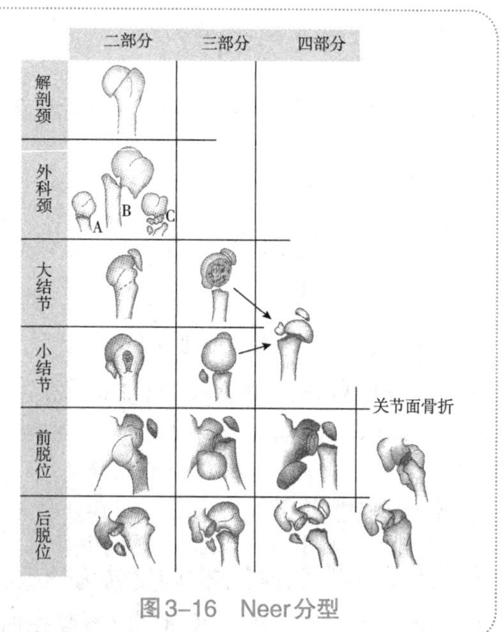

图3–16 Neer分型

【诊断要点】

（一）病史

肩部有明确的外伤史。

（二）症状与体征

（1）伤后肩部肿胀、疼痛明显，活动受限，上臂内侧可见明显皮下瘀斑。

（2）由于肩部肿胀，局部畸形可能不明显，肱骨近端环形压痛和纵轴叩击痛。非嵌插性骨折可出现骨擦音和异常活动。

（3）合并肩关节脱位者，可有“方肩”畸形，可在腋下或喙突下扪及脱出的肱骨头。

（4）合并腋神经损伤者，可出现三角肌功能障碍。

（5）合并腋动脉损伤者，桡动脉搏动减弱或消失。

（三）影像学检查

肩关节正位（穿胸位）片可确定骨折类型及移位情况。肱骨外科颈骨折合并肩关节脱位者，可进行肩关节CT加三维重建检查（图3–17）。

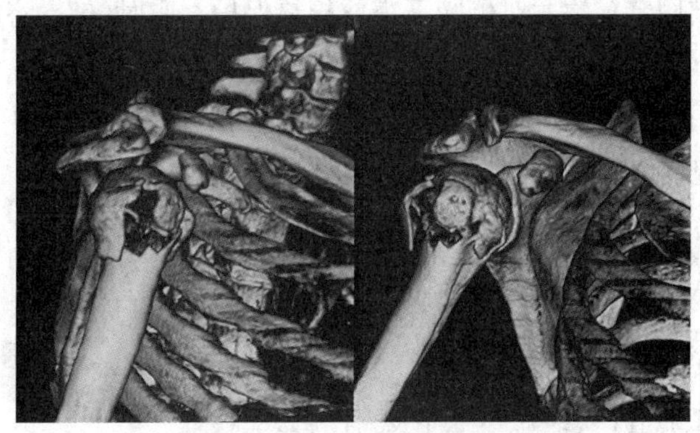

图3–17　肱骨外科颈骨折CT三维重建

【治疗】

（一）手法整复

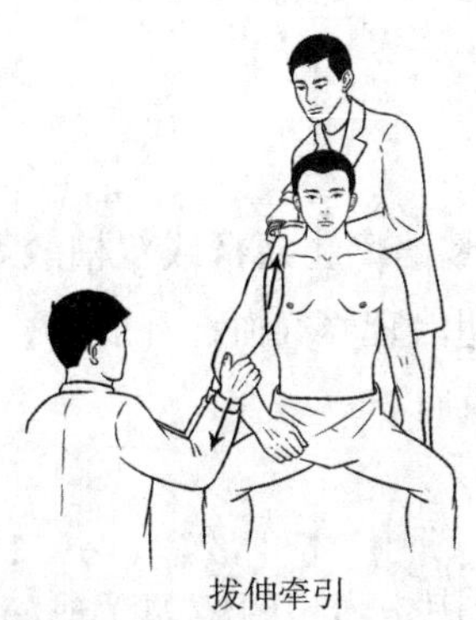

拔伸牵引

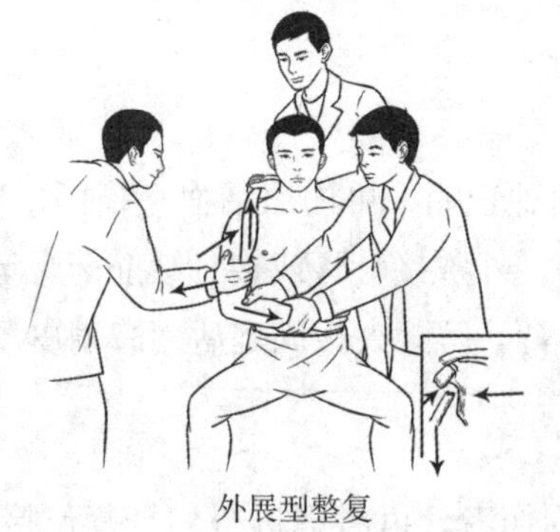

外展型整复

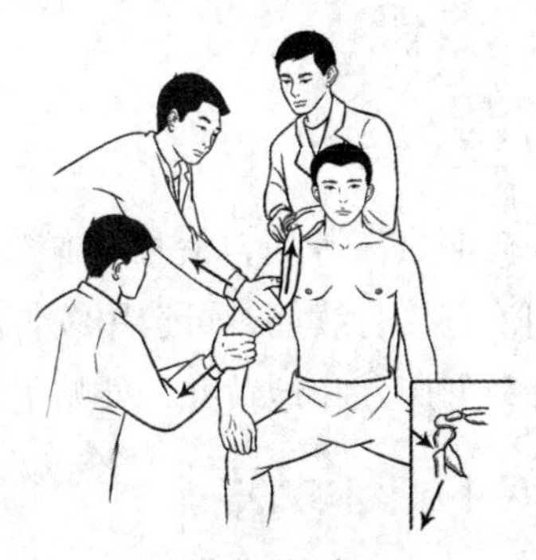

内收型整复

图3–18　肱骨外科颈骨折复位

整复前先行局部麻醉，常采用三人复位法。患者取端坐位，肩关节外展、前屈，肘关节屈曲90°，前臂中立位，一助手用布带绕过伤者腋窝向上提拉，另一助手握住其肘部，沿肱骨纵轴方向缓慢牵引，纠正缩短移位及成角畸形后，根据不同骨折类型采取提按端挤、屈伸收展等不同复位方法（图3-18）。

1. 外展型骨折　待骨折断端牵开后，医者双手拇指按于骨折近端的外侧向内按压，其余各指环抱骨折远端的内侧向外端提，助手同时在牵拉下内收其上臂，即可复位。

2. 内收型骨折　待骨折断端牵开后，医者双手拇指按于骨折部位向内推，其余四指拉骨折远端向外牵拉，助手在牵引下外展上臂，骨折即可复位。

3. 骨折合并肩关节脱位者　先整复脱位，再整复骨折。

（二）固定

1. 夹板固定　应当超肩关节固定。选用4块夹板，其中内侧夹板稍短，在该夹板的一端用棉花包裹呈蘑菇状大头垫，其余3块较长，下达肘关节，上端超过肩关节，夹板上端有固定布带结，用于作超关节固定。

维持牵引下，在骨折部的周围放置3~4个棉垫，短夹板放置于内侧。外展型骨折，短夹板的大头垫放置在腋窝部；内收型骨折，短夹板的大头垫放置在肱骨内上髁的上部。成角处放置平垫，分别将3块长夹板放置在上臂前、后、外侧，用3条扎带将夹板捆紧，然后用绷带穿过夹板上端固定布带结并打结，再绕过对侧腋下打结固定，注意对侧腋下需放棉垫保护。屈肘90°，将前臂悬吊固定于胸前（图3-19）。夹板固定时间为4~6周。

2. 外展支架固定　骨折断端不稳定，不易维持整复后的位置者，可用外展支架固定，将患者固定于外展前屈位，外展角度视移位程度而定，前屈30°~40°，固定3~4周。

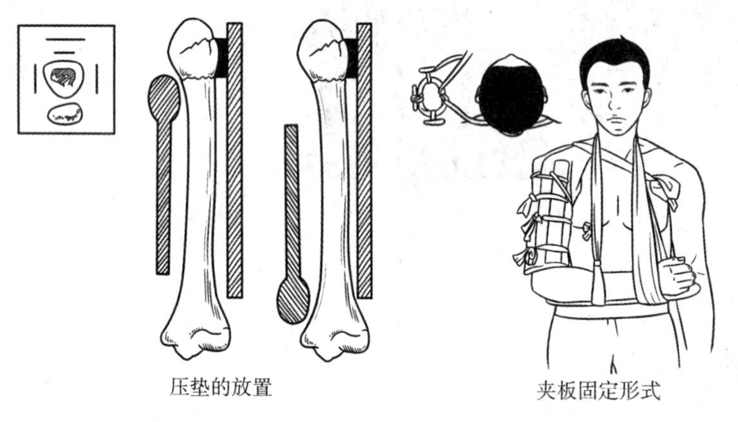

图3-19　肱骨外科颈骨折夹板固定

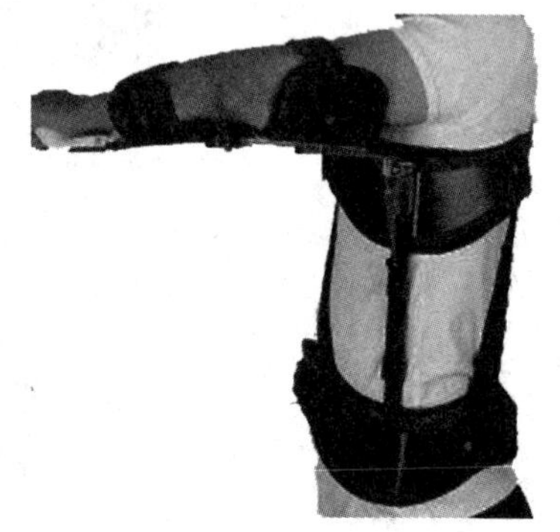

图3-20　外展支架固定

（三）药物治疗

初期瘀滞肿痛，治宜活血祛瘀、消肿止痛，可内服活血止痛汤，局部外敷消瘀止痛膏或双柏散等。中期治宜接骨续筋，可选用续骨活血汤，外敷接骨膏或接骨续筋药膏等。后期治宜养气血、补肝肾、壮筋骨，方用六味地黄丸，外贴坚骨壮筋膏。解除夹板固定后用海桐皮汤熏洗患肩。

（四）手术疗法

手法整复失败者或合并血管神经损伤者，可考虑进行切开复位接骨板内固定术（图3-21）或髓内钉内固定术（图3-22）；严重的粉碎骨折可考虑肩关节置换术。

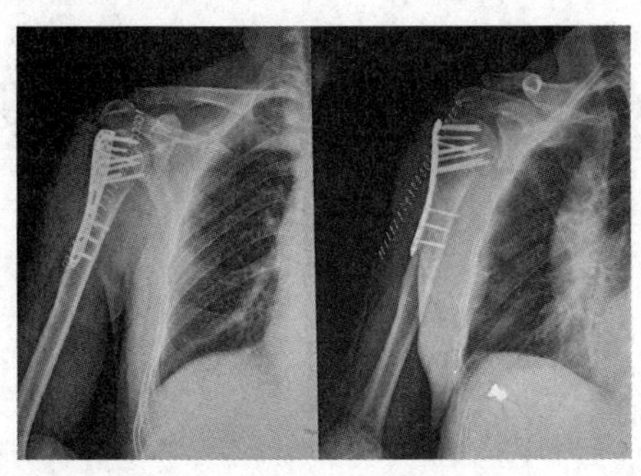

图3-21 肱骨外科颈骨折接骨板内固定

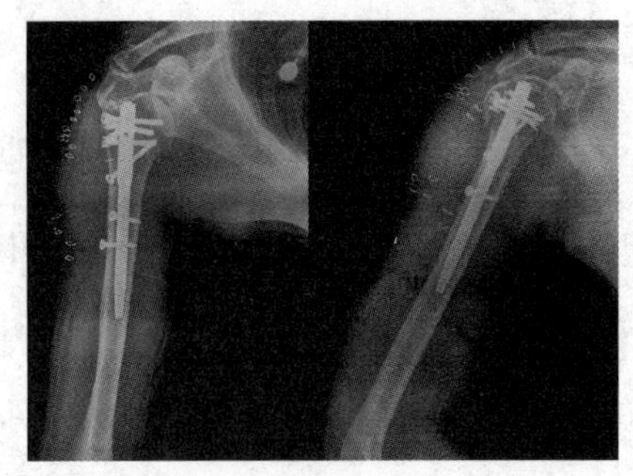

图3-22 肱骨外科颈骨折髓内钉内固定

（五）康复治疗

功能锻炼对老年患者尤为重要，可有效预防肩周炎的发生。

早期可做手指、腕关节和肘关节的屈伸活动和用力握拳，但应避免提东西和用手支撑等活动。

中期开始肩关节的功能锻炼，应循序渐进，逐渐增大肩关节的活动范围。

解除固定后，可增加颈肩部活动，锻炼肩关节屈曲、外展、上举、内旋、后伸等功能。

三、肱骨干骨折

自肱骨外科颈以下1cm至肱骨髁上2cm间的长管状坚质骨（肱骨干）发生骨折，称为肱骨干骨折。多见于成人。

【解剖生理】

肱骨是上肢最长最粗的皮质管状骨，上部呈圆柱形，中1/3以下逐渐变细，下1/3扁平。肱骨干中段后侧有由内上斜向外下的桡神经沟，桡神经在此处紧贴骨干走行，肱深动脉与之伴行。所以肱骨干中、下1/3交界处骨折，易损伤桡神经。

肱骨干前侧有肱二头肌、肱肌、喙肱肌，后侧有肱三头肌，外侧有三角肌止于肱骨三角肌粗隆。滋养动脉来自肱动脉和肱深动脉，于肱骨干中、下1/3交界处进入髓腔。

【病因病机】

1. 直接暴力　棍棒打击、重物压砸等直接暴力作用于肱骨干，常造成横断骨折或粉碎骨折，局部软组织损伤重。

2. 间接暴力　间接暴力导致肱骨干骨折，多由投弹、掰手、跌仆所致，骨折常呈斜形或螺旋形，移位方向取决于暴力作用方向、前臂和肘关节的位置，常伴有成角移位和旋转移位。

肱骨干周围有许多肌肉附着，由于肌肉的牵拉，在不同平面的骨折会出现不同方向的移位（图3-23）。

（1）上1/3骨折（三角肌止点以上）　骨折近端受到胸大肌、背阔肌和大圆肌的牵拉而向前、向内移位；骨折远端受到三角肌、喙肱肌、肱二头肌和肱三头肌的牵拉而向上、向外移位。

（2）中1/3骨折（三角肌止点以下）　骨折近端受到三角肌和喙肱肌牵拉而向外、向前移位；骨折远端受到肱二头肌和肱三头肌的牵拉而向上移位。

（3）下1/3骨折　移位可因暴力方向、前臂和肘关节位置而异，多为成角、内旋移位。

【诊断要点】

（一）病史

上臂有遭受直接打击，或有掰手、投掷等外伤史。

（二）症状与体征

（1）肱骨局部有明显疼痛、肿胀、上臂活动受限。

（2）上臂常出现短缩、成角和旋转畸形，并有异常活动和骨擦音。

（3）肱骨干中、下1/3交界处骨折易合并桡神经损伤，表现为伸腕、伸指困难，虎口区感觉障碍并伴有垂腕、垂指畸形。

（4）肱动脉损伤时，患侧前臂迅速发生血液循环障碍，如发凉、发麻、指端发绀或变白、桡动脉搏动消失等。

（5）青少年若有肱骨干骨囊肿、骨纤维异常增殖症或慢性骨髓炎，常导致病理性骨折。

（三）影像学检查

肱骨正侧位X线片，可明确骨折的部位、类型和移位的情况（图3-24）。肱骨干X线片应包括肩关节和肘关节。

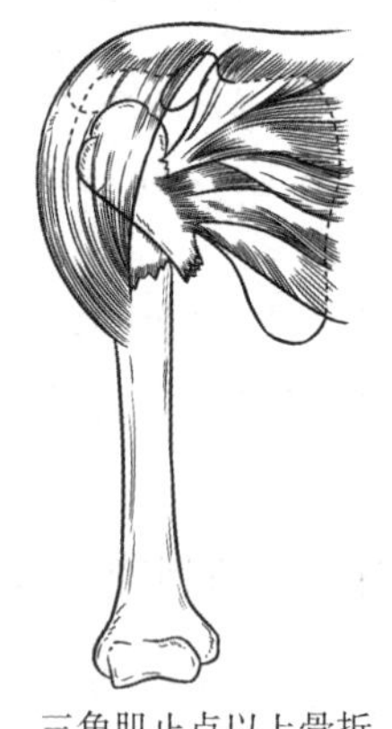

三角肌止点以上骨折

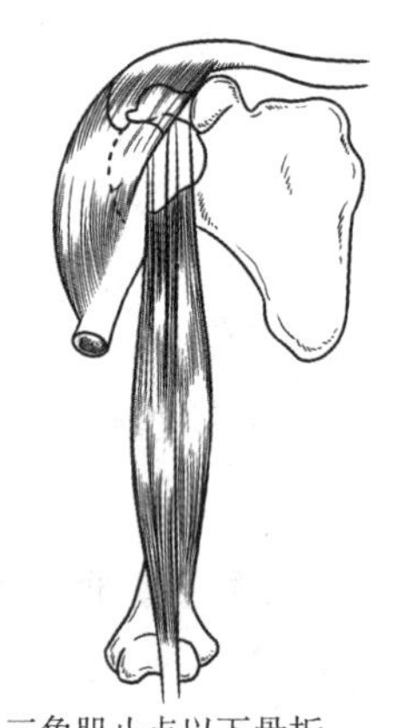

三角肌止点以下骨折

图3-23 肱骨干骨折移位

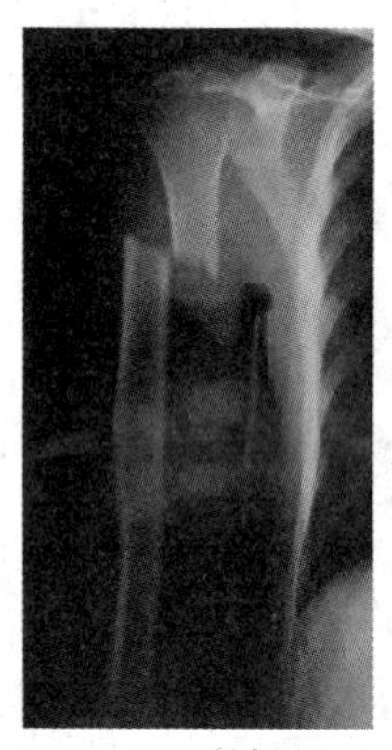

上1/3骨折

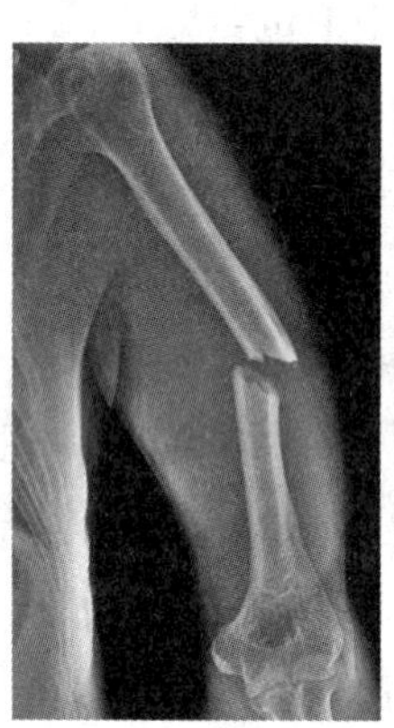

中1/3骨折

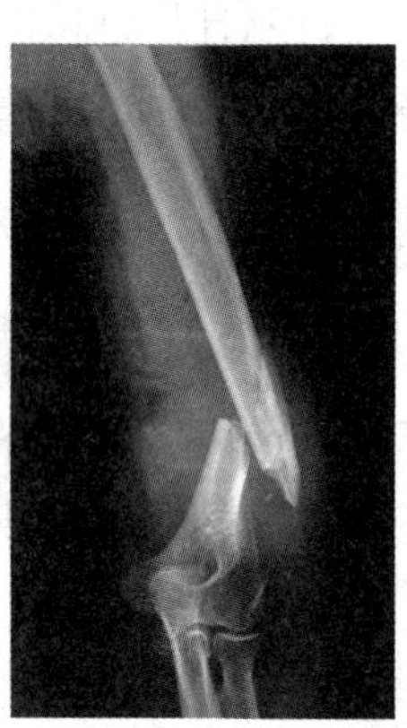

下1/3骨折

图3-24 肱骨干骨折X线片

【治疗】

（一）手法整复

患者取坐位或平卧位，一助手用布带通过腋窝向上牵引，另一助手握持前臂在中立位向下顺势牵引，为防止骨折断端发生分离移位，牵引力不宜过大，应利用患肢的重力进行自我牵引。待重叠移位完全矫正后，根据骨折不同部位的移位情况进行整复。

1. 上1/3骨折　在持续牵引下，医者先环抱骨折近端内侧，将其向外托起（图3-25），使断端微向外成角，然后用拇指抵住骨折远端外侧，由外向内推压，即可复位。

2. 中1/3骨折　在持续牵引下，医者以两拇指抵住骨折近端外侧向内挤按，其余四指环抱骨折远端内侧向外端提（图3-26）。纠正侧方移位后，医者捏住骨折部，助手减小牵引力，使断端相互接触，微微摇摆骨折远端或自沿骨折纵轴轻轻叩击肘关节，使骨折断端紧密嵌插。当骨折断端骨擦音逐渐减小，直至消失，骨折处平直，表示基本复位。

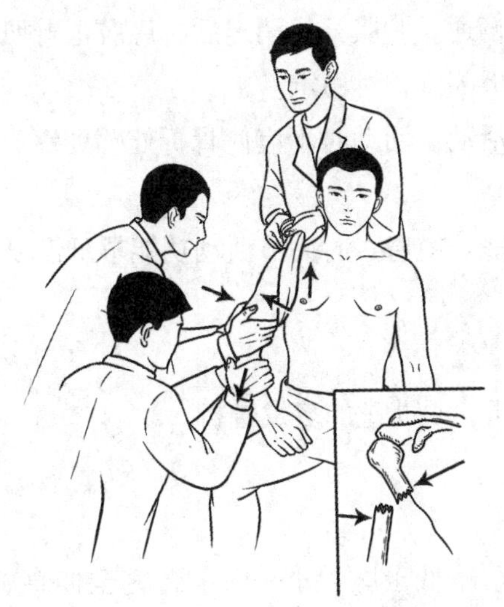
图3-25　肱骨干上1/3骨折整复手法

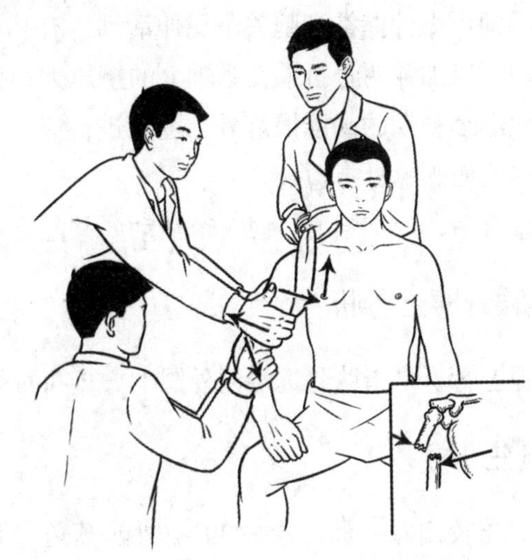
图3-26　肱骨干中1/3骨折整复手法

3. 下1/3骨折　多为螺旋或斜型骨折，仅需轻微力量牵引，矫正成角畸形，将两斜面挤按捺正，即可复位。粉碎性骨折可行对扣捏合手法，让骨折块相互靠拢复位。

课堂互动 3-6

如何防止肱骨干骨折因肢体重力出现分离移位？

答案解析

（二）固定

根据患者的体型、骨折部位选择合适的前后内外4块夹板。上1/3骨折夹板要超肩关节，下1/3骨折夹板要超肘关节，中1/3骨折夹板不用超过关节。

对于仍有轻度侧方移位的患者，利用固定垫两点加压或三点加压进行矫正。注意压垫不能放置在桡神经沟的部位，以免造成桡神经损伤。

用胶布或弹力绷带上下绕肩、肘部，对上臂进行纵向挤压，克服肢体重力导致的分离移位。可将上臂用绷带固定于侧胸壁上，以防止起卧时成角移位。固定后患肢屈肘90°，前臂中立位用三角巾悬吊，腋窝应放置衬垫。固定时间应适当增长，避免过早解除固定后重力导致骨痂断裂。

（三）药物治疗

按骨折治疗三期辨证用药。骨折迟缓愈合者应重用地鳖虫、自然铜、骨碎补等接骨续筋药。合并桡神经损伤者，加服地龙等通经活络药物。

（四）手术疗法

合并血管神经损伤、多段骨折、粉碎性骨折、开放性骨折或骨折不愈合、畸形愈合者可行手术治疗。常用手术方式有外固定架固定术、切开复位接骨板内固定术和髓内钉内固定术（图3-27）等。

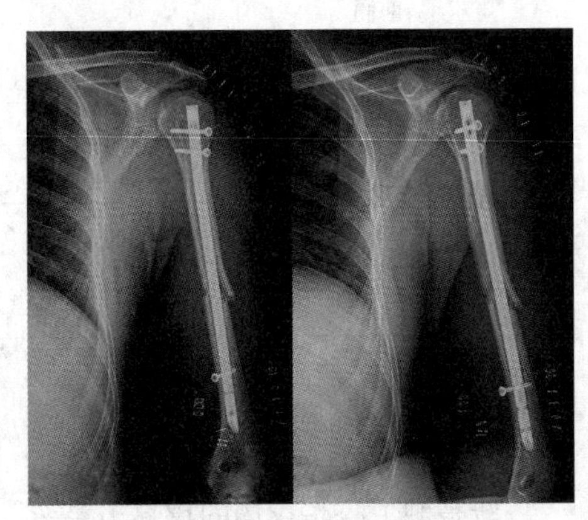
图3-27　肱骨干骨折髓内钉内固定

（五）康复治疗

固定后即可做伸握拳和腕关节屈伸活动，有利于气血畅通。肿胀开始消退后，患肢上臂肌肉应用力做收缩活动，以加强两骨折端在纵轴上的挤压力，保持骨折部位相对稳定。

中期除继续初期的功能锻炼外，逐渐进行肩、肘关节活动。活动时不应使骨折处感到疼痛，以免发生骨折再移位而影响骨折愈合。

骨折愈合后，应加强肩、肘关节活动，并配合药物熏洗，使肩、肘关节活动功能早日恢复。

四、肱骨髁上骨折

肱骨髁上骨折是指肱骨远端内外髁上方2~3cm处的骨折，是儿童的多发骨折。

【解剖生理】

肱骨下端较扁宽，前凸形成30°~50°前倾角。肱骨滑车略低于肱骨小头，前臂完全伸直旋后位时，上臂与前臂纵轴呈10°~15°外翻的携带角。肱骨下端非常薄弱，是松质骨和密质骨交界部位，后有鹰嘴突窝，前有冠状突窝。有时两窝较深，以至于两窝之间仅为一层极薄的骨片，所以容易发生骨折（图3-28）。

肘关节前方有肱动脉和正中神经通过，一旦肱骨髁上骨折向前移位，容易造成肱动脉及正中神经的损伤（图3-29）。肘关节内侧，有尺神经通过肱骨内上髁和滑车构成的尺神经沟；外侧，桡神经深、浅支在桡骨小头处分出。儿童肱骨远端有肱骨小头、肱骨滑车、肱骨外上髁和肱骨内上髁4个骨化中心，髁上骨折损伤骨骺可造成肘内、外翻畸形。

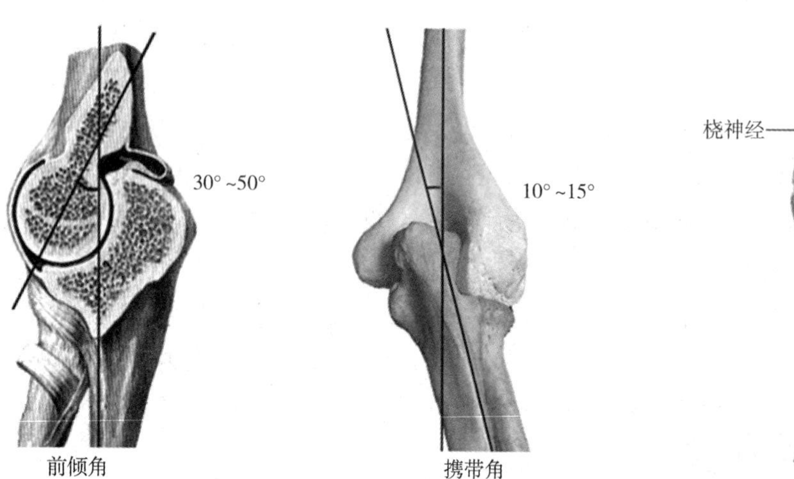

图3-28 前倾角与携带角

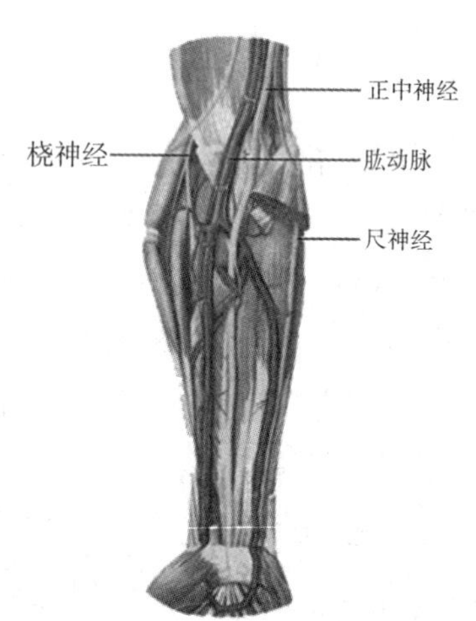

图3-29 肘关节前方的血管神经

课堂互动 3-7

肱骨髁上骨折容易引起哪些并发症？

答案解析

【病因病机】

肱骨髁上骨折多因间接暴力导致，根据暴力方向和受伤机制的不同，可将肱骨髁上骨折分为伸直型和屈曲型两类（图3-30）。

1. 伸直型 伸直型约占髁上骨折的90%。患者跌倒时肘关节位于伸直位，手掌着地，地面作用力沿前臂向上传达，肱骨远端受到肱骨小头、尺骨鹰嘴和冠状突的冲击，导致肱骨髁上骨折。骨折线由前下斜向后上，骨折远端向后上移位，近端向前下移位，容易挤压肱动脉和正中神经。

由于受到向内或向外的暴力，可使骨折远端向内或向外移位（图3-31），形成尺偏型和桡偏型骨折。尺偏型容易导致肘关节内翻畸形；桡偏型容易发生肘外翻畸形，严重者还会引发迟发型尺神经炎。

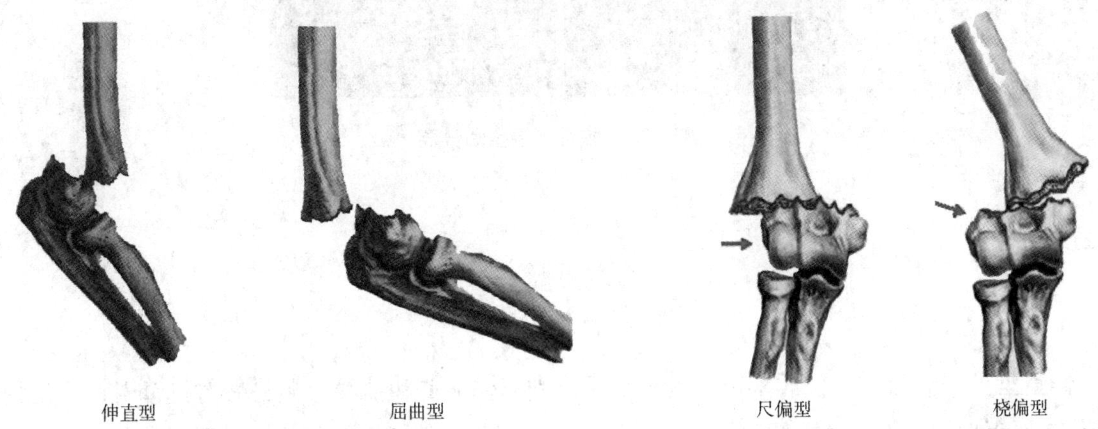

图3-30 肱骨髁上骨折分型

图3-31 肱骨髁上骨折侧方移位

2. 屈曲型 屈曲型骨折临床较少见。患者跌倒时肘关节位于屈曲位，肘后侧着地，暴力经尺骨鹰嘴向前上方传达，尺骨鹰嘴直接撞击肱骨内髁，使肱骨髁上部发生骨折。骨折线由后下斜向前上，骨折远端向前上移位，近端向后移位。

【诊断要点】

（一）病史

有明确外伤史，多见于3~12岁儿童。

（二）症状与体征

（1）肘关节局部明显疼痛、肿胀、肱骨髁上处有压痛，功能障碍。甚至出现张力性水疱，骨折端有异常活动、骨擦音，可触及骨折断端。

（2）肘关节呈现明显的畸形，伸直型肱骨髁上骨折肘部呈现“靴状”畸形，但肘后肱骨内、外髁和鹰嘴三点关系仍保持正常，此可与肘关节后脱位相鉴别。

（3）伸直型肱骨髁上骨折容易损伤肱动脉、正中神经。损伤严重的患者，肘关节大量出血肿胀，可引起筋膜间隔区综合征，表现为肢体疼痛难忍（pain）、桡动脉搏动消失（pulselessness）、皮肤苍白（pallor）、感觉异常（paresthesia）和肌肉瘫痪（paralysis），即“5P”征，如处理不及时可导致缺血性肌挛缩。

（三）影像学检查

肘关节正侧位X线片可明确骨折的部位、类型和移位方向。1~2岁儿童，应注意桡骨干纵轴延长线是否通过肱骨小头中心，若不通过，则提示骨折，称为肱骨下端全骺分离（图3-32）。

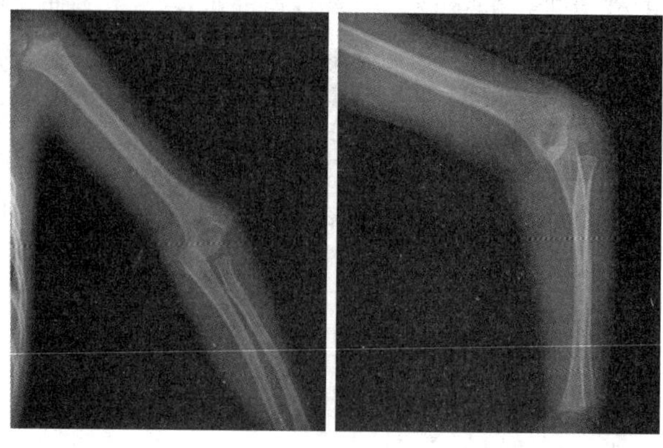

图3-32 肱骨下端全骺分离

【治疗】

（一）手法整复

1. 伸直型 患者取仰卧位或坐位，两名助手分别握住上臂和前臂，顺势做对抗牵引，矫正骨折的重叠移位。医者双手分别在骨折部内外侧相对挤压，可纠正尺偏或桡偏移位。由于肘关节内翻畸形对肘关节功能影响非常大，矫正尺偏移位，必要时应矫枉过正，宁可有轻度桡偏，不可有尺偏，以防止发生肘内翻畸形。在维持牵引下，医者用双手拇指于肘后向前推骨折远端，其余四指环抱骨折近端向后扳拉，同时令助手徐徐屈曲肘关节，使骨折的前后移位得到纠正（图3-33）。

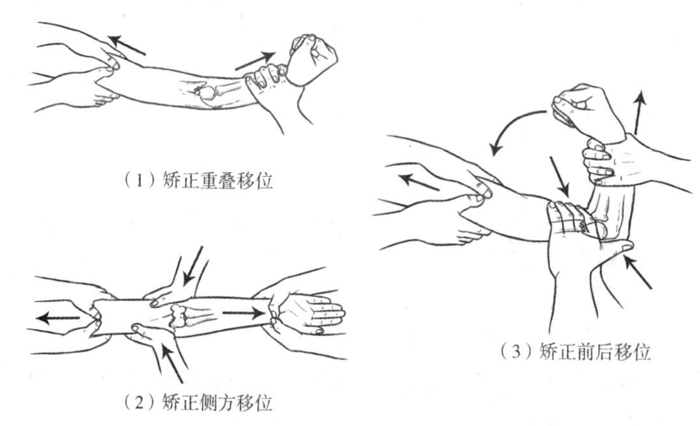

图3-33 伸直型肱骨髁上骨折手法整复

2. 屈曲型 矫正重叠和侧方移位手法同伸直型，然后医者用双手拇指抵住骨折近端向前推，双手其余四指环抱肘前向后拉，并令牵拉前臂的助手在牵引下徐徐伸直肘关节即可。

（二）固定

1. 夹板固定 骨折复位后选用超肘关节夹板固定。固定时，在尺骨鹰嘴后方加一梯形垫，防止骨折远端后移；尺偏型骨折在骨折近端的外侧及远端的内侧各置一塔形垫，防止肘内翻畸形（图3-34）。伸直型骨折，应屈肘90°~110°位固定3~4周；屈曲型骨折早期固定时应使患肢肘关节伸直位或屈肘40°~60°位固定2周后，逐渐屈肘至90°位1~2周。夹板固定后，给予前臂三角巾悬吊于胸前，在固定期间注意观察患肢末梢血运，若出现血液循环障碍，立即松开外固定，置肘关节于伸直位，密切观察肢体血运。

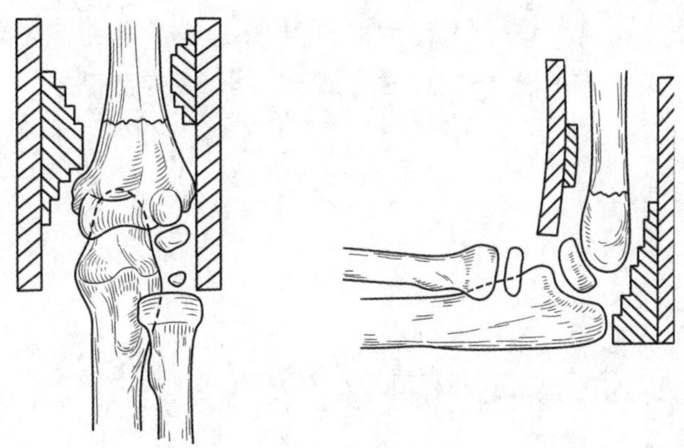

图3-34 伸直型骨折压垫位置

2. 牵引固定 受伤后肘关节肿胀明显者，手法复位困难，可行尺骨鹰嘴骨牵引术，待肿胀消退后根据骨折复位情况决定下一步治疗方案。

（三）药物治疗

肱骨髁上骨折患者多为儿童，愈合较快，在骨折早期可用活血化瘀、消肿止痛的内服和外用药物，骨折中、后期可不必用药。成人骨折按骨折三期辨证用药，解除夹板固定后，给予舒经活络、通利关节之中药熏洗，可以有效预防肘关节强直。

（四）手术治疗

合并血管神经损伤者、手法整复失败者和开放性肱骨髁上骨折可行手术治疗。成人常行切开复位接骨板内固定术，儿童给予交叉克氏针内固定术（图3-35）。

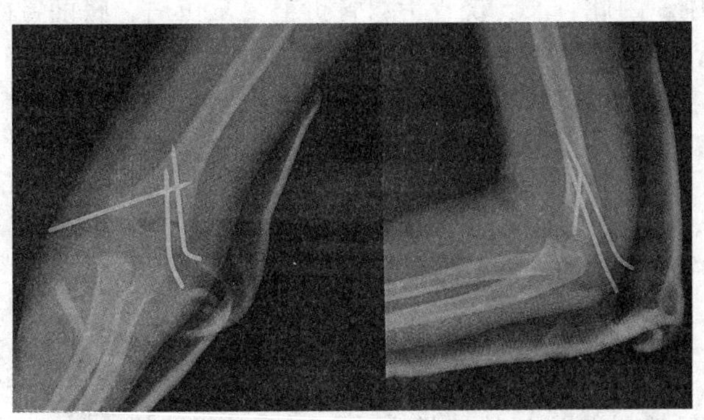

图3-35 肱骨髁上骨折交叉克氏针内固定

（五）康复治疗

固定后，即可做握拳和肩关节活动、屈伸腕关节活动。在骨折愈合前，伸直型骨折应避免伸肘运动，屈曲型骨折应避免屈肘运动。

解除固定后积极主动锻炼肘关节的屈伸活动。在功能锻炼中，严禁用暴力做被动活动。

岗位情景模拟 3

刘某，女性，7岁。2小时前在学校体育场翻单杠时摔下，患者家属紧急带患儿来院诊治，诉右肘关节呈伸直位手掌着地，当即发现右肘部肿胀疼痛，肘关节不能正常伸屈活动。来院查体：右肘部肿胀、压痛、有骨擦音，肘前可摸到骨折端顶在皮下。肘后呈靴形畸形，肘后三角关系正常。

问题与思考

1. 患儿最可能的诊断是什么？
2. 需要进一步检查哪些项目排除合并损伤？
3. 需要进一步检查哪些影像学检查？
4. 根据病史、体格检查、辅助检查做出相应的诊断后采取什么样的治疗方案？
5. 患儿最可能的并发症有哪些？

答案解析

五、尺、桡骨干双骨折

在外来暴力作用下，尺、桡骨干可同时发生骨折，多见于儿童和青壮年，骨折部位多发生在前臂的中1/3和下1/3处。

【解剖生理】

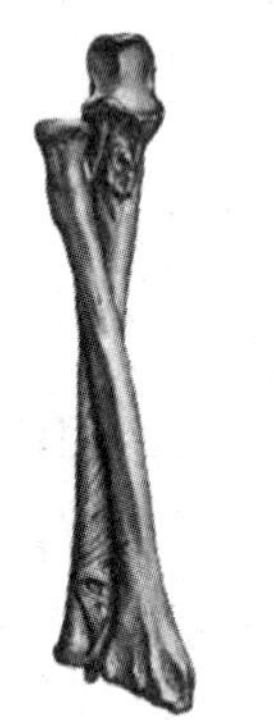

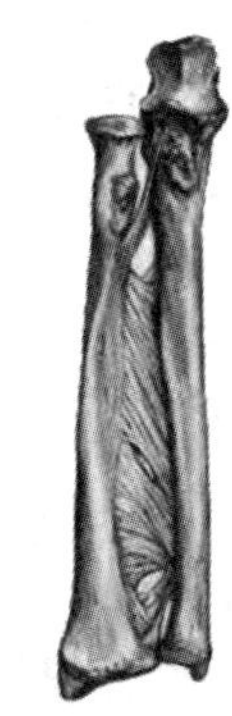

图3-36 尺桡骨

尺骨上端粗下端细，为构成肘关节的重要部分。桡骨上端细下端粗，为构成腕关节的主要部分。尺骨是前臂的轴心，通过上下尺桡关节和骨间膜与桡骨相连。前臂旋转时桡骨围绕尺骨旋转，自旋后位至旋前位，回旋动作可达150°。尺、桡骨之间有致密的骨间膜，其松紧度随着前臂的旋转角度不同而发生改变。前臂中立位时，尺、桡骨接近平行，骨间隙最大，骨间膜紧张，对尺、桡骨起稳定作用。因此，尺、桡骨干双骨折整复复位后，将前臂固定于中立位，可使骨间膜紧张，既能保持前臂旋转功能，又有利于骨折端的稳定（图3-36）。

课堂互动 3-8

不同暴力形式引起的尺、桡骨干双骨折有什么特点？

答案解析

【病因病机】

尺、桡骨干双骨折可由直接暴力、传达暴力或扭转暴力所造成（图3-37）。由于肌肉的牵拉，骨折后常出现重叠、成角、旋转及侧方移位，整复较困难。

1. 直接暴力　多见于重物压砸、撞击和车轮碾压等，多为横形骨折或粉碎性骨折，骨折线多位于同一平面，常伴有较严重的软组织损伤，可导致开放性骨折。

2. 传达暴力　摔倒时手掌着地，暴力沿桡骨纵轴向上传导，导致桡骨中、上1/3段发生骨折，残余暴力经骨间膜传到

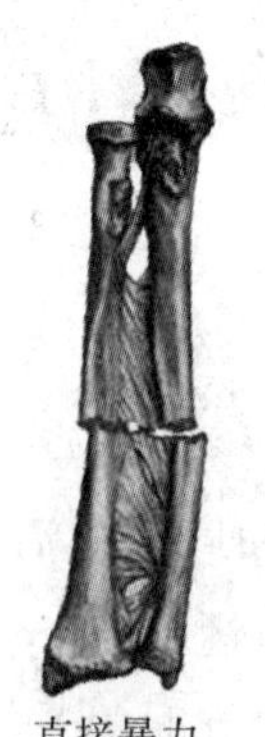

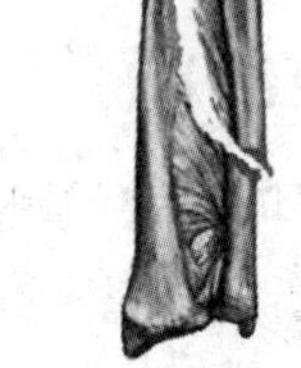

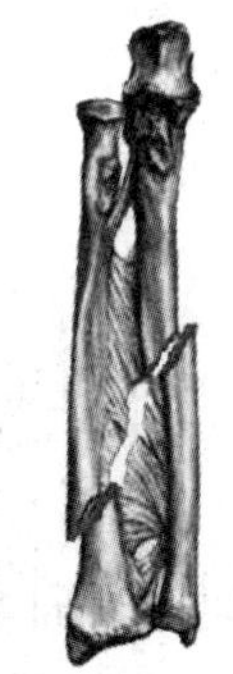

图3-37 不同暴力所致的尺、桡骨干双骨折

尺骨，引起尺骨发生骨折。骨折常发生在较细的一端，所以桡骨骨折线在上，尺骨骨折线在下，骨折线一般为斜形，骨间膜损伤重，复位后不稳定。儿童多为青枝骨折。

3. **扭转暴力** 多为机器绞挤伤，伤情复杂，常导致多发性骨折、多段性骨折和开放性骨折，软组织损伤重，常伴有血管、神经、肌腱损伤。骨折常发生在活动度小的一端，尺骨骨折线在上，桡骨骨折线在下，多为螺旋形骨折。

【诊断要点】

（一）病史

有明确的前臂外伤史。

（二）症状与体征

（1）伤后前臂肿胀、疼痛、压痛明显，前臂旋转功能丧失。

（2）完全骨折时前臂多有明显短缩、成角、旋转畸形，可扪及骨擦音和异常活动；儿童青枝骨折仅见成角畸形。

（3）若骨折后患肢疼痛剧烈、肿胀严重，手指麻木发凉或发绀，被动活动手指疼痛加剧，应考虑为前臂筋膜间隔区综合征。

（三）影像学检查

尺桡骨正侧位X线片可明确骨折的部位、类型和移位方向（图3–38）。拍摄尺桡骨正侧位X线片时必须包括肘关节和腕关节，以便确定有无旋转移位及上、下桡尺关节脱位。

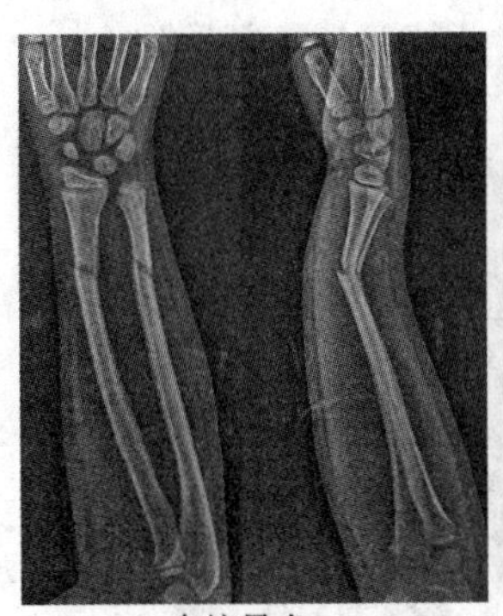
直接暴力

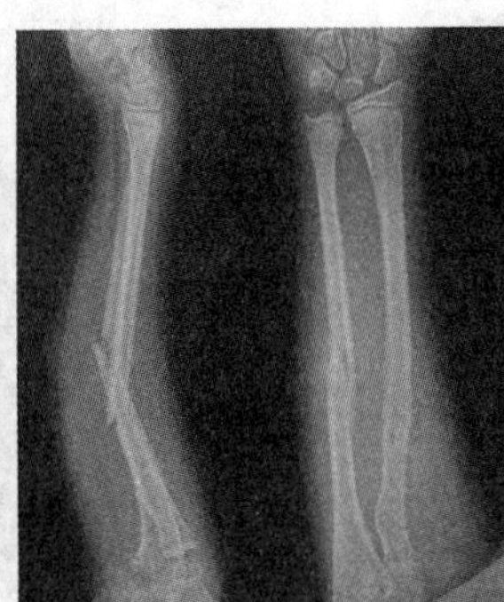
传达暴力

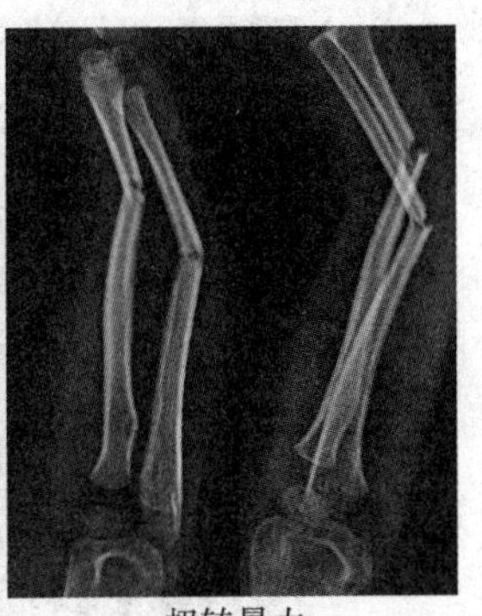
扭转暴力

图3–38 尺、桡骨干双骨折X线检查

【治疗】

尺、桡骨干双骨折的治疗原则主要是恢复前臂的旋转功能。没有移位的骨折直接用夹板固定；有移位的骨折应尽早手法整复后夹板固定。

（一）手法整复

患者仰卧或端坐位，肩外展90°，屈肘90°，掌心向下。或者中、下1/3骨折取中立位，上1/3骨折取前臂旋后位。

两助手分别握住肘关节上方和腕关节处顺势牵引，保持肘关节90°屈曲，维持一定时间，纠正缩短移位。适当放松牵引力，减少肌肉张力，夹挤分骨手法，纠正尺、桡骨骨折断端相互靠拢的侧方移位。端提挤按手法纠正前后移位。横断和锯齿形骨折，用摇摆触碰手法纠正残余移位。若拔伸牵引不能完全纠正重叠移位，则先行夹挤分骨手法，再成角折顶手法予以矫正。

（二）固定

手法整复后，在两名助手持续牵引下用4块夹板进行固定。掌、背侧夹板宽，尺桡侧夹板窄。上1/3骨折，固定要超过肘关节；中1/3骨折和下1/3骨折，固定都要超过腕关节。

前臂桡、尺骨相互靠拢者，可放置分骨垫（图3-39），注意分骨垫只可放在前臂背侧，不可放于掌侧，避免压迫血管神经。成角移位或侧方移位，则按移位的方向，用三垫加压法或二垫加压法放置压垫。

前臂骨折整复后固定于中立位，用三角巾悬吊置于胸前，固定时间成人6~8周，儿童3~4周。

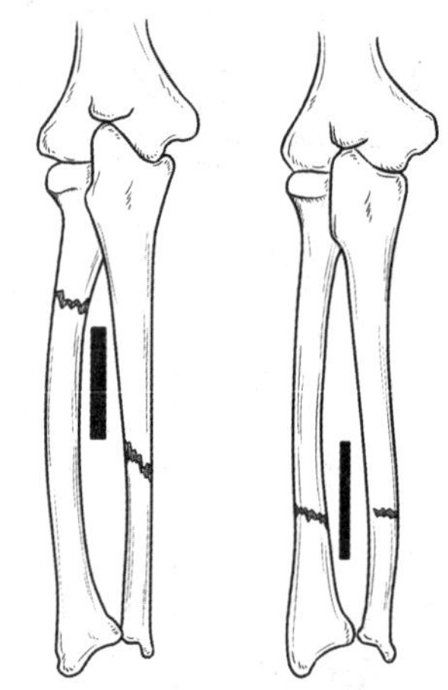
图3-39 分骨垫的放置

（三）药物治疗

按骨折三期辨证用药。若骨折迟缓愈合时，要注重补肝肾、壮筋骨以促进骨折愈合，若后期前臂旋转活动仍有障碍者，应配合中药熏洗以舒筋活络。

（四）手术治疗

合并血管神经损伤者、手法整复失败者和开放性尺桡骨骨折可行手术治疗。常见手术方式有接骨板内固定术（图3-40）和髓内针内固定术（图3-41）。

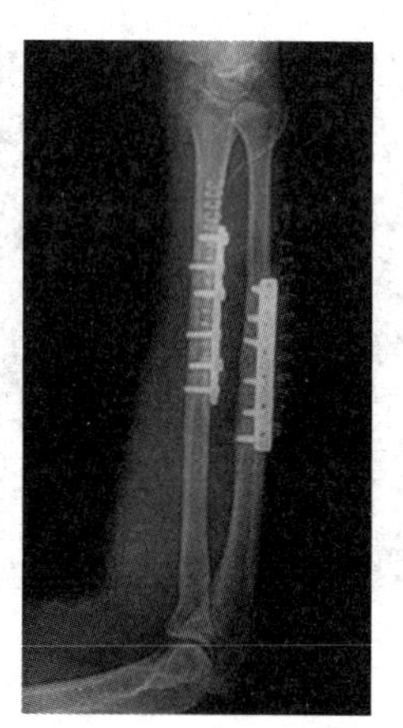
图3-40 接骨板内固定

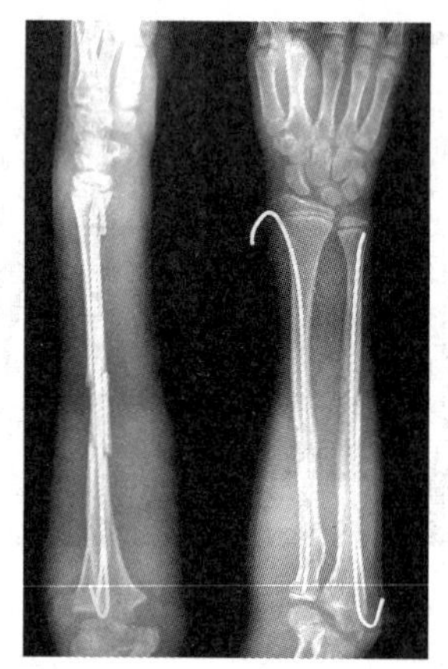
图3-41 髓内针内固定

（五）康复治疗

早期外固定后即可做握拳和手指屈伸活动，并逐渐做肩关节、肘关节小范围活动。

中后期逐渐增加肩关节、肘关节活动范围，在骨性愈合前前臂禁止旋转活动，以免骨折再移位。

解除夹板固定后，逐渐做前臂旋转功能锻炼。

六、尺、桡骨干单骨折

在桡骨或尺骨干发生骨折称为尺、桡骨干单骨折，多发于青少年，尺骨干骨折临床少见，桡骨干骨折临床常见。

【解剖生理】

同尺、桡骨干双骨折。

【病因病机】

尺骨干骨折多由直接暴力打击所致，多为横断或粉碎性骨折；桡骨干骨折多为间接暴力所致，多为短斜形或螺旋形骨折。桡、尺骨干单骨折因有对侧骨的支持，一般无严重移位；由于骨间膜的作用，骨折断端多向对侧移位。成人桡骨干骨折，由于尺骨的支撑，一般移位不严重，常有旋转移位。桡骨上中下三段均可发生骨折，其中以中下1/3骨折最常见。不同部位骨折，移位的特点不同（图3-42）。

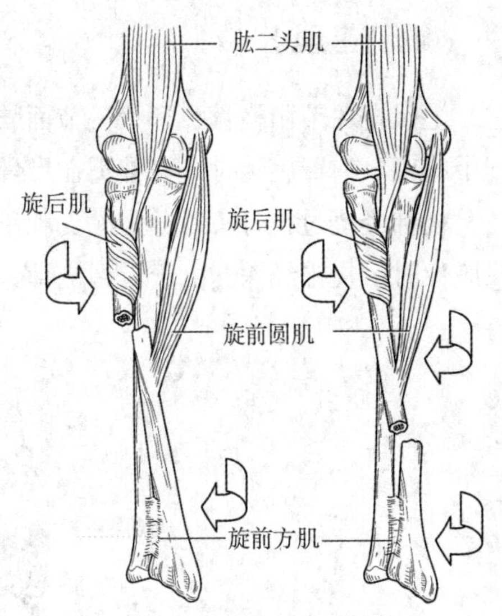

图3-42 桡骨干不同部位骨折的移位

1. 桡骨干上1/3骨折 骨折线位于旋前圆肌止点以上，骨折近端受到附着于桡骨结节的肱二头肌以及附着于桡骨上1/3的旋后肌的牵拉，向后旋转移位；骨折远端在附着桡骨中部及下部的旋前圆肌和旋前方肌的牵拉下，向前旋转移位。

2. 桡骨干中、下1/3骨折 骨折线位于旋前圆肌止点以下，因肱二头肌与旋后肌的旋后倾向，被旋前圆肌的旋前力量相抵消，骨折近端处于中立位；骨折远端因受到旋前方肌的牵拉而向前旋转移位。

【诊断要点】

（一）病史

有明确的前臂外伤史。

（二）症状与体征

（1）前臂肿胀、疼痛、压痛明显。
（2）完全骨折时，可有骨擦音，前臂旋转功能障碍；不完全骨折时尚可有部分旋转功能。
（3）有移位骨折有明显的成角、旋转畸形；青枝骨折仅有成角畸形。

（三）影像学检查

尺桡骨正侧位X线片可明确骨折的部位、类型和移位方向。拍摄尺桡骨正侧位X线光片时必须包括上、下尺桡关节。

【治疗】

同尺、桡骨干双骨折。

七、尺骨上1/3骨折合并桡骨头脱位

尺骨上1/3骨折合并桡骨头脱位又称为孟氏（Monteggia）骨折，是指尺骨半月切迹以下的尺骨上1/3骨折，同时桡骨头自肱桡关节和上桡尺关节脱位。可见于任何年龄，以儿童及青少年多见。

【解剖生理】

上尺桡关节由桡骨头环状关节面与尺骨桡切迹构成，桡骨头受到附着在尺骨的桡切迹前后缘的环状韧带约束。前臂旋转时，桡骨头在尺骨桡切迹里旋转（图3–43）。

桡神经绕过桡骨头后分为深支和浅支，其中深支（骨间背侧神经）穿入旋后肌腱弓。孟氏骨折桡骨头脱位时，桡神经深支由于受到桡骨头的牵拉，可造成损伤。

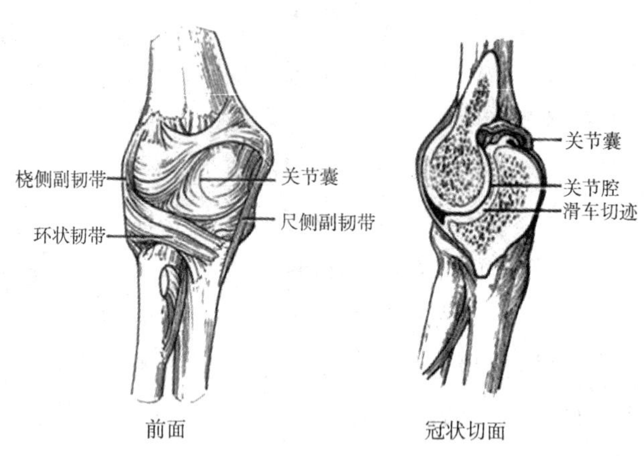

图3–43　肘关节

【病因病机】

直接暴力和间接暴力均能引起孟氏骨折，以间接暴力最为多见。根据损伤机制和尺骨骨折成角与桡骨小头移位方向，临床上可分为以下4个类型（图3–44）。

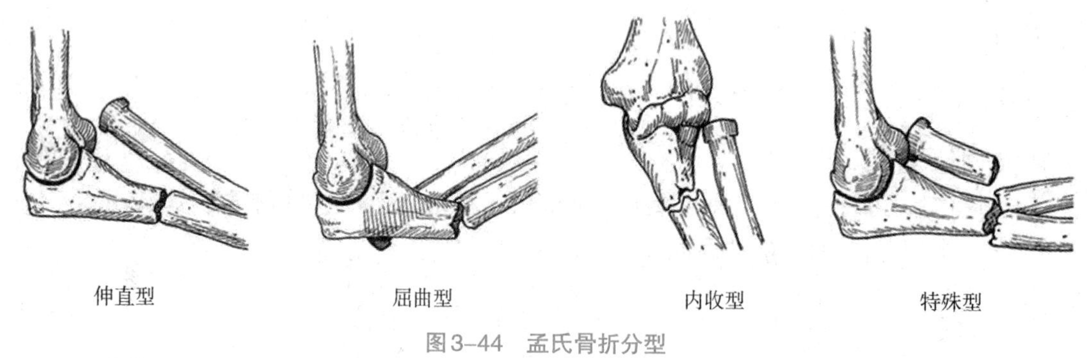

图3–44　孟氏骨折分型

1. 伸直型　临床最常见，多见于儿童。跌倒时，肘关节伸直或过伸位，前臂旋后位，手掌着地，外力由掌心通过尺桡骨向前上方传达，先造成尺骨斜形骨折，继而迫使桡骨头冲破或滑出环状韧带向前外（掌侧、桡侧）方脱位，骨折端也向前外方（掌侧、桡侧）成角。

成人在直接暴力打击尺骨近端1/3背侧，也可造成伸直型骨折，常为横断骨折或粉碎性骨折。

2. 屈曲型　多见于成年人。跌倒时手掌着地，肘关节处于屈曲位，前臂旋前，暴力由掌心传向后上方，先造成尺骨横断或短斜形骨折，并向后外方（背侧、桡侧）成角，迫使桡骨头也向后外方（背侧、桡侧）脱出。

3. 内收型　多见于10岁以内幼儿。跌倒时手掌着地，肘关节处于内收位，暴力由掌心传向外上方，先造成尺骨冠状突下方骨折，并向桡侧成角，一般为青枝骨折，同时桡骨头向外侧（桡侧）脱位。

4. 特殊型 多见于成人，临床比较少见。常为机器绞挤伤导致尺、桡骨干双骨折，尺骨骨折位于骨干上1/3，桡骨骨折可发生在任何水平，同时桡骨头向前（掌侧）脱位，伴有严重的软组织损伤。

【诊断要点】

（一）病史

有明确的跌仆或前臂内侧打击外伤史。

（二）症状与体征

（1）肘部和前臂局部疼痛，肿胀，活动受限。

（2）骨折端有异常活动。移位明显可见尺骨成角畸形，可摸到脱出的桡骨头。

（3）桡骨头脱位，常可造成桡神经深支的损伤。其发生率约为10%。

（三）影像学检查

前臂正侧位X线片可明确骨折的部位、类型和移位方向。X线摄片须包括肘、腕关节，以免遗漏上下尺桡关节脱位的诊断。

正常桡骨干的纵轴线通过肱骨小头的中心（图3-45）。若不通过，则为桡骨头脱位。正侧位X线片必须包括肘关节，以免遗漏上尺桡关节脱位的诊断。

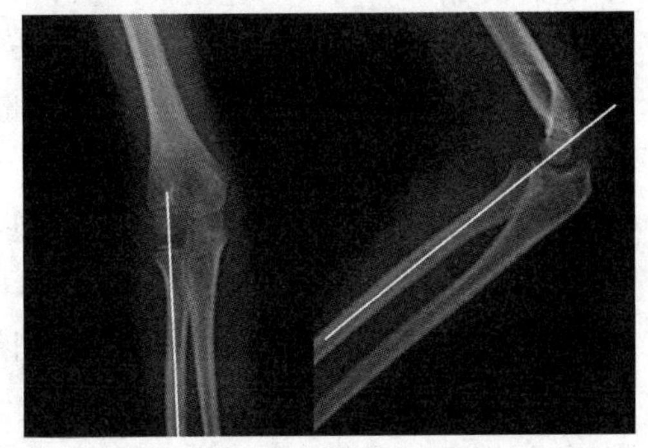

图3-45 桡骨干纵轴通过肱骨小头中心

【治疗】

（一）手法整复

孟氏骨折绝大多数可采用手法复位，原则上应当先整复桡骨头脱位，后整复尺骨骨折。整复脱位时，若环状韧带嵌入关节，应配合前臂旋转。

1. 伸直型骨折 患者平卧或端坐位，前臂中立位。一助手握上臂下段，另一名助手紧握腕部做顺势拔伸牵引，矫正重叠移位。在维持牵引下，医者两拇指放在桡骨头外侧和前侧，向尺侧、背侧推挤，同时嘱助手将肘关节逐渐屈曲至90°，使桡骨头复位，然后嘱上助手用双手拇指固定桡骨小头，维持复位；医者向背侧和尺侧推挤骨折端，纠正成角移位；然后捏住骨折断端进行夹挤分骨，注意此时一定要保护桡骨小头，防止再脱位（图3-46）。

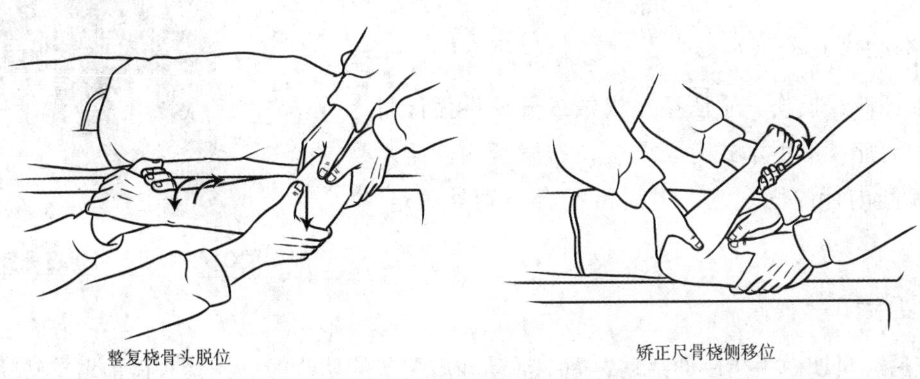

图3-46 孟氏骨折伸直型手法整复

2. 屈曲型骨折　患者平卧或端坐位，前臂中立位。一助手握上臂下段，另一名助手紧腕部做顺势拔伸牵引，矫正重叠移位。在维持牵引下，医者两拇指放在桡骨头外侧和背侧，向内侧、前侧推挤，同时嘱助手将肘关节逐渐伸直，使桡骨头复位，然后嘱上助手用双手拇指固定桡骨小头，维持复位；然后医者从背侧向掌侧推挤骨折端，纠正成角移位。最后夹挤分骨（图3-47）。

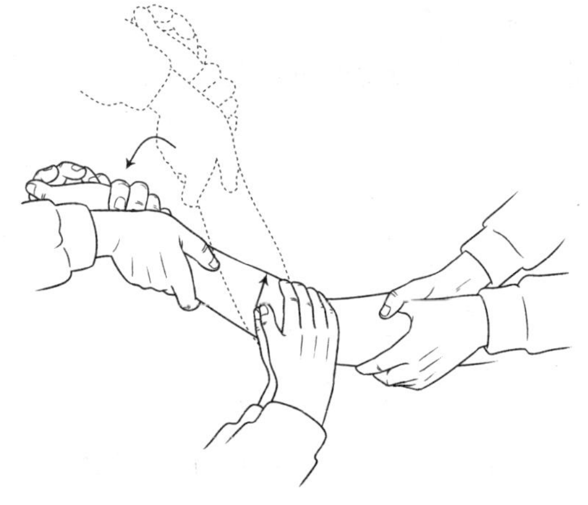
图3-47　孟氏骨折屈曲型手法整复

3. 内收型骨折　患者平卧或端坐位，前臂中立位。一助手握上臂下段，另一名助手紧腕部做顺势拔伸牵引，同时外展肘关节，医者拇指放在桡骨头外侧，用力向内侧推挤，使桡骨头复位，此时尺骨向桡侧成角也随之得到矫正。

（二）固定

1. 压垫放置原则　以尺骨骨折断端平面为中心，在前臂的背侧放置一分骨垫。伸直型在骨折断端的掌侧放置平垫；屈曲型在骨折断端的背侧放置平垫；内收型在尺骨骨折断端内侧的上下端各放置一平垫。伸直型在桡骨小头的前外侧放置合骨垫（图3-48）；屈曲型在桡骨小头的后外侧放置合骨垫；内收型在桡骨小头的外侧放置葫芦垫。

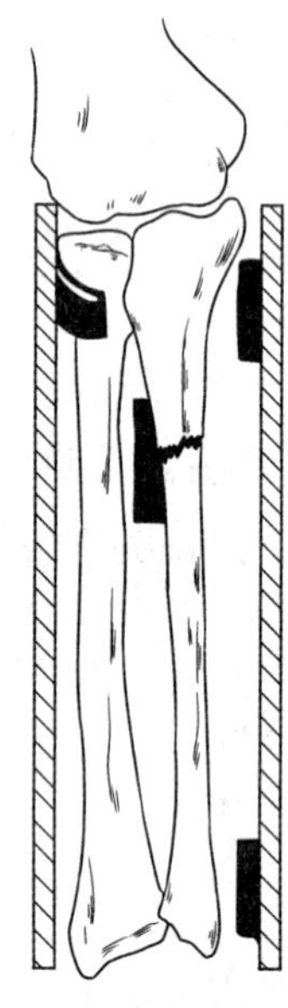
图3-48　孟氏骨折伸直型压垫放置

2. 夹板固定方法　在前臂桡侧、尺侧、掌侧、背侧分别放置一块长度适宜的夹板，桡侧的夹板要超过桡骨头，有时固定需至下尺桡关节，以防止前臂旋转移位。夹板放置顺序为掌侧、背侧、桡侧、尺侧，然后用四条绷带捆绑，松紧适宜。伸直型骨折脱位应将患肢固定于屈曲位4~5周；屈曲型或内收型骨折，宜将患肢固定于伸肘位2~3周后，改屈肘位固定2周。

（三）药物治疗

按骨折三期辨证用药，若尺骨下1/3骨折愈合迟缓时，要注重补肝肾、壮筋骨药物以促进其愈合，若后期前臂旋转活动仍有障碍者，可用海桐皮汤等熏洗患肢。

（四）手术治疗

若合并血管神经损伤、手法整复失败或开放性孟氏骨折，可行手术治疗。常用术式有切开复位接骨板内固定术（图3-49）和髓内针内固定术，术后常配合石膏外固定，以加强稳定性。

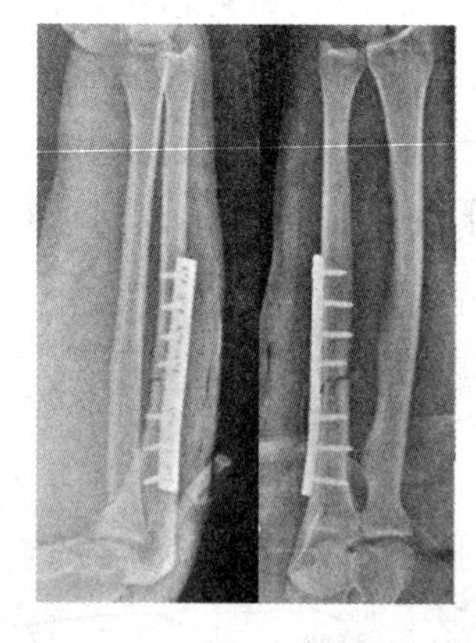
图3-49　孟氏骨折接骨板内固定

（五）康复治疗

复位固定后，早期做手指屈伸活动、握拳活动和肩关节的功能锻炼，禁止做前臂旋转功能锻炼。中后期骨折断端初步稳定，可逐步做肘关节伸屈功能锻炼，仍禁止做前臂旋转功能锻炼。前臂行旋转功能锻炼，必须在影像学检查X线片上显示尺骨骨折线模糊并有连续性骨痂生长时，才能开始旋转功能锻炼。

八、桡骨远端骨折

桡骨远端骨折是指发生在距离桡骨远侧端关节面3cm范围以内的骨折，是老年人最常见的骨折之一，20岁以前的患者多为桡骨远端骨骺分离。

【解剖生理】

桡骨下端逐渐膨大，其横切面近似四方形，主要由松质骨和少量密质骨组成，外层密质骨非常薄。此处为密质骨与松质骨的交界处，容易发生骨折。

桡骨远端掌侧面光滑，有旋前方肌附着；桡侧面粗糙，有肱桡肌附着，桡侧的肌腱沟内有拇短伸肌和拇长展肌的肌腱通过。桡骨远端背侧有一小骨凸，称为Lister结节，其周围有四条骨性腱沟，为伸肌腱依据处；其尺侧面有桡骨尺切迹；桡骨远端下关节面与近排腕骨组成桡腕关节。桡骨远端关节面背侧缘高于掌侧缘，形成10°~15°的掌倾角，桡骨茎突较尺骨茎突位置低1~1.5cm，形成20°~25°的尺偏角（图3-50）。

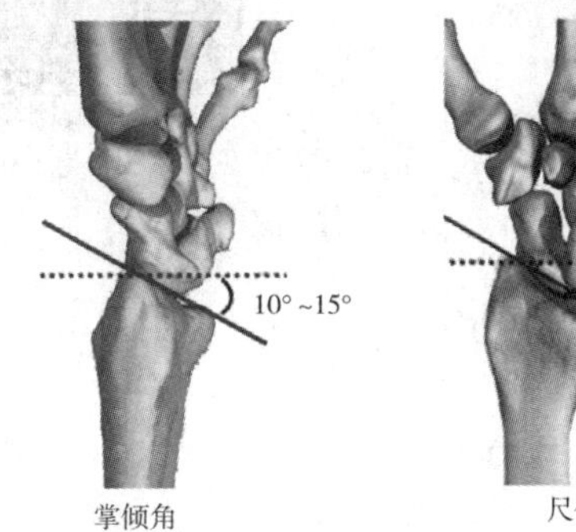

图3-50 掌倾角与尺偏角

【病因病机】

直接暴力和间接暴力都是造成桡骨远端骨折的原因，但以间接暴力最多见。根据受伤姿势和骨折移位的不同，可分为以下类型。

1. 伸直型骨折 又称克雷（Colles）骨折，是临床最常见的桡骨远端骨折的类型。跌倒时手掌特别是小鱼际先着地，肘关节伸直位，前臂旋前位，腕关节背伸，躯干向下的重力与地面向上的反作用力共同作用于桡骨下端而发生骨折。骨折块向背侧近端和桡侧移位，可形成嵌插，严重者掌倾角及尺偏角变小、消失甚至变成负角，腕部呈“餐叉样”和“枪刺样”畸形（图3-51）。常常合并下尺桡关节脱位、尺骨茎突骨折及三角纤维软骨盘撕裂。老年人由于骨质疏松，骨折多成粉碎型并常波及关节面。儿童桡骨远端骨折多发生在骨骺部位，导致骨骺损伤。

2. 屈曲型骨折 又称史密斯（Smith）骨折，临床比较少见。跌倒时腕关节呈掌屈位，手背先着地，传达暴力作用于桡骨下端而导致骨折，骨折远端向桡侧和掌侧移位，桡骨下端关节面掌倾角增大（图3-52）。

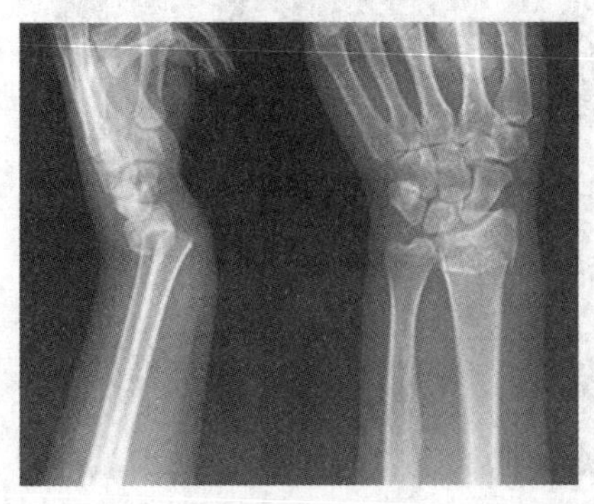

图3-51 桡骨远端伸直型骨折

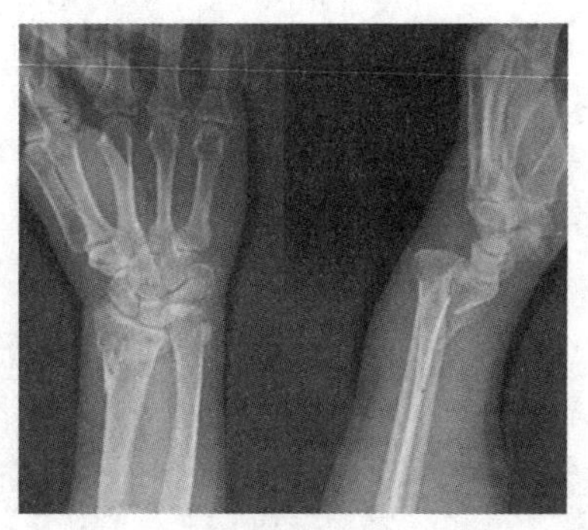

图3-52 桡骨远端屈曲型骨折

3. Barton骨折　巴尔通骨折（Barton骨折）根据骨折部位不同分为以下2种类型（图3-53）。

（1）背侧缘骨折　创伤机制同Colles骨折，桡骨远端背侧缘劈裂骨折，骨折块呈三角形，骨折线通过腕关节，骨折块向背侧及近侧移位，腕骨随骨折块移向背侧。

（2）掌侧缘骨折　创伤机制同Smith骨折，桡骨远断掌侧缘骨折，骨折块连同腕骨向掌侧移位。

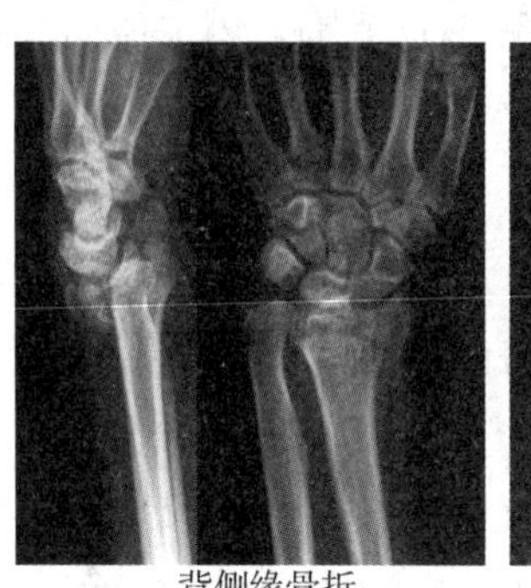
背侧缘骨折

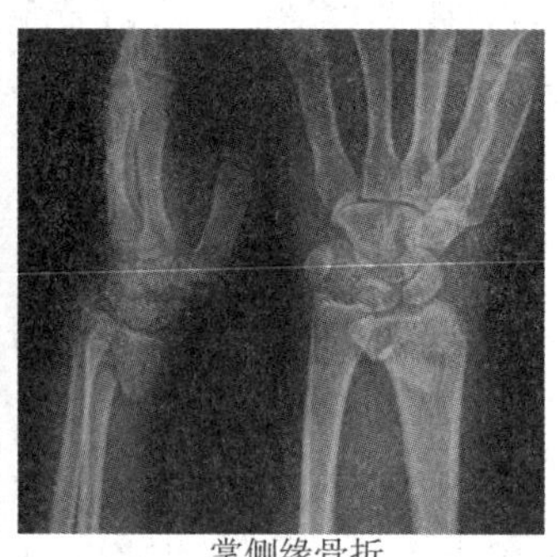
掌侧缘骨折

图3-53　巴尔通骨折

【诊断要点】

（一）病史

有明确手掌或手背着地的外伤史。

（二）症状与体征

（1）腕部疼痛、肿胀，腕关节功能部分或完全丧失。

（2）有移位骨折腕关节明显畸形。Colles骨折的骨折远端向背侧突起，呈“餐叉样”畸形；向桡侧突起，呈“刺刀样”畸形。Smith骨折的骨折远端向掌侧移位，呈“锅铲状”畸形。

（3）腕关节异常活动、骨擦音，可触及骨折断端。

（4）常合并尺骨茎突骨折及腕三角软骨损伤。

（三）影像学检查

腕关节正、侧位X线片可以明确骨折类型、移位情况。正常情况下，X线侧位片显示桡骨干纵轴线应通过月骨与头状骨的中心（图3-54），Barton骨折时，由于腕骨移位，桡骨纵轴线不通过月骨与头状骨的中心。关节面损伤情况可以通过腕关节CT加三维重建来评估（图3-55）。

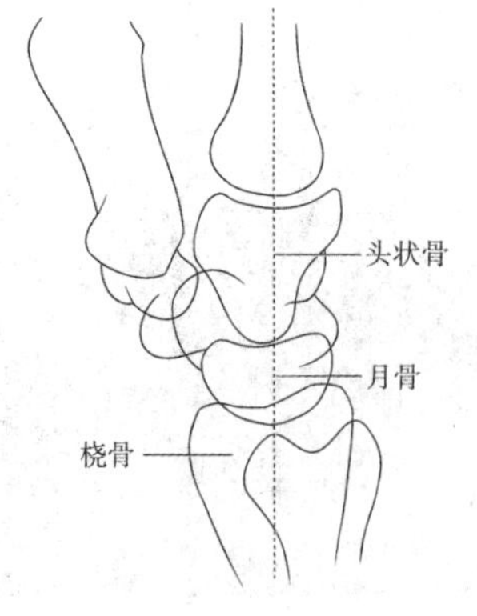

图3-54　桡骨干纵轴线通过月骨与头状骨的中心

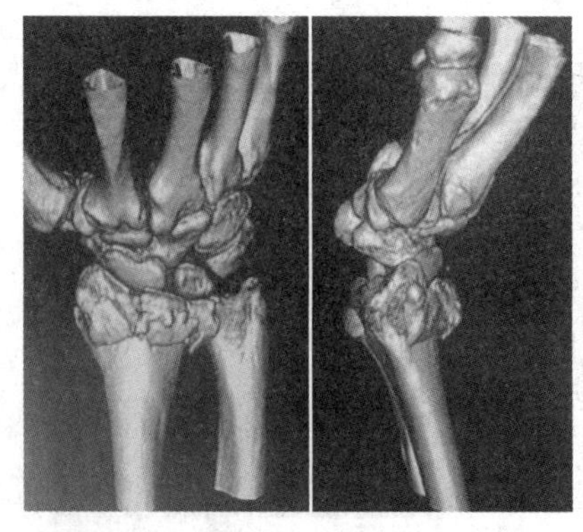
图3-55　桡骨远端骨CT三维重建

【治疗】

（一）手法整复

大多数有移位的桡骨远端伸直型骨折和屈曲型骨折用手法复位加小夹板固定治疗即可成功。复位之前应仔细阅片掌握骨折移位情况，可事先做局部麻醉，以减轻患者痛苦，然后根据不同的骨折类型采用不同的整复手法。

1. 伸直型骨折

（1）两人整复法 患者取坐位或平卧位，肘关节屈曲90°，前臂中立位。一助手握患肢肘关节对抗牵引，医者双手分别握患者手部大、小鱼际，双手四指置于骨折掌侧，两手拇指在腕部背侧骨折远端，摸清向背侧移位的骨折远端，并用双手拇指将其扣紧，顺势拔伸牵引，前臂逐渐改为旋前位，矫正短缩移位，然后骤然猛抖，同时迅速掌屈和尺偏腕关节，复位骨折（图3–56）。

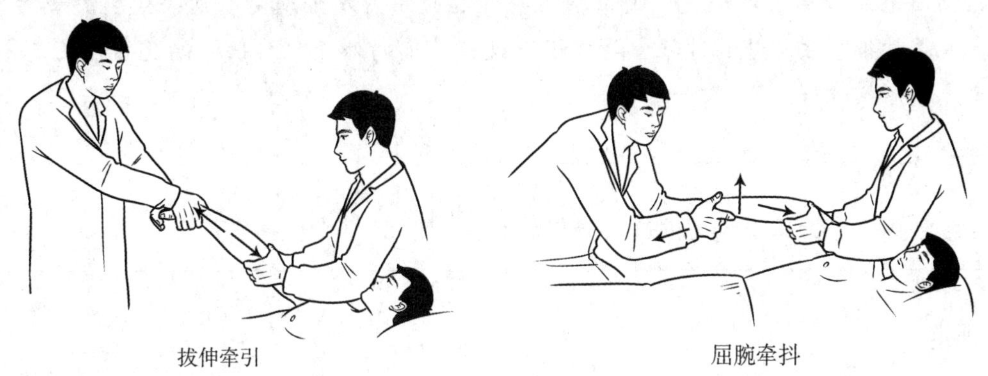

图3–56 两人整复法

（2）三人整复法 患者取坐位或平卧位，肘关节屈曲90°，前臂中立位。一名助手握患肢肘关节对抗牵引，另一助手双手分别握患者手部大、小鱼际，行拔伸牵引，持续2~3分钟，前臂逐渐改为旋前位，矫正骨折端的短缩移位和旋转移位。医者一手握住骨折近端向桡侧推挤，另一手握骨折远端向尺侧推挤，牵引远端的助手同时将腕关节向尺侧偏，以矫正骨折远端的桡侧移位。然后医者双手拇指并列抵住骨折远端的背侧，向掌侧挤按，其余四指环抱骨折近端掌侧，向上端提；牵引远端的助手同时将患腕掌屈，以矫正掌、背侧移位（图3–57）。

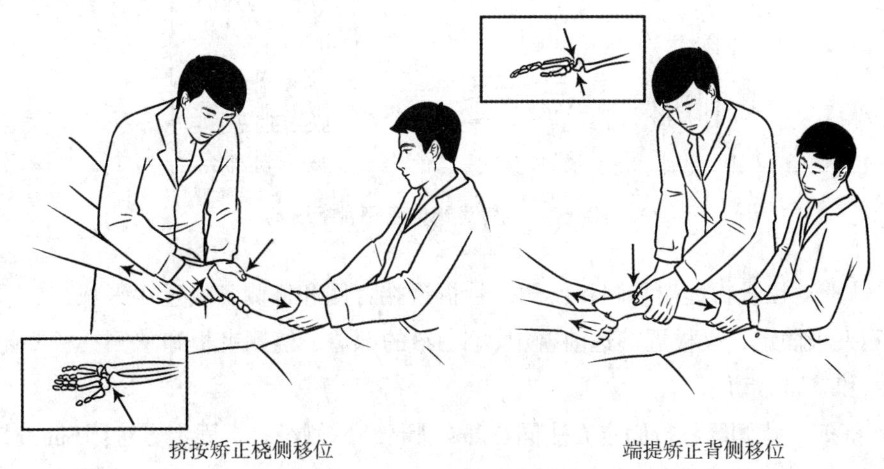

图3–57 三人整复法

2. 屈曲型骨折　患者取坐位或平卧位，肘关节屈曲90°，前臂中立位。一助手握患肢肘关节对抗牵引，医者双手分别握患者手部大、小鱼际，双手四指置于骨折掌侧，两手拇指在腕部背侧骨折远端，顺势拔伸牵引，前臂逐渐改为旋后位，矫正缩短移位。医者双手拇指将骨折远端由掌侧向背侧推挤，同时其余四指将骨折近端由背侧向掌侧端提，将腕关节置于背伸、尺偏位。

3. Barton骨折　此类型涉及关节内骨折，比较复杂严重，多采用三人复位法。患者体位如前，整复背侧缘骨折，两助手分别把持骨折两端对抗牵引，医者将双手拇指压于骨折远端，其余四指环抱对侧，双手拇指向远端推挤背侧骨块，并嘱助手将腕部轻度屈曲。整复掌侧缘骨折，在推挤骨块同时背伸腕关节即可。

知识拓展

研究表明前臂肌肉产生的握力，尺骨及三角纤维软骨承受20%，桡骨远端承受80%，如果桡骨远端短缩或者是下尺桡关节脱位，尺桡骨远端受力发生改变，则导致腕关节功能紊乱，因此桡骨远端骨折手法整复的过程中要重视下尺桡关节的处理，纠正桡偏及短缩。

课堂互动 3-9

桡骨远端伸直型骨折压垫和夹板应该如何放置？

（二）固定

手法整复后，在持续牵引下维持骨折复位，共4块超腕关节夹板固定腕关节。

1. 伸直型骨折　在骨折远端背侧和桡侧，骨折近端掌侧和尺侧各放置一平垫，然后放置背侧、掌侧、桡侧、尺侧夹板固定，夹板近端达前臂中、上1/3的部位，桡侧和背侧夹板要超过腕关节，限制腕关节的桡偏和背伸活动（图3-58）。

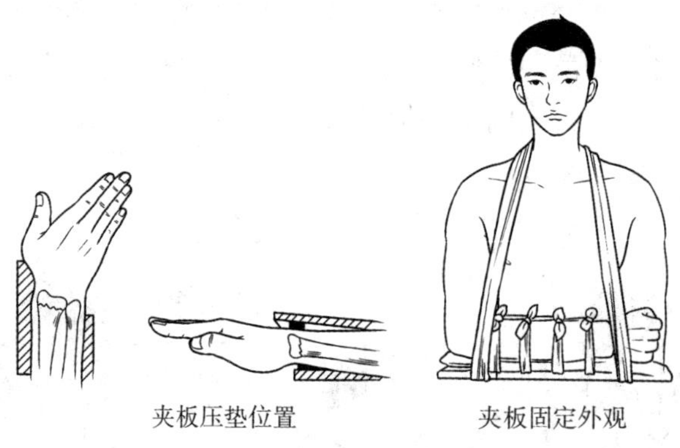

图3-58　桡骨远端伸直型骨折固定

2. 屈曲型骨折　在骨折远端掌侧和尺侧，骨折近端背侧和桡侧各放置一平垫，然后放置背侧、掌侧、桡侧、尺侧夹板固定，夹板近端达前臂中、上1/3的部位，桡侧夹板和掌侧夹板要超过腕关节，限制腕关节的桡偏和掌屈活动。

3. Barton骨折　背侧缘骨折固定方法同Colles骨折，掌侧缘骨折固定方法同Smith骨折。

夹板放置后，以3~4根扎带捆扎固定于前臂中立位，保持屈肘90°、掌心向里、拇指向上的位置，悬吊于胸前。成人固定4~5周，儿童固定约3周。

（三）药物治疗

按三期辨证用药。儿童注重早期活血化瘀和消肿止痛；老年患者注重中后期补养气血、强壮筋骨、滋补肝肾。解除固定后，可配合中药熏洗，以舒筋活络、通利关节。

（四）手术治疗

涉及关节面的骨折、手法整复失败的和开放性桡骨远端骨折可行手术治疗，常用手术方式有外固定架固定术（图3-59）、切开复位接骨板内固定术和闭合复位交叉克氏针内固定术。

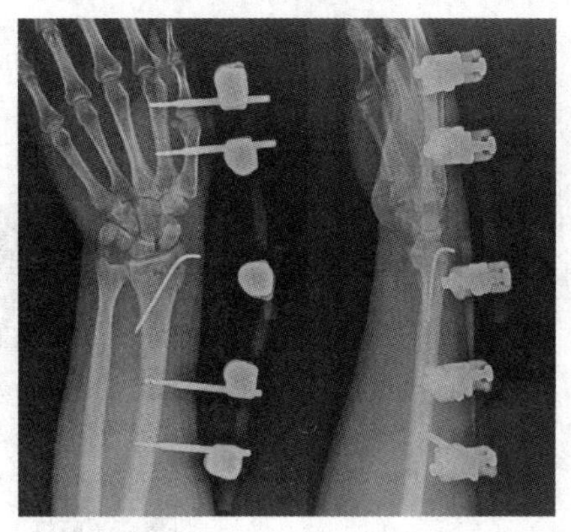

图3-59 桡骨远端骨折外固定架固定术

（五）康复治疗

固定后，可立即做握拳和肩肘关节功能锻炼，固定期间Colles骨折应避免腕关节桡偏与背伸活动，可做屈腕动作，Smith骨折应避免腕关节桡偏与掌屈活动，可做伸腕动作。解除固定后，应积极主动地进行腕关节屈伸和前臂旋转功能锻炼。

九、腕舟骨骨折

腕舟骨骨折是较常见的腕部骨折，多发生于青壮年。

【解剖生理】

腕舟骨体表投影在“鼻烟窝”的基底部，位于近排腕骨桡侧，呈长弧形，其状如舟。舟骨分为远端结节、中间腰部和近端体部三个部分，表面绝大部分为关节软骨，血液供应仅靠腰部和结节部来自背侧桡腕韧带和掌侧桡腕韧带的小滋养血管（图3-60）。当腰部和体部发生骨折时，容易发生骨折迟缓愈合和不愈合，甚至缺血性坏死。

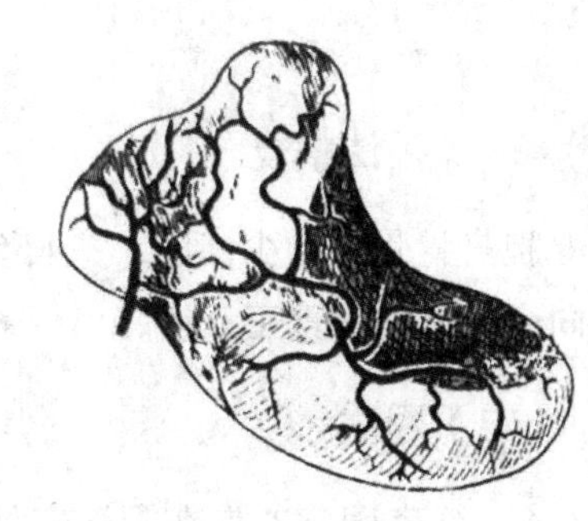

图3-60 舟骨血供

腕舟骨是近排腕骨中最长、最大的骨，其远端超过近排腕骨平面，最远端平于头骨的中部，腰部相当于远、近排腕骨间关节的平面，起到联系各腕骨和稳定腕关节的作用。

【病因病机】

腕舟骨骨折多由间接暴力所致。跌倒时，上肢伸直，腕关节极度桡偏背伸位，手掌大鱼际着地，腕舟骨被锐利的桡骨茎突撞击切割而发生骨折，临床以腰部骨折最多见。

【诊断要点】

（一）病史

有明确手掌着地的外伤史。

（二）症状与体征

（1）“鼻烟窝”处疼痛、肿胀，做第二掌骨纵向叩击，可以起骨折处疼痛。

（2）腕关节多无明显畸形。

（3）腕周骨骨折不愈合率约为30%，可导致腕关节不稳定和创伤性关节炎。

（三）影像学检查

腕关节尺偏正、侧位和45°斜位X线片可明确诊断（图3-61），有些裂缝骨折，早期X线片可能为阴性，应在骨折2~3周后复查，可见骨折线。部分骨折需进一步检查舟骨CT加三维重建。

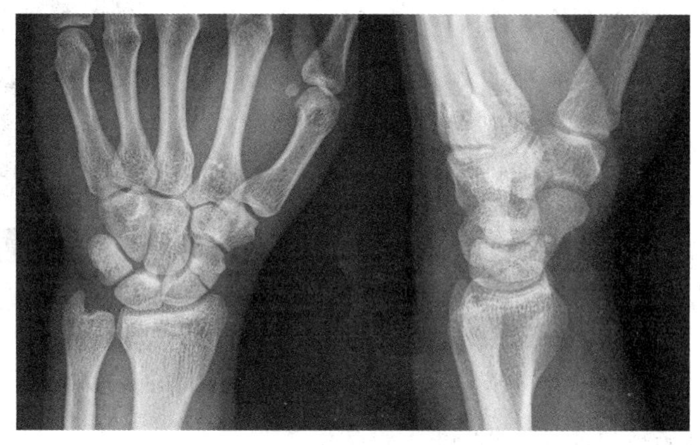

图3-61　舟骨骨折X线片

【治疗】

（一）手法整复

腕舟骨骨折很少移位，一般不需整复。若有移位时，可在手法牵引下使患腕尺偏，以拇指于阳溪穴处向内按压骨块即可复位。

（二）固定

1. 纸壳固定　先在阳溪穴处放置软垫，然后用硬纸板固定腕关节于轻度背伸、尺偏、拇指对掌位。

2. 石膏固定　多采用前臂管形石膏固定，将腕关节固定于腕背伸25°~30°，尺偏约10°，拇指对掌和前臂中立位。固定范围包括前臂中上1/3、掌指关节近侧、拇指指间关节近侧。

结节部骨折一般固定6~8周，其他类型骨折一般固定10~12周，并根据骨折愈合情况可适当延长固定时间（图3-62）。

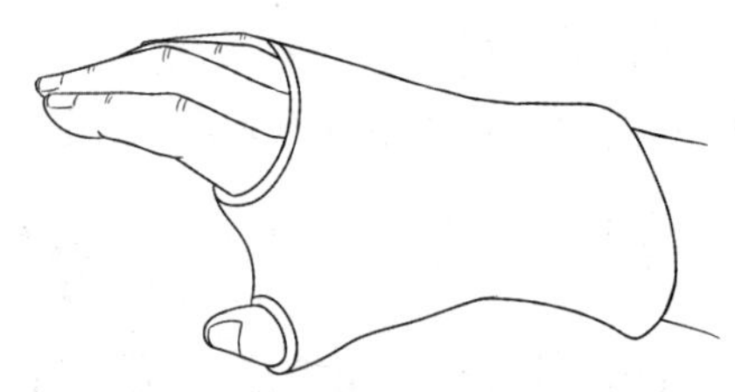

图3-62　舟骨骨折的管型石膏固定

（三）药物治疗

按骨折三期辨证用药。后期腕关节功能活动受限者，可用中药熏洗，并加强腕关节功能锻炼。

（四）手术治疗

严重移位经手法复位失败者可早期进行切开复位克氏针内固定术；骨不连或舟骨坏死者采用切开复

位植骨加内固定术；出现严重创伤性关节炎者可行腕关节融合术。

（五）康复治疗

固定后，可立即做手指的屈伸活动和肩肘关节的活动，禁止腕关节桡偏活动。解除管型石膏固定后，做握拳及腕部的功能锻炼。

十、掌骨骨折

掌骨各部位发生骨折均称为掌骨骨折，包括掌骨颈、干、基底部骨折。临床以第1掌骨基底骨折、第2~5掌骨干骨折和第5掌骨颈骨折常见。

【解剖生理】

掌骨共有5块，为小型长骨，分一体两端，每块掌骨分为头、颈、干和基底4个部分。掌骨近侧端称为基底，与远侧列腕骨相关节，其中第1掌骨底关节面呈鞍状，与大多角骨相关节。体呈棱柱形，稍向背侧弯曲。远侧端为掌骨小头，呈球形，与指骨相关节。

【病因病机】

1. 第1掌骨基底部骨折　多由间接暴力引起，暴力沿拇指向腕关节传导，第1掌骨基底撞击大多角骨，暴力在第1掌骨基底部集中而发生掌骨基底骨折，骨折多位于第1掌骨基底部以上1cm处，不与腕掌关节相通，多为横断或斜行骨折。骨折远端受到拇长屈肌、拇短屈肌和拇内收肌的牵拉，骨折端向桡背侧突起成角（图3-63）。

2. Bennett骨折（第1掌骨基底部骨折合并第1腕掌关节脱位）　创伤机制与第1掌骨基底部骨折相同，第1掌骨基底部骨折，骨折线呈斜形，由掌骨基底部内上方斜向外下方，进入腕掌关节，形成一三角形骨块，由于有前斜韧带的稳定作用，骨块保持原位不动。骨折远端（第一掌骨）在拇长展肌的牵拉下向桡侧、背侧移位，形成第1掌骨基底部骨折合并第1腕掌关节脱位（图3-64）。

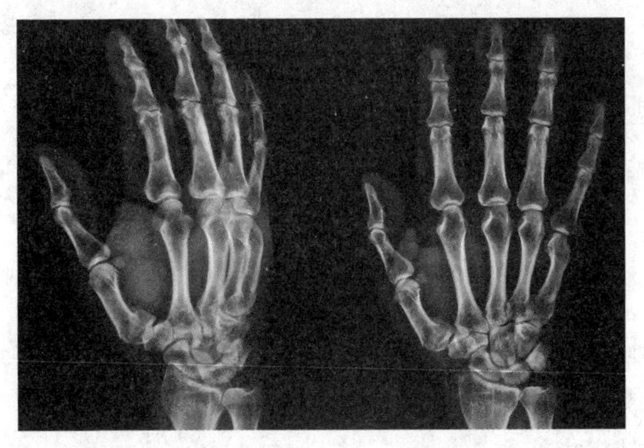

图3-63　第1掌骨基底骨折

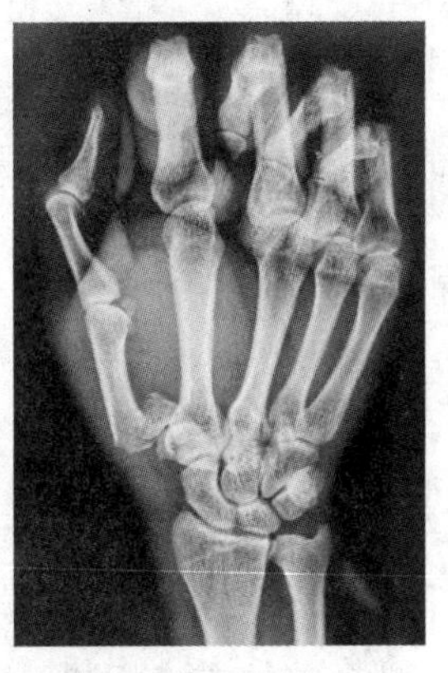

图3-64　Bennett骨折

3. 掌骨颈骨折　直接暴力或间接暴力均可导致，多为握拳时掌骨头受到冲击的传达暴力所致，又称“拳击骨折”，以第5掌骨颈骨折最多见，其次是第2、3掌骨颈骨折。骨折后断端受骨间肌与蚓状肌的牵引，向背侧突起成角，掌骨头向掌侧屈曲，因手背伸肌腱牵拉，以致近节指骨向背侧脱位，掌指关节过伸，手指越伸直，畸形越明显（图3-65）。

4. 掌骨干骨折　直接暴力或间接暴力均可导致，可为单根掌骨骨折，也可为多根掌骨骨折。直接暴力所致者多为横断骨折或粉碎骨折，间接暴力所致者多为螺旋形骨折或斜形骨折。骨折后因骨间肌、蚓状肌及指深浅屈肌腱的牵拉，使骨折多向背侧成角或侧方移位，单根掌骨骨折移位较轻，而多根骨折移位较重，且对骨间肌的损伤也比较严重（图3–66）。

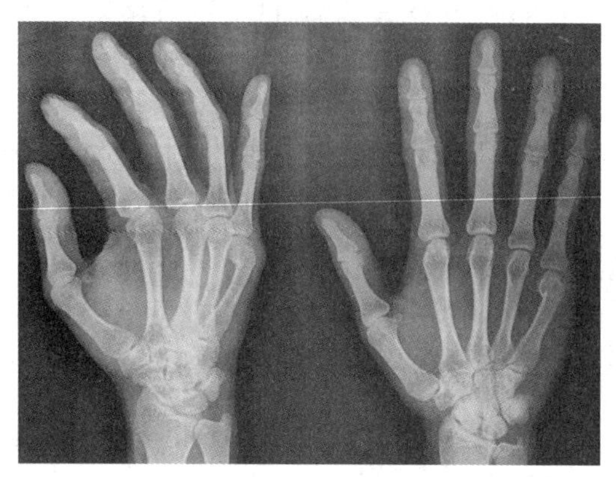
图3–65　掌骨颈骨折

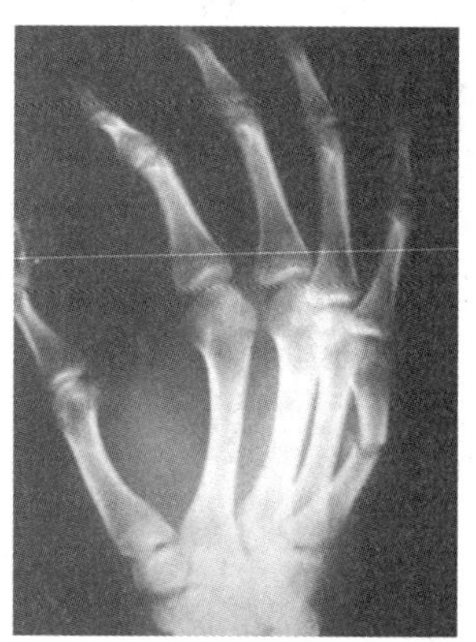
图3–66　掌骨干骨折

【诊断要点】

（一）病史

有明确外伤史。

（二）症状与体征

（1）掌骨骨折后手部肿胀、疼痛，功能障碍。
（2）相应骨折部位的明显畸形，如有重叠移位，则该掌骨短缩，可见掌骨头凹陷。
（3）局部压痛，可触及骨擦感，纵轴挤压或叩击掌骨头时疼痛加剧。

（三）影像学检查

手正位与斜位X线片可明确骨折的类型及骨折移位的情况。

【治疗】

（一）手法整复

1. 第1掌骨基底部骨折　一手握住拇指向外牵引，将第一掌骨外展，同时以拇指用力向掌侧与尺侧压顶骨折处，以矫正向桡侧与背侧突起成角。

Bennett骨折整复方法相同，整复后保持拇指外展。

2. 掌骨颈骨折　一手握患者手掌，手指捏持骨折近段，另一手将患者掌指关节屈曲至90°，四指向上推挤近节指骨头，使指骨基底部托住掌骨头，然后沿近节指骨纵轴推顶，同时用拇指将掌骨干向掌侧按压，骨折方可复位。注意整复时不能将掌指关节背伸或处于伸直位牵引，否则掌骨头在侧副韧带的牵拉下向掌侧旋转，反而加重掌骨头屈曲畸形，更难于整复（图3–67）。

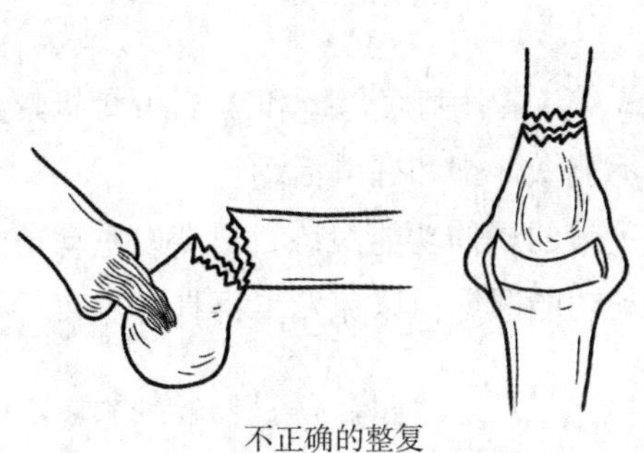

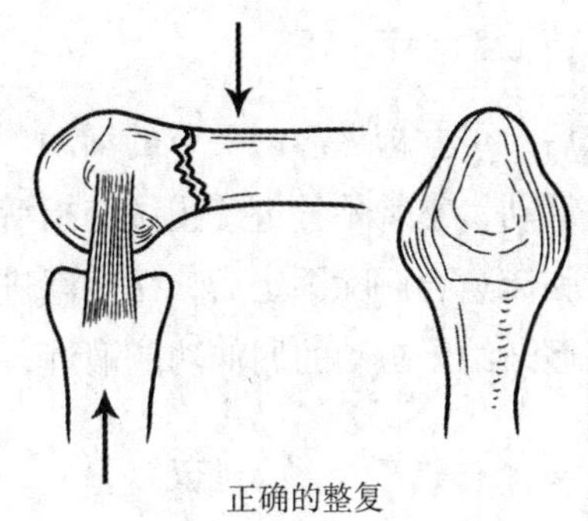

图3-67 掌骨颈骨折复位

3. 掌骨干骨折 助手握持腕部对抗牵引，术者一手持患指持续牵引，另一手拇指放置于手背骨折断端向掌侧推挤，矫正背侧成角，然后用食指与拇指在骨折两旁自掌侧与背侧行分骨挤压，矫正侧方移位。

（二）固定

1. 第1掌骨基底部骨折 骨折整复后，分别在第1掌骨基底部的桡背侧和第1掌骨头的掌侧放置一个平垫并固定，防止第1掌指关节向掌侧屈曲。将外展夹板放置于前臂桡侧和第1掌骨的桡背侧，分别在前臂、腕部和第1掌指关节部位用胶布环绕固定，使第1掌骨处于外展位，拇指屈曲处于对掌位，固定4~6周。

2. Bennett骨折 Bennett骨折很不稳定，复位后位置难以保持，易引起短缩与移位，可用短臂管型石膏加拇指皮牵引固定（图3-68）。

3. 掌骨颈骨折 掌骨颈骨折手法整复后，用直角铝片放在手背及近节指骨的背面，保持掌指关节于90°屈曲位胶布固定，而后用绷带包扎。固定时间约为3周（图3-69）。

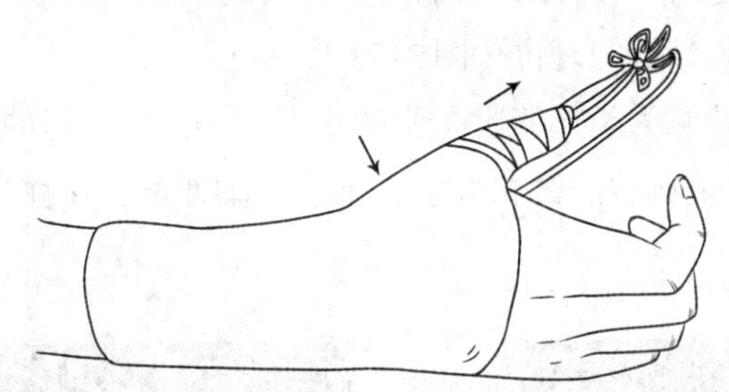

图3-68 Bennett骨折短臂管型石膏加拇指皮牵引固定

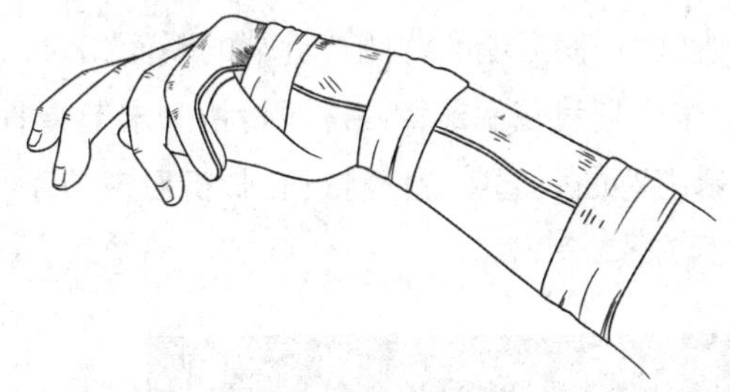

图3-69 掌骨颈骨折固定

4. 掌骨干骨折 掌骨干骨折手法整复后，在维持牵引下，在骨折两旁放两个分骨垫以胶布固定。如骨折向掌侧成角，则在掌侧放一小毡垫以胶布固定，最后在掌侧与背侧各放一块夹板，以胶布固定，外加绷带包扎。固定时间为3~4周。

（三）药物治疗

按骨折三期辨证用药。

（四）手术治疗

骨折难以维持稳定位置、关节内骨折或开放性骨折可行手术治疗。

Bennett骨折常行闭合复位克氏针内固定术，掌骨干骨折常行切开复位接骨板内固定术。

（五）康复治疗

固定后，可立即做肩肘关节的活动。在骨折固定期间，第1掌骨基底骨折和Bennett骨折禁止做腕掌关节内收活动，掌骨颈骨折禁止做伸指活动，掌骨干骨折不能做伸指和握拳活动。

骨折临床愈合解除固定后，循序渐进地进行手指和腕关节的屈伸功能锻炼，早期以主动功能锻炼为主，后期逐渐给予被动的屈伸功能锻炼，禁止粗暴给予被动功能锻炼，以免发生再骨折。

十一、指骨骨折

指骨骨折是手部常见骨折。骨折可发生于任何指骨，可单发或多发，多见于成年人。

【解剖生理】

指骨共14块，拇指分为近节指骨、末节指骨；2~5指分为近节指骨、中节指骨和末节指骨。每节指骨近端称基底部，中间部分称指骨体，远端称头部。指伸肌腱附着于末节指骨基底部的背侧，指深屈肌腱附着于末节指骨基底部的掌侧，骨间肌附着于近节指骨基底及伸肌腱的扩张部，蚓状肌附着于指伸肌腱的外侧束，这些肌腱的牵拉是导致骨折移位的重要因素。

【病因病机】

直接暴力和间接暴力都可造成指骨骨折，多见于直接暴力所致，常为多发指骨骨折，易引起开放性指骨骨折。按骨折部位可分为以下几种指骨骨折。

1. 近节指骨骨折　近节指骨骨干是最容易发生骨折的部位。骨折近端受骨间肌与蚓状肌的牵拉，骨折远端受指伸肌腱的牵拉，造成骨折端向掌侧成角（图3-70）。

2. 指骨颈骨折　骨折远端由于受到伸肌腱中央部的牵拉，骨折除了向掌侧突起成角，远端可向背侧旋转达90°，使远端的背侧与近端的断面相对，而阻碍骨折的复位（图3-71）。

3. 末节指骨基底部背侧撕脱骨折　末节指骨基底背侧为指伸肌腱扩张的止点，多由于手指伸直时，指端受暴力弯曲引起撕脱性骨折。骨折后末节手指屈曲呈典型的锤状畸形，不能主动伸直，又称为锤状指（图3-72）。

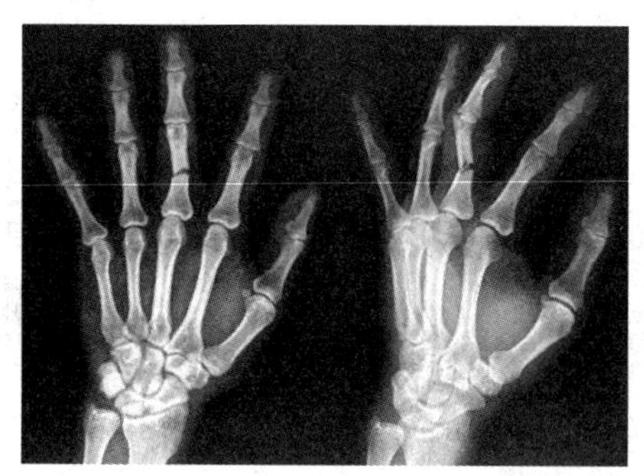

图3-70　近节指骨骨折

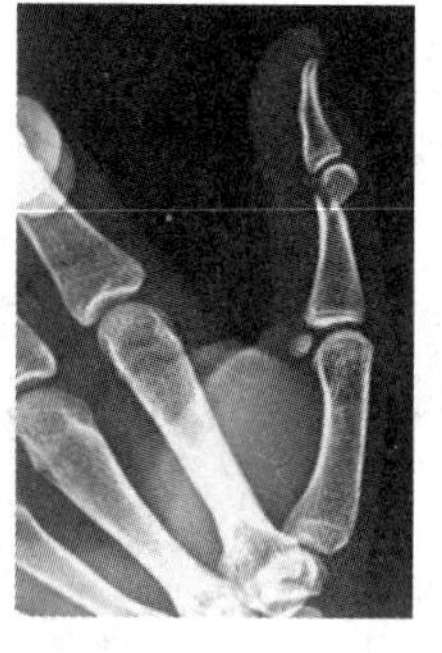

图3-71　指骨颈骨折

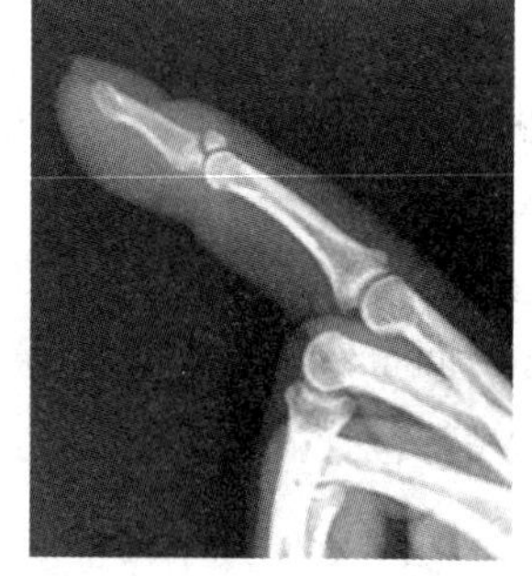

图3-72　末节指骨基底背侧撕脱骨折

【诊断要点】

（一）病史

有明确外伤史。

（二）症状与体征

（1）手指肿胀、疼痛，功能障碍。

（2）相应骨折部位的明显畸形，近节、中节指骨骨折可有成角畸形。末节指骨基底背侧骨折时，末节手指不能主动伸直，呈典型的锤状畸形。

（3）局部压痛，可触及骨擦感。

（三）影像学检查

手正位与斜位X线片可明确骨折的类型及骨折移位的情况。

【治疗】

指骨骨折治疗，必须正确整复对位，尽量做到解剖复位，不能有成角、旋转、重叠移位，以免妨碍肌腱的正常滑动，造成手指不同程度的功能障碍。闭合性骨折可手法复位、夹板固定，开放性骨折应及时清创处理。复位后手指应固定在功能位。

（一）手法整复

1. 指骨干骨折　医者一手拇指及食指捏住骨折近端，另一手四指握住骨折远端持续牵引，用拇指与食指于尺、桡侧挤压以矫正侧方移位，再将手指远端逐渐掌屈，同时以牵引远端手拇指由掌侧向背侧挤压骨折断端，纠正掌侧成角。

2. 指骨颈骨折　整复时应加大成角畸形，用反折手法，先将骨折远端呈90°向背侧牵引，然后迅速屈曲手指，屈曲时将近端自掌侧顶向背侧，骨折即可复位。

3. 末节指骨基底部背侧撕脱骨折　在持续牵引下，将近侧指间关节屈曲90°，远侧指间关节过伸，可使指骨基底部向被撕脱的骨片靠近，达到复位。

（二）固定

1. 指骨干骨折　复位后在骨折掌侧成角处加一平垫，在掌侧、背侧分别放置夹板固定，再令患指握一纱布包裹的圆柱状固定物或绷带卷，使掌指关节屈曲45°，近节指间关节屈曲90°，外加绷带包扎固定3~4周（图3–73）。

2. 指骨颈骨折　固定方法同指骨干骨折。

3. 末节指骨基底部背侧撕脱骨折　用铝制夹板固定患指于近指间关节屈曲90°，末指间关节过伸位。一般固定时间约为6周（图3–74）。

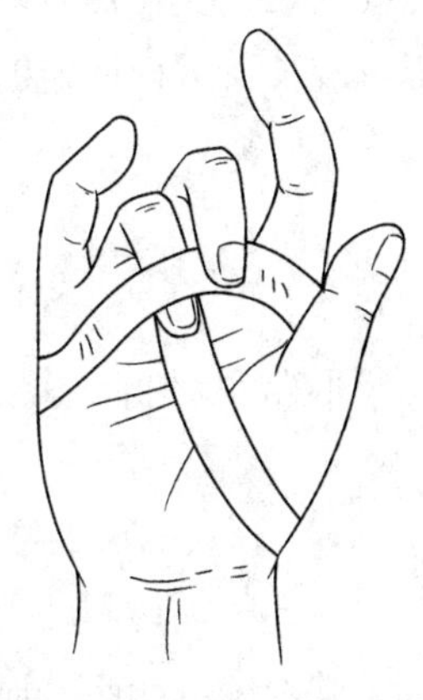

图3–73　指骨干骨折固定

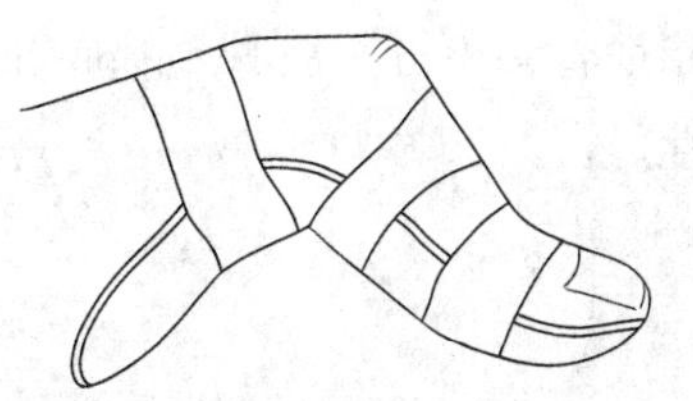

图3–74　末节指骨基底背侧骨折固定

（三）药物治疗

按骨折三期辨证用药。

（四）手术治疗

极不稳定的骨折、累及到关节面的骨折、多发性指骨骨折和开放性指骨骨折，可行手术治疗。

常用手术方式有克氏针内固定术（图3-75）、切开复位接骨板或螺钉内固定术。如系末节指骨粉碎性骨折或指端骨折，其骨折块小，又合并开放性骨折时，在清创处理时应将碎片切除，以免将来引起指端疼痛。

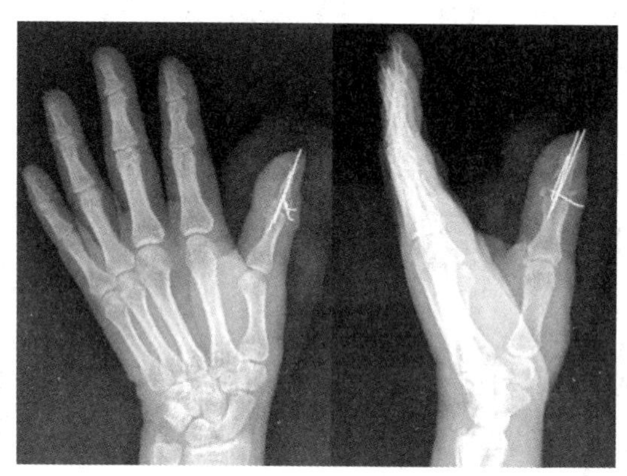

图3-75 指骨骨折克氏针内固定术

（五）康复治疗

固定后，可立即做肩肘腕关节的活动。在不影响患指固定的情况下，其余手指尽早进行功能锻炼。

骨折临床愈合解除固定后，循序渐进地进行手指的屈伸功能锻炼，早期以主动功能锻炼为主，后期逐渐给予被动的屈伸功能锻炼，禁止粗暴给予被动功能锻炼，以免发生再骨折。

第三节 下肢骨折

下肢的功能主要是负重和行走，因此，在治疗下肢骨折过程中，要求恢复下肢的长度、生理弧度和负重功能，即要求两下肢要等长，有良好的对位和对线。

下肢肌肉相对发达，肢体本身又比较重，骨折的整复对位比较困难，复位后骨断端的对位也不易维持，因此在治疗骨折过程中常配合牵引。下肢骨折的愈合时间相对较长，因此固定时间应适当延长，防止因过早负重而出现畸形或再次骨折的发生。

一、股骨颈骨折

股骨颈骨折是指股骨头下方至股骨颈基底部区域的骨折，是下肢常见骨折。多见于50~70岁以上人群，女性略多于男性。

【解剖生理】

股骨头指向内、前、上方，与髋臼构成关节，股骨头顶的稍下方有一个凹陷，叫股骨头凹，内有股骨头圆韧带附着，股骨头外下变细的部位叫股骨颈。髋关节囊起于髋臼的边缘，前壁止于股骨上端的转子间线，后壁止于股骨颈的中、下1/3交界处。

股骨颈轴线与股骨干轴线的夹角叫颈干角（图3–76），正常为110~140°，随着年龄的增长而逐渐变小，成年后男性为132°，女性为127°。颈干角>140°叫髋外翻，颈干角<110°叫髋内翻。股骨颈轴线与股骨下端的内、外两髁连线的夹角为前倾角（图3–77），正常人12°~15°。在治疗股骨颈骨折时，必须注意恢复正常的颈干角和前倾角，特别是前倾角，否则会遗留髋关节畸形，影响髋关节的功能。

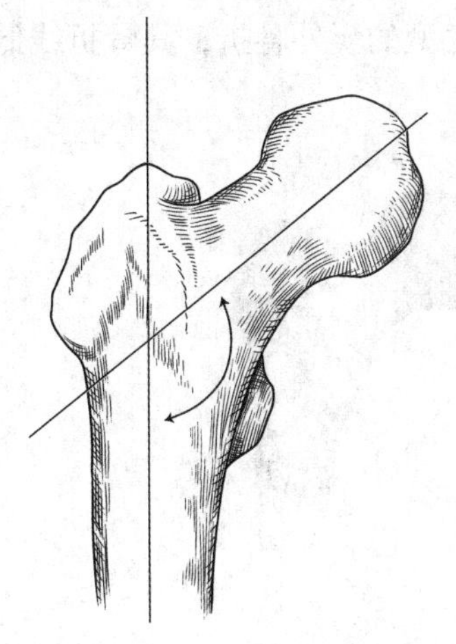

图3–76 颈干角

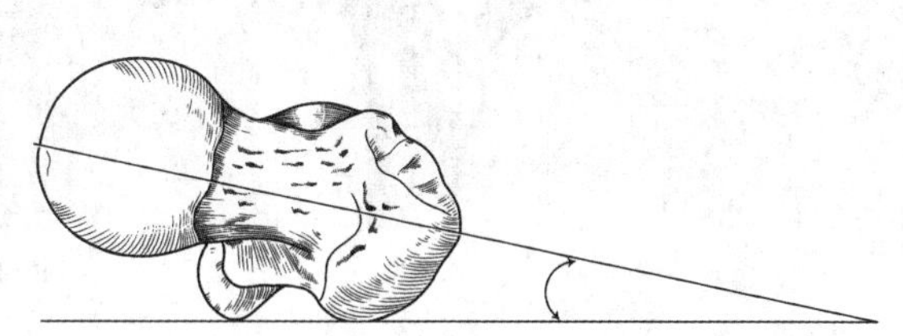

图3–77 前倾角

课堂互动 3–10

股骨颈骨折后股骨头为什么容易发生缺血坏死？

答案解析

股骨头、颈部的血供主要来源于以下途径（图3–78）：①关节囊小动脉：来源于旋股外动脉、旋股内动脉、臀下动脉、闭孔动脉的吻合支，经关节囊进入股骨头颈，形成骺外动脉和上、下干骺动脉，是股骨头、颈的主要血供来源。②股骨干滋养动脉：仅达股骨颈基底部，小部分与关节囊的小动脉有吻合支。③股骨头圆韧带的小动脉：较细，形成内骺动脉，仅供应股骨头内下部分的血运，与关节囊小动脉之间有吻合支。此3条血管均比较细小，因此股骨头、颈的血运较差，一旦发生骨折，容易导致骨折不愈合甚至股骨头缺血坏死，进一步引起创伤性关节炎。

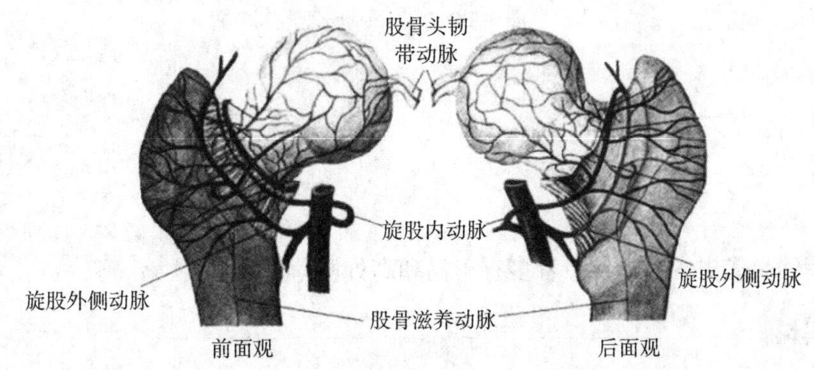

图3–78 股骨头、颈的血液供应

【病因病机】

股骨颈骨折多为传达暴力引起，常发生于老年人，股骨颈细小，处于松骨质与密骨质交界处，负重大，且老年人存在骨质疏松，有时仅受到轻微的外力，即可引起骨折。青壮年、儿童骨折则由高能量损伤如车祸、高处坠落等引起。股骨颈骨折的分型有以下几种方式。

1. 按骨折发生部位　根据骨折发生的部位可将股骨颈骨折分为头下型、颈中型和基底型（图3–79）。前两者骨折线在关节囊内，故又称囊内骨折，而后者因骨折线在关节囊外，故又称囊外骨折。囊内骨折的骨折线高，股骨头血运较差，易造成骨折不愈合；基底型的囊外骨折，其骨折线低，对股骨头颈的血供基本无影响，骨折容易愈合。

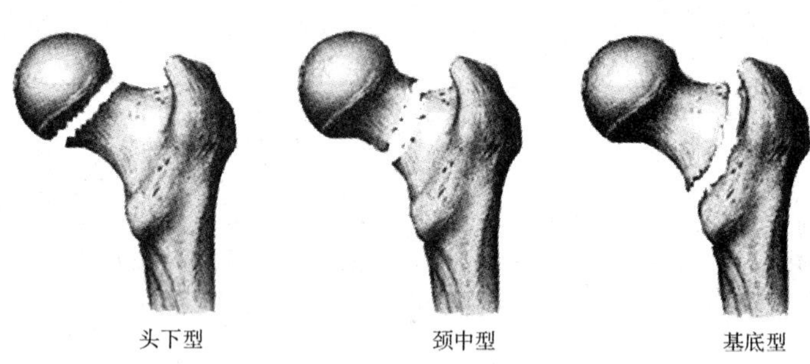

图3–79　按骨折部位分型

2. 按骨折移位程度　又称为Garden分型（图3–80），主要凭借髋关节正位X线片判断。

Garden Ⅰ型：不完全性骨折或外展嵌插型骨折。

Garden Ⅱ型：完全骨折，但无移位。

Garden Ⅲ型：完全骨折，有部分移位，股骨头外展，股骨颈轻度上移并外旋。

Garden Ⅳ型：完全骨折，完全移位，股骨颈明显上移外旋。

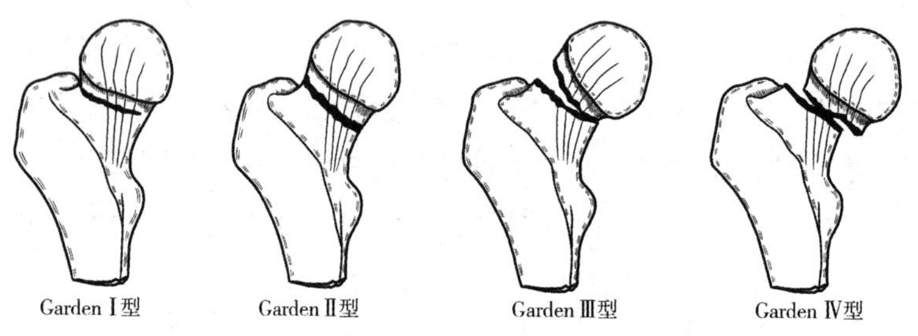

图3–80　Garden分型

【诊断要点】

（一）病史

老年患者有摔倒受伤史，青壮年患者多有车祸和高处坠落史。

（二）症状与体征

（1）受伤后髋部疼痛，不敢站立和行走，部分嵌插骨折仍可站立或跛行。囊内骨折由于有关节囊包裹，出血量少，故肿胀瘀斑常不明显。

（2）患肢足跟纵向叩击痛或患侧大转子顶点叩击痛，腹股沟韧带中点下方有压痛。

（3）无移位骨折，畸形可不明显。有移位骨折时，患肢缩短，呈外展外旋屈髋屈膝畸形，并可扪及股骨大转子上移。

（4）骨折后长期卧床容易引起压疮、泌尿系感染或结石、坠积性肺炎等并发症。

（三）影像学检查

髋关节正位X线片可明确骨折部位、类型和移位情况。股骨颈不完全性骨折或嵌插骨折，受伤初期X线片的骨折线不太明显而易被忽略，应拍健侧照片对比，以防漏诊。对疑有骨折而初次照片未见骨折者，可先按无移位骨折处理，1~2周后，再拍片检查，骨折部断端骨质吸收，骨折线较清晰。

【治疗】

按骨折的时间、类型、患者年龄和全身情况等决定治疗方案。

（一）复位方法

1. 骨牵引逐步复位法 患者患肢行胫骨结节牵引，置于外展中立位，牵引重量4~8kg，牵引2~3天后，在床边拍摄X线片检查，若骨折远端已经牵开，将患肢由中立位改为微内旋位，以便纠正骨折断端向前成角，使复位的骨折端紧紧扣住。如尚未复位，则调整内收或外展角度，或适当增加牵引重量。此法可以减少对软组织的损伤，保护股骨头的血运，但需长时间卧床，容易产生肺炎、压疮等并发症。

2. 手法整复 多采用屈髋屈膝法复位（图3–81）。

患者仰卧，助手按压两侧髂骨翼固定骨盆，医者一侧前臂托起腘窝，另一手握其踝部，并使膝、髋关节均屈曲90°，向上牵引患肢，纠正缩短移位。然后伸直患肢，并持下肢内旋，纠正成角畸形，并外展髋关节，使骨折面紧密接触。复位后可做手掌试验，如患肢外旋畸形消失，表示已复位。

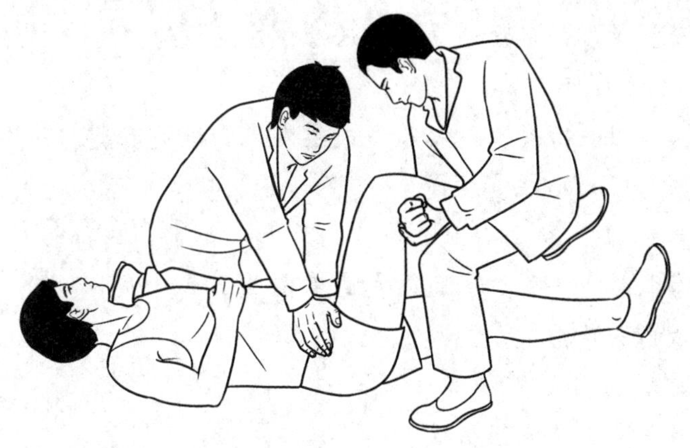

图3–81 股骨颈骨折复位手法

（二）固定

固定方法，可先用持续牵引、外展夹板、髋人字石膏外固定或空心钉内固定等。内固定有利于断端的准确对合和稳定，能提高骨折愈合率，避免长期卧床持续牵引引起的并发症。

1. 新鲜无移位的骨折 多属稳定骨折，一般仅需局部制动，卧床休息，患肢适当外展，穿“丁字鞋”避免外旋。或采用皮肤牵引固定6~8周。在固定期间应嘱咐患者做到“三不”：不盘腿，不侧卧，不下地负重。

2. 有移位的新鲜骨折　可在患肢外展中立位采用持续骨牵引，维持固定3~6个月。牵引期间注意下肢血运，预防钢针孔感染。

（三）药物治疗

按三期辨证用药，早期宜活血化瘀、消肿止痛，若出现便秘、腹胀，可服麻子仁丸润肠通便；中期宜舒筋活络、补养气血；后期宜补益肝肾、强筋壮骨。

（四）手术治疗

手法整复失败的患者，可采用手术治疗。可采用3根空心钉内固定术（图3-82）治疗。股骨颈骨折不愈合或发生股骨头缺血性坏死者，应根据不同情况，选用人工股骨头置换术或全髋关节置换术。

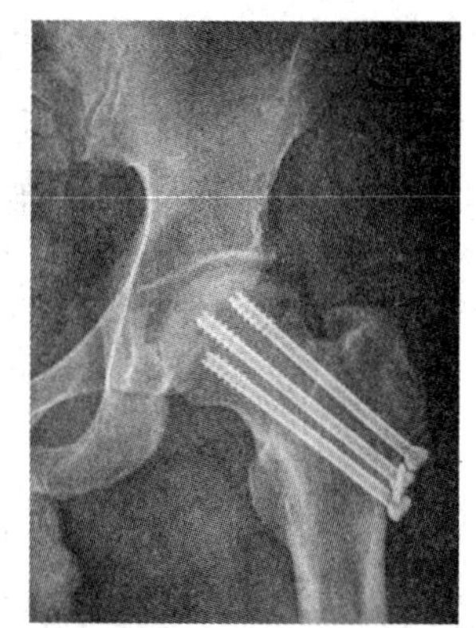

图3-82　股骨颈骨折空心钉内固定

（五）康复治疗

1. 非手术治疗康复　固定期间积极进行股四头肌等长收缩活动，以及踝关节和足趾关节的屈伸运动。注意不能侧卧、不能内收，卧床8周后可逐渐坐起，3个月后复查X线片，骨折临床愈合后可扶拐下地行走，6个月后弃拐负重行走。

2. 手术治疗的康复　术后1天即可进行股四头肌等长收缩锻炼和踝足屈伸活动。术后2周逐渐增加床上屈髋屈膝活动。术后6周可下地扶拐不负重行走，逐渐部分负重行走，最后弃拐完全负重行走。人工股骨头置换或全髋关节置换术后1周可下地行走。

知识拓展

近几年，人工关节置换在髋部区域骨折的治疗中应用较为广泛。

1. 髋关节置换手术适应证

（1）髋关节各种炎症性关节炎，包括原发或继发性骨性关节炎、创伤性关节炎、类风湿关节炎、血友病性关节炎、Charcot关节炎等。

（2）股骨头坏死。

（3）先天性髋关节脱位或半脱位、髋臼发育不良。

（4）髋关节融合或假关节形成。

（5）髋关节周围肿瘤。

（6）静息的感染性关节炎（包括结核）。

（7）髋关节重建术后失败的修复。

2. 髋关节置换手术禁忌证

（1）近期和当前髋关节存在感染，远隔部位的感染。

（2）内科情况不稳定。

二、股骨粗隆间骨折

股骨粗隆间骨折又称股骨转子间骨折，即发生在股骨大、小粗隆间的骨折。此处的主要结构为松质骨，血运丰富，很少发生骨折不愈合或股骨头缺血性坏死，预后良好。多发于老年人。

【解剖生理】

股骨大粗隆呈长方形，位于股骨颈后上部，位置较浅，有臀中肌、臀小肌、梨状肌附着；大粗隆的内面下部与股骨干及股骨颈的骨松质相连，上部则形成转子间窝。小粗隆在股骨干的后上内侧，在大粗隆平面之下，表面有髂腰肌附着。两粗隆间的区域，在其前面有粗隆间线，在其后有粗隆间嵴，粗隆间线比较平滑，是关节囊及髋关节周围韧带附着处；粗隆间嵴隆起，关节囊并不附着在其上，但有很多由骨盆出来的小外旋肌附着其上。股骨粗隆部的结构主要是骨松质，周围有丰富的肌肉组织，血运丰富。

【病因病机】

该骨折受伤原因及机制与股骨颈骨折相似，多发生于老年人，平均发病年龄高于股骨颈骨折。因粗隆部骨质松脆，且老年患者多骨质疏松，所以多为粉碎性骨折。根据骨折线的方向和位置，临床上可分为三型：顺粗隆间型、逆粗隆间型、粗隆下型（图3-83）。

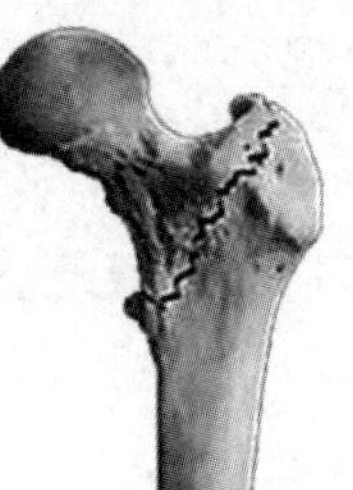

顺粗隆间骨折

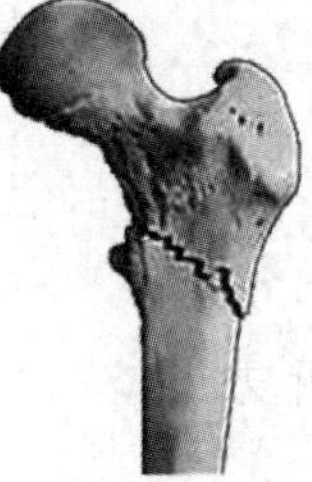

逆粗隆间骨折

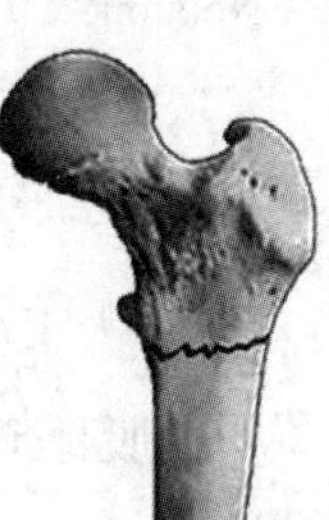

粗隆下骨折

图3-83 股骨粗隆间骨折的分型

1. **顺粗隆间型** 骨折线自大粗隆顶点开始，斜向内下方走行，到达小粗隆，骨折线走向大致与粗隆间线或粗隆间嵴平行。根据暴力大小及方向，小转子可保持完整，或成为游离骨块，但股骨上端内侧的骨支柱仍保持完整，支撑作用仍较好，移位一般不大，髋内翻不严重。远端可因下肢重量及股部外旋肌的作用而外旋。若暴力较大，骨质过于脆弱，可致骨折块粉碎。此时，小粗隆变成游离骨块，大粗隆及内侧支柱也被破坏，远端明显上升，髋内翻、患肢外旋明显。

2. **逆粗隆间型** 骨折线自大粗隆下方斜向上内上方，走行到达小粗隆上方。骨折线的走向大致与粗隆间嵴或粗隆间线垂直。小粗隆亦可成为游离骨块。骨折近端因外展、外旋肌的收缩而外展外旋；远端因内收肌及髂腰肌的牵拉而向内向上移位。

3. **粗隆下型** 骨折线经大小粗隆的下方2~5cm以内，可为斜型、横断、锯齿型，亦可轻度粉碎。骨折近端可能因髂腰肌、臀中肌、臀小肌及外旋肌群的牵拉而屈曲、外展、外旋。骨折远端受内收肌群牵拉内移并外旋。

【诊断要点】

（一）病史

患者有明确的外伤史。

课堂互动 3-11

股骨粗隆间骨折与股骨颈骨折临床表现有什么异同点？

答案解析

（二）症状与体征

（1）患者伤后，患侧髋部疼痛、肿胀、瘀斑明显。拒绝活动患肢，不能站立或行走。

（2）足跟纵向叩击痛，大粗隆处压痛明显。

（3）骨折移位明显者，下肢短缩、内收、外旋畸形，可见患侧大转子上移。

（4）鉴别诊断　股骨粗隆间骨折和股骨颈骨折的受伤姿势、临床表现及全身并发症大致相同。但粗隆间骨折患者年龄较股骨颈骨折大；粗隆间血运丰富，肿胀、瘀斑较明显，疼痛亦较剧烈，压痛点多在大粗隆处，愈合容易，而常遗留髋内翻畸形。股骨颈骨折肿胀瘀斑较轻，压痛在腹股沟韧带中点，囊内骨折愈合较困难，常引起股骨头缺血性坏死。

（三）影像学检查

髋关节正位X线片可明确骨折部位、类型、移位情况。移位明显者可见大粗隆顶点位于内拉通线（Nelaton线）上方。

【治疗】

（一）手法整复

同股骨颈骨折复位方法。

（二）固定

（1）无移位的骨折可采用丁字鞋固定或悬重3~5kg皮肤牵引6~8周。

（2）有移位的骨折应采用持续骨牵引，悬重6~8kg，固定患肢于外展中立位8~10周。

（三）药物治疗

与股骨颈骨折相似，根据骨折三期辨证用药。局部瘀肿明显者，早期注重活血化瘀、消肿止痛，后期着重养气血、壮筋骨、补肝肾。

（四）手术治疗

手法复位效果不理想者或不稳定型骨折，可做动力髋内固定（图3-84）或髓内钉固定（图3-85）。

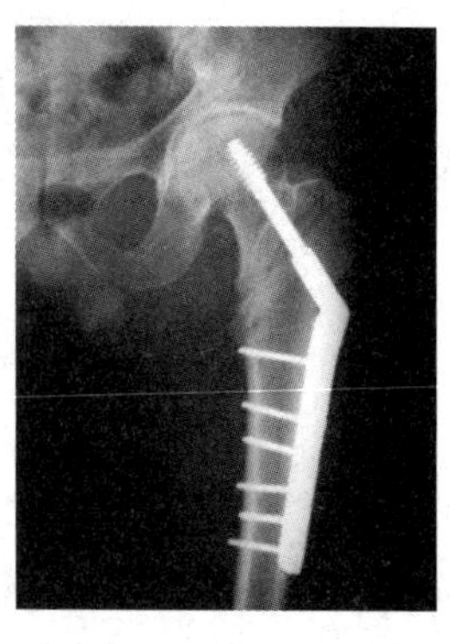

图3-84　动力髋内固定

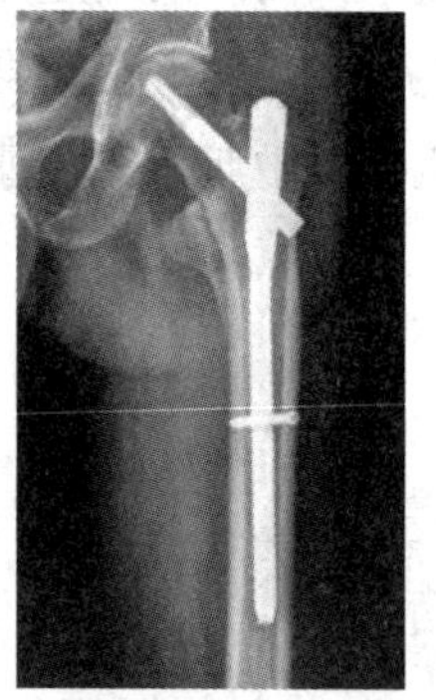

图3-85　股骨近端髓内钉固定

（五）康复治疗

髋关节康复训练方法同股骨颈骨折。

三、股骨干骨折

股骨干骨折是指股骨小粗隆下2~5cm至股骨髁上2~4cm间的股骨骨折。多见于儿童及青壮年，男性多于女性。

【解剖生理】

股骨是人体最长的管状骨，由坚硬而厚的圆柱形密质骨构成，股骨干中段有一5°~7°的向前外的弧度，有利于股四头肌发挥其伸膝作用，骨干表面光滑，后面有一条隆起的粗线，称为股骨嵴，是肌肉附着处。股骨干的骨髓腔略呈圆形，上、中1/3的内径大体均匀一致，下1/3的内径较膨大。股骨干周围被前侧伸肌群（股四头肌）、后侧屈肌群（腘绳肌）和内侧内收肌群包围。股动脉和股静脉，在股骨下1/3处紧贴股骨下行至腘窝部，移行为腘动脉和腘静脉，若此处发生骨折，向后移位的骨端可刺伤血管。

【病因病机】

股骨干骨折多由高处坠落、车祸撞击或受重物打击、挤压等强大的暴力造成，直接暴力引起者多为横断或粉碎骨折；间接暴力引起者多为斜形或螺旋形骨折，属不稳定性骨折。儿童易发生青枝骨折。骨折后骨折断端移位明显，软组织损伤常较重。

不同部位的骨折断端因受肢体重力和肌肉牵拉的影响，可产生典型的移位（图3-86）。

课堂互动 3-12

不同部位的股骨干骨折移位特点是什么？

答案解析

1. 股骨干上1/3骨折　骨折近端因受髂腰肌、臀中肌、臀小肌，以及其他外旋肌群的牵拉而产生屈曲、外展、外旋移位；骨折远端由于内收肌群作用则向后、向上、向内移位。

2. 股骨干中1/3骨折　骨折断端除有重叠畸形外，其移位方向依据暴力而定，大多数骨折近端呈外展屈曲倾向，远端受内收肌的牵拉向内上方移位。无重叠畸形的骨折，因受到内收肌收缩的影响，多向前外侧成角。

3. 股骨干下1/3骨折　受到膝关节后方关节囊及小腿三头肌的牵拉，骨折远端向后侧移位，有损伤腘动脉、腘静脉及坐骨神经的危险。

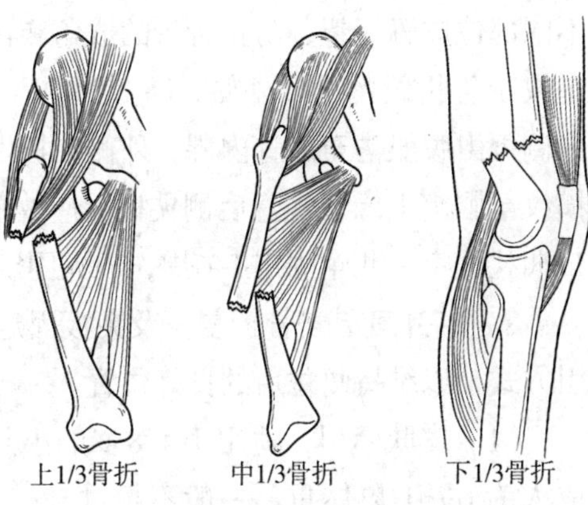

图3-86　股骨干不同部位骨折移位情况

【诊断要点】

（一）病史

患者有明确的外伤史。

（二）症状与体征

（1）伤后局部疼痛，下肢功能丧失，患处严重肿胀，大腿明显增粗。

（2）骨折大多有明显移位，出现缩短、成角和旋转畸形。

（3）患肢可扪及骨擦感及异常活动。

（4）并发症

①成人股骨干骨折后内出血量可达500~1000ml，加之剧烈疼痛，早期可能出现休克。

②重物挤压所致者可引起挤压综合征甚至导致急性肾衰竭。

③严重挤压伤、粉碎性骨折或多发性骨折，还可并发脂肪栓塞综合征。

④股骨下1/3骨折，可能刺伤腘动、静脉引起出血，在腘窝部形成巨大的血肿，足背动脉搏动减弱或消失，引起末梢血循环障碍。

（三）影像学检查

大腿正、侧位X线照片检查，可明确骨折部位、类型、移位情况及损伤程度等。

【治疗】

股骨干骨折首先应注意患者全身情况，积极防治外伤性休克，重视对骨折的急救处理。现场不适当的搬动和不必要的检查，容易引起严重的血管、神经或其他软组织损伤。现场急救时应采用简单而有效的方法给予临时固定，迅速送往医院。

（一）复位方法

因为大腿的肌肉丰厚，拉力较强，骨折移位的倾向力大，手法复位难度较大，通常先行骨牵引，并在C型臂X线机透视下进行复位。

（二）固定

1. 夹板固定　对于稳定性骨折，可选用夹板固定。骨折复位后，在维持牵引下，根据上、中、下不同部位放置压垫，防止骨折的成角和再移位。上1/3骨折，压垫放于近端的前、外侧；中1/3骨折，压垫放于骨折线的前、外侧；下1/3骨折，压垫放于骨折近端的前方。再按照大腿的长度放置4块夹板，内侧板由腹股沟至股骨内髁；外侧夹板由大粗隆至股骨外髁；前侧板由腹股沟至髌骨上缘；后侧板由臀横纹至腘窝上缘。注意后侧夹板上应放置一较长的塔形垫，以保持股骨正常的生理弧度，然后用4条布带捆扎固定。儿童固定4~6周，成人固定8~12周。

2. 牵引固定　骨折复位及夹板固定后，应按照患者年龄、性别、肌力的强弱，分别采用不同的牵引方式，以维持复位后的良好位置。

（1）皮肤牵引　适用于4~8岁的小儿或年老体弱的成人。牵引重量患儿一般为2~3kg，时间3~4周；成人为1/7~1/12体重，一般不超过5kg，时间8~10周。胶布要4周左右更换一次，以防因松脱而失去功效。

（2）骨牵引　适用于较大儿童及成人。根据骨折部位不同，可采用股骨髁上牵引或胫骨结节牵引。股骨髁上牵引适用于中1/3骨折或骨折远端向后移位的下1/3骨折；胫骨结节牵引适用于上1/3骨折和骨折远端向前移位的下1/3骨折。维持牵引期间，应注意调整牵引的重量和方向，要经常做X线检查牵引装置，保持牵引效能并防止过度牵引。

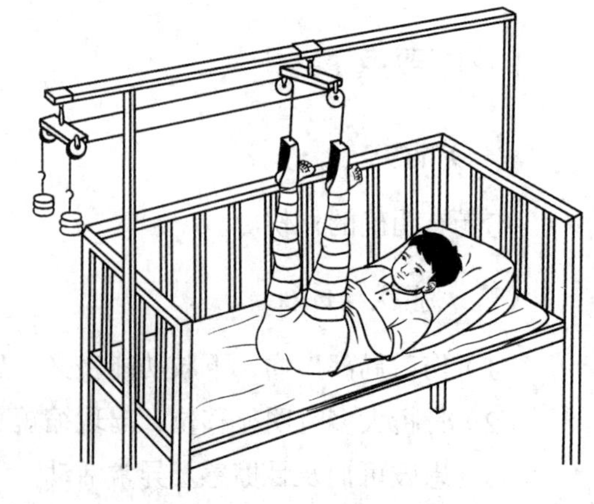

图3-87　垂直悬吊皮肤牵引

（3）垂直悬吊皮肤牵引　适用于3岁以下的儿童。将患肢和健肢同时用皮肤牵引垂直向上悬吊，以臀部离开床面一拳的距离为宜，依靠体重做对抗牵引（图3-87）。牵引期间要注意双下肢血液循环情况。此法可避免患儿不合作而引起断端移位，治疗和护理都比较方便。一般持续牵引3~4周。

（三）药物治疗

股骨干骨折因出血过多时，应及时输液或输血；中药可用当归补血汤或大剂量独参汤频服。症状好转后，则按骨折三期分治原则进行辨证治疗。

（四）手术治疗

严重的开放性骨折、合并有神经血管损伤者、多发性损伤、骨折断端之间嵌夹有软组织导致手法复位失败者可行切开复位内固定术。常用的手术方法有接骨板内固定术和髓内针固定术，上、中1/3骨折多采用髓内针，下1/3骨折多采用接骨板。

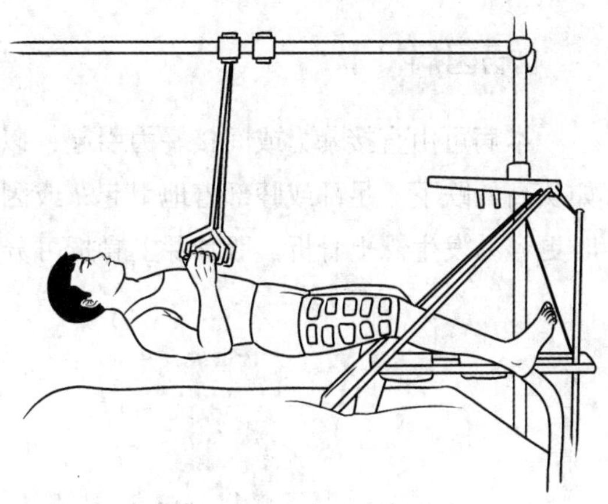

图3-88 股骨干骨折床上锻炼

（五）康复治疗

固定后即可进行股四头肌等长收缩练习，踝、趾关节屈伸活动。3周后可直坐起，用健足蹬床，以两手扶床练习抬臀，并逐步进行髋、膝关节活动（图3-88）。

6~8周后，可扶双拐下地不负重行走，逐渐部分负重，骨折完全愈合后，弃拐负重行走。下地活动后患肢常常会肿胀，可在卧床休息时抬高患肢，待肿胀消退后继续练习。

岗位情景模拟 4

患者老年男性，69岁，1小时前车祸伤及左大腿，感左大腿疼痛由120送至急诊。患者神志清，精神差，痛苦貌，对外界刺激反应迟钝。血压90/65mmHg，心率100次/分，指端血氧饱和度92%，体格检查：头、颈、胸、腹、双上肢、右下肢无阳性体征，左大腿下端肿胀，压痛，可扪及骨擦感，左侧腘窝饱满，左髋、左膝关节活动受限，左侧足背动脉、胫后动脉搏动减弱，左小腿皮肤温度较对侧变低，左下肢肢体远端皮肤感觉正常，趾动可。

问题与思考

1. 患者入院后首先要进行什么治疗？
2. 做哪些必要的辅助检查明确诊断？
3. 做检查的过程中要注意观察什么？
4. 患者可能的诊断是什么？
5. 应采取何种治疗方式？

答案解析

四、股骨髁上骨折

股骨髁上骨折是指发生于股骨髁上2~4cm范围内的骨折。此位置为密质骨与松质骨交界处。多发生于青壮年。

【解剖生理】

股骨远端变大旋转向两端延长成为股骨髁，在冠状面及矢状面均凸出隆起。股骨髁的前后径较横径为大，内外侧相比，外髁的前后径较长。股骨外髁前后轴线垂直向前，但内髁前后轴线斜行。股骨外髁形状便于屈伸，内髁形状便于旋转。从后面观，在股骨粗线内、外唇及髁间线之间，围成一个三角形平面，即腘平面，有胫神经和腘动、静脉通过，腘动脉上段与股骨下段紧贴，当股骨下端骨折时易引起损伤（图3–89）。

【病因病机】

本病可由直接暴力或间接暴力引起，以间接暴力为多。直接暴力多为打击、挤压等造成。间接暴力如从高处跌下，足部或膝部着地引起；或因扭转外伤所致。若膝关节僵直，失用性骨质疏松，受到外力时更容易发生髁上骨折。股骨髁上骨折可分为屈曲型和伸直型（图3–90）。

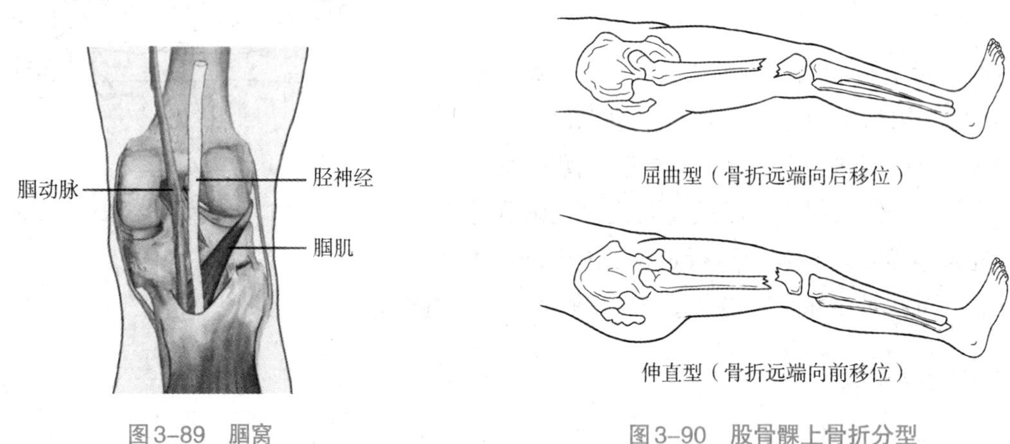

图3–89 腘窝

图3–90 股骨髁上骨折分型

1. 屈曲型 临床多见。多在膝屈曲位时受伤，造成横断或斜形骨折，骨折线由前下斜向后上方，骨折远端因受腓肠肌的牵拉和关节囊的挛缩，而向后移位，锐利的骨折断端容易压迫或损伤腘动、静脉和胫神经，骨折近端向前伸出，有可能刺破髌上囊及前面皮肤面成为开放骨折。

2. 伸直型 临床少见。在跌倒时，膝关节伸直或遭受后方暴力打击，造成横断或斜形骨折，骨折线多从前上斜向后下，骨折远端向前移位。

【诊断要点】

（一）病史

患者有明确的外伤史。

（二）症状与体征

（1）大腿中下段肿胀、疼痛、功能障碍。

（2）患肢缩短畸形，有异常活动和骨擦感，闻及骨擦音。

（3）局部如出现较大血肿，且胫后、足背动脉搏动减弱或消失，应考虑腘动脉损伤。

（4）若出现踝关节跖屈、内翻活动障碍，跟腱反射消失，小腿后侧、足背外侧皮肤感觉障碍时，应考虑胫神经损伤。

（三）影像学检查

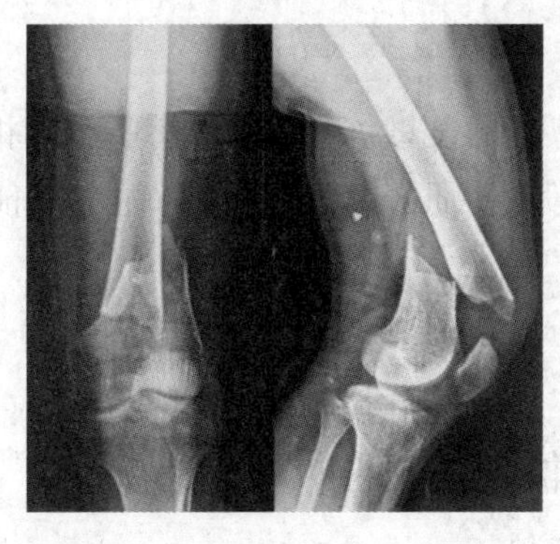

图3-91 股骨髁上骨折X线片

膝部正、侧位X线片可确定骨折类型及移位情况（图3-91）。

【治疗】

（一）复位方法

整复与股骨干下1/3骨折相同，常在配合牵引下复位。

（二）固定

1. 青枝骨折或无移位的骨折 将膝关节内积血抽干净后用夹板固定。放好衬垫后，前侧夹板下端至髌骨上缘，后侧夹板下端至腘窝中部，两侧板以带轴活动夹板超膝关节固定（图3-92）。用四条扎带以适当的力度捆绑，时间6~8周。

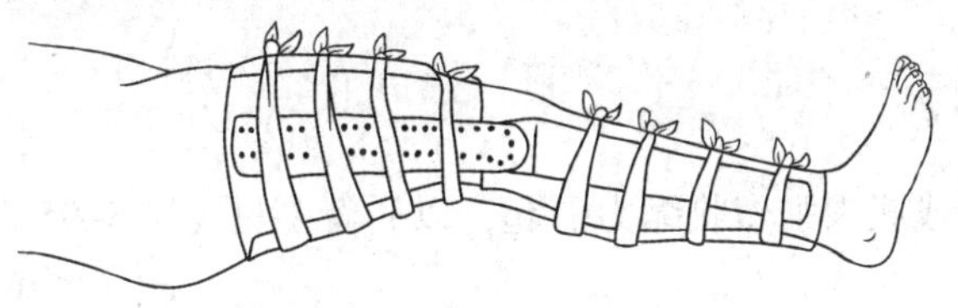

图3-92 股骨髁上骨折夹板固定

2. 牵引固定 屈曲型采用股骨髁上牵引，伸直型采用胫骨结节牵引。牵引过程中如发现复位不良，通过调整牵引重量及方向以纠正。要定期进行X线检查骨折部位保持牵引效能并防止过度牵引。

（三）药物治疗

根据骨折三期辨证用药。对失用性骨质疏松患者，应注重补肝肾、强筋骨之品。解除夹板固定后应用中药熏洗并结合按摩治疗。

（四）手术治疗

若用上述方法仍不能复位或合并腘动、静脉损伤和压迫者，考虑手术探查并切开复位内固定。根据手术目的的不同选择侧方或其他入路显示骨折断端，并对包括血管、神经损伤的处理、嵌顿肌肉的松解等问题加以解决，而后将骨折断端在直视下加以对位并进行内固定。常用术式有逆行交锁髓内钉固定（图3-93）和锁定钢板固定（图3-94）。

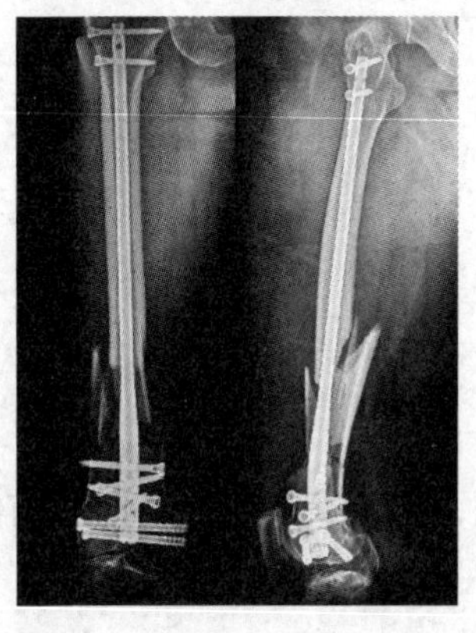

图3-93 逆行交锁髓内钉固定

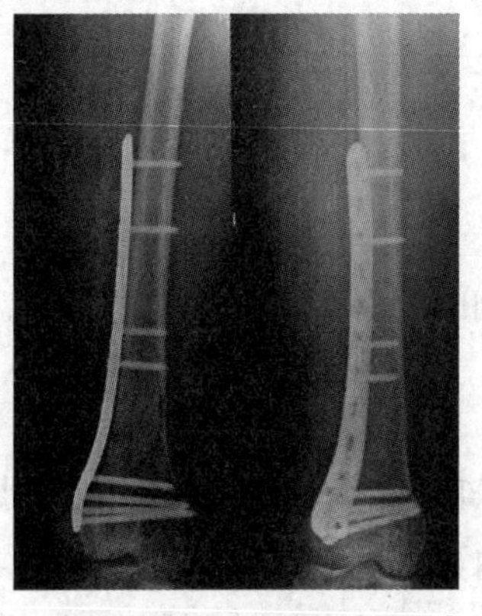

图3-94 锁定钢板固定

（五）康复治疗

康复锻炼与股骨干骨折基本相同，但因骨折靠近关节，容易发生膝关节功能受限，所以应尽早进行股四头肌舒缩锻炼和关节屈伸功能锻炼。

五、髌骨骨折

髌骨在肌肉的强烈收缩下或直接暴力作用下可发生骨折，属关节内骨折，多见于30~50岁的中壮年，儿童极为少见。

【解剖生理】

髌骨是人体最大的籽骨，呈倒三角形，尖端在下，底部朝上，后面为一较厚的软骨面，与股骨髁构成髌股关节。股四头肌腱连接在髌骨前面，移行为髌韧带止于胫骨结节。髌骨、股四头肌肌腱及髌韧带组成伸膝装置。髌骨有维护膝关节稳定、增强股四头肌力量、保护股骨髁免受直接打击等作用。

【病因病机】

髌骨骨折多由直接暴力或肌肉强烈收缩力引起，以后者多见（图3-95）。

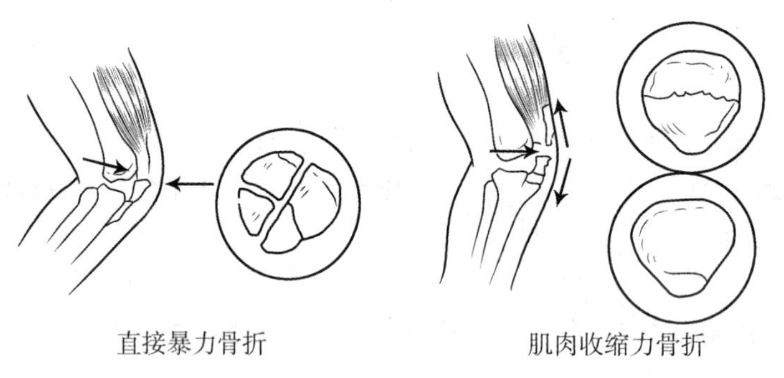

图3-95 髌骨骨折类型

1. 直接暴力 常由髌骨直接撞击地面或受外力击打髌骨表面所致，骨折多为粉碎，股四头肌腱膜和关节囊一般保持完整，对伸膝功能影响较少。

2. 肌肉强烈收缩力 多是膝关节在半屈曲位跌倒时，股四头肌强力收缩，髌骨与股骨滑车顶点密切接触成为支点，髌骨被强力牵拉和折顶而发生断裂，骨折多为横断，骨折块分离、移位明显，伸膝装置受到破坏，关节囊及股四头肌腱膜一般不完整。若治疗不当，可影响伸膝功能。

【诊断要点】

（一）病史

患者有明确的外伤史。

（二）症状与体征

（1）伤后髌前区域疼痛，肿胀严重，膝关节不能自主伸直，皮下瘀斑明显，髌骨前侧肿胀，关节腔饱满，关节腔内大量积血。

（2）直接暴力所致者，膝前软组织可以见到擦伤痕。

（3）有移位的骨折，骨擦音及异常活动明显，并可扪及呈沟状凹陷的骨折端。

（三）影像学检查

膝关节正侧位和髌骨轴位X线片检查，可明确骨折部位和移位情况。

【治疗】

髌骨骨折的治疗原则，要求恢复伸膝装置的功能，并保持关节面的完整光滑，防止创伤性关节炎的发生，应尽量保留髌骨。

（一）手法整复

适用于轻度分离移位（1.5cm以内）的骨折。患者平卧位，先在无菌操作下将膝关节腔内积血抽吸干净，注入作局部麻醉药物。医者用两手拇、示、中指分别捏住骨折两断端相对挤压，使之相互接触。然后以一手拇、食指按住上下两端，维持复位后位置，另一手触摸髌骨，以确定是否完整，并纠正残余移位。

（二）固定

1. **无移位的髌骨骨折** 其关节面仍保持光滑完整，筋膜扩张部及关节囊均无损伤者，可在患肢后侧（臀横纹至足跟部）用单夹板固定膝关节于伸直位。

2. **抱膝圈固定** 无移位或移位不多（即分离移位不超过0.5cm）者，可用此法固定（图3–96）。

3. **髌骨爪固定** 适用于有分离移位的新鲜闭合性髌骨骨折，一般固定6周（图3–97）。

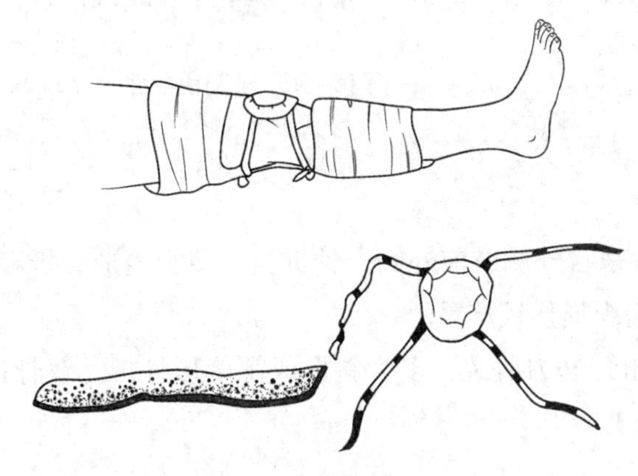

图3–96 抱膝圈固定

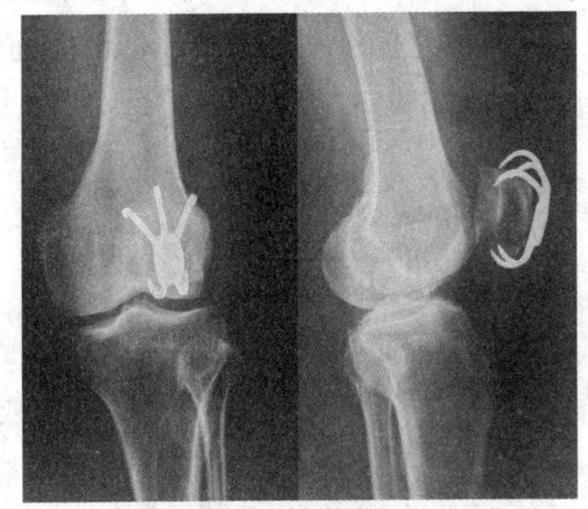

图3–97 髌骨爪固定

（三）药物治疗

髌骨骨折早期瘀肿明显，应重用活血祛瘀、利水消肿的药物；中期应用接骨续筋、通利关节的药物；后期着重服用补肝肾、壮筋骨的药物。解除固定后外用中药熏洗。

（四）手术治疗

髌骨骨折复位困难或移位较大，可行切开复位张力带钢丝内固定术治疗（图3–98）。难以复位及内固定的下极粉碎骨折，可做髌骨部分切除术；不能复位又不能部分切除

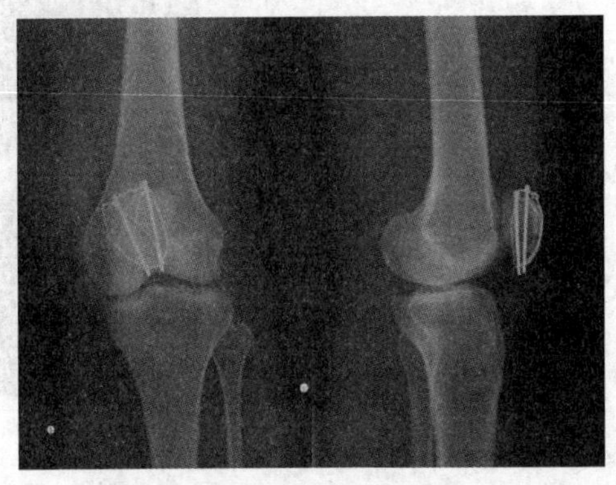

图3–98 张力带钢丝内固定

的严重粉碎性骨折，可做髌骨全切术（慎用）。

（五）康复治疗

非手术治疗患者可行早期冷敷，加压包扎减少出血，保持膝关节伸直位或下肢支架固定4周后，开始股四头肌等长收缩锻炼。

手术治疗患者术后早期锻炼股四头肌，并在尽可能条件下，早期进行膝关节活动，使髌股关节面进行磨造，恢复吻合。

六、胫腓骨干骨折

胫腓骨干骨折在长管状骨的骨折中最常见，多为双骨折，常见于10岁以下儿童和青壮年。

【解剖生理】

胫骨是小腿主要的承重骨骼，腓骨仅占小腿承重的1/6。胫骨干中上段横截面呈三角形，在中、下1/3交界处，变成四方形。胫骨中下1/3交界处比较细弱，为骨折的好发部位。胫骨位于皮下，骨折断端容易刺破皮肤形成开放性骨折。胫骨嵴前凸并向外弯曲，形成胫骨的生理弧度。胫骨的滋养血管位于骨干中上段，下段无肌肉附着，故下1/3骨折因局部的血运不良，易发生骨折的延迟愈合或不愈合。小腿的肌群分为前侧群、后侧群和外侧群，肌群之间被深筋膜分隔，形成前侧、外侧、后深、后浅4个筋膜间室（图3-99）。

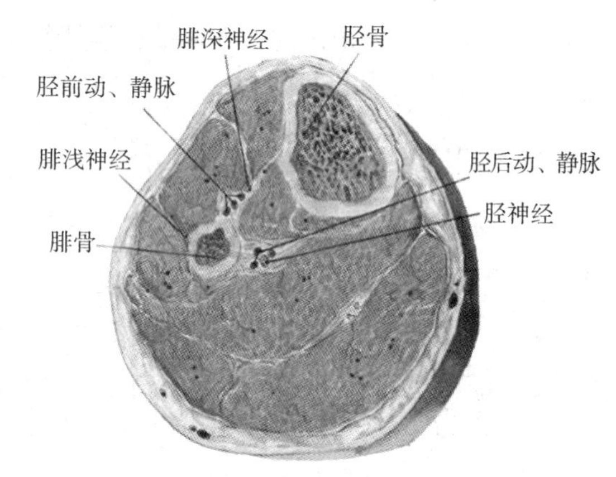

图3-99 小腿横断面

【病因病机】

1. 直接暴力 由重物打击或挤压造成，暴力多来自外侧或前外侧，骨折类型多为横形骨折和粉碎性骨折。胫、腓骨两骨折线多在同一水平线上，软组织损伤较严重。

2. 间接暴力 由高处坠落时传达暴力或扭伤扭转暴力所致，多为斜形或螺旋形骨折。双骨折时，腓骨的骨折线高于胫骨，软组织损伤较轻（图3-100）。

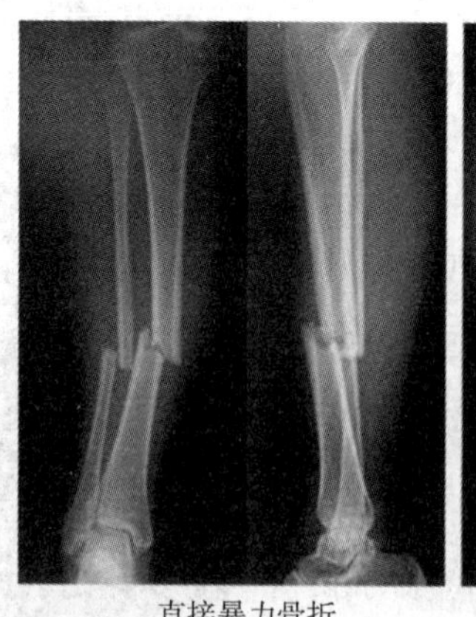

直接暴力骨折

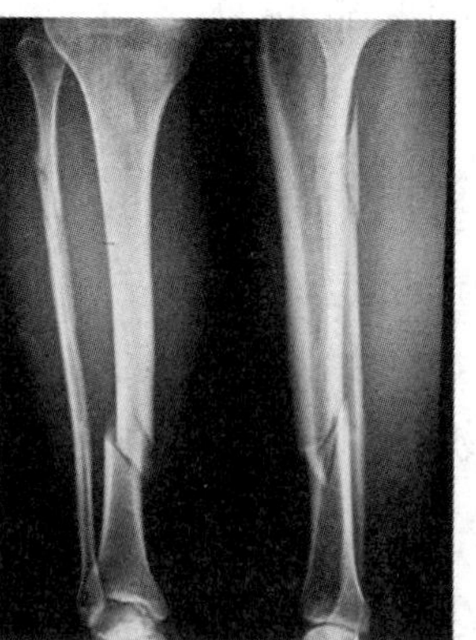

间接暴力骨折

图3-100 胫腓骨干骨折

影响骨折移位的因素，主要是暴力的方向、肌肉的牵拉以及小腿和足部的重力。由于小腿外侧受暴力机会较多，故骨折断端常向内侧成角；胫骨上端的前、内侧受股四头肌和腘绳肌牵拉，使骨折近端向前、内移位；小腿的肌肉主要在胫骨的后面和外面，从而使骨折远端向后、外移位；足的重力可使骨折远端向外旋转。小腿肌肉收缩，可使两骨折断端重叠。

【诊断要点】

（一）病史

患者小腿有重物压砸、撞击或高处坠落等外伤史。

（二）症状与体征

（1）伤后患肢肿胀、疼痛、功能障碍，可扪及骨擦音及异常活动。

（2）严重者可有肢体短缩、成角及足外旋畸形。

（3）并发症

①胫骨骨折伴随严重肿胀者，可导致筋膜间隔区综合征，甚至引起缺血性肌挛缩。

②腓骨上端骨折时易引起腓总神经的损伤。

③开放性骨折常引起感染，影响骨折的愈合。

④若胫腓骨骨折成角和旋转移位未能纠正引起畸形愈合，后期可引起创伤性关节炎。

（三）影像学检查

拍摄小腿X线正侧位片，可以明确骨折类型、部位及移位方向。因胫、腓骨干可不在同一平面骨折，故X线片应包括胫、腓骨全长。

课堂互动 3-13

如何防止胫骨中下1/3骨折发生延迟愈合和不愈合？

答案解析

【治疗】

胫、腓骨干骨折的治疗原则：恢复小腿的长度和负重功能；重点处理胫骨骨折；必须完全纠正成角和旋转移位。

（一）手法整复

患者平卧，膝关节屈曲150°~160°，一助手用肘关节套住患者腘窝，另一助手握住足部，沿胫骨纵轴做对抗牵引，矫正重叠及成角畸形。若近端向前内移位，则医者两手环抱小腿远端并向前端提，一助手将近端向后按压，使之对位。如仍有左右侧移位，可同时推挤近端向外、扳拉远端向内，一般即可复位。螺旋形、斜形骨折时，远端易向外移位，医者可用拇指置于胫、腓骨间隙，将远端向内侧推挤，其余四指置于近端的内侧，向外用力提拉，并嘱助手将远端稍稍内旋，可使完全对位。然后，在维持牵引下，医者两手握住骨折处，嘱助手徐徐摇摆骨折远段，使骨折端紧密嵌插。最后以拇指和食指沿胫骨前嵴及内侧面来回触摸骨折部，检查对位对线情况。

（二）固定

1. 夹板固定　根据骨折断端复位前移位的方向及其倾向性而放置适当的压垫（图3-101）。

（1）上1/3部骨折时，膝关节置于屈曲40°~80°位，夹板下缘到达内、外踝上4cm处，内、外侧板上端超过膝关节10cm，胫骨前嵴两侧放置两块前侧板，外前侧板正压在分骨垫上；两块前侧板上端平胫骨内、外两侧髁，后侧板的上端超膝关节固定。

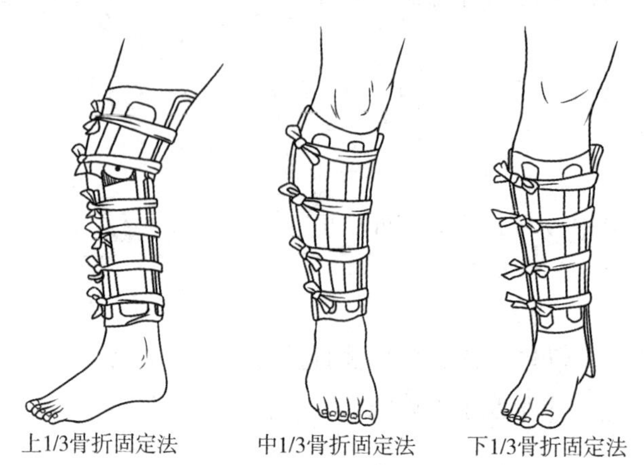

图3-101 胫腓骨干骨折夹板固定

（2）中1/3部骨折时，外侧板下平外踝，上达胫骨外髁上缘；内侧板下平内踝，上达胫骨内髁上缘；后侧板下端抵于跟骨结节上缘，上达腘窝下2cm；两前侧板下达踝上，上平胫骨结节，不超上下关节固定，以利于膝、踝关节活动。

（3）下1/3部骨折时，内、外侧板上达胫骨内、外侧髁平面，下平齐足底，后侧板上达腘窝下2cm，下抵跟骨结节上缘，两前侧板与中1/3部骨折相同。将夹板按部位放好后，用布带先捆中间两圈，后捆两端。

注意腓骨小头处应以棉垫保护，避免夹板压迫腓总神经而引起损伤。

2. 跟骨牵引固定　不稳定性骨折，常在整复固定后，配合跟骨牵引。4~6周后做X线照片复查，如有骨痂生长，则可解除牵引，单用夹板固定，直至骨折愈合。

3. 外固定器固定　外固定器固定适合开放性骨折，可以避免对骨折处造成进一步破坏。

（三）药物治疗

按骨折三期辨证施治。开放性骨折早期在活血化瘀方药中加清热解毒之品，并给予有效抗生素控制感染。胫骨中、下1/3骨折局部血运较差，陈旧骨折实行手法折骨或切开复位、植骨术后，都应着重补气血、益肝肾、壮筋骨。

（四）手术治疗

胫腓骨干骨折合并神经血管损伤者、胫骨多段骨折、开放性骨折以及胫腓骨骨折合并膝踝关节损伤者，可采用手术治疗。常用术式有接骨板内固定术和髓内针固定术，骨折不愈合者可行植骨术。

并发骨筋膜室综合征者，应切开深筋膜，彻底减压，创口缝合困难时，可在两侧做减张切口。

（五）康复治疗

整复固定后，即可做踝、足部关节屈伸活动及股四头肌舒缩锻炼。跟骨牵引者，还可用健腿和两手支持体重抬臀锻炼。

稳定性骨折从第2周开始进行抬腿及屈膝关节活动，第4周开始扶双拐做不负重步行锻炼。

不稳定性骨折，则解除牵引后1周后，才可扶双拐做不负重步行锻炼，逐步部分负重锻炼。

骨折3~5周内，在床上休息时可用两枕法维持小腿的生理弧度，避免骨折段的向前成角（图3-102）。胫骨有轻度向内成角者，可令患者膝关节屈曲90°，髋关节屈曲外旋，将患足放于健肢的小腿上，呈盘腿姿势，利用肢体本身的重力来恢复胫骨的生理弧度（图3-103）。

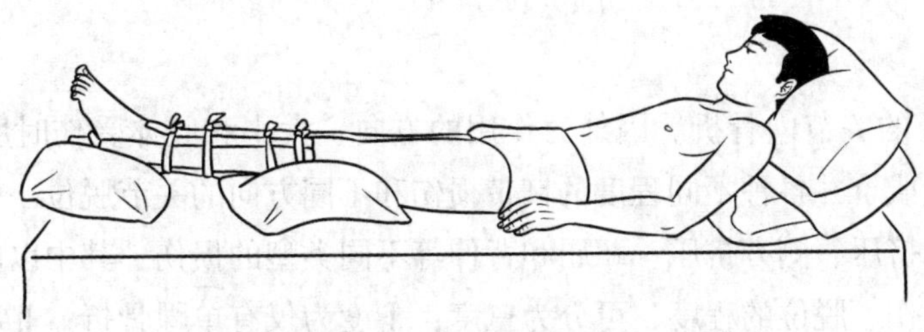

图3-102 两枕法矫正向前成角

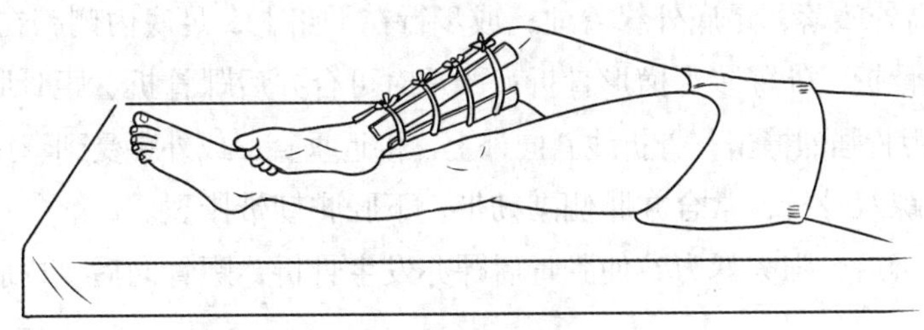

图3-103 盘腿法矫正向内成角

知识拓展

在小腿严重骨折导致大段骨缺损时可以采取伊里扎洛夫（Ilizarov）技术治疗。

伊里扎洛夫技术采用了“张力-应力法则”技术理论，其生物学原理表现在骨延长过程中在外固定器的作用下，在牵开的骨缺损区，很快被新生的骨痂充填，继之形成致密骨质，这是牵张应力刺激的结果，其促进了成纤维细胞化骨及膜化骨的进程。骨延长时周围软组织同步得到牵引而发生相应生物学改变，如全皮层增厚、横纹肌变粗大、肌纤维新生、血管中弹力层纤维增生、神经轴突雪旺细胞增多等。在临床观察中患肢痂大量新生，局部组织肥厚韧性增强骨骼肌变粗等，其生长方式同胎儿组织一致，均为相同的细胞分裂。同时，骨牵引区域内的骨发生是纯粹性膜内骨化形成新骨。“张力-应力法则”得到了世界范围内各国科学家临床普遍证明。

七、踝部骨折

踝部骨折是指胫腓骨远端内、外踝骨折，是最常见的关节内骨折。多发生于青壮年男性，儿童较少见。

【解剖生理】

踝关节由胫、腓骨下端的关节面与距骨滑车组成。胫骨下端内侧向下的骨突称内踝，其后缘向下突出称后踝。腓骨远端骨突部分称外踝，位置较内踝向后约1cm、向下约0.5cm，可阻止距骨过度外翻。内踝有三角韧带，外踝有距腓韧带、跟腓韧带，内侧韧带较外侧韧带坚强，故阻止外翻的力量较阻止内翻的力量大。胫腓骨下端之间有下胫腓韧带连接。内、外、后三踝构成踝穴，距骨位于踝穴内。距骨体前宽后窄，当足背伸活动时，距骨体较宽的前部进入踝穴，关节面贴紧，下胫腓韧带紧张，踝关节稳定，无侧向活动，不容易扭伤。当踝关节跖屈时，距骨体较窄的后部进入踝穴，关节面未贴紧，下胫腓韧带松弛，踝关节不稳定，容易出现扭伤。

【病因病机】

踝部骨折是最常见的关节内骨折。因外力作用的方向、大小和肢体受伤时所处位置的不同，可造成各种不同类型的骨折或合并各种不同程度的韧带损伤和不同方向的关节脱位。根据受伤姿势可分为内翻、外翻、外旋、纵向挤压、侧方挤压、跖屈和背伸等不同类型的损伤，其中以内翻损伤最多见，外翻损伤次之。根据骨折损伤、脱位的程度，可分为三度：Ⅰ度为仅有单踝骨折；Ⅱ度为内、外踝同时骨折并伴有距骨轻度脱位；Ⅲ度为内、外、后踝同时骨折并伴有距骨脱位。

1. 内翻骨折　从高处坠落，足底外缘着地；或步行在平路上，足底内侧踏在凸处，使足强力内翻。骨折时，内踝多为斜形骨折，外踝多为横形骨折；严重时可合并后踝骨折、距骨脱位（图3-104）。

（1）Ⅰ度　内踝被距骨强烈撞击，骨折线斜向外上，接近垂直；或外踝受到牵拉发生撕脱性横断骨折。

（2）Ⅱ度　内、外踝双骨折，常合并腓侧副韧带、下胫腓韧带撕裂。

（3）Ⅲ度　双踝骨折后，强大暴力致使胫骨后踝亦发生骨折，距骨向后、内脱位。

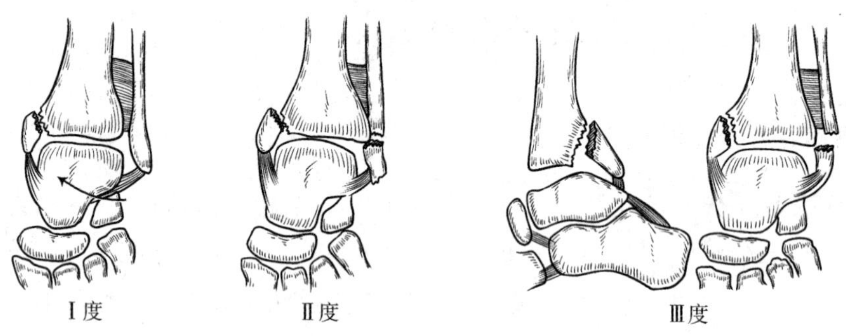

图3-104　踝部内翻骨折分度

2. 外翻骨折　从高处坠落，足底内缘着地；或外踝受暴力打击，可引起踝关节强度外翻。骨折时，外踝多为斜形骨折，内踝多为横形骨折；严重时可合并后踝骨折、距骨脱位（图3-105）。

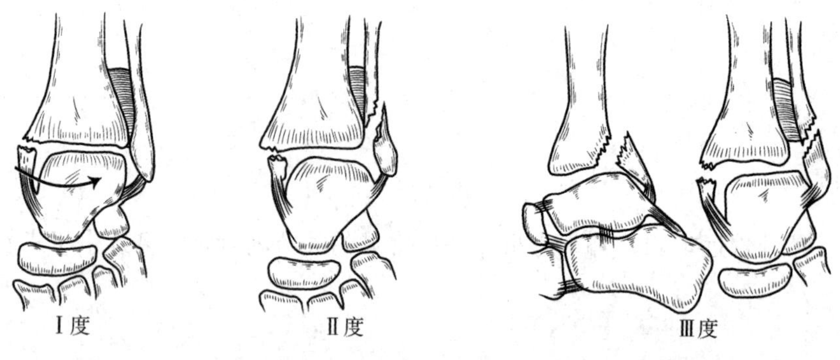

图3-105　踝部外翻骨折分度

（1）Ⅰ度　内踝撕脱骨折，骨折线骨折线横形，与关节面平行。

（2）Ⅱ度　内踝撕脱骨折或三角韧带、下胫腓韧带撕裂，外踝受挤压形成斜形骨折。

（3）Ⅲ度　双踝骨折后，暴力使距骨撞击胫骨后缘导致后踝骨折，距骨向后、外脱位。

3. 垂直压缩骨折　高处跌下，足底着地，胫骨下段垂直压缩骨折，损伤情况有胫骨前缘骨折，胫骨下关节面粉碎骨折或“T”形、“Y”形骨折。

【诊断要点】

（一）病史

患者踝关节有内、外翻或高处坠落的外伤史。

（二）症状与体征

（1）局部疼痛、肿胀甚至有水疱，广泛性瘀斑，功能障碍。

（2）外翻骨折多呈外翻畸形，内翻骨折多呈内翻畸形，距骨脱位时，则畸形更加明显。

（3）局部压痛明显，可检查出骨擦音。活动踝关节时，受伤部位疼痛加剧。

（4）并发症

①骨折不愈合：常见原因有断端有软组织嵌入，或骨折复位不良，断端存在分离移位。多发于内踝骨折，表现为伤后半年X线仍见清晰骨折线，骨折断端硬化，或断端间隙2~3mm持续半年以上。

②畸形愈合：多因复位不良或儿童骨骺损伤所致。

③创伤性关节炎：多由距骨复位不良或残余半脱位导致。

（三）影像学检查

踝部正侧位X线片可明确骨折类型和移位程度，必要时行内翻或外翻摄片以鉴别有无合并韧带损伤及距骨移位。

【治疗】

踝关节骨折属关节内骨折，应力求解剖复位，可靠固定。在不影响骨折复位稳定的情况下，尽早指导患者活动踝关节。

（一）手法整复

复位的原则是按暴力作用相反的方向，逆受伤机制进行。适合于闭合性Ⅰ度、Ⅱ度骨折。

患者平卧屈膝，助手固定其大腿，医者握其足跟和足背做顺势牵引，外翻损伤使踝部内翻，内翻损伤使踝部外翻，纠正踝部的翻转畸形。如有下胫腓关节分离，可在内外两踝部加以挤压；如后踝骨折合并距骨后脱位，可用一手握胫骨下段向后推，另一手握足向前提，并徐徐将踝关节背伸，利用紧张的关节囊将后踝拉下（图3-106）。

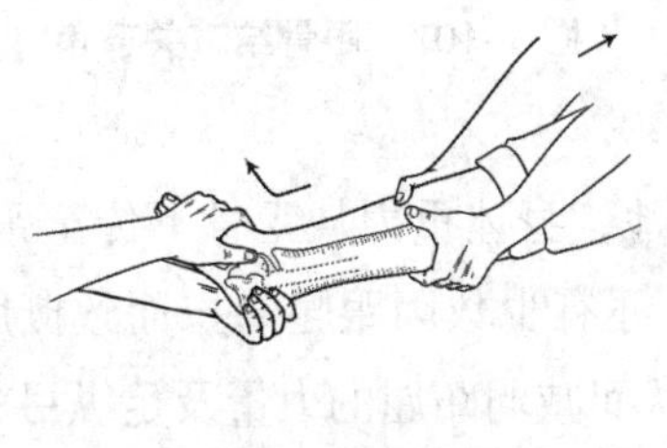

内翻骨折外翻踝关节

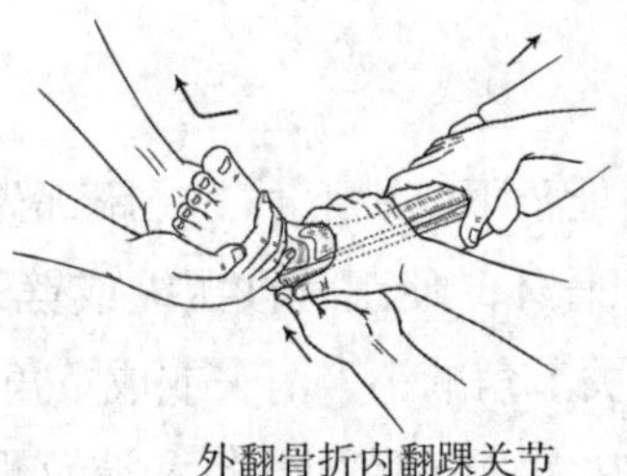

外翻骨折内翻踝关节

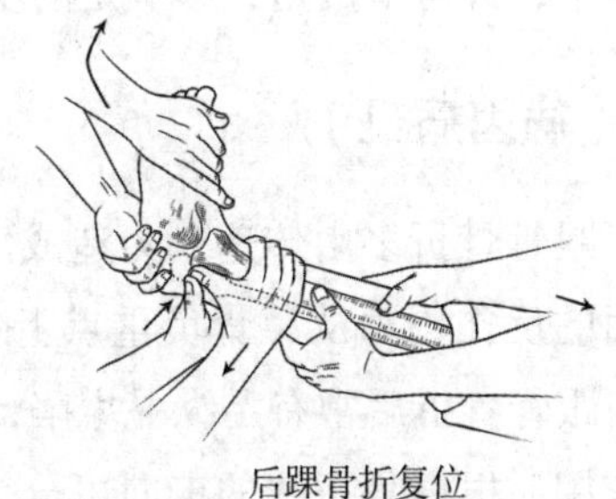

后踝骨折复位

图3-106　踝部骨折手法整复

（二）固定

在内外踝的上方各放一塔形垫，下方各放一梯形垫，用5块夹板进行固定。其中内、外、后板上自小腿上1/3，下平足跟，前内侧及前外侧夹板较窄，其长度上起胫骨结节，下至踝关节上。夹板必须塑形，使内翻骨折固定在外翻位，外翻骨折固定在内翻位。最后可加用踝关节活动夹板（铝制或木制），将踝关节固定于90°位置4~6周。

（三）药物治疗

按骨折三期辨证施治。中期以后应注意舒筋活络、通利关节；后期如果局部肿胀不消，应注重行气活血、健脾利湿。解除固定后以舒筋活络中药熏洗患处，促进关节功能恢复。

（四）手术治疗

若手法整复失败、开放性骨折脱位、三踝骨折或骨折不愈合的，可考虑手术治疗。手术治疗要求必须解剖复位配合坚强内固定。常用术式有切开复位，克氏针或松质骨螺钉内固定；陈旧性骨折脱位则考虑切开复位植骨术或关节融合术。术后常配合石膏外固定。

（五）康复治疗

固定后即可进行膝关节和足趾的屈伸活动，踝关节可做跖屈活动，禁止做踝部旋转和和内、外翻活动。

骨折愈合后，应行踝关节理筋按摩，逐步加强踝关节的屈伸活动，并逐渐下地活动。注意仍需避免踝关节内外翻动作。

八、跟骨骨折

跟骨骨折多见于成年人，儿童很少见。

【解剖生理】

跟骨为足的主要承重骨，与距骨和第一、五跖骨头构成足弓。距骨是足弓的顶，上与胫骨下端相连接，下连跟骨与舟状骨。跟骨位于距骨下方，通过跟骨载距突形成跟距关节，两骨共同组成足纵弓的后臂，负担60%的重量。跟骨分为体部及跟骨结节，跟骨结节为跟腱附着点，跟腱有强大的跖屈作用。跟骨结节上缘与跟距关节面呈30°~45°跟骨结节关节角（图3-107），为跟距关系正常与否的一个重要标志。跟骨骨折时常导致跟骨结节角变小，甚至呈负角，影响足的功能。

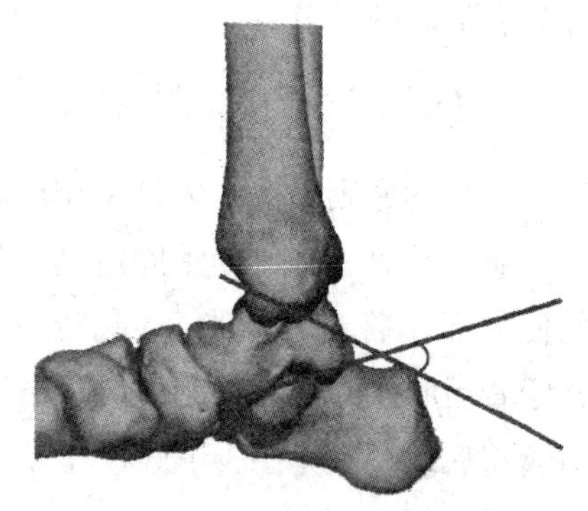

图3-107 跟骨结节关节角

【病因病机】

跟骨骨折多由传达暴力造成。从高处坠下或跳下时，足跟部先着地，身体重力从距骨下传至跟骨，地面的反作用力从跟骨负重点上传至跟骨体，使跟骨被压缩或劈开；亦有少数因跟腱牵拉而致撕脱骨折。跟骨骨折后常有足纵弓塌陷，结节关节角减小、消失或成负角，从而减弱跖屈的力量及足纵弓的弹簧作用。根据骨折线的走向可分为不波及跟距关节面骨折和波及跟距关节面骨折两类。前者预后较好，后者预后较差。

【诊断要点】

(一)病史

患者有明确的高处坠落病史。

(二)症状与体征

(1)伤后足跟部疼痛，肿胀、瘀斑明显，不能站立和负重。

(2)足跟横径增宽，可有内翻或外翻畸形，严重者足弓扁平。

(3)足跟两侧挤压和足跟底部按压及沿跟骨纵轴叩击均有明显疼痛。

(4)从高处坠落者，若冲击力量大，除引起跟骨骨折外，还可合并脊柱胸腰段骨折甚至颅底骨折或颅脑损伤，应注意全面检查，以免漏诊。

(三)影像学检查

跟骨侧位和轴位X线照片检查，可明确骨折类型、程度和移位方向。关节面塌陷情况可行CT检查。

【治疗】

跟骨骨折治疗原则是尽量恢复结节关节角，恢复跟距关节面平整，矫正跟骨体增宽。

(一)复位方法

1. 不波及跟距关节面的骨折

(1)跟骨结节纵形骨折　骨折块一般移位不大，予以挤按即可复位。

(2)跟骨结节横形骨折　为撕脱性骨折，骨折块常向上移位，可适当局部麻醉，患者平卧位，屈膝，助手环抱固定小腿中部，医者一手握住足背使足跖屈，一手握住足跟部，同时用力向下拔伸牵引，矫正骨折块向上移位，然后用两手掌根用力紧扣跟骨两侧以矫正侧方移位和跟骨体增宽。

2. 波及跟距关节面的骨折

(1)关节面塌陷、粉碎性骨折且移位较大者，用手掌扣挤足跟两侧，尽量矫正跟骨体增宽，在摇晃足跟时，用力向下牵引以尽量恢复跟骨结节关节角。

(2)关节面塌陷难以手法复位者，可在X线监视下，用骨圆针撬拨复位。

(二)固定

1. 夹板固定　在跟骨两侧各放置一个棒形固定垫，用弧形夹板在小腿两侧做超踝关节固定，前侧用一弓形夹板将患足置于跖屈位，小腿后侧的弓形夹板下端抵于跟骨结节的上缘，足底放一平足垫，维持膝关节屈曲30°位，固定6~8周。

2. 跟骨牵引固定　适用于跟骨结节骨骺分离，骨折片明显上移，或跟骨体部冠状位骨折骨折段向上移位者，可行牵引3~4周。

(三)药物治疗

按骨折三期辨证施治。早期肿胀较重，宜在活血祛瘀药中加利水消肿之品。后期用海桐皮汤熏洗患处。

（四）手术治疗

手法整复后外固定不可靠者可行闭合穿针内固定术；难以手法复位的特别是涉及关节面的骨折，可行切开复位内固定术；陈旧性骨折已形成创伤性关节炎者，结节关节角未恢复者，可行关节融合术。

（五）康复治疗

骨折经复位固定后，即可做足部跖屈背伸活动，肿胀稍消退后，可扶双拐下地不负重行走。涉及关节面的骨折可在夹板固定下进行足部活动，关节面可自行磨造而恢复部分关节功能。6~8周后逐渐下地负重。累及跟距关节面者，外固定拆除早期不可做过量的足背伸活动，后期以锻炼时无锐痛、活动后无不适为度。

第四节　躯干骨折

躯干骨由脊柱、胸廓和骨盆共同组成，起到保护胸腔、腹腔和盆腔脏器，支撑人体重量的重要作用。躯干骨的损伤往往由强大的暴力导致，其损伤机制比较复杂，常合并脊髓和内脏组织损伤，可以严重影响内脏的解剖和生理功能，并产生严重的并发症，可导致终身残疾甚至死亡。因此，临床中对于躯干骨折的诊断和治疗，既应当重视躯干骨折，也要重视并发的脏器损伤及其对全身和局部生理功能的影响。

一、脊柱骨折

【解剖生理】

脊柱由椎骨、椎间盘、韧带、椎间小关节及脊髓共同构成，具有缓冲震荡、支撑身体、保护脊髓的功能。椎骨刚出生时有33块，包括7块颈椎、12块胸椎、5块腰椎、5块骶椎和4块尾椎，成年后骶椎和尾椎融合为一块。椎骨由椎体、椎弓根、椎板、上下关节突、横突和棘突构成。椎体与椎弓根和椎板共同围成椎孔，各椎孔相连形成一条纵行的椎管，内有脊髓及马尾神经。相邻的椎弓根上下切迹组成椎间孔，内有脊神经的通过。相邻两个椎体之间由椎间盘和韧带相连，椎间盘由髓核、纤维环、软骨板构成，韧带包括前纵韧带、后纵韧带、黄韧带、棘间韧带、棘上韧带等。椎间小关节包括关节突关节和钩椎关节。

1983年Denis提出脊柱“三柱”概念（图3-108），即前纵韧带、椎体及椎间盘前2/3为前柱；后纵韧带、椎体及椎间盘后1/3为中柱；椎弓、关节突关节、棘突、椎板、黄韧带、棘间韧带、棘上韧带为后柱。三柱理论强调了韧带对脊柱稳定的作用，根据脊柱骨折分类判断脊柱稳定性，为确定脊柱损伤治疗方案提供依据。

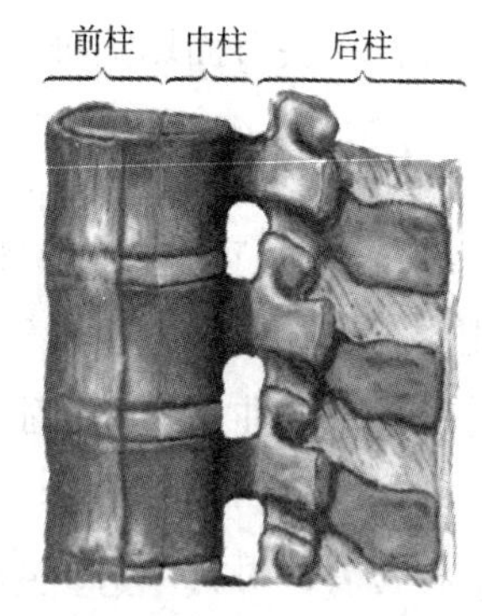

图3-108　脊柱“三柱”划分

【病因病机】

直接暴力导致的脊柱骨折临床较少，多为横突或棘突骨折。间接暴力导致的脊柱骨折临床多见，根据其发病机制可分为以下类型（图3-109）。

1. 屈曲型 最为常见，从高处坠落时臀部触地躯干前屈，或头枕部触地颈椎前屈，使脊柱前柱受挤压而发生压缩性骨折，后柱受到牵拉而分离断裂。多见于活动范围较大的下颈椎和胸、腰椎结合部。轻者椎体前缘压缩<50%，后缘高度不变，中柱完整，属稳定性骨折。严重者椎体前缘压缩>50%，后柱结构牵张损伤，关节突关节半脱位，属不稳定性骨折。

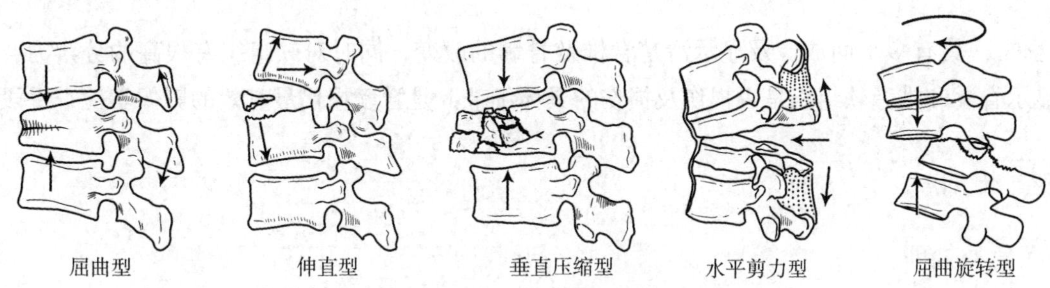

图3-109 脊柱损伤类型

2. 伸直型 临床较少见，好发于颈椎和腰椎。患者从高处仰面摔下，腰背部撞击脚手架等硬物，使脊柱骤然过伸，造成前纵韧带断裂，椎体前下或前上缘撕脱骨折，上位椎体向后移位，下位椎体向前移位。另外，急刹车头面部撞击挡风玻璃或椅背，反作用力使颈椎过度伸展也可导致类似损伤。此型前、中柱损伤重，后柱损伤轻。

3. 垂直压缩型 高处落下的重物纵向砸击头顶，或高处坠落时臀部触地，暴力与脊柱纵轴方向一致，传达暴力致椎体爆裂性骨折，骨折块向四周扩散移位，常突入椎管，损伤脊髓。

4. 水平剪力型 又称安全带型损伤，多属屈曲分离型剪力损伤。高速行驶的汽车在撞车瞬间患者下半身被安全带固定，躯干上部由于惯性而急剧前移，以前柱为枢纽，后、中柱受到牵张力而破裂张开，造成经棘上韧带-棘间韧带-黄韧带-脊髓-后纵韧带-椎间盘水平断裂；或经棘突-椎板-椎体水平骨折。本型为三柱损伤，不稳定，脊髓损伤重。

5. 屈曲旋转型 脊柱在屈曲和旋转外力作用下，以一侧关节突关节为轴心，另一侧关节突关节发生旋转并脱位，关节囊撕裂，椎间盘及后柱的韧带结构撕裂损伤，脊神经受挤压。

【诊断要点】

（一）病史

伤者多有明确的外伤史，如高处坠落、重物落砸、车祸撞击、坍塌事故等。

（二）症状与体征

（1）伤后局部疼痛，局部有肿胀、瘀斑，脊柱各方向活动障碍。
（2）屈曲型可见脊柱后突畸形。
（3）颈椎骨折可见头颈倾斜，常用两手托住头部，棘突有明显压痛，棘突间距离改变。
（4）腰椎骨折可由于腹膜后血肿刺激，伴有腹满、胀痛、便秘等症状。
（5）伴脊髓神经损伤者，则出现截瘫等。

（三）影像学检查

1. X线片 可拍正位、侧位、斜位、过伸过屈侧位片，寰枢椎检查需拍摄张口位片。根据X线片可了解椎体压缩程度、脱位程度、椎管矢状径的改变情况、脊柱后凸角的改变情况、横突、棘突、关节突损伤情况，以及有无发育畸形。

2. CT　有助于发现X线片不能显示的骨折，能清楚地显示椎体、椎骨附件和椎管等结构复杂的解剖关系和骨折移位情况，可进一步明确椎骨的骨折类型、骨折块移位方向和程度、椎管的形态、脊髓受伤情况。

3. MRI　具有多平面成像及显示清楚脊椎及脊髓的改变，同时对软组织有很高的分辨力，能非常明确地显示脊髓和椎旁软组织是否损伤及损伤的具体细节，是脊髓损伤最有效的影像学检查手段。

【治疗】

（一）急救处理

脊柱骨折和脱位恰当的急救处理，对患者的预后有重要意义。首先要明确脊柱损伤的部位，初步检查是否并发截瘫及合并脑及内脏损伤。其次，搬运过程中，应使脊柱保持平直，避免屈曲和扭转。可采用数人动作一致地平托头、胸、腰、臀、腿的平卧式搬运，或同时扶住患者肩部、腰、髋部的滚动方式，将患者移至担架上（图3-110）。切忌用被单提拉两端或一人抬肩、另一人抬腿的搬运法，因其可能使脊椎移位加重，进一步损伤脊髓（图3-110）。对颈椎损伤者，应由一人专门扶住头部或用沙袋挤住头部，以防颈椎转动。搬运用的担架应使用硬板担架，若用帆布担架抬运时，应采用俯卧位以保持脊柱平直。在急救时应特别注意颅脑和重要脏器损伤、休克等的诊断并优先处理，维持呼吸道通畅及生命体征的稳定。

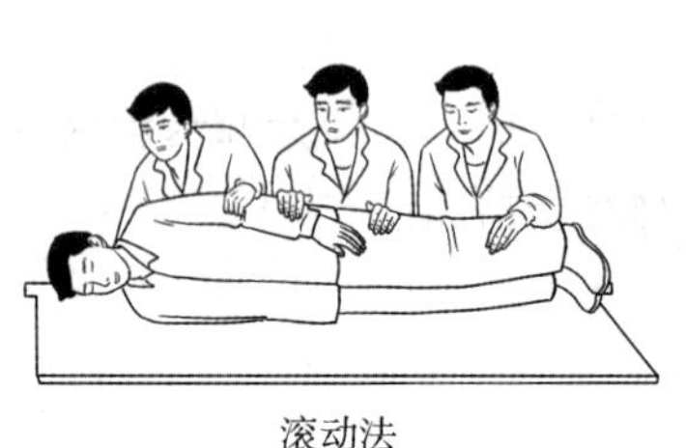
滚动法

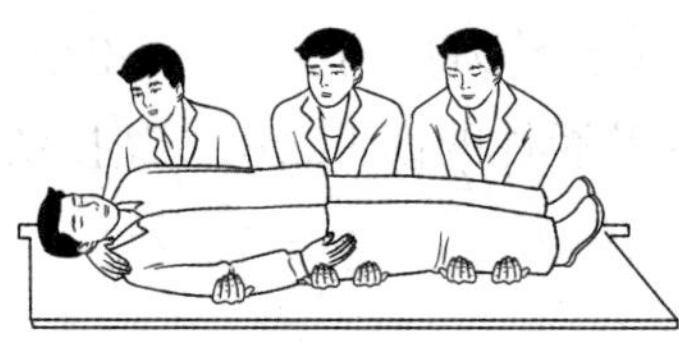
平托法

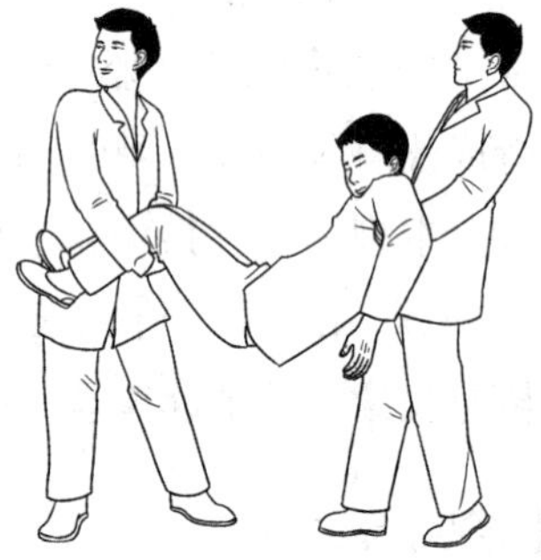
脊柱骨折不正确的搬运方法

图3-110　脊柱骨折搬运法

（二）复位与固定

根据脊柱损伤的不同类型和程度，选择恰当的复位方法。总的原则是逆损伤的病因病理并充分利用脊柱的稳定结构复位。屈曲型损伤应伸展位复位，过伸型损伤应屈曲位复位。在复位时应注意牵引力的作用方向和大小，防止骨折脱位加重或损伤脊髓。

1. 牵引复位法　轻度移位、压缩而无关节绞锁的颈椎骨折，可采用枕颌带牵引。若颈椎骨折伴有关节绞锁者，首选颅骨牵引复位法。在牵引复位时先由屈曲位开始，当关节突脱位绞锁纠正后再改为伸展位。牵引重量从2~3kg开始，逐渐加大重量。增加牵引重量时，一定要注意观察脊髓损害是否加重，并避免过度牵引。枕颌带牵引持续牵引3~4周后改用颈围保护8~10周。颅骨牵引重量可加大至10~15kg，复位后以2~3 kg维持牵引3个月。

2. 腰背部垫枕复位法 患者仰卧硬板床上，以骨折处为中心垫高5~10cm的软枕，使腰椎保持过伸位牵拉，使由于椎体压缩而皱折的前纵韧带重新恢复原有张力，并牵拉椎体前缘，使其部分甚至全部复位，并可改善后侧关节突关节的关系。鼓励患者早期进行腰背肌功能锻炼，可以促进血肿吸收、防止肌肉萎缩、减轻骨质疏松和减少晚期脊柱关节僵硬挛缩的可能。锻炼应逐渐增加强度和时间。

3. 双踝悬吊复位法 此法最早见于元代危亦林的《世医得效方》，复位前可先行局部麻醉。患者俯卧于复位床上，两踝部用绳缚扎悬空吊起，使胸腰段脊柱过伸复位（图3-111），可用手掌在患处适当按压帮助复位。经X线片证实复位后，患者仰卧硬板床，骨折部垫软枕，或使用过伸位石膏背心固定。注意坚持腰背肌锻炼。

4. 二桌复位法 适应于单纯屈曲压缩型骨折。用两张高低差为25~30cm的桌子前后平排，将患者置于桌上，头部朝高桌，然后将两桌向头足两侧逐渐拉开，将高桌边逐渐移至上臂处，低桌渐移至大腿中段处，借助患者体重，使胸腰部悬空。两助手分别把持患者两腋部和双小腿，防止患者跌落。术者可用手掌托住患者的腹部，慢慢下沉，使脊柱逐渐达到过伸（图3-112），待脊柱的胸腰部明显过伸时，立即用过伸位石膏背心固定。

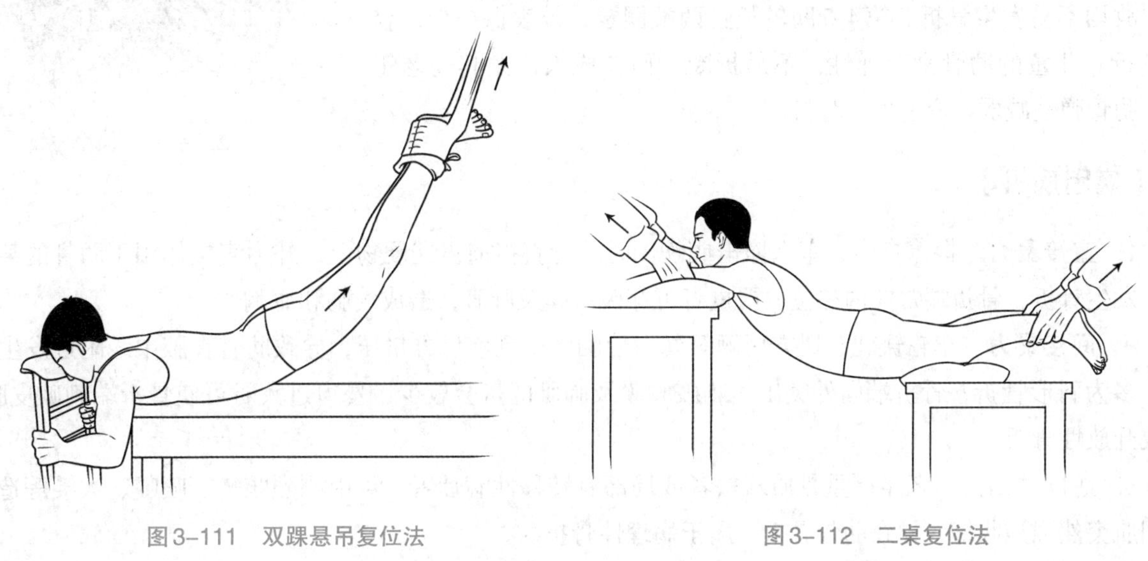

图3-111 双踝悬吊复位法　　图3-112 二桌复位法

（三）药物治疗

早期治宜行气活血、消肿止痛，内服复元活血汤，外敷消瘀膏；中期治宜和营止痛、接骨续筋，内服接骨紫金丹；后期治宜补益肝肾、调养气血，内服六味地黄汤，外贴狗皮膏。

（四）手术治疗

对于骨折脱位移位明显，闭合复位失败；骨折块、椎间盘突入椎管压迫脊髓者；以及脊柱的稳定性破坏严重，闭合治疗不能保证其稳定性的，可选择手术治疗，在直视下观察脊柱损伤的部位和程度，准确复位，恢复椎管管径，解除脊髓压迫，重建脊柱稳定性，有利于患者尽早康复训练，并可预防并发症的发生。

（五）康复治疗

脊柱骨折后功能锻炼对于功能恢复非常重要，功能锻炼应早期开始，循序渐进，从易到难逐渐增加锻炼的强度和时间。

腰背部肌肉的主动收缩可促进骨折复位，防止肌肉僵硬萎缩及慢性腰背疼痛，有助于脊柱稳定。可采用飞燕点水式、五点支撑法、三点支撑法进行锻炼。

伴脊髓损伤者，应早期进行关节的被动运动和物理疗法，逐渐增加主动站立和悬吊练功，后期通过作业疗法，利用辅助器具和设备来强化各方面能力，并注重心理康复。

二、肋骨骨折

【解剖生理】

人体共有12对肋骨，呈弓形，左右对称排列在胸部两侧，与胸椎和胸骨相连构成胸廓（图3–113），起到保护胸腔脏器的作用。第1~7对肋骨借软骨直接附着于胸骨，称为真肋，第8~10肋骨借第7肋骨间接与胸骨相连，称为假肋，第11~12肋骨末端游离，称为浮肋。第1~3肋骨较短小，且受锁骨、肩胛骨及上臂保护；第8~12肋弹性较大，故均不易发生骨折。第4~7肋较长且两端固定，外表保护少，容易骨折。儿童的肋骨富有弹性，不易折断，而在成人，尤其是老年人，肋骨弹性减弱，容易发生骨折。

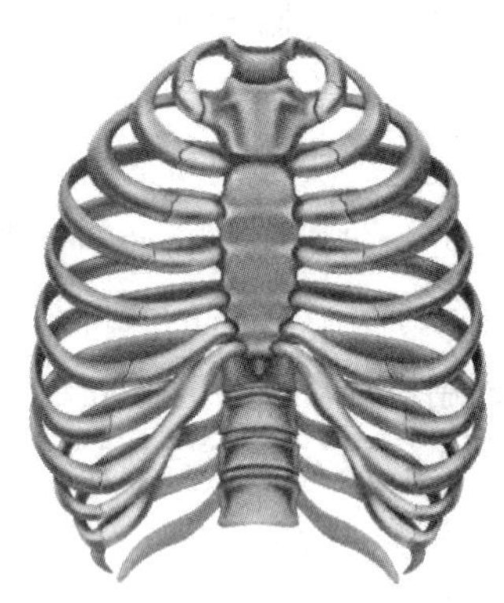

图3–113　胸廓

【病因病机】

1. 直接暴力　棍棒打击、车祸撞击或跌倒时肋骨直接撞击在硬物上，外力直接作用于肋骨的某一部位发生骨折，骨折端常向内移位，严重者可穿破胸膜及肺脏，造成气胸和血胸。

2. 间接暴力　车轮辗轧、塌方压砸等暴力使胸廓受到前后方挤压，导致肋骨在腋中线附近发生骨折，多为斜形骨折，骨折端向外突出，刺破胸膜及肺脏的机会较少，暴力过大时可使骨折端刺破皮肤，形成开放性骨折。

3. 肌肉收缩力　老年严重骨质疏松者或局部有转移性病灶者，可因剧烈咳嗽、喷嚏、大笑等造成肋间肌突然强烈收缩，导致肋骨骨折。属于病理性骨折。

【诊断要点】

（一）病史

有交通事故、高处坠落、重物挤压或直接打击等胸部外伤史，或骨质疏松患者有剧烈咳嗽、喷嚏或大笑史。

课堂互动 3–14

肋骨骨折容易引起哪些并发症？

答案解析

（二）症状与体征

（1）伤后局部疼痛明显，可见血肿或皮下瘀斑，呼吸较浅而快，咳痰无力，大声说话、咳嗽、打喷嚏、深呼吸及躯干转动时疼痛加重。

（2）局部有明显压痛，胸廓挤压实验（+），可有骨擦感（音）。

（3）骨折端刺穿胸膜、肺脏或血管时，常引起气胸和血胸。

①闭合性气胸：胸膜穿破口相对较小，少量的空气进入胸膜腔后，伤口已闭合，不再有空气进入胸膜腔，对呼吸和循环功能影响不大。

②开放性气胸：胸壁受损的伤口较大直通胸膜腔，空气可随呼吸运动自由进出胸膜腔，易引起纵隔扑动，对呼吸、循环系统产生明显影响（图3–114）。

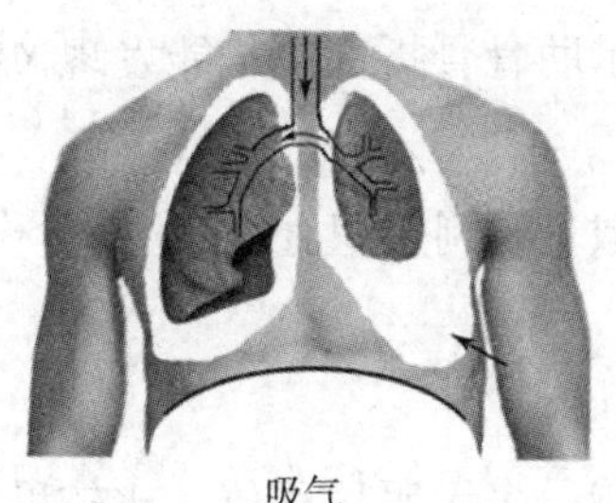

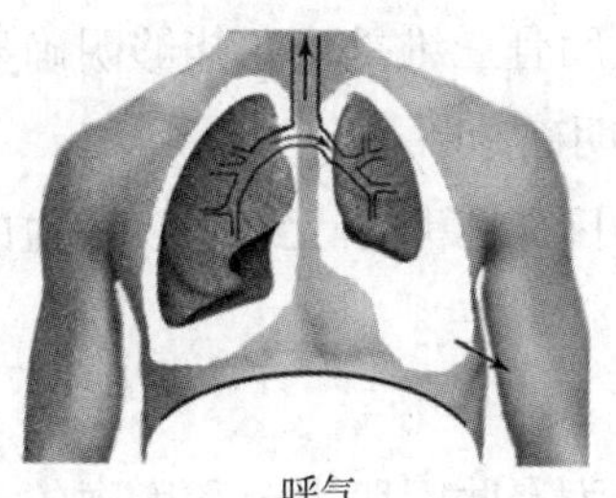

图3–114 开放性气胸

③张力性气胸：胸膜伤口形成活瓣，吸气时空气从伤口进入胸膜腔，呼气时空气不能排出胸膜腔，胸膜腔内压力不断增高，对肺、纵隔的压力愈来愈大，病情危急（图3–115）。

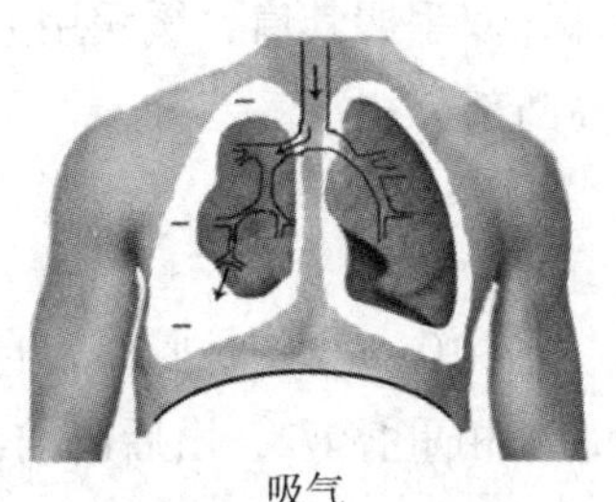

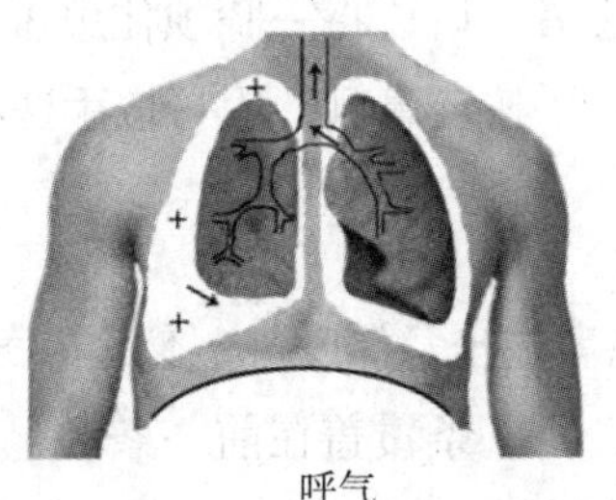

图3–115 张力性气胸

④血胸：骨折断端刺破血管，使血液流入胸腔，可引起血胸，严重者可合并休克，危及患者生命（图3–116）。

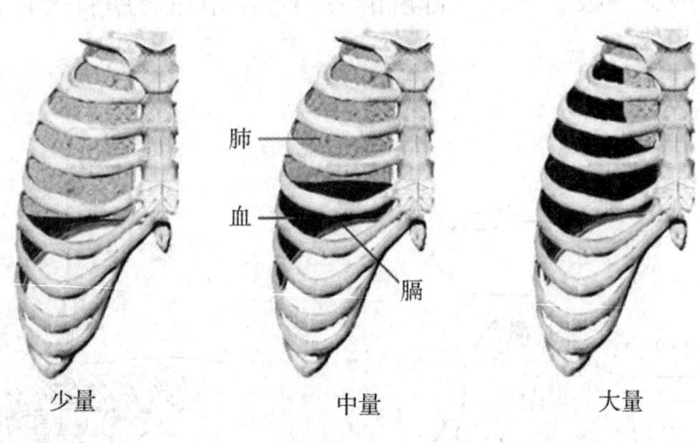

图3–116 血胸

（4）反常呼吸 多根肋骨双处骨折时，可使该处胸廓失去支持，形成浮动胸壁，吸气时胸内负压增加而向内凹陷，呼气时胸腔压力增高而向外凸出，恰与正常呼吸相反，称为“反常呼吸”，可造成低氧血症和高碳酸血症。

（5）第1、2肋骨骨折多由强大暴力引起，应同时考虑其周围的锁骨下血管和臂丛神经损伤的可能性。

（6）下部肋骨骨折，应注意有无肝、脾、肾脏损伤。

（三）影像学检查

1. X线检查　肋骨正斜位X线片可证实骨折部位；摄片和透视可查明有无气胸和血胸。

2. CT　CT平扫+肋骨三维重建，能够明确显示肋骨骨折部位，能发现X线不能发现的隐匿性骨折，并且对气血胸也能明确诊断。

3. 超声检查　可明确胸膜腔有无积血、积血的数量和判定积血的部位。

【治疗】

单纯肋骨骨折，因为有肋间肌固定和胸廓的支持，多无明显移位，比较稳定，一般不需整复。多根或伴有多段骨折，移位明显，甚至造成浮动胸壁时，需予复位与固定。肋骨骨折应当重视并发症的处理。

（一）手法整复

患者正坐，助手在患者背后，将一膝顶住患者背部，双手握其肩，缓缓用力向后方拉开，使患者挺胸，医者一手扶健侧，一手按定患侧，用挤按手法将高凸部分按平。

（二）固定

1. 胶布固定法　患者端坐，深呼气，然后屏气，用7~10cm宽的长胶布，自健侧肩胛中线绕过骨折处紧贴到健侧锁骨中线，下一条覆盖在前一条的上缘，互相重叠1/2，由后向前、由上至下地进行固定，固定范围包括骨折区和上下邻近肋骨，固定时间3~4周（图3-117）。对胶布过敏者禁用。

2. 弹力绷带固定法　适用于老年人、患肺部疾患或皮肤对胶布过敏者。嘱患者做深呼气，然后用宽弹力绷带环绕胸部固定骨折部及上下邻近肋骨，固定时间3~4周。

3. 胸壁牵引固定法　多根多段肋骨骨折造成浮动胸壁，出现反常呼吸时，采用肋骨牵引法（图3-118），可选择浮动胸壁中央一根肋骨，局部麻醉后用无菌巾钳将肋骨夹住，系上牵引绳进行滑动牵引，牵引重量2~3kg。

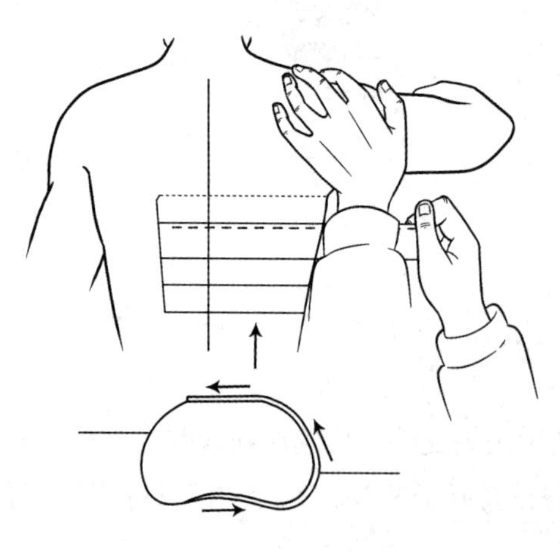
图3-117　胶布固定法

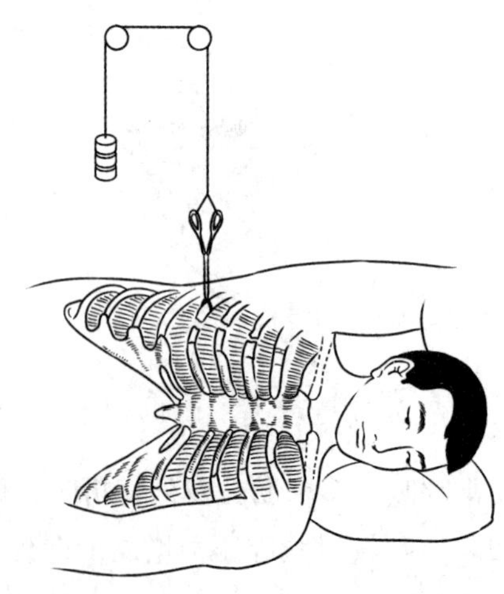
图3-118　肋骨牵引法

（三）药物治疗

初期应活血化瘀、理气止痛。伤气为主者，方选柴胡疏肝散；伤血为主者，方选复元活血汤。中期宜补气养血和营、接骨续筋，可选用接骨紫金丹。后期宜化瘀和伤、行气止痛，可选用三棱和伤汤。

（四）手术治疗

骨折端向外移位，刺破胸壁软组织和皮肤者可用清创缝合术，术后用外固定或钢板内固定。

（五）并发症的治疗

1. 气胸 少量积气者无明显症状，不需特殊处理，可在1~2周内自行吸收。若积气较多，有胸闷、气急存在，可自第二肋间锁骨中线处胸腔穿刺抽气。开放性气胸应尽快封闭伤口，转为闭合性气胸，可用凡士林纱布填塞伤口并用厚棉垫加压包扎。待全身情况改善后，再行清创术闭合创口或做引流术。张力性气胸急救时，可用粗针从2~3肋骨间锁骨中线处插入胸膜腔内，排气减压，症状缓解后插入引流管进行胸腔闭式引流（图3-119）。

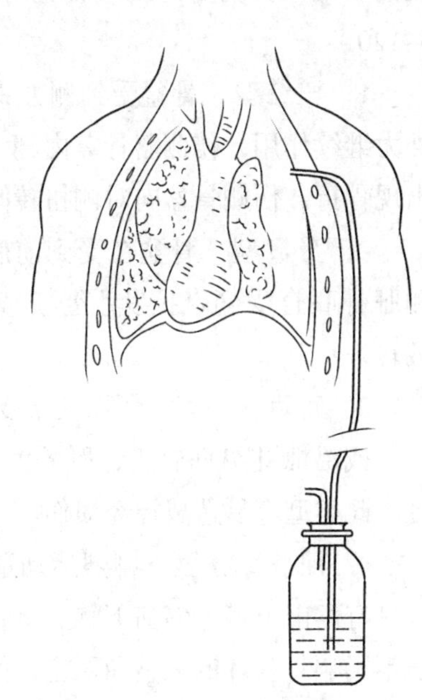

图3-119 胸腔闭式引流

2. 血胸 首先应防治休克。进行性血胸，除输血补液抗休克外，应及时请胸外科医生会诊。非进行性血胸可在损伤12~24小时后，行胸腔穿刺术，抽出积血，抽后注入抗生素，预防感染。每次抽血量不能超过1000ml。

3. 肺部感染 固定后，鼓励患者咳嗽、排痰，多做深呼吸。用庆大霉素加α-糜蛋白酶雾化吸入，以稀释痰液，有助排痰。已发生肺部感染者，应及时全身应用抗生素治疗。

4. 内脏损伤 合并肝、脾、肾脏损伤者，应紧急手术处理。

（六）康复治疗

整复固定后，病情轻者可下地自由活动。重症需卧床者，可取半坐卧位。肋骨牵引者取平卧位，可进行腹式呼吸运动锻炼。有痰者，鼓励患者扶住伤处进行咳痰，减少肺部感染的发生。

三、骨盆骨折

【解剖生理】

骨盆是人体联结脊柱和下肢之间的盆状骨架，由两侧髋骨和骶骨、尾骨连接而成，形似漏斗。两髂骨与骶骨的耳状面构成骶髂关节，关节面粗糙不平，结合紧密，有骶髂前韧带、骶髂后韧带和骶髂骨间韧带加强。两侧耻骨借纤维软骨性的耻骨盘相连，有耻骨上韧带和耻骨弓状韧带加强。

骨盆上连脊柱，是连接躯干与下肢的桥梁，躯干的重力通过骨盆传达到下肢，下肢的运动和震荡也通过双侧髋臼、骶髂关节向骶骨和脊柱传达。骨盆外面有臀大肌、臀中肌、臀小肌附着，坐骨结节有股二头肌、半腱肌和半膜肌附着；缝匠肌起于髂前上棘，股直肌起于髂前下棘，在耻骨支、坐骨支及坐骨结节处有内收肌群附着；骨盆的上方，在前侧有腹直肌、腹内斜肌、腹横肌分别止于耻骨联合和髂嵴上，在后侧有腰方肌抵止于髂嵴。这些肌肉的急骤收缩均可引起附着点的撕脱骨折，同时也是骨盆骨折发生移位的因素之一。

骨盆对盆腔内的膀胱、直肠、输尿管、尿道以及女性的子宫和阴道等脏器和丰富的血管起到重要的保护作用。交通事故、高空坠落等高能量损伤，常常导致多发性损伤，在骨盆骨折的同时多伴有失血性休克、脏器破裂后严重感染、脂肪栓塞等，死亡率高。

【病因病机】

骨盆骨折主要由强大暴力导致，如车祸伤、坠落伤等高速能损伤和塌方事故等重度压砸伤，此外肌肉收缩牵拉力等运动损伤也可导致骨盆的撕脱骨折。根据骨折的创伤机制可分为以下4种类型（图3-120）。

1. 压缩型　骨盆受到侧方暴力的挤压，使前环的薄弱处（耻骨支、耻骨联合）发生骨折或分离，外力继续作用，伤侧髂骨翼内翻，骶髂关节后侧骶髂韧带受到牵张而断裂，骶髂关节后侧张开或其附近出现骨折，伤侧骨盆向对侧扭转倾斜。

2. 分离型　骨盆在受到前后挤压的暴力作用下，由于骨盆环前宽后窄，使髂骨翼外翻，耻骨支和耻骨联合受到牵拉发生骨折或分离，进一步外翻可引起骶髂关节前侧韧带损伤，骨盆环呈向外的翻转。

3. 垂直剪力型　骶髂关节受到纵向传达暴力，导致耻骨联合分离、耻骨支骨折、骶髂关节脱位上移，或沿骶孔纵向骨折，骶髂关节及骶骨外侧翼向上移位，第五腰椎、第一骶椎关节突骨折并向上移位。此类型容易造成神经损伤。

4. 肌肉牵拉型　剧烈运动过程中，由于肌肉猛烈收缩，造成骨盆边缘的肌肉附着点撕脱性骨折。常见有髂前上棘、髂前下棘、坐骨结节撕脱骨折，分别由缝匠肌、股直肌、腘绳肌猛烈收缩所致。该损伤不影响骨盆环的完整和稳定，但骨折块往往移位较大，局部软组织撕裂较明显。

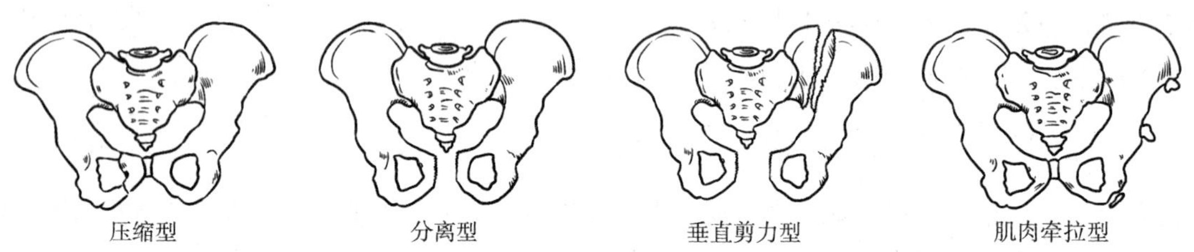

图3-120　骨盆骨折类型

骨盆骨折中，撕脱骨折、前环耻骨支或坐骨支的骨折、单侧髂骨翼裂隙性骨折，骨盆环的稳定性未遭破坏，属于稳定性骨折；而骨盆后环骨折、骶髂关节脱位、骶孔直线骨折属于不稳定性骨折。

课堂互动 3-15

骨盆骨折容易引起哪些并发症？

答案解析

【诊断要点】

（一）病史

有遭受强大暴力的外伤史或剧烈运动史。

（二）症状与体征

（1）损伤后骨盆局部疼痛肿胀、皮下瘀血和皮肤挫擦伤痕。

（2）撕脱性骨折，常可触及移位的骨折块，压痛点局限。

（3）分离型骨盆外旋伴同侧下肢外旋，脐－棘距离（肚脐到髂前上棘的距离）长于健侧；压缩型骨折，骨盆内旋，移向中线，脐－棘距离短于健侧；垂直剪力型多有肢体短缩。

（4）特殊检查　分离型骨折骨盆分离试验阳性；压缩型骨折骨盆挤压试验阳性；骶髂关节损伤者“4”字试验阳性。

（5）并发症

①失血性休克：严重的骨盆骨折，可引起大量出血，很快出现失血性休克，是骨盆骨折死亡的主要原因。

②腹膜后血肿：症状类似急腹症，可出现腹部压痛、反跳痛、腹肌紧张、恶心呕吐等症状。

③膀胱尿道损伤：多由耻骨支骨折或耻骨联合分离引起。怀疑膀胱破裂可行逆行性膀胱造影加以诊断。尿道损伤主要表现为膀胱充盈但不能自行排尿，试插导尿管受阻，尿道逆行造影可明确诊断。

④直肠肛管损伤：多由骶骨骨折端直接刺伤，或骨折移位挤压所致。骨盆骨折患者应常规行肛门指诊，直肠损伤可见指套上有血迹，直肠前方饱满，并可触摸到骨折端。

⑤生殖道损伤：女性骨盆内器官拥挤而固定，当直接暴力作用于骨盆，骨盆被碾压而成粉碎或严重变形时，易发生子宫、阴道破裂等损伤。

⑥神经损伤：多因骨折移位牵拉或骨折块压迫所致，可引起腰丛、骶丛、闭孔神经或股神经损伤。伤后可出现相应神经损伤症状。

（三）影像学检查

1. X线检查　骨盆前后位X线片可判断骨盆位置及类型，必要时可拍摄闭孔斜位和髂骨斜位片。

2. CT　对诊断骨盆变形、判断骶髂关节损伤、髋臼骨折和观察骶骨骨折的变化有明显的优势。

【治疗】

（一）急救处理

骨盆骨折后大量失血可导致失血性休克，甚至死亡，因此抢救重点是控制出血、纠正休克、快速补充血容量。应尽量少地搬动患者，对骨折进行临时固定，以减少疼痛和出血；监测生命体征，迅速建立2条以上静脉通道，及时输血输液。

（二）手法复位

分离型骨折，医者用双手从两侧向中心对挤髂骨翼，使之复位。压缩型骨折，患者仰卧，医者用两手分别置于两侧髂前上棘向外推按，分离骨盆使之复位。髂前上、下棘撕脱骨折，患者仰卧，患侧膝下垫高，保持髋、膝关节呈半屈曲位，医者捏挤按压骨折块使之复位。

（三）固定

1. 骨盆兜悬吊固定　分离型骨折复位后，用骨盆兜悬吊固定（图3-121）。

2. 牵引固定　对垂直方向移位明显的骨盆骨折，需行股骨髁上骨牵引，牵引重量为体重的1/7~1/5，牵引时间8~10周。

3. 外固定器固定　不稳定性骨折多采用骨盆外固定器固定（图3-122）。外固定器品种多样，但均由针、针夹和连接棒三部分组成。在髂嵴内外板之间钻入固定针，用针夹将针尾，与连接棒连成一体。通过调整连接棒并结合手法使骨折复位后，拧紧外固定器旋钮。外固定器固定简便易行、创伤小，尤其适用于急诊期，用于稳定骨盆，有利于控制出血，纠正休克。

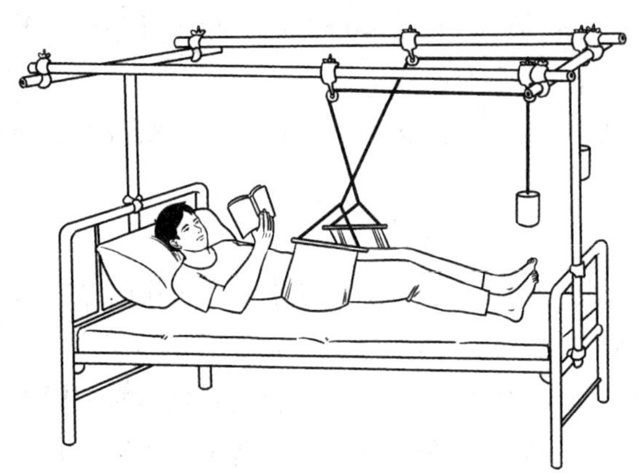

图3–121　骨盆兜悬吊固定

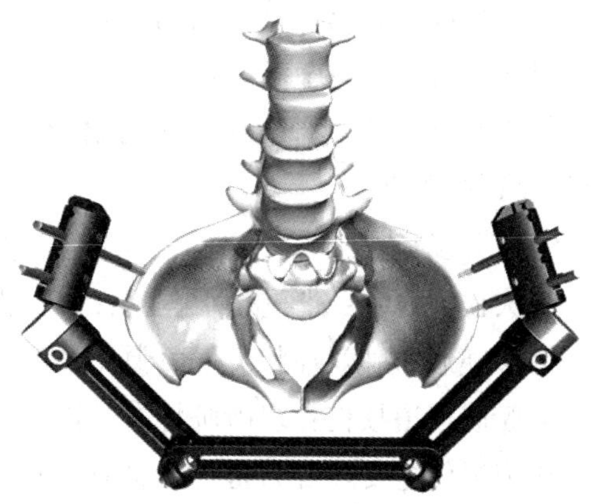

图3–122　骨盆外固定器

（四）药物治疗

早期宜活血祛瘀、消肿止痛，内服复元活血汤，血脱者，应急投独参汤加炮姜、附子以回阳固脱；中、后期应强筋壮骨、舒筋通络，内服健步虎潜丸，外用海桐皮汤熏洗。

（五）手术治疗

撕脱性骨折可用交叉钢针或螺钉内固定，其他稳定性骨折不需内固定，耻骨联合分离严重者，可选择耻骨联合上方横弧形切口行钢板内固定。骶髂关节脱位和骶髂关节附近的髂骨骨折，可用拉力螺钉或钢板内固定。

（六）康复治疗

骨折未损伤骨盆后部负重弓者，伤后1周即开始练习下肢肌肉收缩及踝关节伸屈活动，伤后2 周可以开始练习髋膝关节伸屈活动，3周后扶拐下地活动。

骨盆后部负重弓损伤者，固定牵引期间应加强下肢肌肉收缩锻炼及踝关节屈伸活动，解除固定牵引后，即可下床开始扶拐站立与步行锻炼。

实训实练四　锁骨骨折骨折膝顶复位与“∞”字绷带固定

【实训目的】

掌握锁骨骨折手法整复与“∞”字绷带固定技能。

【实训用品】

压垫、棉垫、绷带、剪刀、胶布、椅子、治疗床。

【实训方法】

1．教师讲解、示教

（1）体位　以锁骨中外1/3交界处骨折为例，患者取坐位，挺胸抬头，双手叉腰。

（2）整复　助手立于患背后，将膝部顶住患者背部正中，双手握其两肩外侧向背部徐徐牵引，使之尽量挺胸，以矫正重叠移位。医者双手分别捏持骨折两端，将骨折近端向前下推按，骨折远端向后上提拉，以矫正侧方移位。

（3）固定　在骨折近端（锁骨上窝）放置高低垫，并用胶布固定；双腋下各置1块棉垫，用绷带从患侧肩后经腋下，绕过肩前上方，横过背部，经健侧腋下，绕过健侧肩前上方，绕回背部至患侧腋下，如此反复包绕8~12层，用胶布粘贴绷带末端。

2. 学生实训　3人一组，1人模拟患者，1人助手，1人操作。

3. 讨论总结　小组讨论、提问，教师总结归纳。

4. 记录实验报告　记录实训内容、步骤和注意事项。

【注意事项】

1. 锁骨上窝放置高低垫。

2. 注意患者应保持双手叉腰，抬头挺胸，以防复位后的骨折端再次移位。

3. 注意观察固定是否过紧，以防腋窝部神经、血管受压。

4. 嘱咐患者睡眠时取仰卧位，避免侧卧。

【思考题】

1. 腋窝为什么放置棉垫？

2. 锁骨上窝为什么要放置压垫？

3. 为什么患者要保持双手叉腰、挺胸抬头？

【技能测试】

1. 随机抽取最少3组（时间允许可多检查几组）同学进行现场考核，对存在的问题进行点评纠正。

2. 每组上交一个实训操作视频进行评比。

实训实练五　桡骨远端骨折手法整复与小夹板固定技能

【实训目的】

掌握桡骨远端骨折手法整复与小夹板固定技能。

【实训用品】

夹板、扎带、压垫、绷带、剪刀、治疗床。

【实训方法】

1. 教师讲解、示教

（1）体位　以桡骨远端伸直型骨折为例，患者取坐位或平卧位，肘部屈曲90°，前臂中立位。

（2）整复（两人整复法）　一助手双手握住上臂；医者两拇指并列置于远端背侧，其他四指置于腕部，扣紧大小鱼际肌，先顺势拔伸2~3分钟，待重叠移位完全纠正后，将骨折远端旋前，并利用牵引力，骤然猛抖，同时迅速尺偏掌屈腕关节，使之复位。

（3）固定　在维持牵引下，先在骨折远端桡背侧和骨折近端掌侧分别放一平垫，然后放上4块夹板，其夹板上端达前臂上1/3，背侧板、桡侧板远端应超过腕关节，限制腕桡偏和背伸活动，掌侧板、尺侧板远端平腕横纹。4块夹板放好后，用扎带捆绑3~4道，在同一纵轴线上打活结。最后将前臂悬吊胸前。

2. 学生实训　3人一组，1人模拟患者，1人助手，1人操作。

3. 讨论总结　小组讨论、提问，教师总结归纳。

4. 记录实验报告　记录实训内容、步骤和注意事项。

【注意事项】

1. 扎带捆绑松紧度以上下活动不超过1cm为宜。
2. 上肢悬吊于胸前，掌心向里，拇指尖向上，屈肘90°。
3. 固定后注意观察末梢血液循环及桡神经功能。
4. 指导患者做掌指关节、指间关节、肘关节功能锻炼，注意不要做腕关节旋转运动。

【思考题】

1. 整复应当彻底纠正桡骨远端的哪两个生理角度？
2. 背侧夹板和桡侧夹板放置为什么要超过腕关节？
3. 扎带固定过紧或过松会导致什么后果？

【技能测试】

1. 随机抽取最少3组（时间允许可多检查几组）同学进行现场考核，对存在的问题进行点评纠正。
2. 每组上交一个实训操作视频进行评比。

实训实练六　股骨干骨折胫骨结节骨牵引技能

【实训目的】

掌握胫骨结节骨牵引技能。

【实训用品】

碘伏、无菌巾单、5ml注射器、克氏针、电钻、敷料、绷带、牵引弓、牵引架、操作床、秤砣、粉针剂药瓶、模拟人模型。

【实训方法】

1. 教师讲解、示教

（1）体位：患者仰卧，伤肢外展中立位，置于牵引架上。

（2）进针点确认标记：在胫骨结节最高点向后1.5cm，再向下1cm处标记为进针点。

（3）消毒、局部麻醉：常规碘伏消毒，铺无菌巾单，1%的盐酸利多卡因局部麻醉。

（4）穿针、牵引：由外向内进针，注意避开腓总神经，钢针穿出皮肤至两侧长度相等后，用酒精纱布覆盖针眼，安置牵引弓进行牵引，粉针剂药瓶套住克氏针末端保护皮肤。

2. 学生实训　2人一组，1人助手，1人操作。

3. 讨论总结　小组讨论、提问，教师总结归纳。

4. 记录实验报告　记录实训内容、步骤和注意事项。

【注意事项】

1. 注意不要损伤腓总神经。
2. 严格无菌操作。
3. 牵引重量不能过轻或过重。

【思考题】

1. 腓总神经和进针点的位置关系如何？怎样避免腓总神经损伤？

2. 牵引重量怎样掌握？

【技能测试】

1. 随机抽取最少3组（时间允许可多检查几组）同学进行现场考核，对存在的问题进行点评纠正。

2. 每组上交一个实训操作视频进行评比。

实训实练七 胫腓骨骨折外固定架固定技能

【实训目的】

掌握胫腓骨骨折外固定架固定技能。

【实训用品】

骨骼模型、胫骨外固定架、电钻、钻头、手术巾单、手术床。

【实训方法】

1. 教师讲解、示教

（1）体位 以胫骨中段骨折为例，患者仰卧。

（2）置钉 在胫骨前胫内侧，垂直胫骨内侧面置入，远近骨折段各置入两枚螺钉，两枚螺钉且间距尽量分开，螺钉距离骨折区域不能太远，否则易降低固定稳定性。

（3）固定 若螺钉置入后透视位置良好，用横梁连接近端、远端螺钉，固定骨折。

2. 学生实训 2人一组，1人助手，1人操作。

3. 讨论总结 小组讨论、提问，教师总结归纳。

4. 记录实验报告 记录实训内容、步骤和注意事项。

【注意事项】

1. 注意螺钉的置入面。

2. 注意两螺钉的置入位置和距离、螺钉与骨折断端的距离。

【思考题】

1. 外固定架固定有哪些优缺点？

2. 外固定架固定过程中针孔怎样护理放置以避免发生感染？

【技能测试】

1. 随机抽取最少3组（时间允许可多检查几组）同学进行现场考核，对存在的问题进行点评纠正。

2. 每组上交一个实训操作视频进行评比。

目标检测

答案解析

1. 骨折的临床愈合标准中，下肢功能测定要求，在解除外固定情况下，能连续徒手步行3分钟，并不少于（ ）步

A. 200步 B. 150步 C. 100步 D. 60步 E. 30步

2. 下列易并发桡神经损伤的骨折是（ ）

A. 肱骨干三角肌止点以上骨折 B. 肱骨干三角肌止点以下骨折

C. 肱骨干上段骨折　　D. 肱骨干中下段骨折

E. 以上都不是

3. 间接暴力引起胫腓骨干双骨折，其常见骨折线为（　）

A. 骨折线在下段同一水平　　B. 骨折线在上段同一水平

C. 腓骨的骨折线高于胫骨　　D. 胫骨的骨折线高于腓骨

E. 无特殊规律

4. 反常呼吸往往发生于（　）

A. 一根肋骨骨折　　B. 数根肋骨骨折

C. 一根肋骨两处骨折　　D. 多根肋骨双处骨折

E. 后肋骨折

5. 某新兵在军事训练时，因投掷手榴弹用力过猛，而造成肱骨干骨折，此病因为（　）

A. 间接暴力　　B. 累积性力

C. 骨疾病　　D. 肌肉牵拉暴力

E. 直接暴力

6. 某患者，女，62岁，伤后腕关节上方明显肿胀，疼痛，腕关节活动受限，桡骨下端处压痛明显，从侧面观察桡骨远端呈“餐叉样”畸形，应考虑的诊断是（　）

A. 克雷骨折　　B. 史密斯骨折

C. 巴尔通骨折　　D. 桡骨远端掌侧缘劈裂骨折

E. 以上都不是

7. 刘某外伤引起胸部损伤，除查出有肋骨骨折外，患者还表现有呼吸困难、发绀，在头、颈、胸部出现皮下气肿，气管偏向健侧。此患者出现了何种并发症（　）

A. 闭全性气胸　　B. 开放性气胸

C. 张力性气胸　　D. 血胸

E. 肺脏损伤

8. 刘某，女，60岁，1小时前不慎滑倒，右髋外侧着地，出现右髋疼痛，活动不利，遂检查患者右髋部无明显肿胀，右腹股沟中点处压痛阳性，髋关节活动受限，髋膝微屈，伤肢呈内收、短缩畸形，足尖外旋大转子和足底部叩痛阳性。诊断为（　）

A. 右股骨颈骨折　　B. 右粗隆间骨折

C. 右髋关节前脱位　　D. 右髋关节后脱位

E. 右股骨干骨折

9. 郭某，女性，7岁。2小时前翻单杠时摔下，右肘伸直位手掌着地，当即发现右肘部肿胀疼痛，肘关节不能自如伸屈活动。查体：右肘部肿胀、压痛、有骨擦音，肘后呈靴形畸形，肘后三角关系正常。

（1）该患者的诊断为（　）

A. 右肘关节后脱位　　B. 右肘关节前脱位

C. 右肱骨髁上伸直型骨折　　D. 右肱骨髁上屈曲型骨折

E. 右尺骨鹰嘴骨折

（2）本病最常见的鉴别诊断为（　）

A. 右肘关节后脱位　　B. 右肘关节前脱位

C. 右肱骨髁上伸直型骨折　　D. 右肱骨髁上屈曲型骨折

E. 右尺骨鹰嘴骨折

（3）如患者出现桡动脉搏动消失，应考虑的并发症是（ ）

A. 肱动脉挤压　　B. 缺血性肌挛缩

C. 正中神经损伤　　D. 肘内翻畸形

E. 感染

10. 陈某，男，28岁。因左小腿畸形、肿胀、疼痛流血，不能活动2小时就诊。自诉2小时前被汽车撞伤左小腿上段，当即疼痛、出血，不能活动，无昏迷、呕吐，被人送来急诊。查体：神志清楚，左小腿中下段内前方有一约6cm纵形裂口，伤口污染，可见胫骨外露，出血，局部畸形，有异常活动和骨擦音，纵向叩击痛明显。患肢远端血运及感觉正常。

（1）本病首选的治疗方法是（ ）

A. 清创术并外固定架固定术　　B. 清创术并钢板内固定术

C. 手法整复夹板外固定术　　D. 手法整复石膏外固定术

E. 跟骨牵引术

（2）骨折复位后，以下哪项畸形可以允许（ ）

A. 下肢缩短2cm　　B. 断端向前成角15°

C. 断端旋转10°　　D. 断端对位2/3

E. 断端分离0.5cm

（3）本病最可能出现的早期并发症是（ ）

A. 感染　　B. 骨折不愈合

C. 神经损伤　　D. 骨筋膜室综合征

E. 关节僵硬

（4）如患者经治疗后1年仍有异常活动，X线显示骨折端硬化，以下说法不正确的是（ ）

A. 考虑骨折不愈合　　B. 应进行坚强内固定

C. 应进行植骨术　　D. 考虑骨折延迟愈合

E. 配合内外用药

（徐宏举　陈　杰　杨永利）

书网融合……

知识回顾

微课

习题

第四章 脱 位

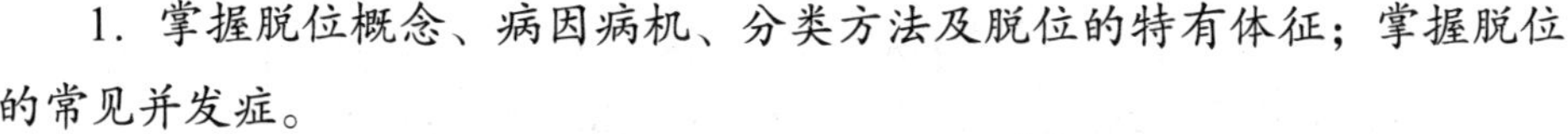

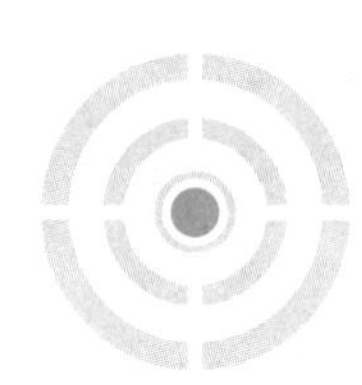

学习目标

知识要求：

1. 掌握脱位概念、病因病机、分类方法及脱位的特有体征；掌握脱位的常见并发症。

2. 熟悉颞颌关节、肩关节、肘关节、小儿桡骨小头半脱位的手法复位要点。

3. 了解习惯性颞颌关节脱位、髋关节脱位的原因及治疗方法。

能力要求：

1. 熟练掌握脱位的诊断方法和手法复位的操作方法。

2. 能够利用基本知识指导脱位患者复位后进行功能锻炼。

第一节 脱位概论

关节脱位也称脱臼或脱骱，是指构成关节的上下两个骨端失去了正常的解剖位置，引起功能障碍者，多发生在活动范围大、活动频繁的关节。临床以肩、踝、髋和颞颌关节脱位较为常见。患者以青壮年男性为多，儿童与老年人较少。儿童脱位多合并骨骺分离。

临床上可分外伤性脱位、病理性脱位、先天性脱位、习惯性脱位。关节脱位多伴有关节囊撕裂，同时维持关节稳定的关节周的韧带、肌腱、肌肉等随之而损伤，关节的稳定平衡系统被破坏，关节周围肿胀，有时骨端关节面或关节盂边缘骨折，形成关节内血肿，若不及时复位，血肿机化，关节粘连，造成关节功能不同程度丧失。

一、病因病机

（一）外因

外伤性脱位多由直接或间接暴力所致，而以间接暴力引起者多见。作用在关节上的牵拉、扭转、挤压等外力只要达到一定程度，超过关节所能承受的应力范围，关节的正常解剖结构就会遭到破坏而引起脱位。

（二）内因

1. 生理因素　主要与年龄、性别、体质、局部解剖结构特点等有关。

青壮年骨骼坚实，关节处相对是应力的薄弱处，外伤性脱位多见；儿童骨骼柔韧性较好，关节囊和关节周围的韧带相对松弛，关节软骨富有弹性，缓冲作用大，虽遭受暴力的机会多，但不易脱位，而常常造成青枝骨折或骨骺滑脱；老年人骨质相对疏松，在遭受外力时易发生骨折，故发生脱位者也较少，但是如果年老体弱，筋肉松弛，也容易发生关节脱位，尤以颞颌关节脱位较多见；男性体力劳动机会较多，在劳动中关节活动范围较大，发生关节脱位的机会相应也大于女性。

关节的局部解剖特点及关节运动特点与发病密切相关，如肩关节的关节盂小而浅，肱骨头较大，同时关节囊的前下方较松弛，且肌肉少，加上关节活动范围大，活动较频繁，受伤机会较多，故肩关节较易发生脱位。

2. 病理因素　主要与关节先天性发育不良、关节和关节周围韧带松弛有关，如先天性髋关节脱位。

关节脱位后治疗不当，关节囊和关节周围韧带的损伤未能很好修复或修复不全，常可导致关节再脱位或习惯性脱位。

关节内病变或近关节骨端病变可引起骨端或关节面损坏，导致病理性关节脱位。如化脓性关节炎、骨关节结核等疾病的中、后期可并发关节脱位。

二、分类

常用的分类方法有以下几种。

（一）按脱位的病因分类

1. 外伤性脱位　遭受外界暴力而引起的关节脱位。临床上最为常见。

2. 病理性脱位　关节结核、化脓性关节炎等疾病破坏关节结构，导致关节脱位。

3. 习惯性脱位　关节外伤性脱位后未经正确治疗和固定，致使关节周围软组织修复不良，关节囊松弛，或关节两端骨质有缺陷，影响关节的稳定性，出现关节反复多次的脱位。如踝关节习惯性脱位、髌股关节习惯性脱位等。

4. 先天性脱位　因胚胎期关节发育异常，导致先天性骨关节脱位。如先天性髋关节脱位等。

（二）按脱位的方向分类

四肢及颞颌关节脱位以远端骨端移位方向为准，脊柱脱位则以上段椎体移位方向而定。分为前脱位、后脱位、上脱位、下脱位及中心脱位等。

（三）按脱位的时间分类

1. 新鲜脱位　在2~3周以内的脱位为新鲜脱位。

2. 陈旧脱位　超过2~3周的脱位为陈旧性脱位。

（四）按脱位程度分类

1. 完全脱位　组成关节的骨端关节面完全脱出，互不接触。

2. 半脱位　组成关节的骨端关节面部分脱出，如桡骨小头半脱位。

（五）按是否合并损伤分类

1. 单纯性脱位　关节脱位，不伴有骨骼、血管、神经、内脏等损伤。

2. 复杂性脱位　关节脱位，伴有骨折或血管、神经、内脏等损伤。

（六）按脱位关节是否有创口与外界相通分类

1. 闭合性脱位　脱位后关节面无创口与外界相通。
2. 开放性脱位　脱位后关节面经创口与外界相通。

三、临床表现

关节脱位具有一般损伤的症状和脱位的特有体征。

（一）一般症状

（1）疼痛与压痛。

（2）关节肿胀。

（3）功能障碍　关节脱位破坏了关节的正常结构，关节周围肌肉因创伤出现疼痛、痉挛，关节失去正常活动功能，出现功能障碍。

（二）特有体征

1. 畸形　脱位后，关节面的位置改变，出现特殊的畸形，肢体出现旋转、内收、外展，外观变长或缩短等，与健侧不对称。例如肩关节前脱位出现的方肩畸形；肘关节后脱位出现靴型肘畸形，肘后三角正常结构关系改变；髋关节后脱位出现的下肢屈曲、短缩、内收、内旋畸形。

2. 弹性固定　脱位后，关节周围未撕裂的肌肉、韧带痉挛收缩，可将脱位后的骨端保持在特殊的位置，该关节被动活动时有一种抵抗和弹性阻力，被动活动停止后，脱位的骨端又回复到原来的位置，这种现象，称为弹性固定。

3. 关节窝空虚　脱位后，关节盂内的骨端脱出，关节盂空虚，关节头处于异常位置。如颞颌关节前脱位，在耳屏前方可触及一凹陷。

四、并发症

1. 骨折　多发生在骨端关节面或关节盂的边缘，少数可合并同侧骨干骨折，如肩关节前脱位合并肱骨大结节撕脱骨折，肘关节后脱位合并尺骨喙突骨折等。

2. 神经损伤　多因脱位骨端压迫或牵拉引起，如肩关节脱位可合并腋神经损伤，肘关节脱位可引起尺神经损伤等。关节复位后压迫和牵拉因素解除，大多数神经损伤可在3个月左右恢复功能，不必行手术治疗。

3. 血管损伤　多因脱位骨端压迫或牵拉引起，可导致肢体远端血运障碍。如肘关节脱位，可有肱动脉受压；膝关节脱位时腘动脉可受牵拉和压迫。伴有动脉硬化症的老年患者，有时可因动脉损伤导致血栓形成。

4. 外伤性骨化性肌炎　多见于肘关节。脱位后关节囊附近的骨膜被掀起，脱落的骨膜处于血肿之中，随着血肿机化在骨膜成骨作用的诱导下而形成骨样组织；尤其在肘关节脱位后复位过程中，关节被强烈牵伸活动时，更易引起骨膜下血肿扩散，形成广泛的骨化性肌炎。

5. 骨缺血性坏死　如髋关节脱位后可引起股骨头缺血性坏死，但多在受伤1~2个月后才能从X线片上看出。

6. 创伤性关节炎　如脱位合并关节内骨折、关节软骨损伤、陈旧性脱位、骨缺血性坏死等，晚期都容易发生创伤性关节炎。

五、诊断

对本病的诊断有以下几个要点：

（1）有明显外伤史。

（2）临床表现为关节疼痛与肿胀、畸形、弹性固定及关节窝空虚，以及由此所导致的功能障碍。

（3）X线检查可明确脱位的部位、程度、方向，以及有无骨折及移位。

六、治疗原则

1. 脱位诊断明确后，早期复位、适当固定、功能锻炼是治疗脱位的三要素　脱位后在麻醉下尽早手法复位，适当固定，有利于关节周围软组织修复；及时功能锻炼，有利于恢复关节功能。早期复位容易成功，功能恢复好；复位晚则困难大，效果差。复位中切忌粗暴，要注意防止附加损伤，如骨折、血管和神经损伤等。复位必须达到解剖复位，复位后及时正确的固定是保证软组织损伤修复和防止再脱位的重要措施。一般固定2~3周后进行功能锻炼，以利功能恢复。

2. 手术复位的适应证　手法复位失败或陈旧性脱位；脱位合并有骨折或韧带、肌腱断裂，闭合复位后可能日后影响关节的功能；脱位合并严重血管、神经损伤者；开放性脱位；应行手术复位。

3. 中医对脱位的辨证治疗

（1）早期　脱位后1~2周，患肢因肌肉、筋脉损伤，瘀血内留、经络阻塞，气血流通不畅。治疗原则以活血祛瘀为主，佐以行气止痛。

（2）中期　脱位后2~3周，患肢肿胀疼痛渐消失，或接近消失，瘀血走散，而吸收未尽，筋骨尚未修复。治疗原则以和营生新、接筋续损为主。

（3）后期　脱位后3周以上，外固定已解除，肿胀消失，但筋脉关节愈合尚不牢固，机体气血虚损，肝肾不足。治疗原则以补气养血、补益肝肾、强筋壮骨为主。

第二节　脱位各论

一、颞颌关节脱位

颞颌关节由颞骨的一对颞颌关节窝和下颌关节的一对髁状突构成。颞颌关节脱位，亦称为下颌关节脱位，是临床常见脱位之一，指下颌关节的髁突滑出关节窝以外，超出了关节运动的正常限度，以致不能自行复回原位。按脱位的时间和复发次数可分为：新鲜性脱位、习惯性脱位和陈旧性脱位；按脱位部位可分单侧脱位和双侧脱位；按髁突脱出的方向、位置可分前脱位、后脱位。临床上以新鲜性和习惯性前脱位较常见。

【病因病机】

1. 新鲜性前脱位　在正常情况下，张口过大，髁状突和关节盘从关节窝向前滑动，止于关节结节之下方或稍前方，颞颌关节处于不稳定位置，若髁状突和关节盘在外力作用下，继续向前滑动，越过关节结节最高点，同时咀嚼肌痉挛和颞下颌韧带紧张，使髁状突交锁在关节结节前方颧弓下，关节盘被夹在髁状突和关节结节之间，而不能自行回复原位，形成双侧前脱位。

2. 习惯性脱位　发生在新鲜性前脱位后，如未得到及时、正确的治疗，可并发双板区及盘附着撕裂等慢性滑膜炎和关节囊炎，或并发关节囊及韧带组织松弛而造成习惯性关节脱位；其次，由于长期翼外肌功能亢进，髁状突运动过度，使关节周围韧带、关节囊松弛，也可造成习惯性脱位；老年人、慢性长期消耗性疾病、肌张力失常及韧带松弛也常常发生顽固性、习惯性脱位。

3. 陈旧性脱位　发生关节脱位后数周尚未复位者称为陈旧性复位。

【诊断要点】

1. 病史　患者有过度张口病史，伤后颞颌关节处疼痛，张口闭口困难。

2. 症状与体征

（1）双侧脱位时，患者呈张口状，不能闭合，口涎外溢，言语不清，咀嚼和吞咽均有困难；下颌前伸，两颊变平，因此脸型也相应变长；因髁突脱位，耳屏前方触诊有凹陷，在颧弓下可触到脱位的髁突。

（2）单侧新鲜性前脱位的症状与双侧新鲜性前脱位类同，只是以上症状显示在患侧，颏部中线及下前牙中线偏向健侧，健侧后牙反合。

颞下颌关节脱位后，应及时复位，否则在脱位周围逐渐形成有纤维组织增生后，则难以复位。

【治疗】

口内复位方法（图4-1）：病员低位端，坐头靠椅背或墙壁，下颌牙的咬合面应低于医者两臂下垂时的肘关节，医者站于前方双手拇指（可包以纱布）向后分别放在两侧下颌磨牙的咬合面上，其余手指握住下颌体部。复位时嘱患者放松肌肉，医者两拇指逐渐用力将下颌骨体后端向下加压，余指将颏部稍向上抬。当髁突下降至低于关节结节平面时顺势将下颌骨向后推动，髁突即可滑回关节凹面复位。

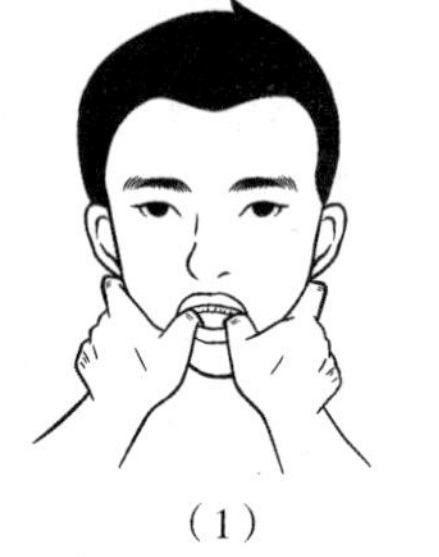
（1）

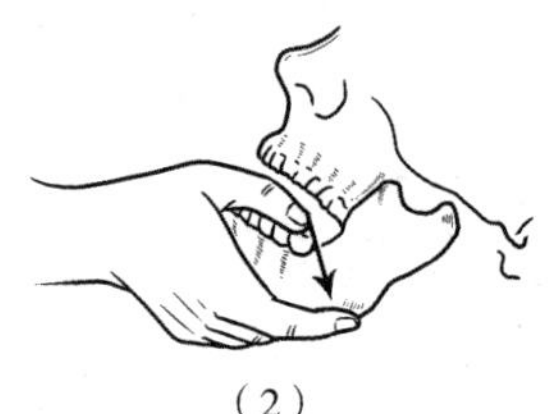
（2）

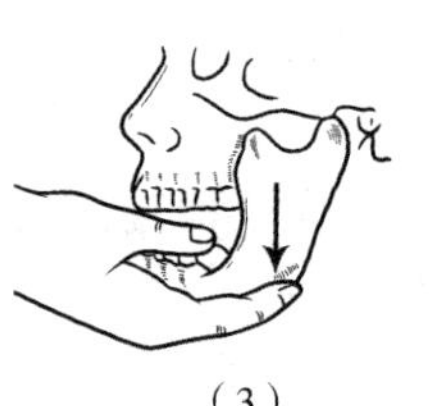
（3）

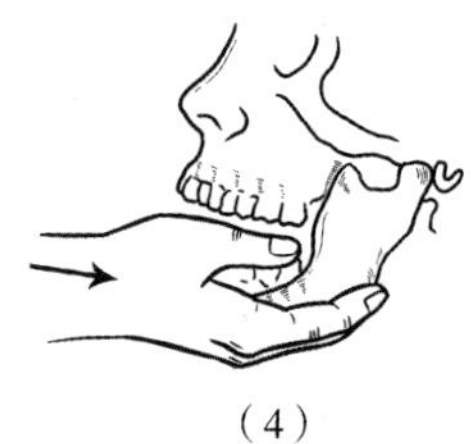
（4）

图4-1　口腔内复位法

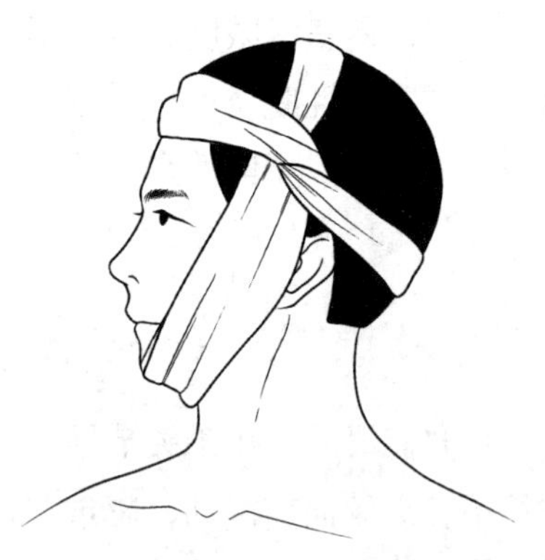
图4-2　四头带固定法

复位后立即用头颌绷带固定限制张口活动2周左右（图4-2）。复位前应注意消除患者的紧张情绪，有时可按摩颞肌及咬肌或用1%普鲁卡因溶液做颞下三叉神经或关节周围封闭以助复位。

陈旧性脱位必要时需在全身麻醉下复位，甚至手术切开复位。

对于习惯性关节脱位，单纯限制下颌运动不能达到防止再脱位的目的。一般可采用手术治疗，如关节结节增高术、关节囊紧缩及关节结节凿平术。对于老年习惯性脱位，可以采用翼外肌肉毒素注射。

陈旧性关节脱位治疗手法复位较困难，以手术复位为主。复位后应限制下颌运动，固定下颌3周左右，限制开口运动，开口度不宜超过1cm。

二、肩关节脱位

肩关节是灵活性和不稳定性相结合的一个关节，脱位较常见，这与肩关节的解剖和生理特点有关，肱骨头大，关节盂浅而小，关节囊松弛，其前下方软组织薄弱，关节活动范围大，遭受外力的机会多，等等。肩关节脱位多发生在青壮年，男性较多。

【病因病机】

肩关节脱位按肱骨头的位置分为二大类：前脱位、后脱位，其中，肩关节前脱位者多见。前脱位又可分为喙突下脱位、盂下脱位和锁骨下脱位，其中喙突下脱位最常见（图4-3）。肩关节后脱位极少见，故本节以前脱位为例。

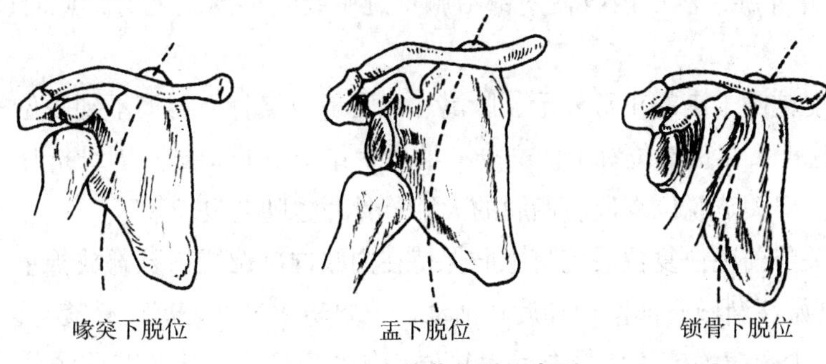

图4-3 肩关节前脱位类型

肩关节前脱位机制：肩关节前脱位多是间接暴力所致，跌倒时上肢外展外旋应力沿肱骨纵轴向上冲击肱骨头，向前下脱出，形成前脱位。肱骨头被推至肩胛骨喙突下，形成喙突下脱位，如暴力较大，肱骨头再向前移致锁骨下，形成锁骨下脱位。另一种受伤机制是肩关节受到直接暴力撞击，患者向后跌倒，肱骨后方直接撞击在硬物上所产生的向前暴力亦可形成前脱位，肩关节前脱位如在初期治疗不当，可发生习惯性脱位。

【诊断要点】

1. 病史 肩关节前脱位均有明显的外伤史。

2. 症状与体征

（1）肩部疼痛、肿胀和功能障碍，伤肢呈弹性固定于轻度外展内旋位，肘屈曲，用健侧手托住患侧前臂。

（2）肩部外观呈“方肩”畸形，肩峰明显突出，肩峰下空虚。在腋下、喙突下或锁骨下可摸到肱骨头。

（3）搭肩试验阳性。伤肢轻度外展，不能贴紧胸壁，如肘部贴于胸前时，手掌不能同时接触对侧肩部（Dugas征）。

（4）X线检查可明确脱位类型和确定有无骨折情况，最常见的是合并肱骨大结节撕脱骨折。

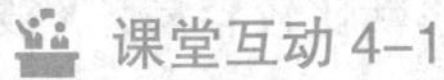
课堂互动 4-1

肩关节脱位患者手法复位的操作要点包括哪些内容？

答案解析

【治疗】

1. 手法复位 脱位后应尽快复位，选择适当麻醉（臂丛麻醉或全身麻醉），使肌肉松弛并使复位在无痛下进行。习惯性脱位可不用麻醉。复位手法要轻柔，禁用粗暴手法以免发生骨折或损伤神经等附加损伤。常用复位手法有2种。

（1）拔伸足蹬法 患者仰卧，术者位于患侧，双手握住患肢腕部，足跟置于患侧腋窝，两手用稳定持续的力量牵引，牵引中足跟向外推挤肱骨头，同时旋转，内收上臂即可复位。复位时可听到关节复位"咯噔"响声。

（2）曲肘旋转法 此法在肌肉松弛下进行容易成功，切勿用力过猛，防止肱骨颈受到过大的扭转力而发生骨折。手法步骤：一手握腕部，屈肘到90°，使肱二头肌松弛，另一手握肘部，持续牵引，轻度外展，逐渐将上臂外旋，然后内收使肘部沿胸壁近中线，再内旋上臂，此时即可复位。并可听到响声。

复位后肩部即恢复钝圆丰满的正常外形，腋窝、喙突下或锁骨下再摸不到脱位的肱骨头，搭肩试验变为阴性，X线检查肱骨头在正常位置上。如合并肱骨大结节撕脱骨折，因骨折片与肱骨干间多有骨膜相连，在多数情况下，肩关节脱位复位后撕脱的大结节骨片也随之复位。

复位后处理：肩关节前脱位复位后应将患肢保持在内收内旋位置，腋部放棉垫，再用三角巾、绷带固定于胸前，3周后开始逐渐做肩部摆动和旋转活动，但要防止过度外展、外旋，以防再脱位。

2. 手术复位 有少数肩关节脱位需要手术复位，其适应证为：肩关节前脱位并发肱二头肌长头肌腱向后滑脱阻碍手法复位者；肱骨大结节撕脱骨折，骨折片卡在肱骨头与关节盂之间影响复位者；合并肱骨外科颈骨折，手法不能整复者；合并喙突、肩峰或肩关节盂骨折，移位明显者；合并腋部大血管损伤者。

3. 陈旧性肩关节脱位的治疗 肩关节脱位后超过3周尚未复位者，为陈旧性脱位。关节腔内充满瘢痕组织，有与周围组织粘连，周围的肌肉发生挛缩，合并骨折者形成骨痂或畸形愈合，这些病理改变都阻碍肱骨头复位。

陈旧性肩关节脱位的处理：脱位在3个月以内，年轻体壮，脱位的关节仍有一定的活动范围，X线片无骨质疏松和关节内、外骨化者可试行手法复位。复位前，可先行患侧尺骨鹰嘴牵引1~2周；如脱位时间短，关节活动障碍轻亦可不做牵引。复位在全身麻醉下进行，先行肩部按摩和做轻轻的摇摆活动，以解除粘连，缓解肌肉痉挛，便于复位。复位操作采用牵引推拿法或足蹬法，复位后处理与新鲜脱位者相同。必须注意，操作切忌粗暴，以免发生骨折和腋部神经血管损伤。若手法复位失败，或脱位已超过3个月者，对青壮年伤员，可考虑手术复位。如发现肱骨头关节面已严重破坏，则应考虑做肩关节融合术或人工关节置换术。肩关节复位手术后，活动功能常不满意，对年老患者，不宜手术治疗，鼓励患者加强肩部活动。

4. 习惯性肩关节前脱位的治疗 习惯性肩关节前脱位多见于青壮年，究其原因，一般认为首次外伤脱位后造成损伤，虽经复位，但未得到适当有效的固定和休息。由于关节囊撕裂或撕脱和软骨盂唇及盂缘损伤没有得到良好修复，肱骨头后外侧凹陷骨折变平等病理改变，关节变得松弛。以后在轻微外力下或某些动作，如上肢外展外旋和后伸动作时可反复发生脱位。肩关节习惯性脱位诊断比较容易，X线检查时，除摄肩部前后位平片外，应另摄上臂60°~70°内旋位的前后X线片，如肱骨头后侧缺损可以明确显示。

对习惯性肩关节脱位，如脱位频繁宜用手术治疗，目的在于增强关节囊前壁，防止过分外旋外展活动，稳定关节，以避免再脱位。手术方法较多，较常用的有肩胛下肌关节囊重叠缝合术和肩胛下肌止点外移术。

三、肘关节脱位

肘关节由肱尺、肱桡和尺桡上关节组成，主要是肱尺关节进行伸屈活动。肘部骨突标志是指肱骨内、外上髁及尺骨鹰嘴，肘关节伸直时，这三点骨突部成一直线；曲肘时，这三点成一等腰三角形，因此又把此称为“肘三角”。肘关节脱位较为常见，多发生于青壮年，多为间接暴力所致。脱位按关节面脱位的方向，可分为前脱位、后脱位两种，由于肘关节后部关节囊及韧带较薄弱，后脱位最为常见。

【病因病机】

肘关节后脱位最为常见，大多发生于青壮年，脱位由传达暴力和杠杆作用造成。跌倒时用手掌撑地，肘关节处在屈曲位，应力沿尺、桡骨长轴向上传导，尺骨鹰嘴突向上冲击，并向后上方移位。当传达暴力使肘关节过度后伸时，尺骨鹰嘴冲击肱骨下端的鹰嘴窝，产生一种有力的杠杆作用，使止于喙突上的肱前肌和肘关节囊前壁撕裂。肱骨下端继续前移，尺骨鹰嘴向后移，形成肘关节后脱位。由于暴力作用方向不同，尺骨鹰嘴除向后移位外，有时还可向内侧或外侧移位，有时合并喙突骨折。韧带、关节囊撕裂以及肱前肌被剥离，形成血肿，处理不当时，该血肿容易骨化。另外，肘关节脱位可合并肱骨内上髁骨折，骨折片有时嵌在关节腔内，影响复位。移位严重时，可形成尺神经牵拉损伤。

肘关节前脱位很少见，多为直接暴力所致，发生时多在伸肘位，肘后暴力造成鹰嘴骨折后向前脱位。

【诊断要点】

1. 病史　肘关节典型外伤史，外伤后肘部疼痛，肿胀明显，肘关节功能障碍。

2. 症状与体征

（1）肘关节脱位的特殊体征　肘部明显畸形，肘窝部饱满，前臂外观变短，尺骨鹰嘴后突，肘后部关节囊空虚。关节弹性固定于120°~135°位。肘后三角骨性标志关系改变，伸直型肱骨髁上骨折时，三角关系保持正常，此征是鉴别二者的要点。后脱位有时合并尺神经牵拉伤、尺骨喙突骨折；前脱位时伴有尺骨鹰嘴骨折等。

（2）X线检查　肘关节正侧位片可显示脱位类型、合并骨折情况，并与肱骨髁上骨折相区别。

【治疗】

1. 新鲜肘关节后脱位　手法复位，多用牵引复位法。

在臂丛麻醉下，医者一手握住伤肢前臂、旋后，使肱二肌松弛后进行牵引，助手做反牵引，先纠正侧方移位，再在继续牵引下徐徐屈曲肘关节，同时将肱骨稍向后推，复位时可感到响声，如已复位，关节活动和骨性标志即恢复正常，如果一人操作，可用膝肘复位法或椅背复位法。

注意事项：复位前应检查有无尺神经损伤，复位时应先纠正侧方移位，有时要先将肘稍过伸牵引，以便使嵌在肱骨鹰嘴窝内的尺骨喙突骨折片脱出，再屈肘牵引复位，若合并肱骨内上髁骨折，肘关节复位后，肱骨内上髁多可随之复位；但有时骨折片嵌入肱尺关节间隙，可外展前臂，利用前臂屈肌的牵拉作用将骨折片拉出。

固定方法：复位后，用石膏或夹板将肘关节固定于屈曲90°位，3~4周后去除固定，逐渐练习关节自动活动，要防止被动牵拉，以免引起骨化性肌炎。

肘关节脱位合并肱骨内上髁骨折或桡骨小头骨折，手法复位失败者，可行手术复位；成人可做桡骨小头切除术。

2. 陈旧性肘关节脱位　陈旧性肘关节脱位，损伤在3个月以内，可试行手法复位，如不能复位时，切不可强力复位，应采取手术复位。如合并有尺神经损伤，手术时应先探查神经，在保护神经下进行手术复位，复位后宜将尺神经移至肘前，如关节软骨已破坏严重，可考虑做肘关节成形术或人工关节置换术。

3. 肘关节前脱位　手法复位时，应将肘关节呈高度屈曲位进行，一助手牵拉上臂，术者握前臂，推前臂向后，即可复位，合并骨折亦随之复位。复位后固定于半伸肘位4周，有时尺骨鹰嘴骨折不能手法整复，需手术复位固定。

四、小儿桡骨头半脱位

小儿桡骨头半脱位又称“牵拉肘”，是临床常见的肘部损伤，俗称“肘脱环”“肘错环”。常见于2~4岁幼儿。

【病因病机】

小儿桡骨头尚未发育完全，桡骨小头和桡骨颈几乎相等，环状韧带较松弛，在外力牵拉时，易发生半脱位，桡骨头被拉至漏斗环状韧带的远侧，有时部分韧带嵌于肱桡关节之间，阻碍桡骨小头回复原位。

课堂互动 4-2

小儿桡骨小头半脱位在诊断中应当注意哪些内容以避免误诊？

答案解析

【诊断要点】

1. 病史　常有提拉患儿手臂行走的受伤史。

2. 症状与体征　半脱位时肘部疼痛，患儿哭闹，肘部半屈曲，前臂中度旋前，不敢旋后和屈肘，不肯举起和活动患肢，桡骨头部位压痛，X线检查不能显示病变。

【治疗】

复位时不用麻醉，先将前臂旋后，伸肘稍加牵引，拇指压肘前桡骨小头处，屈曲肘关节，必要时前后旋转前臂，可感到复位的响声，复位后肘部及前臂可活动自如。复位后，一般不需要特殊固定，疼痛明显者可用三角巾悬吊1周。家长应注意勿提拉小儿手臂，防止复发。随着年龄增长，桡骨头发育正常，即不易脱出。

五、髋关节脱位

髋关节为杵臼关节，作为关节窝的髋臼较深，能容纳整个股骨头。股骨头和股骨颈通过坚固的关节囊和圆韧带与髋臼相连，前面有强大的髂股韧带，后面有耻骨和坐骨囊状韧带附着，股骨颈的大部分被包在关节囊内，只有后中下1/3露于关节囊外，韧带坚强，肌肉肥厚，因此髋关节具有很好的稳定性，仅在强大暴力下发生脱位，多见于青壮年。髋关节脱位分为前脱位、后脱位和中心脱位3种类型，以后脱位最常见（图4-4）。

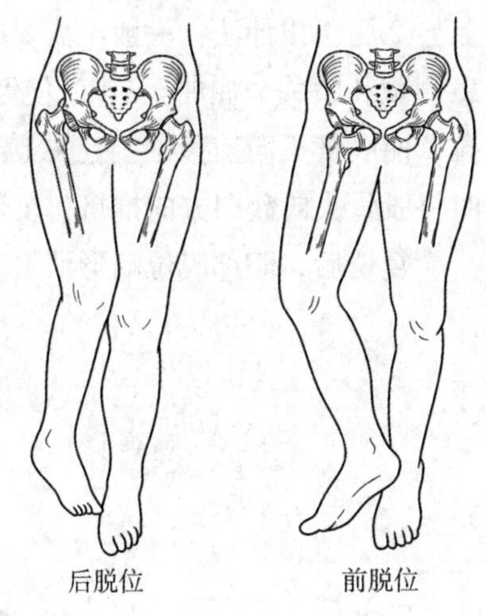

图4-4 髋关节脱位畸形

【病因病机】

髋关节后脱位是由于髋关节在屈曲、内收位时，股骨头顶于髋臼的后上侧，关节囊处在紧张状态，当受到来自沿股骨纵轴方向的传达暴力冲击髋关节，股骨颈被髋臼前内缘挡住，形成杠杆的支点，使股骨头向后突破关节囊后上方而造成后脱位。若髋关节在屈曲和轻度内收位，同样外力可使髋臼顶部后缘骨折，股骨头向后脱位。如髋关节在中位或轻度外展位，暴力可引起髋臼骨折，股骨头沿骨折处向盆腔方向移位，叫作中心脱位，很少见。如髋关节处于外展位，股骨大粗隆与髋臼上缘相顶撞，以此为支点继续外展，暴力沿股骨头长轴冲击，可发生前脱位。股骨头可停留在闭孔或耻骨嵴处。

【诊断要点】

1. 后脱位

（1）髋关节有典型的屈曲、内收位受伤史。

（2）髋关节疼痛、活动障碍等。

（3）脱位的特有体征 髋关节弹性固定于屈曲、内收、内旋位，膝关节轻度屈曲，并搭于健侧膝上，称为黏膝征。患侧足尖亦可触及健侧足背，患肢外观变短。腹沟部关节窝空虚，髂骨后可摸到隆起的股骨头。大转子上移，高出髂前上棘与坐骨结节连线。

（4）X线检查可确定脱位类型，并可以观察是否合并有骨折。

2. 前脱位 髋关节呈屈曲、外展、外旋畸形，患肢很少短缩，大粗隆亦突出，但不如后脱位时明显，可位于髂坐线之下，在闭孔前可摸到股骨头。

3. 中心脱位 畸形不明显，脱位严重者可出现患肢缩短，下肢内旋内收，大转子隐而不现，髋关节活动障碍。临床上往往需经X线检查后，方能确定诊断（图4-5）。常合并髋臼骨折，可有坐骨神经及盆腔内脏器损伤，晚期可并发创伤性关节炎。

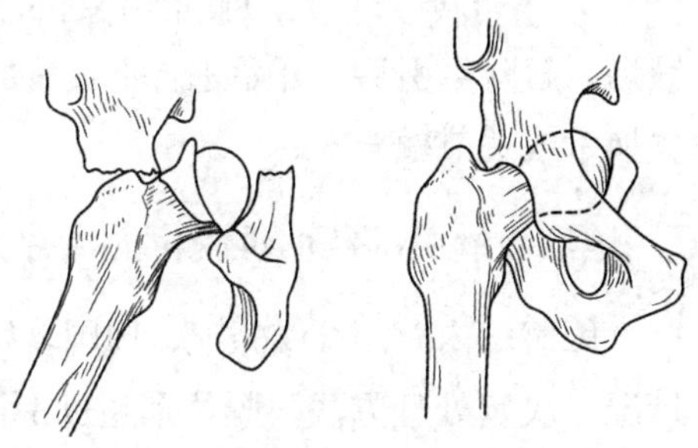
图4-5 髋关节中心脱位X线示意图

【治疗】

（一）新鲜脱位的治疗

1. 后脱位

（1）复位

①回旋法：腰椎硬膜外麻醉后，患者仰卧位，助手固定骨盆，屈髋、屈膝至90°，术者一手握住患肢踝部，另一前臂放在腘窝向上牵引，使髋关节屈曲、内收、内旋，然后一面持续牵引，一面将关节外旋、外展、伸直，使股骨头滑入髋臼而复位。因为复位时连续动作呈“？”形，似一问号，故又称“问号法”复位。

②屈髋拔伸法：一般不需要麻醉，患者仰卧位，助手的动作和术者的位置同上法，复位时术者先将患侧髋和膝关节屈曲至90°，使髂股韧带松弛，然后一手握住小腿向下压，另一前臂套住膝后部向上牵拉，使股骨头向前移位接近关节囊后壁破口，同时内、外旋转股骨干，使股骨头滑入髋臼。助手亦可同时将股骨头向髋臼方向推挤。复位时常可听到或感到一明显响声。该种方法相对比较安全（图4-6）。

复位后，髋部脱位畸形消失，双下肢等长，髋关节被动活动无障碍，即表明复位成功。

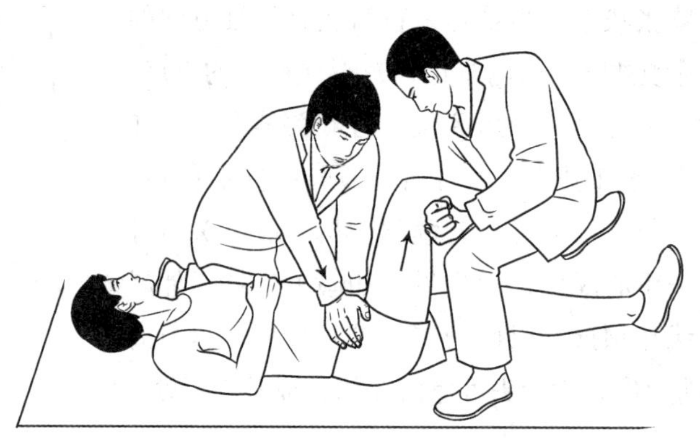

图4-6 髋关节后脱位屈髋拔伸复位法

③手术复位的适应证：手法不能复位，应考虑及时手术复位。髋臼上缘大块骨折，须手术复位并做内固定。

（2）固定　复位后一般可以用皮肤牵引或平卧沙袋制动，维持患肢轻度外展中立位3~4周。亦可用单侧髋人字石膏固定3~4周。解除固定后，患肢可在不负重情况下行走，待3个月后再负重行走，防止过早负重出现股骨头缺血性坏死。

2. 前脱位　治疗原则同前，仅手法方向相反，复位后处理亦同。

3. 中心脱位　宜用骨牵引复位，牵引6~8周，在牵引过程中应及早行股四头肌和髋关节主动活动锻炼。解除牵引后，开始进行不负重的活动和步行。如晚期发生严重的创伤性关节炎，可考虑人工关节置换术或关节融合术。

（二）髋关节陈旧性脱位的治疗

因髋臼内充满纤维瘢痕，周围软组织挛缩，手法复位不易成功。可根据脱位时间、局部病变和伤员情况，决定处理方法。脱位未超过3个月者，可试行手法复位。先行骨牵引1~2周，将股骨头拉下至髋臼缘，再在麻醉下试行轻缓手法活动髋关节，以松解粘连，获得充分松动后再按新鲜脱位的手法进行整复。但切忌粗暴，以免发生骨折。手法复位不成功或脱位已超过3个月者应手术复位。对关节面破坏严重者，可根据患者职业决定做髋关节融合术或人工关节置换术。

目标检测

答案解析

1. 以下关节脱位的病因中哪一项更为常见（　）
   A. 间接暴力　B. 感染　C. 肌肉强烈收缩　D. 直接暴力　E. 持续劳损
2. 陈旧性与新鲜关节脱位的时间界限为（　）
   A. 4周　B. 1~2周　C. 2~3周　D. 3~4周　E. 5~6周

3. 因为关节解剖结构特点最易发生关节脱位的是（ ）

A. 膝关节 B. 肩关节 C. 掌指关节 D. 颞颌关节 E. 髋关节

4. 创伤性关节炎最好发部位是（ ）

A. 肩关节 B. 肘关节 C. 膝关节 D. 腕关节 E. 髋关节

5. 关节脱位整复后固定时间一般为（ ）

A. 4~5周 B. 1~2周 C. 2~3周 D. 3~4周 E. 5~6周

6. 脱位初期治疗宜活血化瘀、行气止痛，常用方剂是（ ）

A. 活血止痛汤 B. 独活寄生汤 C. 跌打养营汤 D. 壮筋养血汤 E. 虎潜丸

7. 肩关节脱位最常见的类型是（ ）

A. 后脱位 B. 外脱位 C. 上脱位 D. 内脱位 E. 前脱位

8. 肘关节脱位的常见类型是（ ）

A. 外脱位 B. 内脱位 C. 后脱位 D. 前脱位 E. 侧脱位

9. 肩关节脱位的诊断以下哪项除外（ ）

A. 假关节形成 B. 方肩畸形 C. 关节盂空虚 D. 搭肩试验阳性 E. 弹性固定

10. 哪项不是肘关节后脱位的临床表现（ ）

A. 疼痛剧烈 B. 肘内、外翻 C. 靴状畸形 D. 肿胀明显 E. 弹性固定

11. 肘关节后脱位常见的神经损伤是（ ）

A. 尺神经 B. 桡神经 C. 腋神经 D. 正中神经 E. 臂外侧皮神经

12. 肘关节后脱位复位后固定的位置是（ ）

A. 屈肘130° B. 屈肘120° C. 屈肘100° D. 屈肘90° E. 屈肘110°

13. 小儿桡骨头半脱位的临床表现是（ ）

A. 肿痛、功能障碍 B. 轻度畸形 C. 功能障碍为主

D. 弹性固定为主 E. 关节空虚为主

14. 小儿桡骨头半脱位的治疗方法是（ ）

A. 内外用药 B. 局部按摩 C. 热罨疗法 D. 包扎固定 E. 手法复位

（谢明夫）

书网融合……

知识回顾

习题

第五章　筋　伤

PPT

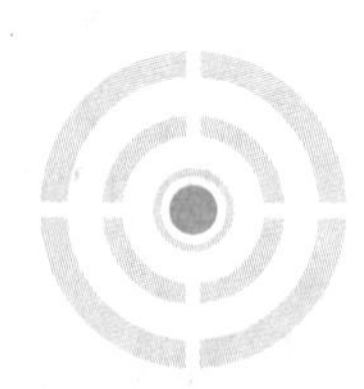

学习目标

知识要求：

1. 掌握筋伤的病因病机、分类、辨证诊断；掌握肩、腕、指、髋、膝、踝、腰筋伤的临床表现、诊断。

2. 熟悉手肘、颈筋伤的临床表现、诊断。

3. 了解各类筋伤的治疗方式。

能力要求：

1. 熟练掌握各类筋伤的辨病技巧。

2. 能够应用筋伤基础知识进行骨伤科常见筋伤疾病的诊疗及治疗。

第一节　筋伤概论

各种暴力或慢性劳损等原因所造成的损伤，统称为筋伤。“筋”的范围是比较广泛的，广义的筋是指皮肤、皮下组织、筋膜、肌肉、肌腱、韧带、关节囊、滑液囊、关节软骨盘、椎间盘、腱鞘等软组织。筋伤是骨伤科最常见的疾病，筋与骨两者之间的关系十分密切，而且是互相影响。“伤筋动骨”说明筋伤会影响骨骼，筋伤不一定伴有骨折、脱位，但骨折、脱位均可伴随有不同程度的筋伤。

一、病因病机

筋伤的病因比较复杂，但归纳起来可分为外因和内因两大类。

1. 外因　主要是外力伤害，但与外感六淫也有密切关系。

（1）外力伤害有直接暴力、间接暴力、肌肉强烈收缩和慢性劳损，是筋伤的主要致病因素。

（2）外感六淫与筋伤关系密切。各种损伤可因风寒湿邪侵袭，经络阻滞，引起筋肉挛缩或松弛无力，或关节活动不利，肢体功能障碍。也可使急性筋伤缠绵难愈或使慢性筋伤症状加重。风寒湿邪侵袭是筋伤中比较常见的病因之一。

2. 内因　内因是指受人体内部因素影响而致筋伤的因素。筋伤常与年龄、体质、局部解剖结构和病理因素密切相关。

二、分类

（1）根据暴力的形式分类 可分为扭伤、挫伤和碾挫伤。

（2）根据筋伤的程度分类 可分为撕裂伤、断裂伤和筋伤错缝。

（3）根据筋伤的病程分类 可分为急性筋伤和慢性筋伤。

三、诊断

筋伤的主要症状是疼痛、瘀肿和功能障碍。

1. 筋伤初期 肢体受到急性损伤后，受伤处由于创伤反应致使气血瘀滞，脉络不通，而产生局部的剧烈疼痛。由于疼痛和肿胀，肌肉、肌腱、神经损伤，关节内软骨板破裂，而致不同程度的功能障碍。

2. 筋伤中期 受伤3~4天后，瘀血渐化，肿胀开始消退，瘀斑转为青紫色，皮肤温热，疼痛渐减。至伤后10~14天，筋伤轻者，可获康复；筋伤重者，肿胀消退亦较显著，疼痛明显减轻，功能部分恢复。

3. 筋伤后期 重症筋伤2周以后，瘀肿大部分消退，瘀斑转为黄褐色，疼痛渐不明显，功能轻度障碍，此种残余症状经3~5周可全部消失，功能亦可恢复。

4. 慢性筋伤 慢性筋伤的症状则缺乏典型的演变过程，因患病部位不同，劳损的组织结构不同，可有各不相同的症状。

四、治疗

筋伤的治疗应以辨证论治为基础，要严格贯彻调理气血、筋骨并重、标本兼治、内外结合的治疗原则。筋伤的治疗方法有理筋手法、药物、固定、练功、牵引、针灸、封闭、针刀、手术和物理治疗等疗法。因为筋伤后的病情、病程及预后的差异很大，所以临床上多采用综合的治疗方法，以达到提高疗效、缩减疗程的目的。

课堂互动 5-1

答案解析

筋伤和骨折在诊断过程中如何进行有效区分？

第二节 肩部筋伤

一、肩关节扭挫伤

因间接暴力使肩关节（图5-1）过度扭捩，或重物直接撞击，引起肩部关节囊、筋膜损伤或撕裂者称肩部扭挫伤。

【病因病机】

多因骤然的间接暴力引起肩关节过度牵拉、扭转，或重物直接击打、碰撞肩部，而造成肩部肌肉或

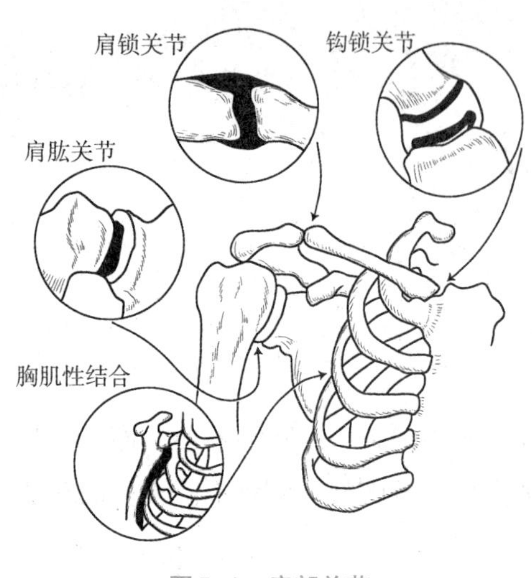

图5-1 肩部关节

关节囊、筋膜等不同程度的损伤或撕裂，致使脉络破裂，气血凝滞，瘀肿疼痛，功能障碍。

【诊断要点】

1. 病史 有明显的外伤史。伤后肩部肿胀、疼痛逐渐加重，肩关节活动受限。

2. 症状与体征 挫伤者皮下青紫瘀肿；扭伤者肿痛一般较轻，但逐渐加重，轻者1周内症状明显缓解，重者或伴有组织的部分纤维断裂或并发小的撕脱性骨折，症状可迁延数周。若肩部肿痛范围较大者，要查出肿痛的中心点，根据压痛最敏感的部位，判定受伤的准确位置。体征主要表现为压痛、活动痛及运动障碍。

【治疗】

1. 理筋手法 在具体应用时应根据病情，选择得当。患者端坐，术者立于患侧，嘱尽量放松上肢肌肉，在肩部施以点按痛点、搓揉按摩、推拿弹拨、拔伸牵引、外展外旋等手法。

2. 药物治疗 损伤初、中期以散瘀消肿、生新止痛为主，内服舒筋活血汤，疼痛难忍时加服云南白药，外敷消瘀止痛药膏或三色敷药。后期以活血舒筋、通络止痛为主，可内服麻桂温经汤或小活络丸，并配合骨科外洗一方熏洗热敷。

3. 固定方法 扭挫伤较重者，应用三角巾将伤肢屈肘90°悬挂胸前，以限制患肩活动2~3周。制动时间不宜太长，在病情允许下应尽早练功。

4. 练功活动 肿痛减轻后，应做肩关节前屈后伸、内外运旋、叉手托上、弓步云手及耸肩等锻炼，动作幅度、速度及力度应循序渐进地进行，以尽早恢复活动功能。

5. 物理疗法 物理疗法具有镇痛、缓解肌肉痉挛、促进局部炎症吸收及增强组织代谢的作用，可选择使用。损伤初期可采用冰袋等冷敷疗法，中后期可应用红外线与超声波疗法。

二、冈上肌肌腱炎

冈上肌腱炎是指劳损或外伤后逐渐引起的肌腱退行性改变所造成的慢性无菌性炎症反应。

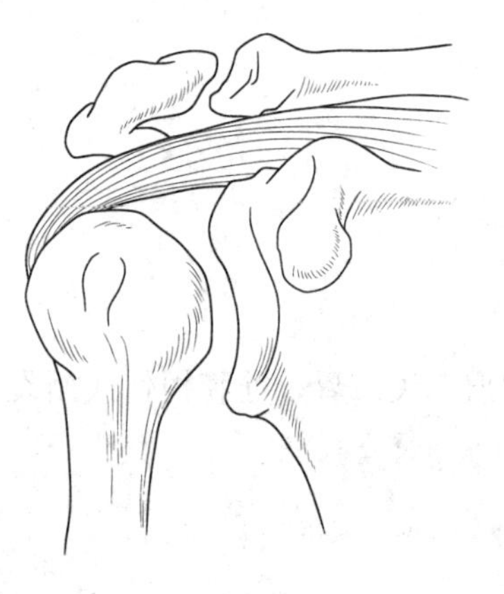
图5-2 冈上肌

【病因病机】

当肩外展至90°时，肩峰下滑囊完全缩进肩峰下面，冈上肌腱必然受到喙肩韧带和肩峰的挤压、摩擦而损伤，日久易发生退行性变，形成肌腱无菌性炎症而发为本病。此外，少数患者的冈上肌腱因劳损而渐趋粗糙，甚至肌腱内有钙盐沉着，形成冈上肌腱钙化，而变得脆弱，如遭受暴力可造成肌腱断裂。肩部急性筋伤，或感受风寒湿邪，局部气血瘀滞，筋膜粘连，使冈上肌腱更易受到挤压和摩擦，而转变为冈上肌腱炎。

【诊断要点】

多数呈缓慢发病，肩外侧渐进性疼痛，肩外展活动受限，肱骨大结节处或肩峰下压痛，“疼痛弧”试验阳性。“疼痛弧”现象是冈上肌腱炎的特征。X线摄片检查，一般无异常征象，冈上肌腱钙化时，可见局部有钙化影。

【治疗】

1. 理筋手法　患者正坐，术者先用拿法，拿捏冈上部、肩部、上臂部肌肉，自上而下，以疏通经络；然后医者用拇指在冈上肌部位做局部弹拨、按揉、分筋法，以舒筋活络；最后医者一手按肩部，一手拿腕部，相对用力拔伸肩关节，拿腕之手做肩摇法，再以两手扣住患侧手大、小鱼际部，在向下牵引的同时做上肢的牵抖法，以滑利关节。

2. 药物治疗　急性期治宜舒筋活血、通络止痛为主，内服舒经活血汤加减，外敷消瘀止痛膏或三色敷药等。慢性期可内服舒筋丸；局部疼痛畏寒者可内服大活络丸或小活络丸；兼有体弱血虚者可内服当归鸡血藤汤。外贴伤湿止痛膏等，亦可用中药熏洗或腾药热敷患处。

3. 固定方法　急性期局部肿痛难忍者可用三角巾悬吊，做短期制动。

4. 功能锻炼　疼痛缓解后进行功能锻炼，如肩外展、前屈、外旋、甩手、上举等活动，以舒筋活络，恢复肩臂活动功能。

5. 针灸治疗　取穴如天宗、肩髃、肩髎、曲池等，用泻法，提插捻转，以肩臂酸麻胀为度，留针20分钟。可加艾灸，以温经通络、散寒止痛。

三、肩关节周围炎

肩关节周围炎是指一种以肩痛、肩关节活动障碍为主要特征的筋伤，简称“肩周炎”。

【病因病机】

本病的确切病因未明，但一般认为与下列因素有关：①肩部活动减少，可因冠心病、颈椎病神经根痛等引起肩部疼痛、活动受限。②肩关节损伤，如肩袖撕裂、骨折、脱位，固定时间太长。③组成肩关节囊的结构因退行性变而产生无菌性炎症、粘连，如冈上肌腱炎、肱二头肌长头腱鞘炎。④相邻滑囊产生炎症粘连，如肩峰下滑囊炎、肩胛下肌滑囊炎。上述因素单独或联合作用，促成肩关节囊粘连。

【诊断要点】

1. 病史　本病属自限性疾病，病程一般为数月，但也可长达2年。

2. 症状与体征

（1）急性疼痛期　主要临床表现为逐渐加重的肩部疼痛，肩关节活动受限，是由于疼痛引起的肌肉痉挛，韧带、关节囊挛缩所致，但肩关节本身尚能有相当范围的活动度。此期病程约为1个月，亦可延续2~3个月。若积极治疗，可直接进入缓解期。

（2）粘连僵硬期　肩部疼痛逐渐减轻，但肩关节因肩周软组织广泛粘连，活动范围严重受限，主动和被动的肩内、外旋和外展活动度全面下降，出现“耸肩”现象及肩部肌肉挛缩。一般需要3~6个月，方能缓解而进入恢复期。

（3）缓解恢复期　肩部疼痛基本消失，肩关节的挛缩、粘连逐渐消除而恢复正常功能。此期约需6个月。

【治疗】

1. 手法治疗　手法松解方法很多，有常规按摩逐渐松解法，适用于早期或活动受限较轻者，每日稍加松解，以保持肩关节有一定活动范围；严重者可以用麻醉下松解法，建议在肌间沟麻或全身麻醉下，医者左手扶肩部，右手持上肢做伸屈、外展，逐渐增加幅度，目的在于撕开关节囊与肱骨头、肱二头肌长头腱与腱鞘及关节周围组织的粘连，如果手法后关节肿胀明显，可以抽出积血，注入普鲁卡因、泼尼松龙混悬液止痛，次日起协助患者做肩部活动。但此法必须经由有经验的医师执行；对骨质疏松者慎用，勿用暴力，避免骨折、脱位或造成臂丛神经损伤。

2. 辨证论治　本病以肝肾不足为本，经络阻滞为标，方可用独活寄生汤加减。

3. 外治法　可用通络祛痛膏、五子散等外敷。

4. 西药治疗　口服非甾体药物消炎镇痛。

5. 手术治疗　一般不需要手术治疗。但对粘连重、影响活动、上述方法治疗无效、年龄较轻、要求改善活动范围者，可考虑肩关节镜探查、关节囊松解术、肩峰下滑囊切除术、肱二头肌腱炎清理术等操作。如果合并肩袖损伤，可以镜下修补缝合固定。冻结肩一般不主张进行切开手术。

6. 功能锻炼　指导患者进行患肢功能锻炼，如梳头、揽腰、爬墙、划圈等。

7. 其他疗法

（1）物理治疗　可予以频谱、冲击波等治疗。

（2）针刺治疗　对疼痛明显的患者，针刺治疗能取得较好的疗效，常用穴位有肩俞、曲池、丰隆、阳陵泉等。

（3）局部封闭　关节腔内液压扩张法为首选，用利多卡因 5ml+得宝松 1ml+生理盐水 15~20ml进行扩展。操作要点是药液需注射进入关节腔，达到扩展关节囊的效果。痛点局限者，可用利多卡因+泼尼松龙混悬液做局部浸润。如肩峰下、关节囊、肱二头肌腱鞘等，以减轻疼痛，松解粘连，便于患肩活动。

第三节　肘部筋伤

一、肘关节扭挫伤

肘关节扭挫伤是常见的肘关节闭合性损伤，凡使肘关节发生超过正常活动范围的运动，均可引起肘关节的筋伤。

【病因病机】

直接暴力可造成肘关节软组织挫伤，如跌仆滑倒，手掌撑地，传导暴力使肘关节过度外展、伸直或扭转，造成肘关节扭伤。由于关节的稳定性主要依靠关节囊和韧带约束，故临床以桡侧韧带损伤最为常见，尺侧次之，后侧较少。严重的肘关节扭伤、挫伤，伤后不固定或固定不恰当，或因进行不适当的反复按摩，都可使血肿扩大。这种血肿有软组织内血肿和骨膜下血肿，常互相沟通。在血肿机化时，通过膜下骨化，以及骨质内钙质进入结缔组织肿块内，造成关节周围组织的钙化、骨化，即造成所谓骨化性肌炎。

【诊断要点】

1. 病史 有明显的外伤史，肘关节呈半屈伸位，患者以手托肘，关节活动受限。

2. 症状与体征 重者关节伤侧肿痛明显，皮下有瘀斑，甚至有波动感。初起时肘部疼痛，活动无力。肿胀常因关节内积液和鹰嘴窝脂肪垫炎，或肱桡关节后滑膜囊肿胀而逐渐加重，以致伸肘时鹰嘴外观消失。部分严重的肘部扭伤有可能因肘关节脱位后已自动复位，只有关节明显肿胀，已无脱位症，易误认为单纯扭伤。其中关节囊和韧带、筋膜若有撕裂性损伤，做关节被动活动时有“关节松动”的不稳定感，并引起肘部剧烈性疼痛。常规拍摄肘关节正、侧位X线片，排除是否合并有骨折等。对可疑病例在进行局部麻醉后，伸直肘关节，做被动肘外翻30°摄片，若内侧关节间隙明显增宽，则说明肘关节尺侧副韧带撕裂。同样，亦可做桡侧副韧带损伤检查。在儿童骨骺损伤时较难区别，可与健侧同时拍片以检查对比，可以减少漏诊。

【治疗】

以固定、功能锻炼为主，配合药物、手法治疗。

1. 手法治疗 肘关节急性扭挫伤肿胀明显时，一般忌用手法治疗，特别是粗暴的重手法理伤。如怀疑有关节的微小错落，可在伸肘牵引下将肘关节做一次被动屈伸活动，能起到整复作用，但不宜反复操作，尤其在恢复期，粗暴的屈伸活动后，会增加新的损伤，甚至诱发骨化性肌炎。在触摸到压痛点后，医者以两手掌环握患者患侧肘部，轻揉按压数次，有减轻疼痛的功效。以患侧为中心，医者用大拇指顺侧副韧带行走方向理顺剥离的肌纤维，一般2周左右逐渐修复。此外，为防止撕裂的关节囊反折于关节间隙，宜将关节在牵引下被动屈伸活动一次，以纠正微细的关节错缝，同时能拽出嵌入关节内的软组织，并将渗入关节内的血肿压出关节间隙外。

2. 药物治疗 初期治宜散瘀消肿，方用桃红四物汤或七厘散，外敷三色敷药或清营退肿膏。后期治宜消肿活络，可内服补筋丸或舒筋丸，外用上肢洗方、海桐皮汤熏洗热敷。西药应用非甾体类消炎镇痛药。

3. 固定方法 初期用三角巾将患肢置于屈肘90°的功能位悬吊胸前，以限制肘关节的伸屈活动，并督促患者多做手指伸屈、握拳活动，以利消肿。

4. 功能锻炼 早期功能锻炼可做握拳活动，中、后期做肘关节屈伸等活动。如做被动屈伸活动，动作必须轻柔，以不引起明显疼痛为准，禁止做粗暴的各种主动、被动活动。

5. 其他治疗 可选用超短波或中药离子导入等理疗。若肘关节尺、桡侧副韧带完全断裂，关节失稳者，宜手术治疗。

二、肱骨外上髁炎

肱骨外上髁炎是以肱骨外上髁部局限性疼痛，并影响伸腕和前臂旋转功能为特征的慢性劳损性疾病。本病称谓较多，如肱桡关节滑囊炎、肱骨外上髁骨膜炎、肱骨外上髁综合征等，因网球运动员较常见，故又称网球肘。本病多见于男性，以右侧多见。

【病因病机】

多因慢性劳损致肱骨外上髁处形成急、慢性炎症而引起。起于肱骨外上髁部的有桡侧腕长伸肌、桡侧腕短伸肌、肱桡肌、旋后肌等，主要功能为伸腕、伸指，其次使前臂旋后。当腕背伸或前臂旋后过度都会使附着于肱骨外上髁部的腕伸肌腱、筋膜受到牵拉而致伤。由于肘、腕关节的频繁活动，长期劳累，使腕伸肌的起点反复受到牵拉刺激，引起部分撕裂和慢性炎症，出现局部滑膜增厚和滑囊炎等病理改变。本病的病理变化较为复杂，常有肌纤维在外上髁部分撕脱，或关节滑膜嵌顿或滑膜炎，或支配伸肌的神经分支的神经炎，或桡骨环状韧带变性，或肱骨外上髁骨膜炎等。其局部反应多有充血、水肿，或渗出、粘连等。

【诊断要点】

起病缓慢，初起时在劳累或做某一动作时偶感肘外侧酸胀疼痛，休息后缓解；随着病情的加重，做拧毛巾、扫地、端壶倒水等动作时疼痛加剧，前臂无力，甚至持物落地。日久转为持续性疼痛，可向上臂及前臂放射，影响肢体活动。肱骨外上髁及肱桡关节间隙处有明显的压痛点，压痛可沿桡侧伸肌总腱方向扩散，肘关节伸屈活动无障碍，少数患者局部轻度红肿；腕伸肌紧张试验、密耳（Mill）征阳性。X线摄片检查多属阴性，偶见肱骨外上髁处骨质密度增高的钙化阴影或骨膜肥厚影像。若病变发生在肱骨内上髁，则为肱骨内上髁炎，肿痛和压痛在肘内侧，抗阻力屈腕时疼痛明显；若病变发生在尺骨鹰嘴，则为鹰嘴滑囊炎，肿痛和压痛在肘后侧，肘关节伸屈轻度受限。

【治疗】

以手法治疗为主，配合药物、针灸、针刀疗法、封闭、理疗等治疗。

1. 理筋手法　用弹拨、分筋、屈伸、顶推等手法治疗，以达到缓解痉挛、活络止痛之目的。患者正坐，医者先用拇指在肱骨外上髁及前臂桡侧痛点处做弹拨、分筋；然后医者一手由背侧握住腕部，另一手掌心顶托肘后部，拇指按压在肱桡关节处，握腕部之手使桡腕关节掌屈，并使肘关节做屈、伸的交替动作，同时另一手于肘关节由屈曲变伸直时在肘后部向前顶推，使肘关节过伸，肱桡关节间隙加大，如有粘连时，可撕开桡侧腕伸肌之粘连。

2. 药物治疗　轻症可采取休息、服抗炎镇痛药物等治疗，中医治宜养血荣筋、舒筋活络，内服活血汤、舒筋汤等，外敷定痛膏或用海桐皮汤熏洗热敷患处。

3. 针灸治疗　以痛点及周围取穴，隔日1次。或用梅花针叩打患处，再加拔火罐，3~4天1次。亦可结合温针、电针治疗。

4. 封闭疗法　对服药不愈者，可做局部封闭，1%利多卡因2ml加醋酸泼尼松龙12.5mg做痛点封闭治疗；每周1次，2~4次多可痊愈。

5. 针刀疗法　局部麻醉后从压痛点进针，将针刀刀口线与伸肌的纤维走向平行，垂直刺入，直达肱桡关节滑囊和骨面，纵行疏通剥离数刀；若有瘢痕结节，行瘢痕刮除刀法；术后压迫针孔片刻，无菌纱布包扎后，伸屈活动患肘数次。

6. 物理疗法　可采用超短波、磁疗、蜡疗、光疗、离子透入疗法等，以减轻疼痛，促进炎症吸收。

第四节　腕、指部筋伤

一、腕三角软骨损伤

腕三角软骨（图5-3）为纤维软骨组织，略呈三角形，其基底边附着于桡骨远端关节面的尺切迹边缘，软骨尖端附着于尺骨茎突基底部。腕三角软骨边缘较厚，其掌侧缘和背侧缘均与腕关节囊相连，中央部较薄，呈膜状，容易破裂。腕三角软骨横隔于桡腕关节与尺桡远侧关节之间，将此两关节腔完全隔开，具有稳定尺桡远侧关节、增加关节滑动和缓冲的作用，以及限制前臂过度旋转的功能。本病多见于青壮年。

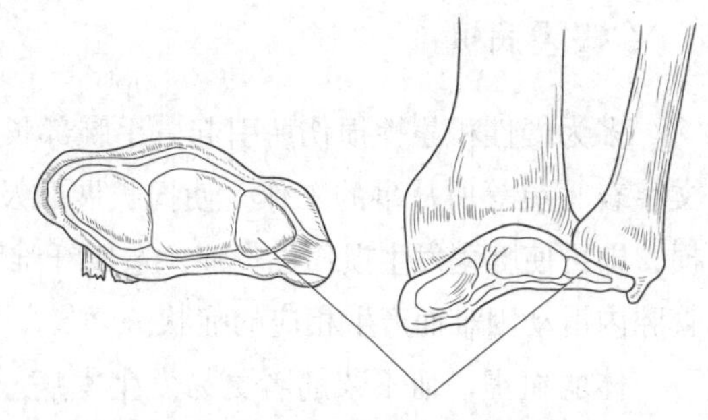
图5-3 腕三角软骨

【病因病机】

在各种运动中，腕部三角纤维软骨损伤的发生，绝大多数是由慢性损伤或劳损所致。主要是因运动中前臂和腕部反复的旋转负荷过度，使软骨长期受到碾磨或牵扯，以及桡尺远侧关节受到过度的剪力作用而引起。准备活动不充分，前臂与腕关节柔韧素质较差等，也是造成损伤的原因。急性损伤大多是因摔倒时手撑地而引起。该损伤的原理是由于前臂极度旋转时，尤其是处在腕背伸下的旋前时，会使尺桡骨的远端趋向分离，三角纤维软骨会被拉紧、扭动，如果旋旋转力或剪力作用过大，就会使三角纤维软骨的附着处撕断或分离，而桡尺远侧关节间亦可产生不同程度的扭伤分离或脱位。

【诊断要点】

患者往往诉腕关节尺侧或腕关节内疼痛，腕部感到软弱无力，当前臂或腕部做旋转活动时，疼痛加重。检查时，多无腕部肿胀，压痛点多局限于尺骨茎突远方的关节间隙处和桡尺远侧关节背侧间隙部，做腕关节背伸尺侧倾斜受压时，即可出现疼痛。如患者有桡尺远侧关节松弛或半脱位、脱位，则可发现尺骨小头明显地在腕背部隆起，推之活动范围明显增加（可与正常侧比较），按之多可平、松手又再见隆起，握力检查有减退。X线检查可见尺桡远侧关节间隙增宽。

本病应注意与月骨无菌性坏死相鉴别，月骨无菌性坏死同样有外伤史，但压痛点在腕正中部。

【治疗】

以手法治疗为主，配合药物、固定、练功治疗。

1. 理筋手法 患者正坐，掌心朝下，医者先行相对拔伸，之后将腕关节环转摇晃6~7次，然后再揉捏、挤压桡骨远端和尺骨小头的侧方以复位，使其突出处复平，最后将尺桡远侧关节捺正，保持稳定的位置。

2. 药物治疗 初期治宜祛瘀消肿，内服七厘散，外敷三色敷药或消瘀止痛膏后期以温经止痛为主，内服加减补筋丸，外用海桐皮汤煎水熏洗。

3. 固定方法 损伤初期，手法捺正下尺桡关节后，将腕关节固定于功能位4~6周；损伤中、后期如症状加重时，也可做短期的固定制动。

4. 功能锻炼 在无痛的情况下，逐步进行功能锻炼。

二、桡骨茎突狭窄性腱鞘炎

桡骨茎突腱鞘为拇长展肌腱和拇短伸肌腱的共同腱鞘。在日常的劳作中，拇指的对掌和伸屈动作较多，使拇指的外展肌和伸肌不断收缩，以致该部位发生无菌性炎症，造成狭窄性腱鞘炎。本病好发于中年人，以女性多见。

【病因病机】

多为慢性积累性损伤所引起。手腕部长期过度劳累可导致本病的发生，如家庭妇女、手工劳动者、文字誊写员等所从事的工作，使拇长展肌及拇短伸肌的肌腱在共同的腱鞘中频繁地来回磨动，日久劳损，即可使腱鞘发生损伤性炎症，造成纤维管的充血、水肿，鞘壁增厚、管腔变窄，肌腱变粗，肌腱在管腔内滑动困难而产生相应的症状。

体弱血虚，血不荣筋者更易发生本病。若局部病变迁延日久，腱鞘纤维化和挛缩，腱鞘腔越变狭窄，使症状更为顽固。

【诊断要点】

本病多见于中年妇女，发病缓慢，腕部桡侧疼痛，提物乏力，尤其不能做提壶倒水等动作。桡骨茎突处有隆起，或可有结节，在桡骨茎突及第1掌骨基底部之间有压痛。部分患者局部有微红、微肿、微热，疼痛可放射至手部。握拳试验（Finkel－Stein征）阳性（图5-4）。

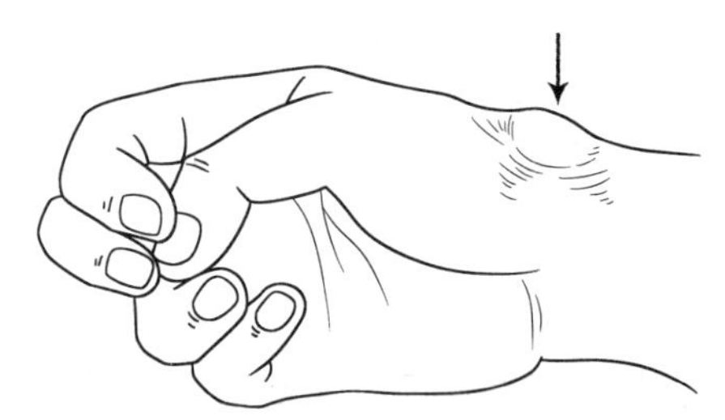

图5-4　桡骨茎突狭窄性腱鞘炎

【治疗】

以手法治疗为主，配合针灸、针刀、药物等疗法，必要时行手术治疗松解腱鞘。

1. 理筋手法　患者正坐，医者一手托住患手，另一手于腕部桡侧疼痛处及其周围做上下来回地按摩、揉捏；然后按压手三里、阳溪、合谷等穴，并弹拨肌腱4~5次；再用左手固定患肢前臂，右手握住患手，在轻度拔伸下缓缓旋转及伸屈腕关节；最后用右手拇、食二指捏住患手拇指末节，向远心端拉伸，起舒筋解粘、疏通狭窄的作用，结束前再按摩患处1次。每日或隔日1次。

2. 药物治疗　治宜调养气血、舒筋活络为主，内服可用桂枝汤加当归、何首乌、威灵仙等，局部可外用海桐皮汤熏洗。

3. 针灸治疗　取阳溪为主穴，配合谷、曲池、手三里、列缺、外关等，得气后留针15分钟，隔日1次。

4. 针刀疗法　针刀刀口线和桡动脉平行，在鞘内纵行疏剥，病情严重者，亦可刺穿腱鞘使刀口接触骨面，刀身倾斜，将腱鞘从骨面上剥离铲起，出针，针孔按压至不出血为止。注意勿伤桡动脉和神经支。

5. 手术治疗　以上方法治疗未见效果者，可行腱鞘松解术。在局部麻醉下纵行切开腕背韧带和腱鞘（不缝合），解除对肌腱的卡压，缝合皮肤切口。有时拇长展肌与拇短伸肌腱各有一个腱鞘，此种解剖变异，术中应探查清楚。

三、指关节扭挫伤

当手指受到间接暴力而过度背伸、掌屈和扭转，或直接暴力撞击压轧等均可引起指间关节扭挫伤。指间关节扭挫伤常可引起关节囊及对侧副韧带的损伤，甚至指间关节脱位。

【病因病机】

手指在伸直位遭受从指端方向骤然猛烈的外力刺激，使指间关节过度屈伸或侧偏，导致指间关节深浅伸屈肌腱、关节囊、侧副韧带或关节软骨损伤。可发生在各手指的远近指间关节，以远侧指间关节多见。X线摄片显示可能伴有关节边缘的骨折及脱位。

【诊断要点】

手部有明显的外伤史。伤后指间关节剧烈疼痛，肿胀迅速。指间关节活动功能障碍，于近乎伸直位强直，严重者手指不能屈伸。患指关节明显压痛。做被动侧向活动时可使疼痛加重。侧副韧带断裂或关节囊撕裂时，则出现指间关节不稳，有侧向异常活动，并可见手指偏斜畸形。X线片检查应除外骨折、脱位。

【治疗】

可采取手法、药物、固定和功能锻炼等进行治疗。

1. 理筋手法　术者左手托住患手，右手拇、食指握住患指末节向远端牵引，使关节间隙拉宽，将卷曲的筋膜舒顺，而后将伤处轻揉伸屈、微微旋转，以滑利关节。侧副韧带断裂者，顺韧带的方向轻轻推压，将分离的组织推回原位，使其续接，并轻轻按压片刻以镇定，再在局部做推揉按摩，以局部舒适轻松为度。

2. 药物治疗　初期宜活血祛瘀、消肿止痛，内服七厘散。后期解除固定后，可用海桐皮汤熏洗。

3. 固定治疗　带有撕脱小骨片者，可用铝板、夹板，将患指近侧指间关节尽量屈曲，远侧指间关节过伸位固定4~6周，当骨片愈合时，末节指骨无力背伸的症状即可消失。若伸指肌腱断裂，需行手术缝合。

4. 功能锻炼　解除固定后即开始锻炼手指屈伸功能。活动前可先做局部的热敷或熏洗，锻炼应循序渐进，以不引起疼痛为限，禁止做被动猛烈的屈伸活动。

第五节　髋部筋伤

一、髋部扭挫伤

髋部扭挫伤是指髋关节在过度外展、内收、屈曲、过伸时，由于摔跤或高处坠下，扭挫而致髋部周围肌肉、韧带的撕伤或断裂，圆韧带、关节囊水肿，中医统称为髋部筋伤。临床上根据损伤的时间而分为新鲜扭挫伤和陈旧伤，以青壮年较多见，早期的明确诊断和针对性强的治疗措施对疾病转归有良好的作用。

【病因病机】

由于剧烈运动或高处跌落时，髋关节在过度外展、内收、屈曲、过伸时扭挫伤，使髋部周围的肌肉、韧带、关节囊等受损，造成局部肌筋的撕裂、充血、渗出、水肿等，导致髋部气血壅滞，产生肿胀、疼痛、功能障碍等功能失调征象。

【诊断要点】

1. 病史　有明显的外伤史。

2. 症状与体征　伤后局部疼痛、肿胀、功能障碍。患肢呈保护性姿态，如跛行、拖拉步态、骨盆倾斜等。患侧腹股沟部有压痛及轻度肿胀，股骨大转子后方亦有压痛，髋关节各方面运动时均可出现疼痛加剧，偶有患肢外观变长，但X线片检查无异常发现。本病预后较好，一般2~3周可痊愈。小儿髋部扭伤若经久不愈，髋关节功能进行性障碍，或伴有低热，则应注意与髓关节结核、股骨头骨骺炎相鉴别。

【治疗】

以手法治疗为主，配合药物等治疗。

1. 理筋手法　患者取俯卧位，医者立于一侧，在髋部痛点采用按揉、拿揉、弹拨、滚法、拔伸等，并配合髋部被动活动。以舒筋通络、消肿止痛、滑利关节。若大腿内侧疼痛，患者改仰卧位，伤肢屈膝屈髋，轻微旋外位。医者立于患侧，双手拇指按压疼痛部肌肉，用分筋法左右弹拨，然后顺肌肉走行方向上下疏通数次，顺筋归位，同时将髋关节伸直，使血脉流畅、筋络舒展。

2. 药物治疗　初期治宜活血祛瘀、消肿止痛、舒筋通络，内服桃红四物汤、舒筋丸，局部外贴消肿止痛膏。后期可选用海桐皮汤外洗、热敷、熏蒸，以促进血液流通，解除肌肉挛缩。

二、弹响髋

弹响髋是指髋关节活动时出现听到或感觉到的髋关节外侧弹响声。从局部解剖学看，阔筋膜张肌位于大腿前外侧，起自髂前上棘，肌腹被阔筋膜（大腿深筋膜）包裹，经股骨大粗隆向下移行为髂胫束，止于胫骨外侧髁，由臂上神经（$L_{4\sim5}$）支配。该部常因劳损后，肌筋挛缩而致病。临床又称之为“阔筋膜张肌紧张综合征”“髂胫束征”等，以青壮年为多见。

【病因病机】

本病的发生多由于股骨大转子外侧髂胫束的增厚，挛缩，在髋关节屈曲、内收或内旋活动时，增厚挛缩的组织滑过大转子的突起而发出弹响声。本病是因局部肌筋气血瘀滞，筋失濡养，导致筋肉挛缩而产生疼痛，活动时弹响；或因关节活动过度，积劳损伤，迁延日久，肌筋增厚、粘连、挛缩而致活动时弹响。

【诊断要点】

弹响髋的诊断不难，检查时令患者做患侧髋关节的伸屈、内收或内旋活动，在大转子部听到弹响，同时摸到或看到索状物在大粗隆上滑移，即可确诊。但需与关节内弹响相鉴别。

【治疗】

本着舒筋解痉、滑利关节的原则，以手法治疗为主，药物治疗为辅。

1. 理筋手法　患者取俯卧位，医者立于患侧，先对腰骶段两侧骶棘肌施以掌根按揉法，以患侧为重点，并逐渐向患侧臀部过渡。从腰骶至臀部上下往返手法治疗3~5分钟，按揉委中穴1分钟。患者取侧卧位，患侧在上，医者从臀部起，经阔筋膜的外侧部、髂胫束而下用掌根按揉法至膝关节外侧，上下往返5~8分钟，并配合髋关节屈伸的被动运动。再沿髂胫束做自上而下往返弹拨法。按压居髎、环跳、风市、阳陵泉诸穴。

2. 药物治疗　一般不必服药，在髋部使用活血化瘀、舒筋解痉药物熏洗。

第六节 膝部筋伤

膝关节为滑车关节，是人体最大、最复杂的关节。由股骨、胫骨、髌骨、包绕着周围的关节囊及周围韧带构成。膝关节的稳定性靠骨、半月板、韧带和肌肉来维持。膝关节侧方有胫、腓侧副韧带，关节内有前、后交叉韧带，膝关节间隙有内、外侧半月板，膝关节前方有股四头肌，膝关节后方有腘绳肌。这些组织结构对维持膝关节的稳定、维护膝关节的屈伸活动起着重要作用，任何一种结构的损伤都会影响关节的稳定性及运动功能，从而出现膝关节肿胀、疼痛、活动受限等症状。

一、膝关节创伤性滑膜炎

膝关节创伤性滑膜炎是因急性创伤或慢性劳损所引起的关节囊内滑膜的无菌性炎症反应，主要表现为关节肿痛、积血性液。可分为急性创伤性滑膜炎和慢性劳损性滑膜炎，后者在肥胖女性中发病率高。属中医学“痹证”范畴。在全身关节中，膝关节的滑膜面积最大，在膝关节腔内，除了髌骨软骨、胫骨平台和股骨下端外，其余大部分均为关节滑膜组织所覆盖。滑膜内含有丰富的血管，血运丰富，正常状态下滑膜细胞分泌滑液，不仅能够保持关节软骨的润滑，减少摩擦，便于关节的活动，还能供给营养，排除代谢产物，扩散关节活动时所产生的热量。滑膜受损出现炎症反应后，必须及时处理，否则炎症迁延日久，影响滑膜功能，会加速关节的退变。

【病因病机】

1. 急性创伤性滑膜炎　多因急性扭挫伤、暴力打击、关节腔内骨折或外科手术等机械性损伤所致，关节腔内的滑膜受损充血，快速产生大量积液，若滑膜破裂则产生积血。多发于运动比较多的青壮年。急性创伤性滑膜炎积液以血性为主。关节内的积液或积血如不及时清除，长期慢性刺激和炎性反应会使滑膜逐渐增厚、纤维化，引起关节粘连，影响关节功能活动。中医学认为是气滞血瘀或湿热相搏，热灼筋肉引起。

2. 慢性劳损性滑膜炎　因慢性劳损或急性创伤性滑膜炎治疗不当演变而成，以滑膜炎性渗出为主。多发于中老年人、膝关节负重过多的人或身体肥胖者。长期劳损刺激，使滑膜产生无菌性炎症，滑膜水肿、增厚、纤维化，滑膜渗出增多，造成关节积液。属中医学“痹证”范畴，多由风寒湿三气杂合而成，一般夹湿者为多。

【诊断要点】

1. 急性创伤性滑膜炎　多有明确的外伤史或近期内的手术史。伤后逐渐出现膝关节肿胀，疼痛，一般以胀痛或隐痛为主（应与创伤性关节内积血鉴别，创伤性关节内积血一般伤后即出现肿胀，疼痛明显，关节穿刺抽出为积血），尤其在膝关节伸直及完全屈曲时胀痛明显。行走跛行，膝关节活动不利。多无固定压痛点，可在原发伤处有压痛。部分患者肤温增高，按之有波动感，浮髌试验阳性（图5-5），关节穿刺可抽出血性积液。X线膝关节摄片检查见髌上囊肿胀，并可排除膝部骨折。MRI检查提示膝关节积液，滑膜水肿，原损伤部位可见异常信号改变，比如肌肉损伤表现。

2. 慢性劳损性滑膜炎　有膝关节劳损病史或反复膝关节肿痛病史。膝关节肿胀、下蹲困难，或上下楼梯疼痛，劳累后加重，休息后减轻，局部肤温正常，浮髌试验可为阳性。关节穿刺可抽出淡黄色的渗出液。X线片示膝关节结构无明显异常，有的患者可见退变增生明显。MRI检查可见关节积液。

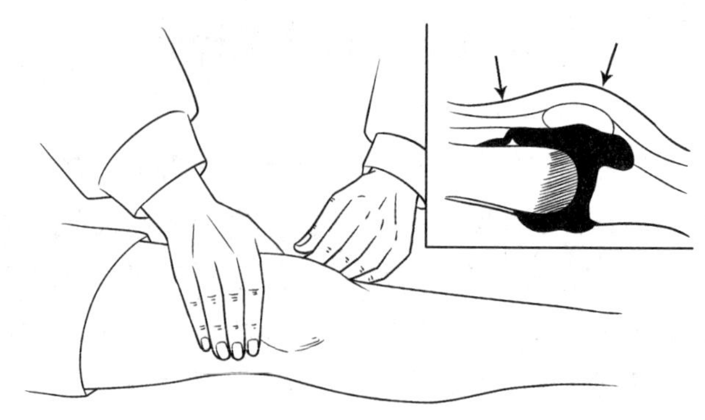

图5-5 浮髌试验

【治疗】

对不同病因、不同阶段采取方法不同，但都必须处理好活动与固定的关系。急性损伤期关节积液较多，应适当制动，活动可增加滑膜损伤从而加重关节积液和继续出血，制动的同时要进行股四头肌收缩锻炼。积液消退后应积极进行关节功能锻炼，防止肌肉萎缩和关节粘连。

1. 手法治疗　所有手法治疗必须建立在诊断明确的基础上，排除韧带撕裂、断裂或关节内骨折等情况。急性损伤初期，不建议过多使用手法治疗；慢性滑膜炎急性发作关节肿胀发热时不建议手法治疗。急性损伤后，可将膝关节做一次充分的屈曲再伸直，目的是解除关节内组织的紊乱和滑膜嵌顿，并促进局部的血肿消散，减轻疼痛。血肿消退后（慢性期）可使用手法，目的主要是舒筋活络、解除粘连、恢复关节功能。可在肿胀处及其周围做点按、推揉、拿捏等手法，并配合膝关节屈伸、拔伸，以疏通气血、消散肿胀。

2. 关节穿刺　如果关节积液较多、肿胀明显时建议行关节穿刺抽出积液。正常人膝关节内有关节液约5ml，当积液超过50ml时表现为浮髌试验阳性，提示关节内有中等量积液。如果积液量太大，会出现髌骨下沉，浮髌试验为阴性。严格无菌操作，可在局部麻醉下进行，根据积液程度，穿刺点可选择在髌上囊、髌骨内外缘或膝眼处行关节穿刺。抽净积液和积血。穿刺点以消毒纱布覆盖，再用弹力绷带加压包扎。若积液反复者，可再次行穿刺抽吸。

3. 药物治疗　可内服配合外用药物治疗。

气滞血瘀者：治宜化瘀消肿、行气止痛，可内服桃红四物汤加减。外用祛瘀消肿止痛膏。

风寒湿痹者：治宜祛风除湿散寒。湿偏胜者可用羌活胜湿汤加减；风偏胜者，可用蠲痹汤；寒偏胜者，可用当归四逆汤或乌头汤加减。外用温性经筋通贴膏。

脾肾不足者：治宜健脾温肾，方用理中汤加减。外用安泰巴布剂。

湿热痹阻者：治宜清热利湿、通络止痛，方用四妙散加减。外用冰樟四黄膏。

4. 功能锻炼　同时进行股四头肌收缩锻炼。早期膝关节肿胀明显时，主要以股四头肌等长收缩为主。肿胀消退后，解除固定，练习直腿抬高和踝关节用力背屈，每日数次，每次5分钟。并可练习膝关节的主动伸屈活动。正确的股四头肌锻炼对于防止股四头肌萎缩及预防急性创伤性滑膜炎患者转变为慢性患者非常重要。早期膝关节肿胀明显，应进行股四头肌收缩锻炼，膝关节制动期间也可同时进行；后期肿胀消除后，积极进行踝泵运动、直腿抬高并加强膝关节的屈伸活动锻炼。积极有效的功能锻炼能防止股四头肌萎缩，并能防止急性创伤性滑膜炎转变为慢性炎症，能早期恢复膝关节的功能。

5. 其他疗法

（1）针灸治疗 对慢性滑膜炎患者效果较好，取穴膝眼、阳陵泉、三阴交等，可同时配合中频脉冲、艾灸等理疗。

（2）固定 急性期可用长腿石膏托或支具将膝关节固定在伸直位1~2周。固定时间不宜过长，以免股四头肌萎缩及关节僵硬、粘连。

（3）手术治疗 膝关节慢性滑膜炎病程长，关节肿胀反复发作，经规范保守治疗后，仍不能解除关节肿胀、疼痛，可行手术治疗。关节镜下滑膜清理术切除增生的滑膜，也可以直接手术切除增厚的滑膜组织。

（4）物理治疗 如中药贴敷疗法、离子导入治疗、中药热奄包治疗等。

二、膝关节侧副韧带损伤

膝关节内外侧副韧带是维持膝关节侧方结构稳定的重要支柱。侧副韧带损伤是指在外力作用下侧副韧带发生损伤、撕裂、断裂出现膝关节疼痛、行走不稳、内外翻畸形、活动受限等为主要临床表现的膝部筋伤。多见于足球、篮球、摔跤、橄榄球及从事冰雪项目的运动员。内侧副韧带损伤较为多见，强大暴力致伤时常合并前交叉韧带及半月板同时损伤，称为膝关节损伤三联症，严重损伤时可伴有关节囊撕裂及撕脱性骨折。

【病因病机】

膝关节在伸直状态时，侧副韧带紧张，膝关节相对稳定无侧向及旋转活动，不易造成损伤。因膝关节有生理性外翻角，且外侧易受外力打击或压迫，所以内侧副韧带损伤较为多见。当膝关节半屈曲位时，胫侧副韧带松弛，小腿突然外展、外旋，膝内侧间隙拉宽，常使韧带发生撕裂或断裂。另外膝关节外侧受到直接暴力，使膝关节突然外翻时，也易使胫侧副韧带发生撕裂或断裂。反之当膝关节突然内收、内旋或内侧受暴力打击、重物压迫时，使外侧间隙拉宽，造成外侧副韧带损伤，一旦内翻暴力足够大，致使腓侧副韧带断裂时，常合并腓骨头的骨折。

【诊断要点】

1. 病史 有明确的膝部外伤史。

2. 症状与体征

（1）临床表现 局部疼痛明显，可有局部肿胀、皮下瘀斑，膝关节活动受限。内侧副韧带损伤时，压痛点可在股骨内上髁、内侧关节间隙、胫骨内侧髁。膝关节呈半屈曲位，主动或被动活动受限，小腿外展时疼痛加重。若合并半月板损伤，膝关节常出现交锁征。外侧副韧带损伤时，压痛点可在股骨外上髁、外侧关节间隙、腓骨头。外侧副韧带损伤严重时易合并腓总神经损伤，可见足下垂和小腿外侧下1/3及足背外侧面的感觉障碍。

（2）侧方挤压试验阳性 对侧副韧带损伤有重要临床意义。内侧副韧带部分撕裂时，在侧方挤压试验时，膝关节无明显的外翻活动，但膝内侧疼痛加剧；完全断裂者，可有异常的外翻活动。外侧副韧带部分撕裂时，在侧方挤压试验时，膝关节无明显的内翻活动，但膝外侧疼痛加剧；完全断裂者，可有异常的内翻活动（图5-6）。

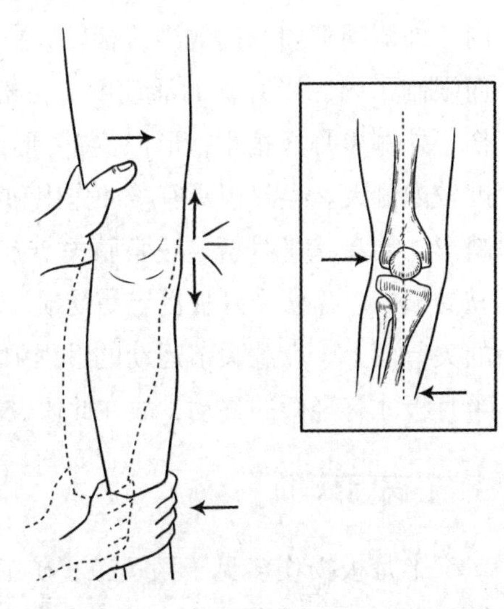

图5-6 膝关节侧方挤压试验

3. 影像检查　X线检查：双侧膝关节同时拍片，便于对比。在膝关节内翻位或外翻位拍摄膝关节正侧位片，可见患侧关节间隙增宽。X线检查还能发现合并的骨折情况。磁共振（MRI）检查，能比较直观地反映出侧副韧带损伤的程度，撕裂伤时可在磁共振显示异常信号，完全断裂时可在磁共振上显示侧副韧带连续性中断。

【治疗】

侧副韧带损伤时需根据损伤的程度及有无合并其他损伤来确定治疗方案。对于撕裂伤、不合并半月板交叉韧带损伤、不合并腓总神经损伤者多采用保守治疗。

1. 药物治疗　损伤早期，以活血化瘀消肿、行气止痛为主，内服桃红四物汤加减，外用祛瘀消肿止痛膏。后期以温经活血、壮筋活络为主，内服小活络丹，外用温通膏或温性经筋通贴膏。

2. 手法治疗　对于侧副韧带不完全损伤，手法治疗在临床中有重要意义，占主导地位。初期可屈伸一次膝关节，便于纠正轻微筋骨错位，沿侧副韧带走行方向以柔顺理伤手法，以活血散瘀、行气止痛，手法宜轻柔，不宜操作过多，以免加重损伤。中后期手法可适当加重，点按血海、阴陵泉、三阴交，可做局部按摩，以解除粘连，恢复关节功能。

3. 固定疗法　侧副韧带损伤早期，固定尤为重要。肿胀明显者，固定前应将关节内瘀血抽吸干净，再用弹力绷带包扎。然后用长腿石膏托、膝关节支具将膝关节固定于功能位4周。

4. 物理疗法　早期可用贴敷疗法，中后期可采用中频脉冲、超短波、中药热奄包、蜡疗、光疗、红外线治疗仪等，以减轻疼痛、促进恢复。

5. 功能锻炼　早期即可做股四头肌舒缩活动，预防股四头肌萎缩，解除固定后练习膝关节的伸屈活动，防止关节僵硬、粘连。

6. 手术治疗　若出现内侧副韧带断裂者，或合并有交叉韧带损伤，或半月板损伤，一般应进行手术治疗，多采用关节镜手术治疗。若外侧副韧带损伤合并有腓总神经的损伤，并已确定为断裂者，应尽早进行手术探查，行神经吻合术。若合并有胫骨棘撕脱骨折，或韧带点的撕脱骨折，应做固定术。尤其是关节内骨折，骨折端应达到解剖对位，才能避免韧带发生松弛现象。

三、膝关节半月板损伤

半月板是膝关节内的纤维软骨，分为内侧半月板和外侧半月板，分别位于股骨髁与胫骨平台之间的内、外侧间隙内。内侧半月板较大，形近“C”形，前后长，左右窄，其后半部与内侧副韧带相连，因而限制了内侧半月板的活动度，在松弛的前半部与固定的后半部交界处，易因扭转外力而发生此次损伤。外侧半月板稍小，形似“O”形，前后角距离较近，不与外侧副韧带相连，所以外侧半月板的活动度较内侧大。半月板具有缓冲作用和稳定膝关节的功能。外侧半月板发育异常者多见，常有先天性盘状畸形，称盘状半月板。正常膝关节有轻度外翻，胫骨外侧髁负重较大，故外侧半月板承受压力也较大，易受损伤。盘状半月板更容易受损，遭受轻微外伤即可发生破裂。正常情况下半月板是紧贴在胫骨平台的关节面上，在膝关节运动的过程中并不移动，只有在膝关节屈曲135°位时，关节做内旋或外旋运动，半月板才有轻微的移动，故在此体位时容易造成半月板的损伤。

【病因病机】

半月板损伤多见于搬运工、矿工及运动员。故半月板破裂往往发生于膝的屈伸过程中又有膝的扭转、挤压或内外翻动作之时。当膝关节在屈曲135°位左右时，半月板向后方移位，此时做内外翻或向内外扭转时，就会发生半月板的撕裂损伤。如冰雪项目运动员的做旋转跳跃动作时，都是在强大爆发力下瞬间完成，容易导致半月板损伤。破裂的半月板部分滑入关节之间，使关节活动发生机械障碍，妨碍关节伸屈活动，形成“交锁”。半月板损伤有边缘性破裂、中心型纵形破裂、“桶柄式”破裂、前角及后角撕脱或瓣状破裂。

半月板血运较差，除边缘性损伤有部分可获愈合外，一般是不易治愈的。中医学认为气滞血瘀、痰湿阻滞、肝肾亏虚是本病的主要病机。

【诊断要点】

1. 病史　膝关节有典型的扭伤史。

2. 症状与体征

（1）临床症状　伤后常表现为疼痛、肿胀、屈伸活动受限，关节交锁。疼痛在损伤的一侧，位置较固定。部分患者疼痛不明显。慢性期或无明显外伤史的患者，病程漫长，持续不愈，主要症状是膝关节活动痛，以上下坡时明显。伸屈膝关节时，膝部有弹响，或出现“交锁征”，即在行走的情况下突发剧痛，膝关节不能伸屈，状如交锁，将患膝稍做晃动，或按摩拍打后，即可缓解并恢复行走。

（2）体征

①股四头肌萎缩：半月板损伤后长期未得到有效的治疗，可出现股四头肌萎缩。

②麦氏征（半月板弹响实验）阳性：患者仰卧位，屈膝到最大限度。医者一手握患者足部，另一手扶患肢膝部、手指摸关节间隙，使足部内旋、小腿外展，然后将膝由极度屈曲缓缓伸直，如关节间隙有响声或疼痛即表明外侧半月板损伤。也可反方向进行检查内侧半月板损伤（图5–7）。

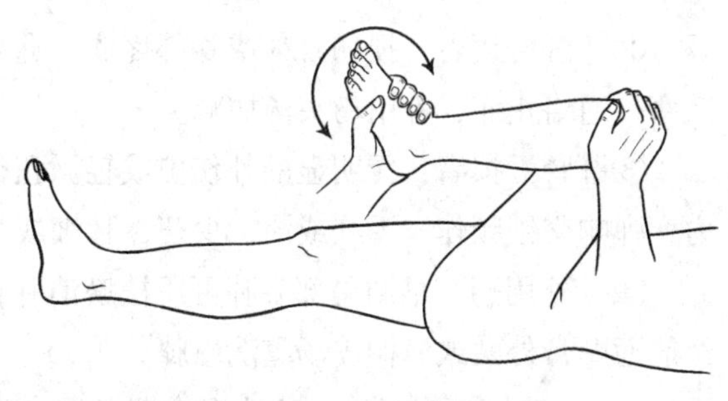

图5–7　半月板弹响试验

③膝关节旋转提拉或旋转挤压试验阳性：患者俯卧位，医者将自己的膝关节前部压于患者大腿的后部，两手持足部向上提拉膝关节，并向外或内侧旋转，如发生疼痛表示韧带扭伤。反之，双手持患侧足跟及足趾向下挤压膝关节，再向外侧或内侧旋转，同时屈到最大限度再继续伸直，如发生疼痛，则证实内侧或外侧半月板破裂，并依疼痛发生时的角度确定破裂所在部位。屈曲最大限度时疼痛，怀疑为后角破裂，90°时为中央破裂，伸直时为前角破裂（图5–8，图5–9）。

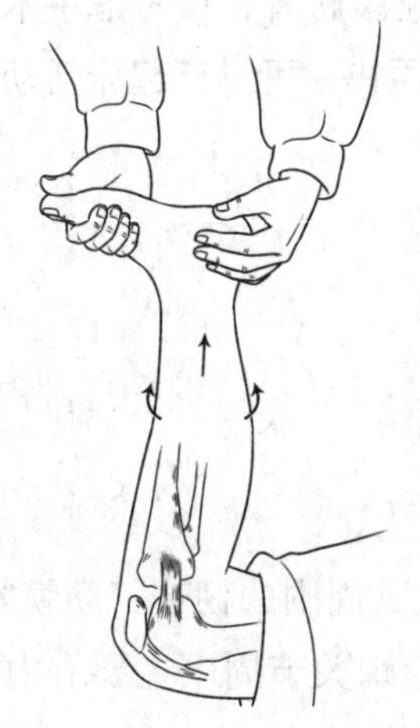

图5–8　膝关节旋转提拉试验

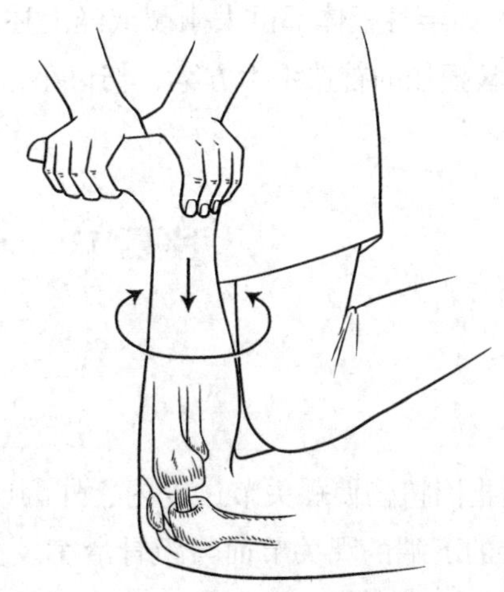

图5–9　膝关节旋转挤压试验

3. MRI检查　对于半月板损伤的诊断具有较大价值，半月板损伤时可见半月板表面高信号线形影像（撕裂）或纵形影像（断裂）。X线检查对诊断本病意义不大。

4. 膝关节镜检查　既是诊断手段又是治疗手段，能直接观察到关节内的病变，并且损伤小，恢复快。但属于有创操作，单纯用于检查时需谨慎选择。

【治疗】

1. 手法治疗　患者取仰卧位，患肢放松，医者左手拇指按摩痛点，右手握踝部，缓慢屈曲膝关节并内、外旋小腿，然后将患膝伸直，早期可在膝关节周围和大腿前部施以㨰法、揉法等以促进血液循环，加速血肿消散。若有关节交锁，可用手法解锁后石膏托固定。解锁手法：患者仰卧，屈膝屈髋90°，一助手握持股骨下端，医者握持踝部，二人对抗牵引，术者可内外旋转小腿几次，然后使小腿尽量屈曲。再伸直下肢。即可解除交锁。

2. 药物治疗

（1）内服药

①血瘀气滞者：膝关节肿痛明显，关节交锁，治宜活血化瘀、消肿止痛，方用桃红四物汤或舒筋活血汤加减。

②寒湿侵袭者：损伤日久或膝部疼痛，遇寒加重，屈伸受限。舌淡，苔白稍腻，脉沉细。治宜温经散寒、通络止痛，方用乌头汤加减。

③肝肾亏损者：无明显的外伤史或轻微扭伤，肿痛较轻，静时反痛或损伤日久。肌肉萎缩，膝软无力，弹响交锁频作。舌红或淡，少苔，脉细或细数。治宜补益肝肾，方用补肾壮筋汤或健步虎潜丸。

（2）外用药　早期局部瘀肿可用祛瘀消肿止痛膏。局部红肿者，可敷以冰樟四黄膏。后期可用温性经筋通贴膏外敷或海桐皮汤熏洗患膝。

3. 固定与功能锻炼　急性损伤期可用夹板或石膏托将膝关节固定于功能位3~4周，并鼓励患者同时进行股四头肌的主动收缩锻炼，防止肌肉萎缩。去除固定后，可指导进行膝关节的伸屈活动和步行锻炼。边缘型的损伤大部分可以自行愈合。

4. 针灸治疗　可选取血海、足三里、梁丘、阳陵泉、阴陵泉、委中、承山、三阴交、阿是穴等穴位进行针刺治疗，有助于疏通经络、顺行气血，可达到缓解局部肌肉痉挛及疼痛的目的。

5. 物理治疗及中医特色理疗　早期可用贴敷疗法，中后期可采用中频脉冲、超短波、中药热奄包、蜡疗、光疗、红外线治疗仪等，以减轻疼痛、促进恢复。

6. 手术治疗　如半月板体部巨大撕裂或经上述治疗症状未见缓解者，可考虑手术治疗。关节镜手术是目前治疗半月板损伤的首选手术方案，伤口小，术后患者复原快，可早期起床活动。

第七节　踝部筋伤

踝关节扭伤

踝关节扭伤是指因扭伤使踝关节过度内、外翻或扭曲，导致其周围的韧带、筋膜等软组织的损伤。踝关节由胫、腓骨的下端的踝关节面与距骨滑车及关节囊组成，踝关节周围主要有内侧副韧带、外侧副韧带和下胫腓韧带。内侧副韧带相对坚强，不易损伤，起于内踝，自下呈扇形止于足舟骨、距骨前内侧和跟骨的载距突，又称三角韧带；外侧副韧带相对薄弱，容易损伤，起自外踝，包括止于距骨前外侧的距腓前韧带，止于跟骨外侧的跟腓韧带，止于距骨后外侧的距腓后韧带。下胫腓韧带又称胫腓联合韧带，为胫骨与腓骨下端之间的骨间韧带，是保持踝穴间距、稳定踝关节的重要韧带。踝关节通过骨性结构、韧带、关节囊及肌肉肌腱等结构相互协调共同完成各种动作，如内翻、外翻、内旋、外旋和背伸、跖屈等。踝与足部负重量大，关节活动多，遭受损伤的机会也多，所以踝部筋伤的发生率较高。

【病因病机】

踝关节损伤根据扭伤时足部所处位置不同，分为外翻损伤和内翻损伤两大类。多因行走或跑跳时突然踏在高低不平的路面上，或上下楼梯时不慎踏空，或在球类运动中不慎跌倒，致使足部过度内外翻造成损伤。临床上以内翻损伤多见，可发生于任何年龄，以青壮年多见。

内翻扭伤中以跖屈内翻扭伤多见，当跖屈内翻损伤时，容易损伤外侧的腓距前韧带。单纯内翻损伤时，则容易损伤外侧的腓跟韧带。外翻姿势损伤时，则损伤内侧的三角韧带，由于三角韧带比较坚强，较少发生损伤，严重者可引起下胫腓韧带撕裂。若为直接的外力打击，除韧带损伤外，多合并骨折和脱位。

【诊断要点】

1. 病史　有明确的踝关节扭伤病史。

2. 症状与体征

（1）症状　踝关节肿胀、疼痛，功能障碍，伤侧不能用力着地，步态跛行，活动时疼痛加剧。

（2）体征　踝内翻扭伤时，压痛点在外踝前下方，将患者足内翻时，外踝前下方疼痛明显；踝部外翻扭伤时，压痛点在内踝前下方明显；踝部强力做踝外翻动作时，内踝前下方剧痛。严重损伤者，在韧带断裂处可触及凹陷，甚至可及移位的关节面。

（3）X线检查　可排除损伤部的骨折，怀疑有韧带断裂或合并骨折脱位者，应做与受伤姿势相同的内翻或外翻位 X线检查。可见患侧关节间隙增宽，下胫腓韧带断裂可显示内外踝间距增宽。如有脱位现象，则提示韧带断裂。

【治疗】

1. 药物治疗

（1）损伤早期，证属气滞血瘀，治宜活血祛瘀消肿、行气止痛，内服七厘散或桃红四物汤加减，外用祛瘀消肿止痛膏。

（2）损伤后期，属筋脉失养证，治宜养血壮筋，内服补肾壮筋汤或壮筋养血汤加减，外用温通膏外搽或温性经筋通贴膏外敷，或用骨科外洗二方熏洗。

2. 手法治疗　严重损伤者（韧带断裂），早期不宜用手法治疗。对单纯的踝部伤筋或部分撕裂者，可使用理筋手法。患者仰卧在治疗床上，医者一手托住足跟，一手握住足尖部，缓缓做踝关节的背屈、跖屈及内翻、外翻动作，再纵向轻轻拔伸，然后用两掌心对握内外踝，轻轻用力按压，理顺筋络，有活血化瘀、消肿止痛作用（图5-10）。注意手法轻柔，早期不宜过多手法操作。扭伤中后期或陈旧踝关节扭伤者手法可适当加重，除局部按揉外，可施以牵引摇摆、摇晃屈伸踝关节、弹拨揉捻粘连带等手法，以达到舒筋通络、松解粘连的目的。

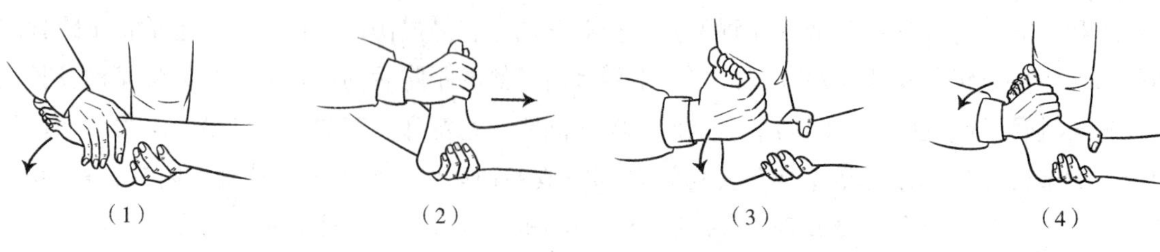

图5-10 踝关节扭伤理筋手法

3. 固定疗法 损伤严重者，建议固定治疗，可在手法治疗后进行固定。根据损伤程度选择弹力绷带或石膏将踝关节固定于损伤韧带的松弛位置。内翻扭伤采用外翻固定，外翻扭伤采用内翻固定，固定后患肢制动，并抬高患肢，以利消肿。一般固定2~3周左右。若韧带完全断裂者，固定时间4~6周。

4. 手术治疗 外侧副韧带断裂保守治疗愈合不良，导致踝关节松弛无力者或不稳者，应尽早手术修补、重建韧带功能。

5. 功能锻炼 外固定之后，应尽早进行功能锻炼，固定期间行跖趾关节屈伸活动，进而可做踝关节背屈、跖屈活动。解除外固定后应练习踝内翻、外翻活动，以增加肌力，防止粘连，并逐步练习行走。

课堂互动 5-2

踝关节扭伤患者如何更好地防止习惯性扭伤？

答案解析

第八节 颈项部筋伤

一、颈部扭挫伤

颈部扭挫伤是常见的颈部筋伤，且一般发病较急。

【病因病机】

由多种原因直接或间接引起颈部筋肉受到过度牵拉而导致扭挫伤，如高速行驶的汽车突然刹车、打闹时头部突然后仰等出现用力过猛导致颈部突然扭转，轻者造成肌肉、韧带、筋膜的损伤；重者可引起颈部韧带断裂，颈椎间盘向后突出，形成脊髓受压。因钝器直接打击导致颈部扭挫伤较为少见。

【诊断要点】

1. 病史 一般有明确的外伤史。

2. 症状与体征 可出现颈部一侧疼痛，头偏向患侧，有负重感，在痛处可摸到肌肉痉挛，可触及肿块或条索状硬结；局部有不同程度肿胀与压痛，且伴随颈部活动受限。检查时要注意颈部生理弧度是否改变，是否有颈椎脱位、骨折，注意有无手臂麻痛等神经根刺激症状，必要时行X线检查。

【治疗】

以手法治疗为主，同时配合药物、功能锻炼、理疗等多种方法配合治疗。

1. 手法治疗 患者取正坐位，医者立于其背后，一手固定患者头部，另一手以中指点按局部阿是穴、风池、天柱、风府、肩井等穴。再由上而下进行按摩，重复进行数次。在压痛点附近捏拿颈项部肌肉数次。继而通过点按、理筋、弹筋后再施以颈部拔伸、推拿以活络舒筋、散瘀止痛。

2. 药物治疗 内服药早期以活血祛瘀为主，可用血府逐瘀汤加减，病情好转后可用大活络丹、小活络丸等。外用药以祛瘀、止痛、消肿为主，可用红花油、伤湿止痛膏等。

3. 功能锻炼 加强头颈部屈伸旋转的功能锻炼，以活络舒筋、放松颈部肌肉。

4. 物理疗法 选用电疗、磁疗、蜡疗等，以缓解疼痛。

5. 其他疗法 还可用药熨、针灸、火罐、刮痧及局部封闭疗法，必要时可行牵引疗法，以缓解肌肉痉挛。

二、颈椎病

颈椎病又称颈椎综合征，是指颈椎间盘退行性改变、颈椎骨质增生等病变引起颈椎稳定失衡，刺激或压迫局部神经、椎动脉、脊髓而产生一系列临床症状与体征的病证，属于中医学“痹证”“项强”的范畴，是常见病和多发病，常见于长期伏案工作者，如教师、会计等。

【病因病机】

颈椎病常因急性创伤或慢性劳损，致使颈部软组织长期处于紧张状态，引起椎间盘退行性改变，弹性纤维变弱，髓核突出，椎间隙狭窄，继而出现椎体骨质增生，小关节功能紊乱，椎间孔狭窄，黄韧带肥厚，项韧带钙化，甚至同周围充血、肿胀、纤维化、钙化的软组织一起形成骨刺，压迫血管、神经、脊髓等一系列病理变化。中医学认为本病的发病一方面是肝肾亏虚，另一方面为外伤及外邪侵袭导致。

【诊断要点】

颈椎病根据病变部位、累及范围及受压组织的不同，而出现不同临床症状，将其分为神经根型、脊髓型、椎动脉型、交感神经型和混合型。

1. 神经根型颈椎病 在各型颈椎病中发病率最高，大多无明显外伤史，发病缓慢，多与长期伏案工作有关，常表现为一侧或双侧颈肩部有酸胀疼痛感且为渐行性加重，向上肢放射时可出现手麻、酸软无力、持物易落，部分患者可出现肌肉萎缩及相应神经分布区的感觉障碍。

2. 脊髓型颈椎病 又称瘫痪型颈椎病，以慢性进行性四肢感觉及运动功能障碍为主要表现，早期可出现一侧或两侧单纯运动功能障碍或单纯感觉障碍，或感觉障碍和运动障碍同时出现，如下肢发紧、麻木、疼痛、无力、颤抖、腿打软、易绊倒，或有烧灼感、踩棉花感，上肢肌肉无力、动作不协调，甚至四肢瘫痪、小便潴留或失禁。常伴头颈部疼痛、脸部发热、面部出汗异常等。

3. 椎动脉型颈椎病 患者常因头部突然进行某一活动而诱发是本型的典型特点，表现为头痛、头晕、耳鸣、耳聋、恶心、呕吐，甚至猝倒等。

4. 交感神经型颈椎病 患者主要表现交感神经一系列兴奋症状，如头晕头痛或偏头痛、视物模糊、眼窝胀痛、心律失常、肢体发凉、血压升高、心跳加快、多汗。头颈部活动时可加重上述症状。

5. 混合型颈椎病 两种以上压迫同时存在称为混合型颈椎病，如脊髓型、神经根型两者同时存在。

【治疗】

以手法治疗为主，同时配合药物、功能锻炼、牵引等多种方法配合治疗。

1. 手法治疗　手法治疗是治疗颈椎病的重要方法，通过手法理筋达到疏通经络、行气止痛的作用，能使患者较快缓解不适症状，恢复颈椎活动。通过舒筋法、提拿法、揉捏法、点穴法、㨰法、一指禅推法、拍打叩击法等手法在颈椎两侧及肩部操作，放松紧张痉挛的肌肉，再用颈椎旋转复位法进行手法复位。操作步骤：患者取坐位，医者站于患者后方，一手托住患者下颌部，另一手托其后枕部，嘱患者颈部放松，向前上方牵引，患者同步旋转头部，当达到适当角度时，再以合适力度使其继续旋转，可闻及关节整复的弹响声，之后再行另一侧的复位。手法操作时，注意动作宜轻柔和缓、力度适中，不宜粗暴剧烈地旋转颈椎部，以免发生寰枢椎骨折、脱位等；不宜做用力的推扳手法，以免出现脊髓损伤，甚至四肢瘫痪。

2. 药物治疗　药物治疗主要是补肝肾、祛风湿、强筋骨，内服可用独活寄生汤加减；若疼痛明显者，可加鸡血藤、桑枝；麻木明显者，可加蜈蚣、全蝎；眩晕明显者，可加天麻、半夏。外用可以风湿膏药外敷，每天1次。

3. 功能锻炼　急性发作期可局部外固定，采用颈托固定，促进颈部组织水肿的消退。慢性期以功能锻炼为主，可做前屈、后伸、左右旋转及左右侧屈等动作，以提高颈椎活动性。此外，还可以通过做广播体操、打太极拳、练八段锦、做健身操等方式进行锻炼。

4. 牵引疗法　牵引疗法是治疗颈椎病的常用方法，临床应用较为广泛，常同手法治疗配合使用。此法适用于各型颈椎病，尤其对早期颈椎病效果更佳。通常采用枕颌布带牵引法，轻症患者可采取坐位间断牵引，每日1~3次，每次0.5~1小时；重症患者可行持续卧位牵引，每日1次，每次半小时，牵引重量从3kg开始渐加至6~8kg。枕颌布带牵引法有利于局部充血水肿的消退，缓解肌肉痉挛，增大椎间隙，扩大椎间孔，减轻神经的压迫刺激，松解颈椎周围组织的粘连。

5. 其他疗法　还可以选择针灸疗法，根据患者临床表现不同进行辨证论治，可选用风池、风府、肩井、天宗、阳陵泉、太冲、阿是穴等穴进行针灸治疗。还可进行局部封闭疗法。在痛点局部封闭，可用曲安奈德5ml加2%利多卡因5ml做局部封闭。此外，还可以考虑手术疗法。

第九节　腰部筋伤

一、急性腰肌扭伤

急性腰肌扭伤是指腰部肌肉的急性损伤。早期如得到正确的治疗，一般可痊愈。若失治、误治，可迁延，转成慢性腰肌劳损。属中医学“闪腰”“腰痛”的范畴，是临床常见病，多发于青壮年和体力劳动者。男性发病高于女性。

【病因病机】

急性腰肌扭伤多由遭受间接暴力造成，常常是人体在某种状态下，如脊柱屈曲时，突然负重增大或外力过猛，使腰部肌肉强烈收缩，使肌纤维受到过度牵拉、扭曲，甚至撕裂，而出现剧烈腰痛。

【诊断要点】

1. 病史　多有明显腰部外伤史。

2. 症状与体征　常在腰部一侧或两侧出现剧烈疼痛，并且腰部在咳嗽、打喷嚏、深呼吸等用力时会导致疼痛加剧。轻者伤时疼痛不明显，局部可有压痛，数小时后或次日症状明显加重。重者腰部当即呈撕裂样疼痛，腰肌紧张，活动受限，不能坐立、行走，甚至卧床难起，部分患者疼痛时可牵涉至臀部及大腿后侧。X线检查有时可见脊柱腰段生理性前曲消失，甚至出现侧曲。患者常用双手撑腰，防止因活动而发生更剧烈的疼痛，休息疼痛减轻。

【治疗】

以手法治疗为主，同时配合药物、功能锻炼、理疗等多种方法配合治疗。

1. 手法治疗　腰部扭伤采用手法治疗，疗效显著，临床应用较为广泛。患者取俯卧位，肢体放松，医者推其两侧腰肌，着重于痉挛一侧，自上而下进行按揉、拿捏手法，以松解肌肉的紧张、痉挛。由周围逐步向痛点阿是穴、腰阳关、命门、肾俞按推，再在痛点上方将竖脊肌向外下方推理直至髂后上棘，反复操作数次。医者以小鱼际着力，在患者腰骶部行揉推手法。以患侧及痛点处为主，边揉推边滑动，以局部感到微热为宜。再点按环跳、承扶、委中等穴，以疏通经脉。

2. 药物治疗　内服药早期宜活血祛瘀、通络止痛，方用桃红四物汤加减。气滞重者可加木香、乳香、没药；血瘀重者，可加土鳖虫、地龙；便秘重者可加大黄；气血虚者，可加黄芪、当归、党参。还可配合使用云南白药、七厘散等中成药。后期宜补肝肾、强筋骨，方用独活寄生汤加减，外用药可用伤湿止痛膏外贴于患处，或正骨水外搽腰部痛处。

3. 功能锻炼　早期不宜强行锻炼，应多注意休息，防止损伤加重，应卧硬板床，有利于康复。后期宜加强腰部前屈后伸、左右侧屈回旋运动、飞燕点水等功能锻炼，以促进经络运行、疏通气血，防止肌肉粘连，促进腰肌功能恢复。

4. 物理疗法　可选用电疗、磁疗、蜡疗等，以缓解疼痛、促进康复。

5. 其他疗法　还可以选择针灸疗法，局部取穴或辨证取穴，常用穴位有肾俞、志室、腰阳关、命门、承山、委中、昆仑、阿是穴，取针后用艾条在腰部压痛处艾灸15分钟。也可进行局部封闭疗法。在痛点局部封闭，可用曲安奈德5ml加2%利多卡因5ml做局部封闭。

二、腰椎间盘突出症

腰椎间盘突出症，又称腰椎间盘脱出症、腰椎间盘纤维环破裂症、腰椎间盘膨出症等，是腰椎间盘发生退行性变导致纤维环破裂，髓核突出或脱出，刺激或压迫神经根，而出现的以腰腿放射性疼痛、下肢及会阴区感觉障碍为主要表现的疾病。多发生于青壮年，男女无明显区别，是临床常见的腰腿痛疾患之一，患者常有反复腰痛病史。

【病因病机】

部分患者可无明显外伤史，因受凉而发病。本病的发生有内因和外因两个方面，内因主要是腰椎间盘退行性变，外因主要是腰部受到外伤影响。随着年龄、生活习惯、工作性质的影响，椎间盘不断遭受反复挤压、扭转等负荷作用，使椎间盘不断发生退行性变，髓核含水量下降而失去弹性，继之使椎间隙变窄，周围韧带松弛，形成腰椎间盘突出的内因；各种急慢性损伤是腰椎间盘突出发生的外因，当腰椎间盘突然或长期持续受到不平衡外力作用时，使椎间盘后部压力增加，发生纤维环破裂、髓核向后侧或后外侧突出。纤维环破裂时，突出的髓核压迫和挤压硬脊膜及神经根，是造成腰腿痛的根本原因。突出的椎间盘与神经根、硬膜发生粘连，长期压迫神经根，导致部分神经功能障碍，故在支配区会出现放射痛、感觉减退、腱反射减弱等表现。

【诊断要点】

1. 病史　腰痛和下肢坐骨神经放射痛是腰椎间盘突出症最主要的临床表现。患者常有腰部外伤史。

2. 症状与体征　腰腿痛的疼痛程度轻重不一，轻者可耐受，重者卧床不起，无法翻身。当剧烈活动、久站、咳嗽、喷嚏、排便等腹压增高时均可使症状加重。部分患者可出现下肢麻木、无力，以小腿后外侧、足背、足外侧缘多见。检查时可见腰部压痛和叩击痛，腰部畸形如脊柱腰段生理性前曲减少或消失，甚至变为反曲。腰活动受限，严重者甚至表现为腰椎各方向活动均受限。可出现神经根所支配区域的皮肤感觉异常，早期多为皮肤过敏，渐而麻木、刺痛及感觉减退。神经根所支配的肌肉可出现肌力减退、肌萎缩。由于神经根受压，可引起膝反射减弱或消失，或跟腱反射减弱或消失。还可见直腿抬高试验阳性，加强试验阳性；屈颈试验阳性；仰卧挺腹试验与颈静脉压迫试验阳性；股神经牵拉试验阳性。X线摄片检查正位片可显示腰椎椎间隙变窄，患侧间隙较宽。侧位片显示腰椎前凸消失，甚至反张后凸。CT、MRI检查可清晰地显示出椎管形态、髓核突出的解剖位置和神经根受压的情况。

【治疗】

以手法治疗为主，同时配合药物、功能锻炼、牵引等多种方法配合治疗。

1. 手法治疗　按摩法，嘱患者处俯卧位，医者用双手拇指或掌部从肩部向下用适当力度按摩脊柱两侧的膀胱经及华佗夹脊，至患侧承扶穴处改用揉捏法，下达殷门、委中、承山等穴，反复进行3~5次。推压法，医者两手交叉，右手在上，左手在下，手掌朝下用力推压脊柱，沿胸椎至骶椎进行推压，反复进行3~5次。再用脊柱推扳法，第一步俯卧推髋扳肩，医者一手掌置患者对侧推髋固定，另一手自患者对侧肩外上方徐徐扳起，使患者腰部做后伸旋转动活动，达最大限度时，再适当力度推扳1~3次，对侧操作手法相同；第二步俯卧推腰扳腿，医者一手掌按住对侧患椎以上腰部区域，另一手自膝上方外侧将患者腿缓缓向上扳起，达最大限度时，再适当力度推扳1~3次，对侧操作手法相同；第三步侧卧推髋扳肩，在上的一侧下肢屈曲，贴床的一侧下肢伸直，医者一手扶患者肩部，另一手同时缓缓推髂部向前活动，两手同时向相反方向用力斜扳，使患者腰部发生扭转活动，当可闻及或感觉到“咔嗒”响声，换体位用相同操作手法做另一侧；最后侧卧推腰扳腿，医者一手掌按住患处，另一手自外侧握住患者膝部，进行推腰牵腿，做腰髋过伸动作1~3次，用相同操作手法换体位做另一侧。脊柱推扳法可调理关节之间的间隙，松解神经根处的粘连，使突出的椎间盘回纳。推扳手法要有步骤有节奏地缓缓进行，避免使用暴力，以免发生意外。

2. 药物治疗　早期宜活血化瘀、行气止痛，方用和营止痛汤加减。脾胃虚者可加党参、茯苓、白术；血瘀重者，可加桃仁、红花；肝火旺者，可加龙胆草、栀子；失眠重者，可加酸枣仁、远志。后期宜补肝肾、通经络、强筋骨，方用补肾壮筋汤加减，外用药可用消瘀止痛膏或正骨水。

3. 功能锻炼　腰痛和下肢放射痛症状减轻后，尽早进行腰背肌的活动功能锻炼，可进行飞燕点水、五点支撑练功、扭腰功，经常对腰部做后伸、旋转等动作，以增强腰腿肌肉的灵活度，有利于腰椎功能的恢复。

4. 牵引疗法　目前临床上主要采取骨盆牵引法对腰椎间盘突出症进行牵引治疗。适用于初次发作的患者或反复发作的急性患者。患者取仰卧位于床上，在腰部缚骨盆引带，牵引的重量可根据患者的实际情况进行适当调节，一般在15kg左右，每日可牵引1次，每次时间在30分钟左右。临床上一般采用多功能牵引床进行牵引。

5. 其他疗法　还可选择针灸疗法，常用穴位有肾俞、志室、命门、腰阳关、环跳、委中、承山等穴，慢性期在腰部压痛处配合艾灸效果更佳。也可进行局部封闭疗法，对慢性期疗效较好。若非手术治疗无效，并且症状严重者，可进行手术治疗。

三、梨状肌综合征

梨状肌综合征，又称梨状肌损伤或梨状孔狭窄综合征，是指梨状肌损伤后导致梨状肌下孔狭窄，引起局部充血、水肿、痉挛，刺激或压迫坐骨神经，引起臀腿痛和功能障碍等一系列证候群。本病多见于青壮年，劳累或受凉可诱发本病。

【病因病机】

常见病因主要包括变异和急慢性损伤。梨状肌变异是指坐骨神经和梨状肌的解剖位置发生变化。正常情况下坐骨神经从梨状肌下缘穿出，由于梨状肌变异，一旦遭受损害或者受凉，就容易导致梨状肌出现痉挛，从而压迫或刺激坐骨神经而出现一系列临床表现。梨状肌损伤多因间接外力所致，如闪扭、奔跑、跨越、下蹲等动作，尤其是下肢外展、外旋时，使梨状肌突然强烈收缩被牵拉过长而出现损伤；骶髂关节病变或臀腰部炎症等也可造成梨状肌损伤。梨状肌损伤长期压迫或刺激坐骨神经而引起臀部活动减少，久之可出现臀部肌肉的萎缩。某些女性由于盆腔炎、附件炎等妇科病也可波及梨状肌，致使梨状肌综合征的发生。

【诊断要点】

1. 病史　大多数患者有髋关节外伤病史，部分患者有受凉病史。

2. 症状与体征　主要症状是臀部疼痛，多发生于一侧，可向腿部外侧向下放射至小腿。髋关节做内旋、内收活动时疼痛加重，甚至自觉臀部有“刀割样”或“烧灼样”疼痛，在做排便或用力咳嗽等引起腹内压增高的动作时可使疼痛加重，甚至走路出现跛行。部分患者可有会阴部不适及小腿外侧有麻木感。腰部检查一般无明显畸形，活动常不受限，在梨状肌体表投影区可有明显压痛，在梨状肌处可见条索状改变的肌束隆起，甚至臀部肌肉萎缩。梨状肌紧张试验阳性。直腿抬高试验60°以内，梨状肌被拉长，可致疼痛明显加重，直腿抬高试验超过60°，梨状肌不再拉长，疼痛反而减轻。X线检查一般多无明显异常。

【治疗】

以手法治疗为主，同时配合药物、功能锻炼、理疗等多种方法治疗。

1. 手法治疗　手法治疗通常作为首选，其主要作用是舒筋通络、活血祛瘀。通过手法缓解梨状肌痉挛状态，解除对神经及血管的压迫，同时可改善血液循环，促进细胞新陈代谢，加强组织的营养供应，促进受损的组织修复。患者取俯卧位，术者先缓缓按摩臀部、腰部压痛点，使局部出现发热感，然后按局部痛点阿是穴及周围穴，如肾俞、大肠俞、委中、阳陵泉等穴，以患者有沉胀酸痛感为宜。然后术者以双手拇指相重叠，触摸损伤的梨状肌，用力深压患处并用弹拨法来回有序拨动梨状肌，弹拨方向应与梨状肌肌纤维走行方向垂直，对于肥胖患者，可用肘尖部深压进行弹拨，待弹拨10余次后，再对痛点进行按压。然后由外侧向内侧沿梨状肌纤维走行方向做推按动作，两手握住患肢踝部牵抖下肢数次而结束。手法每周2~3次，可连续做3周。

2. 药物治疗　根据辨证论治选择内外用药进行治疗。内服药急性期以活血祛瘀、通络止痛为主，选用桃红四物汤加减。慢性期多采用补益肝肾、温筋活络、化瘀除湿为主，选用独活寄生汤加减。外用药可采用活血止痛膏外贴患处，亦可配合葱姜萝卜热敷。

3. 针刀疗法　在局部麻醉作用下，运用小针刀对局部进行松解粘连，以缓解肌肉痉挛状态，消除局部组织水肿。是目前临床应用较为广泛的一种治疗方式。

4. 物理疗法　可采用中药离子导入、红外线、经络频谱仪照射。

5. 其他疗法　针灸治疗可取局部阿是穴以及秩边、命门、太溪、三阴交、志室、腰阳关、环跳、阳陵泉、足三里等，1日1次，每次20分钟，或配合艾灸治疗。也可进行封闭治疗。保守治疗无效而诊断确切者可考虑手术治疗。

答案解析

目标检测

1. 按受伤性质分类的是（　）
   A. 撕裂伤　B. 断裂伤　C. 碾压伤　D. 筋出槽　E. 骨错缝
2. 按筋伤的病理变化分类的是（　）
   A. 撕裂伤　B. 断裂伤　C. 筋出槽　D. 骨错缝　E. 以上都是
3. 不属于筋伤并发症的是（　）
   A. 撕脱性骨折　B. 损伤性骨化　C. 血管、神经损伤　D. 骨性关节炎　E. 桡骨远端骨折
4. 属于理筋手法适应证的是（　）
   A. 小关节错缝症　B. 骨髓炎　C. 严重心脏病　D. 骨结核　E. 骨肿瘤
5. 属于理筋手法禁忌证的是（　）
   A. 精神病发作期　B. 骨髓炎　C. 严重心脏病　D. 骨结核　E. 以上都是
6. 冈上肌肌腱炎的常见压痛点是（　）
   A. 结节间沟　B. 喙突　C. 肩胛冈下　D. 肩峰与大结节之间　E. 肱骨外上髁
7. 冈上肌肌腱炎重要的诊断依据是（　）
   A. 疼痛弧试验　B. 臂丛神经牵拉试验　C. 直腿抬高试验　D. 侧向试验　E. 研磨试验
8. 疼痛弧试验阳性常提示（　）
   A. 肩关节周围炎　B. 肱二头肌长头肌腱腱鞘炎　C. 网球肘　D. 冈上肌肌腱炎　E. 以上都不是
9. 肩关节包括（　）
   A. 肩肱关节　B. 肩锁关节　C. 肩胛胸壁关节　D. 胸锁关节　E. 以上都是
10. 疼痛弧的范围是（　）
    A. 40°~80°　B. 60°~100°　C. 60°~120°　D. 80°~120°　E. 80°~160°

11. 肩关节周围炎最易发生的年龄是（　）

A. 20岁　B. 30岁　C. 40岁　D. 50岁　E. 60岁

12. 以下除哪项外均为肘部伤筋的诊断要点（　）

A. 肘部外伤史　B. 肘部疼痛　C. 肘关节功能障碍

D. 肘部靴状畸形　E. 肘部弥散性肿胀

13. 网球肘的常见压痛点是（　）

A. 肱骨大结节顶部　B. 结节间沟　C. 喙突

D. 肱骨内上髁　E. 肱骨外上髁

14. 肱骨外上髁炎常见的发病年龄是（　）

A. 儿童　B. 青少年　C. 青壮年　D. 中老年　E. 老年

15. 以下除哪项外都是腕三角软骨损伤的诊断要点（　）

A. 腕部有明显外伤史　B. 腕部肿胀

C. 疼痛、转腕时疼痛　D. 腕三角软骨挤压试验阳性

E. 握拳尺偏试验阳性

16. 桡骨茎突狭窄性腱鞘炎的常见压痛点是（　）

A. 肱骨大结节顶部　B. 桡骨茎突　C. 喙突

D. 肱骨内上髁　E. 肱骨外上髁

17. 指间关节扭挫伤易发人群是（　）

A. 儿童　B. 青少年　C. 青壮年　D. 中老年　E. 老年

18. 髋关节扭挫伤早期瘀血肿胀较甚者，治以活血去瘀、消肿止痛，可内服（　）

A. 桃红四物汤　B. 小承气汤　C. 血府逐瘀汤

D. 白虎汤　E. 三痹汤

19. 髋关节扭挫伤经有效治疗一般多长时间可痊愈（　）

A. 2~3周　B. 3~4周　C. 4~5周

D. 1~3个月　E. 1~2年

20. 阔筋膜张肌起于（　）

A. 髂前上棘　B. 胫骨外侧髁　C. 胫骨内侧髁

D. 股骨外侧髁　E. 股骨内侧髁

（王卫国　宋振杰　申海滨）

书网融合……

知识回顾

微课

习题

第六章　内　伤

PPT

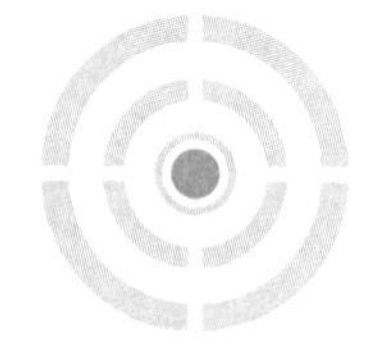

学习目标

知识要求：

1．掌握内伤的概念、临床主要症状、临床诊断和治疗措施；掌握常见内伤疾病的处理方法。

2．熟悉伤科内伤的发展特点。

能力要求：

1．熟练掌握内伤的诊断与治疗技能。

2．会应用伤科学内伤知识解决常见内伤疾病的诊疗及康复。

第一节　内伤概论

凡因跌打、坠堕、碰撞、用力举重、旋转闪挫等外伤损及肢体内部组织和内脏，引起内部气血、经络、脏腑受损或功能紊乱而产生一系列症状，统称内伤。

伤科内伤的病名首先见于《中藏经》，称为“内伤”“内损”。唐代《外台秘要》对外力致伤分为外伤四肢、头颅、骨节和内伤气血、脏腑两大类，内伤又分为瘀血内聚与吐咯出血的伤血及急卒受伤、气闭昏闷或气滞不散的伤气两类，还提及虚人内伤和瘀血在内久不消除的治疗方法。明代薛己《保婴摄要》记录了内伤病例的诊治。20世纪50年代以来，中医学在头颅、躯干部脏器实质性损伤方面又取得了较大的进展。

一、病因病机

1．外因　内伤的发病多由外因引起，主要包括直接暴力和间接暴力。直接暴力以伤血为主，其损伤程度取决于作用力的大小和受伤的部位；间接暴力以伤气为主，受伤处远离外力作用部位。

2．内因　从内部影响人体内伤发生的因素，如体质强弱、生理特点等。可因肌肉紧张收缩造成损伤，如老年人强力咳嗽、打喷嚏等致使肋间肌强烈收缩，可引起肋骨骨折，造成胸部的气血损伤。

3．病机　伤科内伤主要的发病机制是气滞和血瘀，两者并见又有主次之分。即周流全身的气在被伤部位受到震激，由震激而壅聚，由于气血相依，血也随之凝滞于该处；或坠堕击伤，伤及络脉，血溢脉外成瘀，气亦随之而壅滞，从而引起机体卫气营血、皮肉筋骨、经络脏腑，以及津、精、液等产生一系列病理变化，出现相应的临床症状，正如《正体内要·陆序》所云“肢体损于外，则气血伤于内，营卫有所不贯，脏腑由之不和”。

二、分类

内伤分类一般有以下分类法：

1. **按病理分类**　分为（气闭，气滞，气逆，气虚，气脱）、伤血（瘀血，血热，血虚，亡血，血脱）、伤经络、伤脏腑。

2. **按受伤时间分类**　分为新伤和旧伤。

3. **根据受伤过程、外力的作用性质分类**　分为急性损伤和慢性损伤。

4. **按受伤部位分类**　分为头部内伤、胸部内伤、腹部内伤、腰部内伤等。

5. **按受伤程度分类**　分为轻伤和重伤。

三、主要症状

1. **疼痛**　内伤最常见的症状是疼痛。根据受伤程度不同，疼痛性质也不一样，轻则隐痛，重则难以忍受。疼痛的范围和程度与病情的轻重密切相关。疼痛的范围和程度加重，说明病情在进展；而疼痛程度减轻则要结合全身情况。如果疼痛程度减轻，而全身情况（包括生命体征）恶化，说明病情在加重；如果伴随全身况改善说明病情缓解。

2. **昏愦**　内伤的重要临床表现是昏愦。昏愦是神志模糊，不省人事，甚至昏睡不醒，呼之不应。临床表现为急性损伤后神志虽清而口不能言，面色苍白，少气无力；也可表现为神志不清的昏迷；还包括损伤脏器内出血加重时表现的神志淡漠。

3. **脏腑损伤**　五脏六腑是维持人体生命活动的主要器官，不同脏腑损伤后，都会出现相应的临床表现。如脑震荡会有短暂性昏迷，出现近事遗忘，还伴有头痛、恶心和呕吐等。胸部内伤导致气血胸时，则有呼吸困难、气逆、喘咳、咯血，甚至休克等。腹部内脏器官破裂时，则伴有持续性疼痛，压痛、反跳痛，腹肌紧张，严重者甚至休克等。

4. **其他症状**　发生内伤后，由于气血瘀滞，经络不通，脏腑不和，患者出现神疲乏力、食少纳呆、夜寐不安、便秘，舌质紫暗或有瘀斑，苔黄厚腻，脉浮数或弦紧。由于瘀血停聚，郁积化热，大多伴有心烦、口干、口苦、便秘尿赤，舌质红，苔黄厚腻，脉浮数或弦紧。如果气逆伤肺，则咳喘少气、胸胁满闷。如果失血过多，则口渴烦躁、小便短少。如果瘀血攻心，则昏愦不省人事。严重者则出现神情淡漠、面色苍白、肢体厥冷、汗出如珠、全身战栗、呼吸低微、尿量减少、血压下降、脉芤或微细等厥逆现象。

四、临床诊断

临床根据患者的外伤史、临床症状和对应的实验室检查可做出明确的诊断。其依据是：

（1）患者有外伤史。

（2）具备疼痛或昏愦两个症状之一。

（3）具有与损伤部位相关的症状和体征。

损伤内证的诊断除了四诊之外，更要结合现代一些先进的实验室检查和影像学检查来快速准确地做出正确的诊断，为提高临床抢救的成功率奠定基础。

通过有关仪器的检查，可了解全身状况和局部损伤的情况。在脏器损伤的内伤重症诊断中，实验室检查可直接帮助确诊。血常规检查可以了解病情的轻重及进展。CT和磁共振可了解是否有颅内和体内出血及其程度。必要时可重复检查以及时判断病情的变化。

内伤大多与外伤同时存在，如果两者轻重均等时，如颅骨骨折和头部内伤，两者均应诊断。如果以一类为主时，另一类可不诊断，如肋骨单纯骨折必有气滞血瘀，则可诊断为肋骨骨折，不必诊断胸部内伤。

五、治疗

内伤疾患的治疗要在明确诊断后制定具体的治疗方案，重症以抢救生命为主，轻症以治伤为主。

1. 急救

（1）要根据具体病情，及时输血输液，或止血，或脱水等。

（2）要根据脏器损伤程度决定是否手术以修补脏器或清除积瘀。

（3）配合中医急救治疗。如独参汤大补元气；参附汤回阳救逆；安宫牛黄丸、至宝丹、紫雪丹等开窍、清热和逐瘀等。

2. 治伤　要根据具体的损伤部位，辨证施治，不能一概而论。内伤必然导致气血损伤，因此要理气化滞、活血化瘀，使气血得到疏通，脏腑得到调和，帮助机体复原，才能取得良好的疗效。

（1）内治法　内治法是内伤疾患治疗的主要手段。根据损伤的发展过程，临床采用早中晚三期辨证论治。治疗方法有开窍通闭、理气通络、益气固脱、逐瘀攻下、活血化瘀、益气养血等。

（2）外治法　外治法是利用药物、手法或器具等施用于体表以对损伤局部进行治疗的一种方法。损伤大多由外及内。因此外治法非常重要，主要作用为活血祛瘀、行气活血、消肿止痛、舒筋活络、接骨续筋等。常用外治法包括敷药、搽擦、熏洗、热熨、推拿、针灸、拔火罐、理疗以及练功等。

第二节　损伤内证

凡暴力引起损伤，导致机体气血、脏腑、经络功能紊乱者称为损伤内证。内伤可表现出内证，四肢损伤较重者，可见到不同程度的损伤内证。所以损伤内证既是内伤的外在表现，也是一切严重外伤的全身证候。

一、损伤疼痛

损伤疼痛指外力作用于人体后，使气血受损，失于调和通畅而导致的病证。

1. 气滞疼痛

临床表现：常有外伤史，如闪伤、岔气、屏伤等。表现为胀痛不适，痛多走窜，或痛无定处，范围广泛，甚至不能俯仰转侧，咳吐、排便等都使疼痛加重。

治则方药：理气止痛。用复原通气散或柴胡疏肝散加减。

2. 瘀血疼痛

临床表现：常由跌打、碰撞、压轧等损伤所致。表现为疼痛持续，固定不移，刺痛拒按。局部多有青紫、瘀斑、血肿。

治则方药：活血祛瘀止痛。可用四物止痛汤或和营止痛汤加减。

3. 夹风寒湿

临床表现：有伤后居住湿地或受风寒病史，起病缓慢，病程较长，常反复发作。风寒甚者，局部酸痛重着，固定不移，屈伸不利；风湿重者，痛处重着或肌肤麻木不仁，遇阴雨发作或加重，得热痛减。

治则方药：祛风散寒除湿，佐以活血化瘀。选用羌活胜湿汤或独活寄生汤加减。

4. 热毒内蕴 为外感邪毒，壅塞经络，肿痛发热。

临床表现：发热起病较急，全身高热、恶寒，局部红、肿、热、痛、功能障碍。

治则方药：清热解毒，活血止痛。用五味消毒饮合桃仁四物汤加减。

5. 瘀阻夹痰

临床表现：患者损伤不严重，疼痛逐渐加重并伴骨节漫肿，动作牵掣，或有身热、纳呆，舌质暗、苔滑腻，脉弦滑。

治则方药：活血通络，化痰止痛。用牛蒡子汤加减。

6. 气血两亏

临床表现：出血过多或素体虚弱，患部隐痛，面色㿠白，头汗眩晕，短气无力，舌淡脉细。

治则方药：益气养血。内服：八珍汤，外敷温经膏。

二、损伤发热

损伤发热指因伤后脏腑功能紊乱，瘀久化热或感受邪毒而引起的以发热为主的病证。

1. 邪毒发热 损伤后皮肤破损，污染伤口，感毒发热；或因伤后气滞血瘀，经络阻塞，积瘀成痈而发热。

临床表现：初起发热、恶寒、头痛、全身不适，苔白微黄，脉浮数。进而局部红、肿、热、痛，积瘀化脓。

治则方药：邪毒初入者，疏风清热解毒，用银翘散加减。热毒蕴盛者，仙方活命饮加减。溃脓者宜透脓解毒，用透脓散加黄芪。热入营血者，用犀角地黄汤加减。

2. 瘀血发热 伤后脉络破损，离经之血瘀滞于肌腠、体腔，壅遏积聚，郁而发热。

临床表现：多为头胸腹内伤，或骨关节损伤或挤压伤等较重损伤引起，发热多在损伤24小时后出现，体温38~39℃，无恶寒，肢体有固定痛处或者肿块，有心烦口渴、口苦等症。损伤轻者热度低，持续时间1周左右。损伤重者发热高，一般可持续2~3周。

治则方药：活血化瘀，血府逐瘀汤加减。腹部损伤可用膈下逐瘀汤，少腹受损可用少腹逐瘀汤，四肢损伤可用身痛逐瘀汤。

3. 血虚发热 因出血过多而致阴血亏虚，阴不制阳，虚阳外越而成血虚热。

临床表现：头晕目眩，视物模糊，食少便溏，肢体麻木，面色无华，倦怠喜卧，脉虚细。

治则方药：补气养血。用桃红四物汤加减治疗。

4. 肝郁发热 肝气不舒，气郁化火。

临床表现：身热心烦，胸胁闷胀，或有寒热往来，口苦，咽干，舌苔黄，脉弦或数。

治法方药：疏肝清热。用丹栀逍遥散加减。

三、内损出血

损伤后，血液从脉内溢出脉外者，称为内损出血。常见的内损出血可按以下方法进行分类：

（1）按出血来源可分为动脉、静脉、毛细血管和内脏出血。

（2）按出血时间可分为原发性、继发性出血。

（3）按出血的部位可分为外出血和内出血。

（4）按出血的量可分为小量、中量和大量出血。

内损出血采取局部急救和药物止血相结合。急救止血是内伤出血的主要治疗原则。可根据出血的不同情况和解剖部位选择各种止血方法。药物止血主要用于各种内伤出血，或作为创伤急救止血法的补充。出血量较多，在止血的同时，需补血和生血，同时还需配合输血、输液，补充血容量。

四、损伤昏厥

损伤引起意识障碍或意识丧失，称为损伤昏厥。多见于脑震荡、出血过多、脑挫伤等。

1. 气闭昏厥　从高处坠下或受外力打击，脑受震荡，气为震激，心窍壅闭。

临床表现：伤后猝然昏倒（昏迷时间30分钟以内），醒后伴头晕、头痛、恶心呕吐等症。

治则方药：通闭开窍。用苏合香丸。

2. 血虚昏厥　大失血后，心失所养，而致昏厥。

临床表现：神志呆滞，面色爪甲苍白，目闭口张，四肢厥冷，二便失禁，脉细微。

治则方药：补气固脱回阳。急用独参汤或输血扩营治疗。

3. 瘀滞昏厥　头部受伤，元神受损而昏迷；或伤后瘀血攻心，神明受扰而昏厥。

临床表现：头痛呕吐，肢体瘫痪，烦躁扰动，神昏谵语或昏迷不醒。

治则方药：中西结合，内服逐瘀开窍的黎洞丸；结合手术减压、脱水等法治疗。

五、伤后癃闭

伤后癃闭是指伤后排尿困难，甚至小便闭塞不通为主症的疾患。

1. 瘀阻经络　脊髓受损，瘀阻督脉，膀胱气化功能障碍，使髓窍不通，发生癃闭。

临床表现：腹满胀、烦躁，小便不利，脉细而涩。

治则方药：逐瘀利水，活血通闭。方用抵当丸。

2. 津液亏损　出血过多或出汗多，阴液大耗，复加饮入甚少，化源不足。

临床表现：伤后疼痛剧烈，大汗淋漓，小便不利，口干咽燥，舌红脉细数。

治则方药：补气生津。方用生脉散。

3. 下焦湿热　湿热互结，壅积膀胱，膀胱气化失调，气滞于下。

临床表现：小便不利，小腹胀满或大便不畅，舌红脉细数。

治则方药：清热利湿，通利小便。方用滋肾通关丸和八正散。

六、伤后便秘

指损伤后大便秘结不通，排便时间延长，或有便意而排便困难。

1. 瘀血蓄结　胸、腹、脊柱、骨盆等损伤，瘀血蓄积腹中，肠道传导失常。

临床表现：腹胀满，疼痛拒按，便秘，苔黄厚而腻。

治则方药：攻下逐瘀。方用桃红承气汤加减。

2. 热盛津枯　伤后反复发热，汗出，津液干枯或者瘀热灼津，造成粪便结于肠道而不下行。

临床表现：伤后伴有发热，面红身热，大便干结，小便短赤。舌红苔黄燥，脉洪数。

治则方药：清热润肠。方用调胃承气汤或者增液承气汤。

3. 气血两虚　损伤后期，气虚血少，脾胃运化无权，导致便秘。伤后失血过多，血虚肠燥。

临床表现：气虚者精神倦怠、多卧少动、大便不干、排便乏力。血虚者头晕目眩、心悸气短、面色苍白、便秘，脉沉细弱。

治则方药：血虚者养血润燥，方用润肠丸加减。气虚者益气升阳，方用补中益气汤加减。

七、痿软麻木

痿软是筋脉弛缓，筋肉软弱失用，运动不能；麻木是肢体触觉、痛觉、温度觉障碍。

1. 气血亏虚　伤后气血亏虚，肌腠、筋脉失养。

临床表现：四肢痛痒不知，甚则痿软麻木等。

治则方药：通经脉，补气血。用人参养荣汤或者十全大补汤治疗。

2. 筋骨痿废　伤后肢体长久不用。

临床表现：肌肉萎缩，肌腱挛缩，关节强直，痿软麻木。

治则方药：内则强筋壮骨，用壮筋养血汤。外则加强功能锻炼，配合针灸、按摩、药物熏洗等方法治疗。

3. 脊髓神经损伤　骨折脱位，伤及脊髓或周围神经。

临床表现：局部肿痛、瘀斑，肢体痿软麻木、功能障碍。

治则方药：疏通督脉，活血祛瘀，方用活血祛瘀汤加减；后期可补脾肾、温经络，用补肾壮阳汤治疗。

此外，损伤内证还有腹胀、眩晕、不寐、健忘、呕吐等。

第三节　头部内伤

头部内伤是头部损伤的总称，古代称脑气震动、脑海震动等，西医学统称为颅脑损伤。颅脑损伤是外界各种创伤性因素作用于头部引起的常见损伤，包括头皮损伤、颅骨骨折、硬脑膜与静脉窦损伤、脑组织或脑神经损伤。按中医伤科学分类，头皮损伤和颅骨骨折属于“外伤”范畴，脑损伤和颅内血肿属于“内伤”范畴。按伤势轻重可分为脑震荡和脑海损伤。

一、脑震荡

脑震荡是一种原发性脑损伤，是指头部受到暴力伤害，产生短暂性意识丧失，随即清醒，伴有近事遗忘，无神经系统功能缺损，为头部内伤的轻证。

【病因病机】

病理改变无明显变化，发生机制至今仍不清晰。一般认为，头部受伤过重，中枢神经系统遭受强烈刺激，脑神经细胞震荡，发生功能障碍，在病理上无肉眼可见的神经病理改变，显微镜下可见神经组织结构紊乱。临床出现一过性超常抑制，故见短暂昏迷等症。

【诊断要点】

（1）患者有头部受伤史　损伤后有短暂昏迷史，可以短至数秒或数分钟，一般不超过30分钟，意识清楚后可以恢复正常。

（2）近事遗忘　清醒后不能回忆受伤时或受伤前后的经过，但对往事却能清楚回忆，故称“逆行性遗忘症”。较重者在意识障碍期间可有皮肤苍白、出汗、血压下降、心动徐缓、呼吸浅慢、肌张力降低、生理反射迟钝或消失等表现。但随着意识的恢复很快趋于正常。

（3）头痛、头晕、恶心　清醒后常伴有这些症状，搬动头部或坐起时症状加重。短期内可自行好转。

（4）神经系统检查无阳性体征，脑脊液检查无红细胞，CT检查颅内无异常发现。

【治疗】

脑震荡患者伤后应短期留院观察2~3天，定时观察意识、瞳孔和生命体征的变化，以便及时发现可能并发的颅内血肿。脑震荡轻者可自愈，一般无需特殊治疗。对症状重者应及时治疗，使之迅速恢复。急性期可用中西药、针灸对症治疗。

（一）内治法

1. 昏迷期　以开窍通闭为主，方用苏合香丸灌服。

2. 苏醒期　以头痛、头晕、恶心、呕吐、夜寐不宁等为主要临床表现，治以舒肝活血安神，方用柴胡细辛汤加减。

3. 恢复期　10天以后，主要症状基本消失，但仍有头晕、乏力等症。治宜益气补肾健脑，方用归脾汤加减。

（二）外治法

1. 眩晕　针内关、百会、足三里、风池、三阴交等穴。

2. 头痛　①前头痛：选印堂、合谷、列缺。②偏头痛：选太阳、外关、风池、四渎。③顶头痛：选涌泉、太冲、百会。④后头痛：选哑门、后溪、昆仑、风池。⑤全头痛：选印堂、哑门、足三里、合谷。

3. 呕吐　选内关、足三里、天突。

4. 失眠　选足三里、神门、三阴交、内关。

5. 其他治疗　脑震荡患者还应绝对卧床休息，利用心理疗法，解除伤员对脑震荡的恐惧心理，促使患者早日康复。

【预防与调摄】

注意安全防范，避免头部遭受暴力损伤。在治疗过程中给予患者安静的环境和合理的调养，避免外界不良刺激，多给予精神鼓励，消除顾虑，解除对脑震荡的恐惧心理。

课堂互动 6-1

脑震荡会给患者带来哪些不良影响？

答案解析

二、脑损伤

脑损伤又称为脑海损伤、脑髓损伤，是指暴力作用于头部造成脑组织器质性损伤，根据暴力作用于头部时是否立即发生脑损伤，分为原发性脑损伤和继发性脑损伤，是头部内伤的重证，它包括西医学的脑挫裂伤、颅内血肿、脑干损伤等。

【病因病机】

在直接或间接暴力的作用下，导致脑组织在一定范围内发生出血和破坏，使局部脑皮质表面出现散在出血点，局部静脉瘀血和水肿。脑组织遭到破坏较轻，软脑膜尚完整者为脑挫伤；如在损伤部位还可见到软脑膜和脑组织的断裂及严重出血，伴有外伤性蛛网膜下隙出血为脑裂伤。因挫伤、裂伤同时存在，故常称为脑挫裂伤。脑挫伤通常属于血管源性水肿，可于伤后早期发生，一般3~7天内发展到高峰，在此期间易发生颅内压增高以及脑疝。高峰期过后，脑水肿可逐渐消退，被损坏的脑组织最终由胶质细胞将其清除并修复。局部脑胶质细胞增生，与脑膜纤维细胞融合可形成脑膜瘢痕，引发癫痫。局部坏死，液化区域吸收囊变，导致附近脑组织萎缩。

当脑损伤后颅内出血聚集在颅腔的一定部位而且达到相当的体积后，造成颅内压增高，脑组织受压而引起相应的临床症状，称为颅内血肿。可分为硬脑膜外血肿、硬脑膜下血肿和脑内血肿。颅骨骨折导致板障静脉损伤，以及骨折线经过硬脑膜血管和静脉窦使之破裂，血液积聚于颅骨与硬脑膜之间而形成硬脑膜外血肿。头部遭受暴力猛烈晃动，脑组织因惯性作用于头颅运动不一致，造成脑表面与硬脑膜静脉窦之间联系的桥静脉断裂，出血形成硬脑膜下血肿。脑挫裂伤或者贯通伤发生脑血管破裂，深部血管出血形成脑内血肿。

中脑、脑桥及延髓等处的损伤，是头部损伤中最严重的损伤，损伤后病情险恶，死亡率高，称脑干损伤。

【诊断要点】

（一）脑挫裂伤

1. 一般症状　伤后常有呕吐，清醒后才能陈述头痛、头晕、恶心等症状。

2. 意识障碍　伤后即出现意识障碍，昏迷时间数分钟至数小时、数日、数月不等，甚至持续昏迷至死亡。轻者可没有原发性意识障碍，一般以伤后昏迷超过30分钟作为判定脑挫裂伤的参考时间。

3. 生命体征变化　受伤当时有血压下降、脉搏细速和呼吸变慢等症状，但一般恢复很快，就诊时大多正常。如伴有脑干损伤血压可持续降低。脑水肿引起颅内压增高时，血压升高，呼吸深慢，脉搏有力，体温也可中度升高。

4. 神经损伤的定位症状　这些症状不是每个伤员都有，但出现时对本病的诊断和脑损伤定位很有帮助。常见的定位症状有单瘫、偏瘫、抽搐、感觉障碍、失语症、视野缺损、局灶性癫痫等。

5. 脑膜刺激征　蛛网膜下隙出血可引起脑膜刺激征，表现为颈项强硬和屈髋屈膝试验阳性。

6. 辅助检查　颅脑CT检查可见脑挫裂伤区域的点、片状高密度出血灶，或混杂密度影。腰椎穿刺检查脑脊液呈血性，脑脊液压力可有不同程度升高。

（二）颅内血肿

1. 颅内压增高表现

（1）头痛、恶心、呕吐　伤后无原发性昏迷，或短暂意识障碍而后清醒，随着血肿增大，出现头痛、恶心呕吐。

（2）昏迷　颅内血肿导致的昏迷有3种情况：①伤后无意识障碍，血肿形成增大后昏迷。②伤后即有意识障碍，一段时间后清醒（中间清醒期）或者意识障碍好转（中间好转期），血肿形成和增大后再昏迷。③受伤当时即昏迷，血肿形成和增大后昏迷加重。

（3）生命体征　常为进行性的血压升高、心率减慢和体温升高，脑疝晚期血压下降，脉搏及呼吸加快，甚至呼吸、心跳停止。

（4）躁动　在脑疝发生前或者颅内血肿增大导致颅内压急剧增高时出现。

（5）眼底视盘改变　慢性患者可有眼底视盘水肿。

2. 脑受压局灶征象　发生在不同脑部功能区的血肿，会出现对应的局灶症状，如果血肿进一步增大，则原有的局灶性症状加重，表现为一侧肢体无力甚至瘫痪、偏身感觉障碍、失语或者局灶性癫痫。

3. 脑疝征象　随着血肿持续增大，可发生脑疝。颞叶疝，表现特点为患侧瞳孔先轻度缩小，对光反射迟钝，进而扩大，对光反射消失。对侧肢体瘫痪和腱反射亢进，病理反射阳性，若进一步加重可危及生命。小脑扁桃体疝，较早出现呼吸和脉搏减慢，突然发生昏迷及心率、呼吸停止。

4. 辅助检查

（1）颅脑CT检查　硬膜外血肿，脑表面呈现“双凸透镜”；硬脑膜下血肿，脑表面呈现“新月形”；脑内血肿，在脑内可呈现圆形或椭圆形或不规则形。

（2）颅脑MRI检查　各种血肿呈现形态与CT检查相同。

（3）脑血管造影　血肿部位呈现无血管区，周围的血管受到血肿的挤压发生变形和移位。

（4）头颅X线检查　可显示颅骨骨折的部位和类型，对可能发生的血肿及部位有帮助。

（三）脑干损伤

1. 意识障碍　伤后即出现严重意识障碍，昏迷持续时间长，恢复慢，甚至终身昏迷不醒。

2. 去大脑强直　呈角弓反张状态。

3. 生命体征变化　伤后早期呼吸节律紊乱，心率及血压明显波动。严重者急性呼吸衰竭，伤后呼吸立即停止，或者呼吸先浅而快，后深而慢，不规则，直至完全停止。同时出现循环衰竭表现，一般在呼吸停止后，心率尚可维持一段时间。

4. 眼球活动和瞳孔变化　严重者眼球固定，双侧瞳孔散大，对光反射消失。

5. 锥体束征　因脑干内的锥体束损伤，可出现肢体瘫痪、肌张力增高、腱反射亢进、浅反射消失，或出现一侧或双侧病理反射。如出现肌张力由高而变为松弛，一切反射消失，常为死亡的前兆。

6. 辅助检查　颅脑MRI和CT检查可显示脑干损伤灶的点片状出血和密度的改变，脑干肿大，环池消失。

【鉴别诊断】

1. 脑挫裂伤与脑震荡　脑挫裂伤昏迷较重，大多半小时以上，脑功能损伤者可有相应的局灶征象，脑膜刺激征阳性，腰椎穿刺脑脊液多呈血性，CT检查显示有脑挫裂伤灶。脑震荡意识障碍较轻，大多不超过半小时，无神经系统的异常体征，腰椎穿刺和CT检查多无异常。

2. 脑挫裂伤与颅内血肿　颅内血肿和脑挫裂伤均可在伤后一段时间出现颅内压增高甚或脑疝征象。但颅内血肿与脑挫裂伤程度不一样，脑挫裂伤在发生后即可昏迷，如不伴有其他损伤，症状和体征在伤后可逐渐好转，趋于稳定；而颅内血肿发生后患者症状、体征可再度加重，甚至昏迷。两次昏迷之间的清醒期称为“中间清醒期”。CT或MRI可对两者做出明确的判断。但颅内血肿往往在严重脑挫裂的基础上出现，症状、体征互相重叠，临床鉴别较为困难。

【治疗】

治疗原则：颅内血肿要早期发现和处理；继发性脑损伤要重点处理；脑疝需早期发现和预防。原发性脑损伤除了病情观察以外，主要是对已发生的昏迷、高热等症的护理和对症治疗，预防并发症。对严重的头部内伤，有生命危险者必须及时抢救，不可延误抢救时机。

1. 早期治疗

（1）保持呼吸道通畅和吸氧　及时清除口腔异物，将舌头牵出。昏迷患者如果呼吸道分泌物过多或者昏迷时间较长及早行气管切开术。

（2）体位　患者床头抬高15°~30°，促进脑部静脉回流，减轻脑水肿。定时翻身等，避免骨突出部位的皮肤长时间受压缺血，发生压疮。

（3）营养、水电解质和酸碱平衡　患者清醒可进低盐、易消化的饮食或半流食。意识未完全清醒者静脉输液，每日2000~2500ml，2~3天后仍不能进食，可放鼻饲管，给予流质饮食。

（4）预防泌尿系感染　长期留量导尿管是引起泌尿系感染的主要原因。尽可能采用非导尿方法。如在膀胱尚未过分膨胀时，用热敷、按摩来促使排尿；必须导尿时，严格执行无菌操作。选择优质硅胶带囊导尿管，并尽早拔除导尿管，留置时间不宜超过3~5天；经常做尿常规、尿细菌培养及药敏试验。需要长期导尿者，可考虑行耻骨上膀胱造瘘术，以减轻泌尿系感染。

（5）预防和治疗脑水肿　尽早使用甘露醇、呋塞米等脱水剂及合理使用肾上腺皮质激素。

（6）保护脑神经　选用胞二磷胆碱、乙醚谷酰胺、辅酶A及能量合剂等药物或高压氧舱治疗。

（7）应用止血药　蛛网膜下隙出血严重者可用止血剂；合并脑脊液漏时，应使用抗生素，预防颅内感染。

（8）伴高温、肌张力增高或去大脑强直者，应尽早进行冬眠疗法。

2. 昏迷期的治疗　中药以开窍通闭治疗为主。

（1）取嚏开窍法　将通关散用管吹入伤员鼻孔，引发伤员频频喷嚏，内引五脏之气，使阳气回升，从而达到回苏之效。本法不能用于脱证及颅内出血者。

（2）熏鼻开窍法　用辛窜通窍药物或其他香料置于伤员鼻孔附近，待伤员嗅入药气后则可苏醒。本法脱证慎用。

（3）辛香开窍法　用苏合香丸、黎洞丸磨汁灌服，治气闭昏厥、两手紧握、牙关紧闭、苔白、脉沉迟者。

（4）清心开窍法　用安宫牛黄丸口服或者醒脑静静脉滴注，治高热、神昏窍闭、抽搐者。

（5）清热豁痰开窍法　用至宝丹治昏迷痰热阻窍者。

（6）清热镇痉开窍法　用紫雪丹治疗高热昏迷痉厥者。

（7）脱证　用独参汤或参附汤回阳救脱。

3. 苏醒期治疗　可用镇心安神、平肝息风或升清降浊等法辨证施治。

（1）瘀阻脑络　头痛头晕，痛处固定，或失语，或偏瘫，或耳目失聪，舌质紫暗有瘀点，脉弦。用血府逐瘀汤加减治疗。

（2）肝阳上亢　眩晕头痛，烦躁易怒，面色潮红，耳鸣耳聋，口干苦，小便黄，苔黄脉弦数。用镇肝息风汤加减。

（3）湿蒙清窍　神志朦胧，呕吐，痰涎壅盛，舌苔厚腻，脉缓。用温胆汤和二陈汤治疗。

4. 恢复期治疗

（1）心脾两虚　眩晕倦怠，怔忡惊悸，面色萎黄，唇甲无华，舌淡，脉细弦。用归脾汤治疗。

（2）肾精不足　眩晕健忘，耳鸣耳聋，视物模糊，神疲乏力，腰膝酸软，舌淡少苔，脉沉细。用杞菊地黄丸治疗。

5. 脑损伤手术指征

（1）开放性颅脑损伤。

（2）闭合性颅脑损伤中有下列情况者：①经确诊为颅内血肿者。②有中间清醒期者。③意识障碍逐渐加重者。④一侧瞳孔进行性扩大者。⑤凹陷或粉碎性骨折引起一定症状者。⑥36小时后出现去大脑强直者。⑦长期昏迷伴脑压增高者。⑧脑脊液鼻漏或耳漏1个月不愈者。

第四节　胸部内伤

胸部内伤是指整个胸廓及其内脏受到外力打击或用力屏气而致内部气血经络或内脏损伤。胸部内伤往往引起气血失和，而致胸胁疼痛、胀满、咳逆甚至咯血等症。

胸部屏挫伤

胸部因受外来暴力直接作用或负重屏气而致胸部气血、经络及胸壁软组织损伤者，称胸部屏挫伤，前者称胸部挫伤，后者称胸部屏伤。两者皆是以胸胁部疼痛、胀满为主症的损伤性疾患。

【病因病机】

胸部屏伤，多因搬抬重物用力过度，引起胸腔内压骤然增高，压迫气道，致使机体薄弱部位损伤出血，气机运行失常，出现胸部屏伤。屏伤以伤气为主，亦有伤血者，也可导致气滞血瘀之证。

胸部挫伤，多因暴力直接作用于胸部，如拳击、挤压等，使胸部皮肤、筋肉受挫，络脉损伤，血溢于外，瘀血停滞，产生胸部挫伤。挫伤以伤血为主，而血瘀也可导致气滞，血伤及气，也可产生气血两伤。

【诊断要点】

有明显的外伤史。有时受伤后数小时或1~2日后才出现胸胁部疼痛或肩背部疼痛、闷胀等症状。伤气为主者以闷痛为主，走窜不定，用力呼吸或说话使疼痛加剧，严重者不能平卧，转侧困难。如果伤气及血，可出现咳血、疼痛固定不移。检查无明显肿胀、瘀斑，局部无压痛点。若挫伤是以伤血为主，疼痛固定不移，呈刺痛。查体：局部肿胀，瘀斑，压痛明显。由伤及气者伴有窜痛、胸闷等。

损伤严重时应注意鉴别有无肋骨骨折；有肋骨骨折时，则胸廓挤压试验阳性，有骨擦音。临床上应注意有无气胸、血胸等并发症出现，X线摄片可帮助确诊。

【治疗】

胸部屏挫伤导致气滞血瘀，宜活血化瘀，理气止痛。屏伤以手法为主，挫伤以中药内治为主，按伤气、伤血或气血两伤辨证论治。再配合外用药物、按摩、练功、针灸等治疗。

1. 药物治疗

（1）内服药　①伤气：胸胁胀闷、疼痛走窜，宜疏肝理气止痛，方用柴胡疏肝散加减。②伤血：胸胁刺痛，痛有定处，宜活血化瘀止痛，方用血府逐瘀汤加减。③气血两伤：兼上述两型症状。宜活血化瘀、理气止痛并重，方用柴胡疏肝散合血府逐瘀汤加减。

（2）外治法 胸部挫伤局部瘀肿痛者，可用消瘀退肿、行气止痛类的消瘀止痛膏外敷治疗。

2. 手法治疗

（1）伤气为主，手法以摇拍法为主 患者正坐，医者先用手指点按内关、肺俞、至阳等穴，再以右手握、拉伤侧手指，使该手臂于外展位做由前向后或由后向前摇动6~9次，然后使该臂做快速上下抖动数次。并以同法施于对侧。若有胸闷、呼吸不畅者，医者用拍法用力拍击患者背部数下。

（2）伤血为主，以揉摩手法为主 患者取卧位，医者用手掌沿肋间隙由前向后施行揉摩2~3分钟，随后集中于痛点施行揉摩手法。

3. 练功疗法 急性期应适当地半卧位休息，鼓励患者咳嗽、由深呼吸运动，嘱患者尽量下地行走活动，做扩胸、肢体伸展运动。

4. 针灸治疗 取内关、支沟、阳陵泉等穴，用强刺激手法。

第五节 腹部内伤

腹部内伤是指腹壁、腹腔及盆腔脏器（肝、胆、脾、胃肠、膀胱、子宫等）的闭合性损伤。由于腹部体表面积较大，缺乏骨性结构保护，因此受伤机会较多，特别是肝脏和脾脏容易因外伤而致破裂。

一、腹部屏挫伤

腹部屏伤是指因用力过猛，腹内压骤然增加而引起的腹部损伤。当腹壁遭受撞击、碾挫等外力作用后，腹内出现瘀肿疼痛等症，腹部皮肤仍然完整无缺者，称为腹部挫伤。

【病因病机】

腹部屏伤是由于患者体质虚弱、肥胖、先天性腹壁组织缺损及手术后瘢痕粘连等，致使腹壁组织薄弱，因咳嗽等外力作用使腹内压增加，致使腹直肌过分牵拉而撕裂出血，或者腹壁感染、炎症使腹直肌变性，不能耐受暴力冲击，致使腹直肌形成血肿或者撕裂。

腹部挫伤多因直接暴力（如拳打、脚踢、棍棒打击、物体撞击及车祸、塌方等）使腹壁遭受机械性、钝性暴力的打击、压迫或碾压；或间接暴力（气浪、水浪等）冲击波损伤腹壁。轻则气行阻滞，壅聚络道，不通则通；重则气滞血瘀，肿痛并见，损伤范围广泛。

腹部屏挫伤治疗不当或者延误治疗，则气血凝滞，经络不畅，病程迁延，日久导致内脏器官功能失调，体质虚弱。

【诊断要点】

有腹部骤然用力病史，伤后腹部出现腹痛、包块，局部压痛明显，打喷嚏、排便等使腹内压增加时症状加剧。腹直肌断裂可有局部缺损及腹膜刺激征象等。

腹部挫伤表现为腹部钝痛，有皮下瘀血或血肿，腹肌紧张，压痛点局限，一般无恶心、呕吐等消化道症状和腹膜刺激征象。

根据腹部屏挫伤的临床表现，可分为以下几种类型：

1. 伤气型 腹部胀闷，疼痛走窜不定，腹软喜按，嗳气或矢气后痛减，脉弦。

2. 伤血型　腹壁刺痛，瘀肿拒按，重者腹壁坚硬，辗转不安，活动受限，脉多沉实。

3. 陈伤型　腹部隐痛，喜温喜按，伴形体羸瘦、面色苍白或萎黄、纳呆腹胀，舌淡苔白腻，脉弦紧或濡细。

【治疗】

1. 药物治疗

（1）内服药物

伤气型：治宜活血理气止痛，方用理气止痛汤或天台乌药散加减。

伤血型：治宜活血化瘀、消肿止痛，方用膈下逐瘀汤、加味承气汤加减。

陈伤型：①虚证：治宜攻补兼施，拟益气养血、化瘀生新，方用八珍汤、十全大补汤、理气补血汤加减。②实证：治宜破瘀散结、润肠通便，方用三棱和伤汤或少腹逐瘀汤和黎洞丸送服。

（2）外治法　新伤外敷消瘀止痛膏、三色敷药等。陈伤外敷狗皮膏、宝珍膏等。

2. 加压包扎　早期冰敷、后期热敷，血肿较大可穿刺抽吸后，加压包扎患部。

3. 手术治疗　腹壁血肿巨大，保守治疗无效，需手术切开排除血块，结扎出血血管，缝合撕裂的肌肉等。除包膜下血肿外，原则上应及早进行手术治疗。

二、腹部挤压伤

腹部遭受重物碾压或挤压等造成严重创伤，称之为腹部挤压伤。多见于交通或者工伤事故，尤以工程塌方、车祸或被重物压伤为多见。

【病因病机】

根据受力部位可分为：

1. 挤压暴力作用于前腹壁　暴力作用于前腹壁，使腹内脏器挤向脊柱，导致肠胃、胰腺、肾脏受到挤压损伤；如果暴力巨大，被冲挤的内脏推向四周，可冲破膈肌（图6-1），导致内脏从破裂处进入胸腔，造成创伤性膈疝，常见于左侧。

2. 挤压暴力作用于腹下区　导致膀胱、直肠或者尿道损伤，常合并骨盆骨折。

3. 挤压暴力作用于两侧季肋区　导致下部肋骨骨折，使肝脏、脾脏等重要脏器失去胸廓的保护被挤压而破裂。

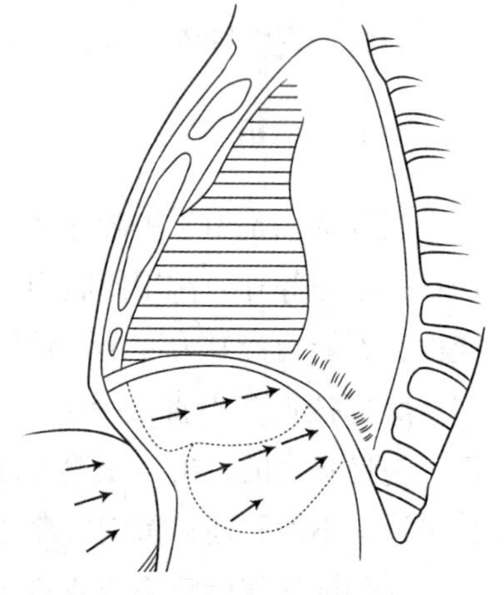

图6-1　挤压致膈肌破裂模拟图

【诊断要点】

根据受伤程度不同可分为创伤性膈疝、内脏挤压伤、合并骨折等。

（1）创伤性膈疝　膈肌破裂后，腹内脏器进入胸腔，心肺受压，纵隔移位，出现呼吸、循环障碍。X线检查可发现伤侧膈肌升高或固定，胸腔内出现密度增高的块状阴影、血气胸影、不正常的空泡影等。

（2）腹腔内脏挤压伤　轻者引起内脏挫伤或包膜下血肿，患处疼痛，十二指肠损伤多放射到右肩胛区，脾、胰、胃等脏器损伤可向左肩胛骨方向放射；泌尿系（肾、输尿管、膀胱等）挫伤可见尿血。挫伤一般疼痛较局限，无明显腹膜刺激症状。

（3）合并肋骨或骨盆骨折 除腹部脏器挫伤症状外，合并肋骨骨折，伴有骨折处疼痛、肿胀，可见瘀斑，压痛明显，有骨擦音，胸廓挤压试验阳性。如果骨折端刺破胸膜和肺脏，可产生血、气胸；合并骨盆骨折者，伤处疼痛剧烈，有肿胀瘀斑，骨盆挤压试验和分离试验阳性。因出血过多，常发生出血性休克。

【治疗】

1. 药物治疗

（1）创伤性膈疝 以手术治疗为主，活血散瘀，行气止痛，方用复元通气散、复元活血汤、血府逐瘀汤等。

（2）腹内脏器挫伤 行气逐瘀，内服用膈下逐瘀汤、少腹逐瘀汤、当归活血汤等。外用三色敷药、消瘀止痛膏或紫荆皮散等。

（3）合并肋骨或骨盆骨折 活血化瘀，和伤续骨，内服用续骨活血汤、新伤续断汤等。外用接骨续筋膏、消瘀止痛膏等。

2. 固定治疗 肋骨骨折用多头带或胶布固定；骨盆骨折用骨盆兜固定。

3. 手术治疗 创伤性膈疝或腹内脏器破裂，确诊后立即手术治疗。如有严重并发症者，术前应积极采取输血、输液以及其他抗休克措施，可根据具体病情合理使用呼吸器、胃肠减压和给氧等。

目标检测

答案解析

1. 下列选项中除哪项外不是内伤临床的主要症状（ ）
   A. 疼痛 B. 昏愦 C. 经络损伤 D. 脏腑损伤 E. 其他症状
2. 凡人体内部气血、经络、脏腑受损或功能紊乱而产生一系列症状者，统称为（ ）
   A. 损伤脏腑 B. 内伤 C. 伤筋 D. 经络损伤 E. 伤气血
3. 内伤的发病以外因为主，直接暴力以（ ）为主
   A. 伤津 B. 伤筋 C. 伤血 D. 伤气 E. 伤气血
4. 内伤的发病以外因为主，间接暴力以（ ）为主
   A. 伤津 B. 伤筋 C. 伤血 D. 伤气 E. 伤气血
5. 损伤多由外及内，所以伤科外治法尤为重要，以下哪一项不是外治法的作用原理（ ）
   A. 活血祛瘀 B. 消肿止痛 C. 舒筋活络 D. 接骨续筋 E. 醒脑安神
6. 凡是暴力引起损伤，导致机体气血、脏腑、经络功能紊乱者称为（ ）
   A. 损伤内证 B. 损伤脏腑 C. 伤筋 D. 经络损伤 E. 伤气血
7. 局部急救止血中最方便、最快捷的止血方法是（ ）
   A. 指压止血法 B. 加压包扎止血法 C. 止血带止血法
   D. 手术修补 E. 外用止血药
8. 局部多有青紫、瘀斑、血肿，刺痛、拒按，痛有定处者为（ ）
   A. 气滞痛 B. 瘀血痛 C. 夹风寒湿痛 D. 邪毒痛 E. 虚痛
9. 发热起病较急，全身高热、恶寒，局部红、肿、热、痛、功能障碍者为（ ）
   A. 瘀血发热痛 B. 邪毒发热痛 C. 热毒内蕴痛 D. 血虚发热痛 E. 气郁发热痛

10．在损伤24小时后发热，体温38~39℃，无恶寒，有心烦口渴、口苦等症者为（　）

A．瘀血热　B．邪毒热　C．血虚热　D．气郁发热　E．外感发热

11．伤后癃闭的主要特点是（　）

A．腹满胀、烦躁　B．漱水不欲咽

C．排尿困难，甚至小便闭塞不通　D．疼痛拒按

E．便秘，苔黄厚而腻

12．有腹膜刺激征是哪一型损伤癃闭的特点（　）

A．经络瘀滞　B．下焦湿热　C．尿路破损　D．津液亏损　E．阴血不足

13．有昏迷、清醒、再昏迷的意识障碍特点的头部内伤为（　）

A．脑震荡　B．颅内血肿　C．脑挫裂伤　D．脑干损伤　E．脑萎缩

14．在损伤部位可见到软脑膜和脑组织的断裂及严重出血，伴有外伤性蛛网膜下隙出血为（　）

A．脑震荡　B．脑挫伤　C．脑裂伤　D．脑萎缩　E．脑干损伤

15．桃红四物汤、血府逐瘀汤、膈下逐瘀汤、活血逐瘀汤等均具有以下哪种功效（　）

A．攻下逐瘀　B．行气活血　C．清热凉血　D．补气摄血　E．补气养血

16．脑挫伤通常属于血管源性水肿，可于伤后早期发生，一般（　）时间内发展到高峰，在此期间易发生颅内压增高以及脑疝

A．12小时内　B．1~2天　C．2~3天　D．3~7天　E．1~2周

17．对侧大脑半球额叶广泛的挫裂伤时，偏瘫不完全，且不伴有偏盲和偏感觉障碍称为（　）

A．感觉障碍　B．单瘫　C．三偏征　D．偏瘫　E．抽搐

18．下列哪项为脑干损伤的典型体征（　）

A．脑疝　B．昏迷　C．失语症　D．角弓反张　E．血性脑脊液

19．下列哪一项不是胸部屏挫伤的原因（　）

A．用力举重　B．搬抬重物　C．咳嗽　D．拳击、跌扑　E．挤压

20．下列哪一项能鉴别胸部屏挫伤和肋骨骨折（　）

A．肿胀　B．瘀血　C．呼吸困难

D．不能平卧，转侧困难　E．胸廓挤压试验阳性

（张　峰）

书网融合……

知识回顾

习题

第七章　骨　病

PPT

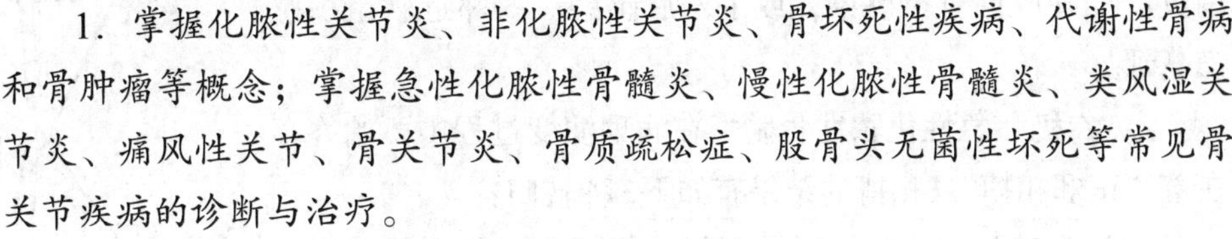

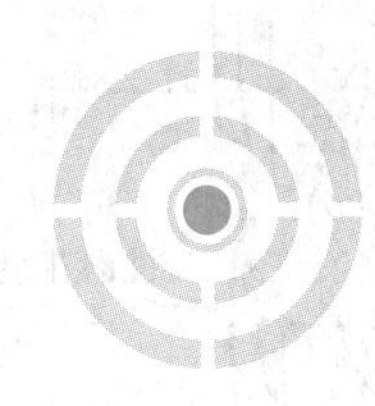

学习目标

知识要求：

1. 掌握化脓性关节炎、非化脓性关节炎、骨坏死性疾病、代谢性骨病和骨肿瘤等概念；掌握急性化脓性骨髓炎、慢性化脓性骨髓炎、类风湿关节炎、痛风性关节、骨关节炎、骨质疏松症、股骨头无菌性坏死等常见骨关节疾病的诊断与治疗。
2. 熟悉常见骨关节疾病的病因病机。
3. 了解常见骨关节疾病的预防与调护。

能力要求：

1. 熟练掌握常见骨关节疾病的诊断与治疗技术。
2. 会应用中、西医诊疗技术开展常见骨关节疾病的诊疗及康复。

骨病是指发生于骨骼、关节及其周围经筋的疾病，多引起相应的损伤和功能障碍，严重者可导致全身性改变，甚至危及患者生命。本章所论述的化脓性关节炎、非化脓性关节炎、骨坏死性疾病、代谢性骨病、骨肿瘤为临床常见骨病，具有传统的中医伤科治疗优势，结合西医学知识是此类骨病诊疗的主要方法。

第一节　化脓性关节炎

一、急性化脓性骨髓炎

急性化脓性骨髓炎是化脓性细菌引起的骨髓腔、骨和骨膜的急性化脓性感染。发病部位以四肢长骨的干骺端，如胫骨、股骨多见，其次是肱骨、桡骨。本病好发于3~15岁的儿童，男孩多于女孩，男女之比为4∶1。

【病因病机】

1. 病因　中医学认为热毒是骨髓炎的致病因素，损伤是骨髓炎的常见诱发条件，正虚是骨髓炎的发病基础。

（1）热毒入骨　患麻疹、伤寒、疔疮疖肿或咽喉、耳道的化脓性感染等病后，余毒滞于体内；或六淫入侵，化热成毒，热毒余邪循经入骨致气血瘀结，蕴热酿脓。

（2）损伤感染　开放性损伤中邪毒直窜入骨，阻塞经络，久而化热，热盛腐骨；或跌打闪挫，气血凝滞，邪毒乘虚而入，积瘀成痈。

（3）正气虚弱　此为发病的内在因素，由于人体正气不足，难以抵御外邪，邪毒乘虚而入，郁结于内，深注于筋骨而发病。

西医学认为，急性化脓性骨髓炎是化脓性细菌引起的骨组织感染（图7-1）。其致病菌，最常见的是金黄色葡萄球菌，其次是溶血性链球菌，较少见的为白色葡萄球菌、肺炎链球菌、大肠杆菌、绿脓杆菌等。本病的感染途径：①血源性骨髓炎。②开放性骨折感染，或手术后感染。③邻近软组织感染蔓延。

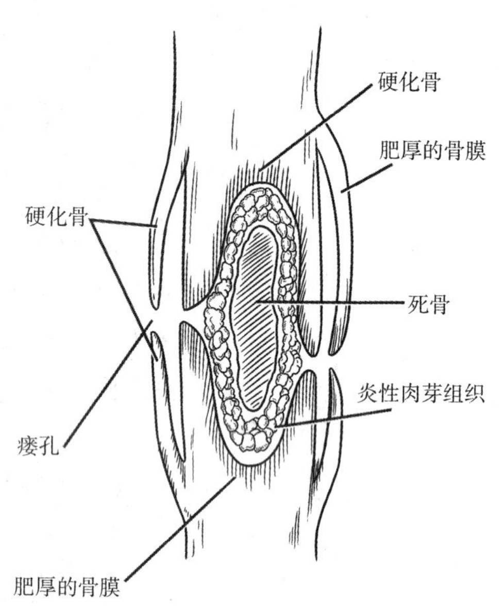

图7-1　化脓性骨髓炎病理变化示意图

2. 病机　急性化脓性骨髓炎在病理演变过程中，始终存在着“正邪相搏”。相搏的结果有如下3种转归：

（1）治疗及时，身体抵抗力强，表现为正盛邪弱，则初发感染病灶迅速被控制，邪毒被消灭于萌芽阶段，热毒消散，炎症得以吸收而痊愈。

（2）治疗措施和身体抵抗力不足以消灭病灶，表现为正盛邪实，则正邪双方，势均力敌，热毒被抑制，炎症局限在初发感染灶（多数在干骺端），形成局限性骨脓肿。

（3）治疗不及时，抵抗力差，表现为正虚邪盛，则热毒扩散，内攻脏腑，伤营劫血，引起全身性毒血证候。在局部则腐骨化脓，产生如下的病理变化：①形成脓肿。②形成包壳骨。③形成死骨。

急性化脓性骨髓炎的病理特点是骨质破坏、坏死与骨膜增生同时存在。早期以破坏、坏死为主，后期增生明显。

【诊断要点】

（一）病史

患者体质虚弱，有感染病灶史，有的可能存在局部受伤史。

（二）症状和体征

起病急骤。有寒战，继而高热至39℃以上，有明显的毒血症症状。儿童可有烦躁、呕吐与惊厥。重者有昏迷与感染性休克。

1. 初期　起病急，全身不适，倦怠，食欲减退。很快转入高热寒战，体温可达39~40℃，甚至神昏谵语，局部患区剧烈疼痛，肢体半屈曲状，周围肌肉痉挛，因疼痛抗拒做主动与被动运动。局部皮温增高，有局限性压痛，肿胀并不明显。化验可见白细胞计数增高，可达（30~40）$\times 10^9$/L以上，中性粒细胞增高，血沉快，血培养阳性。

2. 成脓期　发病后3~4天，壮热不退，全身虚弱。局部肿痛剧烈，压痛更为明显，说明该处已形成骨膜下脓肿。脓肿穿破后成为软组织深部脓肿，此时疼痛反可减轻，但局部红、肿、热、压痛都更为明显。

3. 破溃期　发病后3~4周，全身表现为衰弱、神疲乏力、形体消瘦、面色㿠白，舌淡苔少，脉细数。局部脓肿穿破后疼痛即刻缓解，体温逐渐下降，脓肿穿破后形成窦道，病变转入慢性阶段。

（三）临床检查

1. 白细胞计数　出现增高，一般在20×10^9/L以上，中性粒细胞可在0.9以上。

2. 血培养　可获致病菌，但并非每次培养均可获阳性结果，特别是已经用过抗生素者血培养阳性率更低。

3. 局部脓肿分层穿刺　涂片中发现多是脓细胞或细菌即可明确诊断。任何性质穿刺液都应做细菌培养与药物敏感试验。

4. X线检查　初起时X线片往往无明显的病理改变。早期变化通常在发病后10~14天以上，用过抗生素的出现X线表现的时间可以延迟至1个月左右。X线检查难以显示出直径小于1cm的骨脓肿，因此早期的X线表现为层状骨膜反应与干骺端骨质稀疏。当微小的骨脓肿合并成较大脓肿时才会在X线片上出现干骺区散在性虫蛀样骨破坏，并向髓腔扩展，密质变薄，并依次出现内层与外层不规则。骨破坏的结果是有死骨形成，死骨可大可小，小死骨表现为密度增高阴影，位于脓腔内，与周围骨组织完全游离。大死骨可为整段骨坏死，密度增高而无骨小梁结构。

【鉴别诊断】

1. 软组织化脓感染　全身化脓性感染症状比骨髓炎轻，局部红肿热痛明显但较表浅，多在外伤处附近。

2. 急性风湿热　虽有发热和关节疼痛，但多关节游走性肿痛，局部症状主要在关节非干骺端。炎症消退后，关节功能完全恢复正常。

3. 骨肉瘤和尤因肉瘤　部分恶性肿瘤也可以有肿瘤性发热。但起病不急骤，部位以骨干居多，特别是尤因肉瘤，早期不会妨碍邻近关节活动，表面有曲张的血管并可摸到肿块。部分病例与不典型的骨髓炎混淆不清，必要时需做活组织检查。

【治疗】

本病起病急，发展快，症状重，若失治误治，可转变为增生性骨髓炎，甚至危及患者生命。早期诊断、及时有效治疗是关键。在临床治疗中强调中西医结合、内外并治。

（一）中医治疗

1. 初期　此期如能及时确诊治疗，预后甚佳。治疗原则是清热解毒、行瘀通络。治疗方法是以中西医结合为主、内外同治。

（1）内治法

①症状：恶寒发热，肢体疼痛不剧烈，苔薄白，脉浮数。

治则：清热解毒。

方药：黄连解毒汤或五味消毒饮或仙方活命饮。

②症状：高热寒战，舌红苔黄腻，脉滑数。

治则：清营退热。

方药：黄连解毒汤合五味消毒饮。

③症状：高热昏迷，身体现出血点，烦躁不安。

治则：凉血解痉。

方药：清营汤和黄连解毒汤，配服紫雪丹、安宫牛黄丸。抗感染性休克者，行中西医结合治疗。

（2）外治法　局部可用拔毒生肌散、如意金黄膏、双柏散外敷，亦可用蒲公英、紫花地丁、四季青、马齿苋、野菊花等捣烂外敷。同时配合患肢制动，用小夹板或石膏等，以缓解肌肉痉挛、减轻疼痛、防止畸形和病理性骨折。

2. 成脓期　此期包括成脓前期骨膜下脓肿刚形成及骨膜下脓肿破裂软组织化脓感染2个阶段。前者若能得到及时有效的治疗，预后仍佳。后者则难免形成慢性骨髓炎的可能。此期治疗原则是先清营托毒，后托里透脓。治疗方法是中西医结合、内外同治。

（1）内治法

①症状：高热，肢端肿痛剧烈。

治则：清热止痛。

方药：黄连解毒汤、五味消毒饮和透脓散加减。

②症状：患肢肿胀、红热疼痛。

治则：托里止痛。

方药：托里消毒饮加减。

③症状：神昏谵语，身现出血点，治疗同初期。

（2）外治法　局部可继续使用中药外敷，患肢牵引制动。如果治疗3~4天效果不明显，且全身和局部症状日趋严重时，可局部穿刺出脓液，考虑手术治疗，局部切开，钻孔开窗引流或闭合性持续冲洗引流。

3. 脓溃后　脓毒已溃。此期病机为虚实夹杂、以虚为主。治则：扶正托毒，祛腐生新。治疗方法是中西医结合、内外同治，以恢复机体正气，助养新骨生长，疮口早日修复。

（1）内治法

①初期溃疡，脓多稠厚，略带腥味，为气血充实。

治则：托里排脓。

方药：托里消毒散。

②溃后脓液清晰，量多质薄，为气血虚弱。

治则：补益气血。

方药：八珍汤合十全大补汤。

（2）外治法

①疮口可用冰黄液冲洗，并根据有无脓腐情况，选用九一丹、八二丹、七三丹、五五丹、生肌散换药，外敷玉露膏或生肌玉红膏。

②如果疮口太小或者僵硬，可用五五丹、白降丹、红升丹、千金散药捻，插入疮口内，使疮口扩大，脓腐易出。

③疮口腐肉已脱，脓水将尽时，应选用八宝丹、生肌散换药，使其生肌收口。

（二）西医治疗

1. 抗生素治疗　对疑有骨髓炎的病例应立即开始足量、有效的广谱抗生素治疗。由于致病菌大多为溶血性金黄色葡萄球菌，要联合应用抗生素，选用的抗生素一种针对革兰阳性球菌，而另一种则为广谱抗生素，待检出致病菌后再予以调整。近年来，由于耐药菌株日渐增多，因此很有必要选择合适时期进行手术。

2. 手术治疗 手术的目的：①阻止急性骨髓炎转变为慢性骨髓炎。②引流脓液，减少毒血症症状。手术治疗宜早，最好在抗生素治疗后48~72小时仍不能控制局部症状时进行手术，也有主张提前为36小时的。延迟手术只能达到引流的目的，不能阻止急性骨髓炎向慢性阶段演变。手术方式有钻孔引流和开窗减压（图7-2），术后根据伤口情况可以选择不同方法处理，有闭式灌洗引流（图7-3）、单纯闭式引流，或者伤口不缝合，填充碘仿纱布，5~10天后延迟缝合。

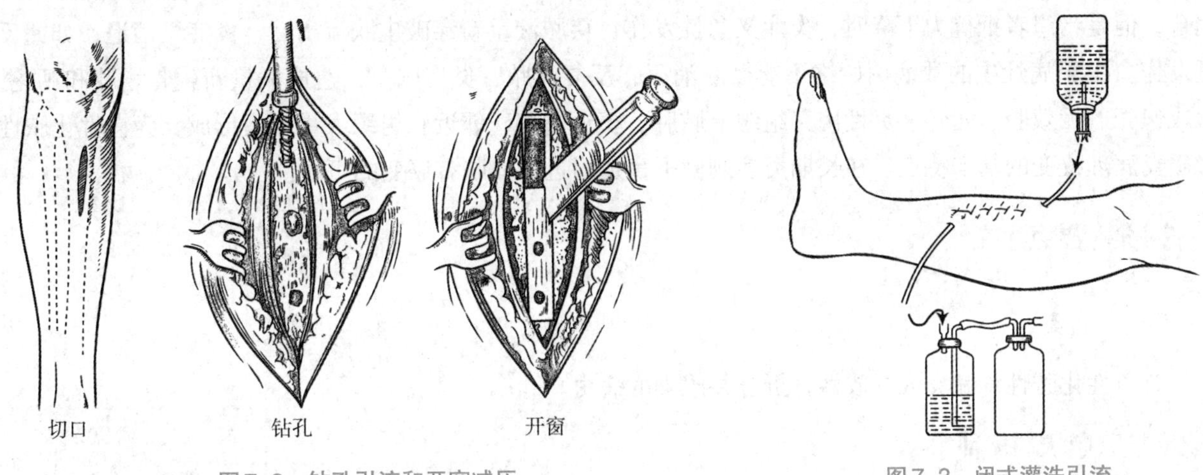

图7-2 钻孔引流和开窗减压

图7-3 闭式灌洗引流

3. 全身辅助治疗 高热时降温、补液、补充热量。化脓性感染时往往会有贫血，可隔1~2日输给少量新鲜血，以增加患者的抵抗力。也可用些清热解毒的中药。

4. 局部辅助治疗 肢体可做皮肤牵引或夹板、石膏托固定，能够止痛、防止关节挛缩畸形、防止病理性骨折。如果包壳不够坚固，可上管型石膏2~3个月，并在窦道石膏上开洞换药。

【预防与调护】

（1）注意饮食营养，增强机体抵抗力，积极处理开放性损伤，预防慢性化脓性骨髓炎发生。

（2）对体温高于39℃者，配合使用物理降温，根据病情需要予以输液、输血。

（3）抬高患肢，以利减轻肿胀，限制患肢活动，必要时用石膏托固定患肢，防止发生病理性骨折。

课堂互动 7-1

在骨关节疾病的治疗过程中如何才能更好地预防化脓性感染？

答案解析

二、慢性化脓性骨髓炎

慢性化脓性骨髓炎，又称附骨疽，是整个骨组织的慢性化脓性疾病，多数是由急性感染消退后遗留的慢性病灶或窦道引发的，也有一开始就呈慢性病变过程。本病的特点是感染的骨组织增生、硬化、坏死、无效腔、包壳、瘘孔、窦道、脓肿并存，反复化脓，缠绵难愈，病程可长达数月、数年，甚至数十年，容易造成残疾。

【病因病机】

本病的致病因素与急性化脓性骨髓炎相同，绝大多数由急性化脓性骨髓炎治疗不及时或不彻底转变而来，少数为开放性骨折合并感染所致。从急性骨髓炎到慢性骨髓炎是一个逐渐发展变化的过程，一般认为在发病4周后为慢性骨髓炎，急性炎症消退后，如有死骨、窦道、无效腔存在者，即为慢性骨髓炎。由急性骨髓炎发展到慢性骨髓炎，在病理上是一个连续的过程，即由显著地骨破坏为特征的急性期逐渐发展为以修复增生为主的慢性骨髓炎。

病灶静止及亚急性发作时，全身和局部可无炎症表现。复发时全身症状较轻，但在原患处红、肿、热、痛明显。如果炎症继续发展，可从原窦道排出脓液和小块死骨，有时窦道口经过一定时间也能自行闭合，但是当患者抵抗力下降时，炎症又急性发作，待脓液重新穿破皮肤流出后，炎症又消退，如此反复发作。由于病灶中的致病菌始终不能彻底消灭，反复化脓，炎症刺激，造成大量新生骨增厚和钙化，形成包壳、无效腔、死骨、炎性肉芽组织、脓肿、窦道并存，邻近软组织大量瘢痕形成，为慢性化脓性骨髓炎病理改变的基本特点。在长期炎症刺激下窦道附近的皮肤有癌变的可能。

【诊断要点】

（一）病史

有急性化脓性骨髓炎或开放性骨折合并感染的病史。

（二）症状与体征

（1）患肢长期隐痛、酸痛，时轻时重，局部有压痛、叩击痛。皮肤上有长期不愈或反复发作的窦道口一至数个，流出稀薄脓液，淋漓不尽，或有小块死骨片流出。窦道口常有肉芽组织增生，周围有色素沉着。若脓液排出不通畅时，局部肿胀疼痛加剧，并有发热和全身不适等症状。经过治疗，症状可消失，窦道也可逐渐愈合；若身体抵抗力下降，可再度复发。如此反复发作。

（2）患肢增粗，皮肤上留有凹陷窦道瘢痕，紧贴于骨面，可触及病骨表面凹凸不平，轮廓不清，皮下组织变硬。

（三）并发症

1. 关节强直　病变侵犯邻近关节，关节软骨被破坏，使关节呈纤维性或骨性强直，或因患肢长期制动固定所致。
2. 屈曲畸形　多因急性期未做持续牵引，导致局部软组织瘢痕挛缩所致。
3. 患肢增长或缩短　多见于儿童，因骨骺受到炎症刺激或骺板破坏，导致生长过度或生长障碍。
4. 关节内翻或外翻　儿童患者多因骨骺和骺板受累致发育不对称所致。
5. 病理性骨折　感染造成骨质破坏，导致骨折发生。
6. 癌变　窦道口皮肤长期不愈合，反复的炎症刺激可致癌变。

（四）X线检查

X线显示受累骨干不规则的增粗、皮质增厚，密度增高、硬化，周围有新生的包壳。髓腔变窄或消失，同时有大小不等的死骨，死骨的密度较周围骨密度为高。有空洞透光区。骨质增生和破坏并存，且增生范围大于破坏范围（图7-4）。

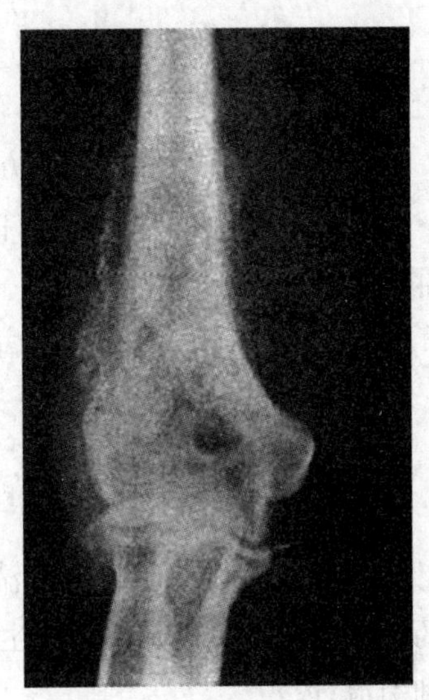

图7-4 慢性化脓性骨髓炎骨组织增生反应

【鉴别诊断】

骨样骨瘤 以持续性疼痛为主要表现的良性骨肿瘤。位于骨干者，骨皮质可见致密阴影，整段骨干变粗、致密，其间有小的透亮区，中央可见小死骨，周围呈葱皮样骨膜反应。位于骨松质者，也有小透亮区，周围仅少许致密影，无经久不愈的窦道。

【治疗】

慢性骨髓炎由于病变经久不愈，导致全身正气虚弱。在治疗上应局部与整体结合起来，扶正祛邪，内外兼治。

（一）内治法

1. 急性发作期

治则：清热解毒，托里排脓。

方药：透脓散合五味消毒饮，或用托里金银地丁散临证加减。

2. 非急性发作期治则

治则：扶正祛邪，托毒生肌。

方药：消炎解毒汤加减。

3. 辅助治疗配合高蛋白饮食 选用对症支持治疗。

（二）外治法

1. 急性发作期的局部处理

（1）初起局部微红微肿，外敷金黄膏、玉露膏、拔毒消疽散。

（2）成脓后，即行切开排脓引流。

（3）已溃破或切开的疮口，用冰黄液或三黄液冲洗，黄连液纱条填入疮口内，外用玉露膏或生肌玉红膏敷盖。

（4）卧床休息，患肢采用制动固定。

2. 非急性发作期的局部处理

（1）局部皮肤无疮口或窦道，虽有骨坏死但无大块游离死骨者，外敷拔毒消疽散。

（2）皮肤窦道经久不愈者，用七三丹或八二丹药线插入疮口内，外贴生肌玉红膏。

（3）外有窦道内有死骨难出者，宜腐蚀窦道使疮口扩大便于死骨和脓腐排出，宜用千金散或五五丹药线插入疮口。脓尽后改用生肌散。

（4）死骨、无效腔、窦道并存，脓腐甚多时，可用中药制剂持续冲洗疮口，用冰黄液灌注引流。

（5）对经久不愈的瘘管、窦道，宜施行病灶清除手术，目的是彻底摘除死骨，清除瘢痕肉芽组织，切除瘘管窦道，消灭无效腔。

（6）其他疗法，如闭合性持续冲洗引流法（见急性化脓性骨髓炎）。

（三）手术治疗

手术是治疗慢性化脓性骨髓炎的一种重要方法，在全身治疗后，用手术能摘除死骨，消灭无效腔，改善病灶血液循环，为彻底治愈创造条件。常用手术方法有：

（1）单纯死骨摘除术。

（2）切骨及截肢术。

（3）消灭无效腔常用的方法。

①带蒂肌瓣填塞术：设计肌瓣填充清除死骨与病灶后留下的较大空腔，以达到消灭无效腔、改善局部血运目的。

②碟形手术：主要适用病灶分泌较多，骨痂少者，以利于引流。

③封闭式持续冲洗法。

【预防与调护】

（1）重视个人卫生，勤洗澡，防止皮肤疮疖的发生。外伤后，要及时进行清创预防感染。伤口换药，保持引流，积极使用抗生素预防感染。对炸伤引起的开放性骨折，必须彻底清创，不缝合伤口，以利引流。

（2）早期强调并提倡清淡饮食，增强机体的抵抗力，忌大量吃肉，多食蔬菜水果。

（3）嘱卧床休息，限制活动，多饮水避风寒，防外感。体温较高时及时给予物理或药物降温，维持水、电解质平衡等。

三、化脓性关节炎

化脓性关节炎是关节腔内由细菌所引起的化脓性感染。本病可发生于任何年龄，多见于儿童和青少年，男多于女。发病以髋、膝关节最多见，其次是肘、肩、踝和骶髂关节。愈合后往往留下不同程度的关节功能障碍。

【病因病机】

总因人体正气不足、邪毒壅滞关节所致。其邪毒来源，可概括为暑湿邪毒、热毒余邪、化热成毒、邪毒直入四个方面。

西医学认为化脓性关节炎多继发于身体某部位的化脓性病灶，经血液循环播散至关节内所致，也可由关节附近的化脓性骨髓炎，炎症突破骺板进入关节腔所致，极少数由开放性伤口直接感染而成。此病多见于成年人。关节感染后，关节内渗出液变化可分为3个阶段：①浆液性渗出期。②浆液纤维蛋白渗出期。③脓性渗出期。

【诊断要点】

（一）病史

患者可能有外伤史和身体其他部位的感染史。

（二）症状与体征

1. 全身表现　常起病急骤，初期全身不适，纳差，继而寒战高热，脉紧数。高热可达40℃以上，小儿往往发生惊厥，或表现为脓毒血症或败血症。

2. 局部表现

（1）关节疼痛　为本病最早的局部表现，程度因病情轻重而异。活动受累关节时疼痛加重。

（2）关节肿胀　浅表的关节如肘、腕、膝，早期就可以见到局部肿胀，甚至有波动感，伴有红、热。在膝关节有浮髌现象。

（3）关节功能障碍　由于疼痛和炎症的刺激，患肢肌肉发生保护性的痉挛，肢体多呈屈曲状。

（4）关节脱位　由于关节囊积液膨胀而囊腔扩大，加上有强烈的肌肉痉挛，常发生病理性脱位或半脱位。

（三）实验室检查

白细胞总数升高，血沉加快，血培养常为阳性。关节液穿刺对本病的诊断具有重要价值。

（四）X线检查

早期关节周围软组织影增大，关节间隙增宽，关节囊肿胀，骨质疏松。晚期关节间隙变窄或消失，骨质破坏，周围骨质可出现增生，关节边缘骨赘增生。

【鉴别诊断】

1. 关节结核　发病较急的关节结核与发病缓慢的化脓性关节炎不易区分，但是根据关节液检查的结果可做出鉴别。

2. 关节出血性疾病　由外伤引起的关节内血肿，可表现为关节肿胀、功能受限，但患者多有外伤史，不伴有高热等全身中毒症状，关节穿刺为血性液体。血友病引起的关节内出血，患者往往有出血不止的病史，多发于男性，全身症状轻，局部症状明显，且有凝血时间异常等。

【治疗】

早期诊断、早期治疗是本病治疗的关键。要根据不同的病理阶段和患者体质状况及其病因，采用中西医结合治疗。

（一）初期

1. 内治法　早期应用抗生素，方法同急性化脓性骨髓炎。

方药：黄连解毒汤、五神汤加减。

2. 外治法　①局部敷药。②关节穿刺术。③患肢制动。

（二）酿脓期

1. 内治法　足量使用有效的抗生素。必要时适当输血。注意纠正水、电解质和酸碱平衡失调。全身中毒性反应严重，甚至出现休克表现者，应按中毒性休克处理。方药：五味消毒饮合黄连解毒汤加减。

2. 外治法　①局部敷药。②关节穿刺术。③患肢制动。

（三）脓溃期

1. 内治法　继续选择性使用抗生素，适当输液、输血，增加营养摄入。

（1）初溃脓泄不畅：托里消毒饮或透脓散加减。

（2）溃后正虚：八珍汤或十全大补汤加减。

2. 外治法

（1）局部外用五加皮、白芷、芒硝水煎湿敷，以促其局限及早日穿溃。

（2）切开引流是局部治疗的主要手段之一，不仅能减少毒素的吸收，降低关节腔内压力，而且有利于彻底冲洗，同时可以放置引流管，行闭合性持续药物冲洗吸引流法，14天后拔管。

（3）患肢继续牵引制动。有病理性脱位者，应通过持续牵引使其复位；当关节强直不可避免时，应将患肢固定在功能位。

（四）恢复期

经过治疗，局部炎症消退后可采用促进关节功能恢复的方法，用五加皮汤或海桐皮汤熏洗僵硬关节。还可适当进行按摩和理疗，以促进局部血液循环、剥离粘连、松解挛缩、增加关节活动。

（五）后遗症的处理原则

本病的后遗症主要为关节强直、病理性脱位和周围软组织瘢痕挛缩。

1. 关节强直　强直在功能位可不用治疗。在非功能位，可根据情况选择关节置换术、矫形截骨术或关节融合术。

2. 陈旧性病理性脱位　关节活动尚可的可以选择理疗、中药熏洗及手法按摩等。脱位严重，功能障碍大者，可以做关节融合术或矫形截骨术。

3. 周围软组织瘢痕挛缩　恢复期治疗无效，影响关节活动功能者，须做手术松解处理。

【预防与调护】

（1）注意饮食营养调护，增强体质，提高抗病能力。

（2）保持皮肤清洁卫生，防止感染。及时、有效、足量地应用抗生素治疗，以控制、消灭病原菌，杜绝感染源。

（3）受累关节进行制动。充分有效地进行脓液引流，降低关节内压力。

（4）恢复期应注意休息，适当进行功能锻炼。

第二节　非化脓性关节炎

一、类风湿关节炎

类风湿关节炎是一种主要累及关节，能够引起肢体严重畸形的慢性全身性自身免疫性疾病。本病以多发性、对称性关节炎症为主，疾病后期多以关节强直、功能丧失为主，严重者可导致残疾，危及生命者少见。

【病因病机】

中医学认为本病多因正气不足，腠理空虚，风、寒、湿等外邪入侵，导致邪气滞留筋骨、关节，经络气血运行不畅，引起病变关节疼痛肿胀，关节僵硬畸形。

西医学认为本病原因不明，发病可能与遗传、感染、过敏、免疫等因素有关，临床上有报道认为甲型链球菌感染可能是本病的诱因。从病理角度看，本病早期主要侵犯滑膜引起滑膜炎，逐渐引起关节软骨面的改变及软骨下骨质的破坏，最后出现关节脱位和畸形，也可引起皮下结节、血管炎及眼、心、肺等关节外病变。在发病类型上主要表现为以下3种：①隐袭性发病：约占70%，早期只有少数关节疼痛，无明显肿胀。时轻时重，时好时坏。数周或数月后病情渐重。②急性发病：10%以下的患者属此型，往往突然出现高热，可有明显的全身和局部症状。③中间型发病：约占20%的患者，病情轻重介于两者之间。

【诊断要点】

（一）病史

患者以40~60岁的女性多见，常因受凉、受潮、劳损、受风、产后、外伤等诱发。

（二）症状与体征

1. 症状 常见的全身症状主要有发热、倦怠无力、全身肌肉酸痛、食欲减退、消瘦、贫血等。局部症状以腕、指、膝、趾等关节出现晨僵、疼痛、肿胀、功能障碍、关节畸形等为主。

2. 体征 病变关节可出现红、肿、热、痛等炎症表现，关节活动受限；受累关节常呈对称性，以累及掌指关节和近侧指间关节最常见，还可累及踝、肘、肩等其他关节。常继发或原发累及手足的腱鞘和肌腱，出现腱鞘炎及肌肉和皮肤萎缩，握力减弱或行走速度减慢；局部淋巴结肿大；交感神经紊乱，如手掌红斑，或手掌、足多汗；典型畸形可见到腕关节尺偏畸形，手指的尺偏、鹅颈或扣眼畸形，足外翻畸形（图7-5、图7-6、图7-7、图7-8）。部分患者可查到皮下结节、血管炎等其他关节外结缔组织病损。

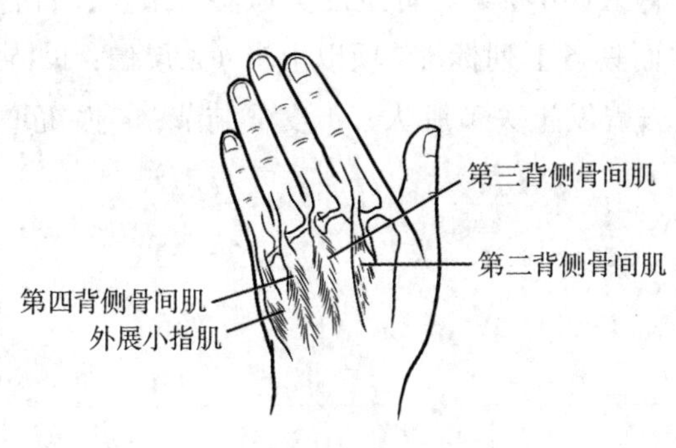

图7-5 引起尺偏畸形的手内在肌

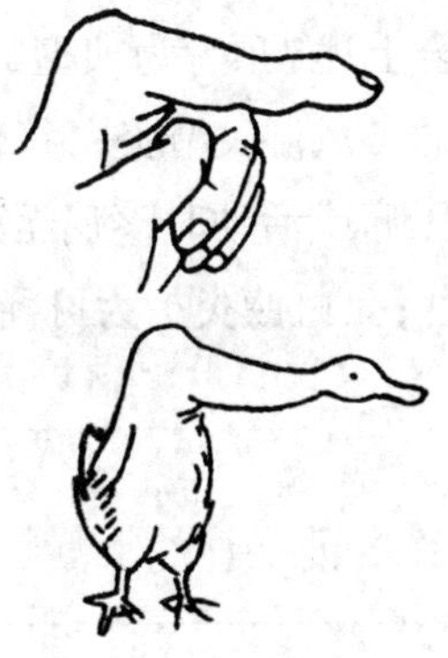

图7-6 鹅颈畸形

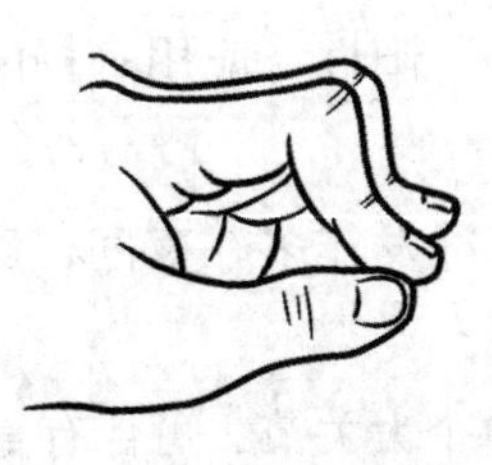

图7-7 扣眼畸形

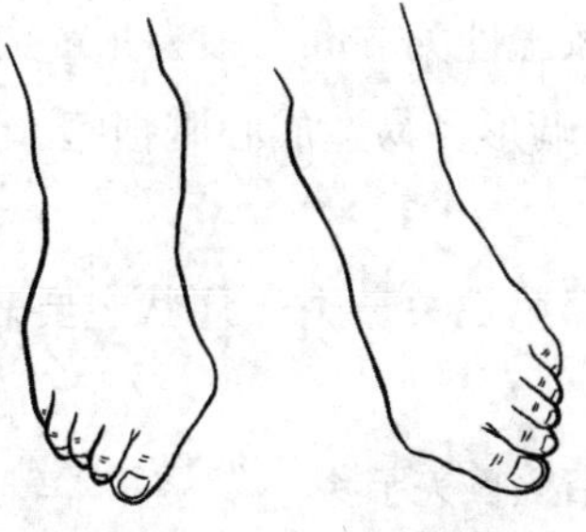

图7-8 晚期足部畸形

（三）实验室检查

部分患者可伴有轻度贫血，活动期血小板增高，白细胞计数正常或降低，但淋巴细胞计数增加；红细胞沉降速度（ESR）在活动期加快，常作为判断病情的重要指标；血清白蛋白减少，球蛋白增加，晚期可出现白蛋白/球蛋白比值倒置；C-反应蛋白活动期可增加；关节滑液外观黄或黄绿、混浊，白细胞 15×10^9/L，黏性低，滑液含糖量降低。类风湿因子（RF）阳性率约70%，但约5%健康人也可呈现阳性。

（四）X线检查

早期可见关节周围软组织肿胀，骨质疏松，骨皮质密度降低，骨小梁排列紊乱，关节间隙增宽；中期软骨面边缘骨质腐蚀，关节软骨下有囊状形成，在手足小骨及尺、桡骨远端可见到骨膜新生骨形成；后期关节间隙因软骨面破坏而变狭窄或关节间隙消失，关节呈纤维性或骨性强直于畸形的位置。

（五）诊断标准

1987年美国风湿病学会（ARA）类风湿关节炎的诊断标准为：

（1）晨起关节僵硬至少1小时（≥6周）。

（2）3个以上关节肿胀（≥6周）。

（3）手关节或掌关节，或端指骨间关节肿胀（≥6周）。

（4）对称性肿胀，至少6周。

（5）手的X线表现改变（至少有骨质疏松和关节间隙的狭窄）。

（6）皮下结节。

（7）类风湿因子阳性（滴度>1∶20）。

凡符合上述7项者为典型的类风湿关节炎；符合上述4项者为肯定的类风湿关节炎；符合上述3项者为可能的类风湿关节炎；符合上述标准不足2项而具备下列标准2项以上者（a.晨僵；b.持续的或反复的关节压痛或活动时疼痛至少6周；c.现在或过去曾发生关节肿大；d.皮下结节；e.血沉增快或C反应蛋白阳性；f.虹膜炎）为可疑的类风湿关节炎。

课堂互动 7-2

类风湿关节炎主要对患者造成哪些不良影响？

答案解析

【鉴别诊断】

1. 风湿性关节炎　多为儿童患者，起病急骤，伴高热。主要累及大关节，游走性明显。发病后不遗留关节畸形，易造成心脏损害，血清抗链球菌溶血素“O”阳性，应用水杨酸制剂后，疗效迅速而显著。

2. 痛风性关节炎　症状主要表现在第一跖趾关节，初次发作多在夜间，疼痛日轻夜重，血尿酸增高。

3. 结核性关节炎　发病年龄较轻，起病缓慢，多侵犯单个大关节，可伴有骨蒸潮热、盗汗、乏力、食欲减退等症状。类风湿因子检查阴性，结核菌素试验阳性，用脓汁或关节液培养结核菌呈阳性。

【治疗】

目前，尚无根治类风湿关节炎的办法，其治疗目的主要包括以下5个方面：①让患者了解疾病的性质和病程，增强患者与疾病作斗争的信心，与医生密切配合，主动做好功能锻炼。②缓解疼痛。③抑制炎性反应，消散关节肿胀。④保持关节功能，防止畸形发生。⑤纠正关节畸形，改善肢体功能。

（一）一般疗法

急性期患者应当卧床休息直至发热、关节肿痛等症状消失。缓解期患者伴见关节疼痛者，在积极治疗的同时，鼓励患者活动关节，防止肌肉萎缩和关节强直。治疗期间，要加强患者的营养，饮食应当富含蛋白及维生素；针对贫血及骨质疏松，可补充铁剂、维生素D和钙剂。还可短暂或间断地使用支架或夹板固定受累关节，既可消肿止痛，又不致引起关节强直。慢性期患者，可适当选用物理疗法或中药外敷，配合按摩、练功、体操、疗养等，以促进疾病康复。

（二）内治法

1. 辨证施治

（1）风寒湿痹

①行痹型：肢体关节疼痛，痛无定处，关节屈伸不利，舌苔薄白，脉浮。治宜祛风除湿、通络止痛。用防风汤加羌活、桂枝。

②痛痹型：肢体关节疼痛剧烈，遇寒痛甚，痛处皮色不红，触之不热，苔薄白，脉弦紧。治宜散寒止痛、祛风活络。用乌头汤或麻桂温经汤加减。

③着痹型：肢体关节肿胀疼痛，痛有定处，四肢沉重，肌肤麻木，苔白腻，脉濡缓。治宜除湿消肿、祛风散寒。用薏苡仁汤、蠲痹汤加减。

（2）风湿热痹　关节红肿，局部灼热疼痛，遇冷则舒，或有发热、口干烦躁，舌苔黄，脉滑数。治宜清热活络、疏风胜湿。用白虎汤加桂枝、连翘、葱白、丹皮、忍冬藤、防己、威灵仙、桑枝、赤芍等。

（3）尪痹型　病程日久，关节变形，肌肉萎缩。治宜补肾祛寒、通经活络。用桂枝汤、真武汤或补肾祛寒治尪汤加减。

2. 中成药治疗　可选用祛风舒筋丸、正清风痛宁、益肾蠲痹丸、尪痹冲剂、复方雪莲胶囊等。

3. 雷公藤治疗

（1）适应证　长期使用一线药物，效果不明显，或长期使用皮质类固醇，但效果不佳或已出现不良反应者。

（2）禁忌证　孕妇、肝肾功能不全、心脏病、高血压、贫血症、溃疡和过敏体质者。

（3）用法　雷公藤片或雷公藤多苷片　每次1~2片，每日2~3次。

或取雷公藤根，去内外皮，切碎木质15g，加水400ml，文火水煎（不加盖）2小时，取汁150ml，渣再加水煎，取汁100ml，混合后分早晚两次服，每日1剂，7~10天为一疗程。疗程之间停药2~3天，可用3~4个疗程。

4. 西药的应用

（1）一线药物　为首选药物。①水杨酸制剂：水杨酸钠、阿司匹林。②吲哚美辛。③灭酸类药物：甲灭酸、氟灭酸、氯灭酸、甲氯灭酸、吡罗昔康等。④丙酸类药物：布洛芬等。⑤吡唑酮类药物：保泰松羟基、保泰松、瑞比林。⑥苯乙酸类药物：阿氯芬酸等。

（2）二线药物　可缓解症状，仅适用于长期使用一线药物不能控制病情的患者。①金制剂：硫代苹果酸金钠、硫代葡萄糖金钠等。②抗疟类：氯喹、羟氯喹等。③D-青霉胺。

（3）三线药物　一般在长期使用一、二线药物不能控制病情的情况下，才考虑使用的药。该类药物属免疫抑制剂，亦称为细胞毒或细胞稳定药。如硫唑嘌呤、环磷酰胺。

（4）肾上腺皮质类固醇和垂体促肾上腺皮质素 ①皮质类固醇：地塞米松、可的松、氢化可的松、泼尼松、泼尼松龙。②促肾上腺皮质激素（ACTH）。本类药消炎止痛作用迅速、完全，但不能根治。长期服用后不良反应颇多，而且停药困难，所以该药临床使用时应慎重。

（三）外治法

1. 中药 可用狗皮膏等敷贴；或可用骨科腾洗药、风伤洗剂等熏洗，用活络水等外擦。

2. 针灸治疗 可用皮针按病取穴，经穴相配，循经弹刺，做到远近结合，中、轻弹刺激结合，以皮肤充血为度。每日1次，15次为1个疗程。

3. 理筋疗法 局部肿痛者可选用点穴镇痛及舒筋手法，关节活动不利、功能障碍者可选用活节展筋手法。

4. 物理疗法 可在患处用1%雷公藤或2%乌头直流电导入及同位素疗法、激光疗法、热水浴等。

（四）手术疗法

1. 适应证

（1）早期疼痛较剧、功能障碍非手术治疗18个月无效者。

（2）晚期严重畸形、功能障碍者。

2. 手术方式

（1）滑膜切除术 适用于活动性滑膜炎非手术治疗关节肿痛仍甚者。

（2）关节清理术 适用于已有软骨和骨质破坏者。

（3）肌腱延长和关节囊切开术及截骨术 适用于关节畸形严重，尚有一定活动功能者。

（4）截骨术 适用于关节严重破坏者。

（5）关节融合术 适用于关节严重破坏者。

（6）跖趾关节切除术 适用于足趾关节畸形，影响穿鞋、行走者。

【预防与调护】

（1）避免寒、凉、潮湿的生活、工作环境。劳逸结合，避免过劳，加强体质锻炼。

（2）川乌等辛燥之品需久煎，不宜久服，中病即止。

（3）关节肿痛严重时需制动，病情静止期可行关节功能锻炼。

（4）多食用富含维生素及钙质的食物。

二、痛风性关节炎

痛风性关节炎是由于嘌呤代谢异常引起尿酸盐沉积在关节囊、滑囊、软骨、骨质、肾脏、皮下及其他组织中引起相应病损及炎性反应的一种全身性疾病。以血中尿酸盐增高和痛风石形成为特点，好发于30~50岁的男性。

【病因病机】

中医学认为，本病是由于先天禀赋不足，脾肾功能失调。复因饮食劳倦，偶与风寒湿热之邪相合，使痹痛加重。久病入络，气血失畅，瘀血凝滞，痰瘀交结而致关节肿大畸形。

西医学认为痛风性关节炎是因人体尿酸代谢紊乱所致。尿酸增高的原因：①内源性尿酸生产过多。②外源性尿酸摄入过多。③尿酸排泄减少。

知识拓展

痛风一词源自拉丁文Guta（一滴），意指一滴有害液体造成关节伤害，痛像一阵风，来得快，去得也快，故名痛风，是一种临床常见且复杂的关节炎类型，各个年龄段均可能罹患本病。早在公元前5世纪，希波克拉底就有关于痛风临床表现的记录。目前，国际上通常以正常嘌呤饮食状态下，非同日两次空腹血尿酸水平来作为判定痛风的标准。

【诊断要点】

（一）病史

患者多为男性，发病前有高嘌呤食物、刺激性食物及酒精类饮品的服用史。

（二）症状与体征

1. 无症状期　仅有血尿酸增高。

2. 急性关节炎期　发病急骤，多夜间突发。常累及足趾的跖趾关节，其次为足背、足跟、踝、膝等关节。

3. 间歇期　间歇期与急性期的反应交替存在，间歇期逐渐缩短，发作时间逐渐延长。

4. 慢性关节炎期　多数受累关节僵硬畸形，关节功能严重受限。

（三）实验室检查

1. 常规检查　发作期白细胞可增多，血沉加快。

2. 血液生化检查

血尿酸增高：男性>428μmol/L（7.2mg/dl），女性>357μmol/L（6.0mg/dl），儿童>327μmol/L（5.5mg/dl）（尿酸酶法）。

痛风石镜检：呈阳性反应。

（四）X线检查

（1）早期仅见软组织肿胀。

（2）急性期过后则可见骨质疏松、腐蚀或骨质断裂。

（3）稍晚可见关节间隙狭窄及边缘性骨质增生。

【鉴别诊断】

急性风湿性关节炎　关节病变表现为多关节游走性红、肿、痛，病变主要侵犯心脏，伴有心肌炎，皮肤可见环形红斑和皮下结节，急性炎症消退后关节功能完全恢复，实验室检查抗链球菌溶血素“O”抗体阳性，水杨酸制剂治疗有效。

【治疗】

（一）无症状期的治疗

节制饮食，禁食含嘌呤多或热量多的食物，避免酗酒和精神刺激，多饮水或多食碱性食物。

（二）急性发作期的治疗

1. 西药

（1）首选秋水仙素，初次剂量1mg，以后0.5mg/h，直至控制症状。使用过程中，患者如果出现恶心、呕吐或腹泻等胃肠道症状，应及时停药。治疗中，要密切注意白细胞减少或脱发等反应。

（2）保泰松　本药具有较好的消炎镇痛作用。首剂400mg，以后每4~6小时200mg，症状好转后酌情减量，每日服用3次，连续服用3日。用药过程中应注意皮疹、水肿、恶心、眩晕或消化性溃疡等不良反应。

（3）吲哚美辛　首剂400mg，以后每次50mg，每8小时一次，直至疼痛缓解，然后逐渐减药至停药为止。本药常见的不良反应有头痛、恶心和眩晕等，消化性溃疡患者禁用。

（4）上述药物都无效时可选择使用促肾上腺皮质激素20单位静脉滴注。

2. 辨证施治

（1）风湿热型

治则：祛风除湿，退热清痹。

方药：选用清痹汤加减。

（2）风寒湿型

治则：祛风散寒，除湿通痹。

方药：选用通痹汤加减。

（3）瘀血型

治则：活血化瘀，通络除痹。

方药：用化瘀通痹汤加减治疗。

（三）间歇期和慢性期的治疗

（1）低嘌呤、低热饮食。

（2）间断服用秋水仙碱0.5mg/次，每日1~3次。

（3）排泄尿酸药和抑制尿酸合成药。如：①丙磺舒：每日1~2g。②磺吡酮：每日300~400mg，分2~4次口服。③别嘌醇：每日200~300mg，分3次口服。

（四）手术治疗

痛风石较大可手术刮除或行关节融合术。

【预防与调护】

（1）节制饮食，禁食含嘌呤和核酸的食物。

（2）急性期应卧床休息，局部固定冷敷。

（3）有痛风家族史的男性要经常检查血尿酸。

（4）为了防止复发，可长期服用小剂量的秋水仙碱或丙磺舒。

（5）若有高血压、肾炎、肾结石等并发症者，应予以适当的治疗。

（6）局部破溃者，可按外科处理。

三、骨关节炎

骨关节炎是一种常见的慢性关节疾病。其主要病变是关节软骨的退行性变和继发性骨质增生。多见于中老年人，女性多于男性。多发于负重较大的膝关节、髋关节、脊柱及手指关节等部位，该病亦称为骨关节病、退行性关节炎、增生性关节炎、老年性关节炎。属中医学“骨痹”范畴。

骨关节炎可分原发性和继发性两种。①原发性是指发病原因不明的骨关节炎（无创伤、感染、先天性畸形病史，无遗传缺陷、全身代谢和内分泌异常），多见于50岁以上的肥胖者。②继发性指有先天畸形、创伤，致关节面不平整、关节不稳、关节畸形，以及医源性等因素（如长期不恰当使用皮质激素等）引起的骨关节炎。

【病因病机】

中医学认为，本病不外“邪实正虚”。邪实是外力所伤，瘀血内滞或外邪侵袭，经脉痹阻，关节失利。正虚是肾元亏虚，髓空骨虚，关节不利；肝血不足，筋失所润而见结涩、筋急，发为骨痹。

西医学将骨关节炎分为原发性和继发性两种。原发性骨关节炎的发生，是随着人的年龄增长，关节软骨变得脆弱，软骨因承受不均压力而出现破坏，加之关节过多的活动，易发生骨关节炎，多见于下肢关节和腰椎。继发性骨关节炎，可因创伤、畸形和疾病造成软骨的损害，日久导致本病。病理改变是关节软骨局部发生软化、脱落，最后软骨下骨质裸露，在关节边缘形成骨赘和关节内游离体。继发骨膜、关节囊及关节周围肌肉的炎症、纤维化和增厚，使关节面上生物应力失调，病变不断加重。

【诊断要点】

（一）病史

原发性患者无明确病史，继发性患者往往有负重关节的骨折、脱位病史，老年患者多见。

（二）症状与体征

骨关节炎的主要症状是疼痛，初期轻微钝痛，以后逐步加重。有的患者在静止或晨起时感到疼痛，稍微活动后减轻，称之为“休息痛”，为软骨下充血所致。如活动过量，关节摩擦也可产生疼痛，休息后好转。疼痛有时与天气变化、潮湿受凉有关。继之患者常感到关节活动不灵活、僵硬，晨起或休息后不能立即活动，需经过一定时间后始能解除僵硬状态，关节时有各种不同响声，如关节摩擦声等。有时可出现关节交锁。

关节炎发展到一定程度，关节肿胀明显，特别是伴有滑膜炎时，关节内可有积液，浮髌试验阳性，主动或被动活动都受限。查体有关节肿胀，中度以下积液，膝关节浮髌试验阳性；髋关节增大内旋时疼痛加重。关节周围肌肉萎缩，活动时可有不同程度的活动受限和肌痉挛，或关节内嘎吱声。严重时可见关节畸形，如膝内翻。髋关节Thomas征阳性，有时可触及关节内游离体。手指远侧指间关节侧方增粗，形成Heberden结节。

（三）X线检查

早中期显示关节间隙狭窄及不等宽，关节边缘有骨赘形成。后期骨端变形，关节表面不平整，边缘骨质增生明显。软骨下骨有硬化和囊腔形成，伴滑膜炎时髌下脂肪垫模糊或消失（图7–9）。

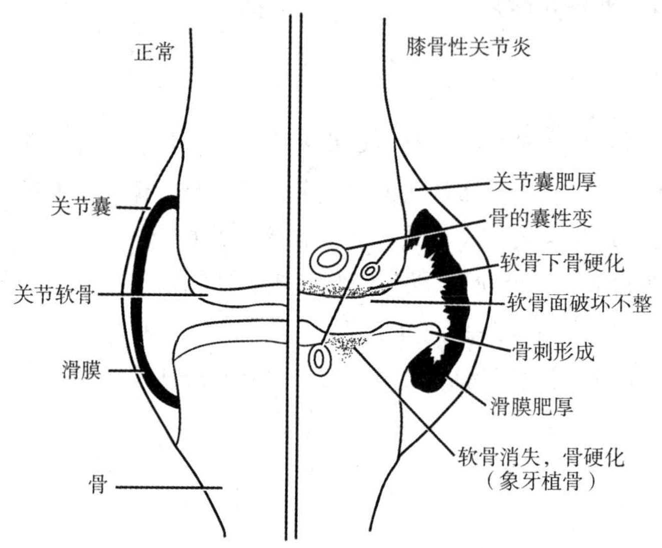

图7–9　膝关节骨性关节炎病理变化对照图

（四）实验室检查

一般都在正常范围内。关节液检查可见白细胞增高，偶可见红细胞。

【鉴别诊断】

1. 类风湿关节炎　关节疼痛、肿胀、畸形，活动受限，与骨关节炎相似，但类风湿因子检测阳性，抗“O”试验阳性。X线检查有特有征象（见类风湿关节炎）。

2. 风湿性关节炎　常见于儿童，起病急骤，主要表现为全身大关节疼痛，红肿，呈游走性，伴全身症状。

【治疗】

关节软骨破坏程度与关节负重有直接关系，故在治疗中除辨证施治外，最重要的是减少关节的活动度和负重，减轻临床症状。

（一）内治法

1. 中药治疗

（1）肾虚髓空　关节隐痛，腰膝酸软，活动不利。伴头晕、耳鸣、目眩、苔薄白。

治则：补肾益髓，强筋壮骨。

方剂：左归丸。

（2）阳虚寒凝　关节疼痛、重着，屈伸不利，昼轻夜重，遇寒痛增，得热稍减。舌淡，苔白，脉沉细缓。

治则：补肾壮阳，散寒通痹。

方药：右归丸合蠲痹汤。

（3）瘀血阻滞　关节刺痛，痛有定处，关节畸形，活动不利，面色晦暗。脉沉细。

治则：行气活血，祛瘀通络。

方药：桃红四物汤。

另可服壮骨关节丸，6g/次，2次/天。

2. 西药治疗 双氯芬酸钠缓释胶囊50mg/次，2次/天。或用保泰松、吲哚美辛、芬必得等抗炎止痛药。

（二）外治法

1. 中药熏洗 羌活30g，当归30g，五加皮30g，川椒20g，透骨草20g，纱布包裹后用水煎煮，趁热熏蒸患处，稍冷后用药液洗患处，并轻揉患部，1~2次/天。

2. 敷贴法 乳香10g，没药30g，生川乌10g，白芥子10g，花椒20g，公丁香10g，研末，以食醋调湿装小布袋蒸热后敷患处，1次/周。此外可用狗皮膏、天和骨通贴膏等局部敷贴。

3. 离子透入法 用熏洗剂患处导入。

4. 理疗 可选用热疗、离子透入。

（三）手术治疗

1. 适应证

（1）骨刺较大，关节内有游离体。

（2）关节畸形，部分关节面完好。

（3）疼痛严重，关节面广泛破坏。

2. 手术方式

（1）关节清理术 适用于关节内有游离体的患者。

（2）截骨术和关节成形术 适用于关节畸形，关节面未破坏者。

（3）关节融合术或人工关节置换术 适用于关节面破坏严重的患者。

【预防与调护】

（1）肿痛明显时，注意休息，减少关节活动、负重。

（2）肥胖患者应减轻体重。

第三节 代谢性骨病

代谢性骨病是指机体因先天或后天性因素破坏或干扰了骨矿物质或骨基质正常代谢，导致骨生化代谢障碍而发生的骨疾患。骨质疏松症属于常见的代谢性骨病。

骨质疏松症

骨质疏松症是指因单位体积内骨量减少，骨脆性增加、强度降低而引起局限性骨痛、畸形及骨折的临床综合征。发病与内分泌紊乱、钙吸收不良等有关，发病率多随年龄增长而增高，以老年女性多发。有原发性与继发性之分。

【病因病机】

骨质疏松属于中医学“骨痿”范畴，多因脾肾亏虚，气血两虚，筋骨失于濡养，外邪乘虚侵入而引起。

西医学将本病分为老年性骨质疏松、失用性骨质疏松、营养性骨质疏松、内分泌性骨质疏松。认为本病可由雌激素缺乏、甲状旁腺激素（IPTH）增高、降钙素（CT）降低而发生；或因营养蛋白质及钙的缺乏；或因久卧、长期不运动，出现肢体废用，成骨细胞活性减弱，破骨细胞活性相对增强，发生骨质疏松；其他因素如遗传也可导致骨质疏松的发生。病理研究发现，骨质疏松的主要病理改变为全身骨量减少。一般同时具有皮质骨骨质疏松及骨小梁骨质疏松，但以一种起主导作用。由于破骨细胞将松质骨和皮质骨的内部吸收，可使骨的厚度变薄（骨内膜为甚），髓腔增大。而骨外膜的成骨细胞仍缓慢地产生新骨，所以骨的外形稍增粗。

【诊断要点】

（一）病史

老年患者可无明确病史，其他原因引起的骨质疏松则有相应病史。

（二）症状与体征

骨质疏松的主要表现为局限性疼痛、畸形和骨折。疼痛多见于脊柱胸段及下腰段，疼痛程度与骨质疏松程度正比。上楼、体位改变及震动时可使疼痛加重，严重者可因轻微的外力，如咳嗽、喷嚏后发生压缩性骨折，并即时局部出现急性锐痛，不予特殊治疗，约3 ~ 4周后可逐渐缓解。可因脊柱侧弯、椎体压缩性骨折及椎体后突等引起慢性背深部广泛性锐痛，伴全身乏力。部分骨质疏松患者常无明显症状，偶尔拍骨X线片时被发现压缩性骨折。本病骨折以椎体、股骨颈和尺桡骨远端多见。胸椎压缩性骨折可引起胸廓畸形和疼痛，导致肺部气体交换受限，使肺部易感染，还可影响心脏功能。

（三）X线检查

早期不明显，后期骨质普遍稀疏，以脊柱、骨盆、股骨上端明显。腰椎椎体出现鱼尾样双凹形，椎间隙增宽，有许莫结节，胸椎楔形改变，受累椎体可多发、散发（图7-10）。

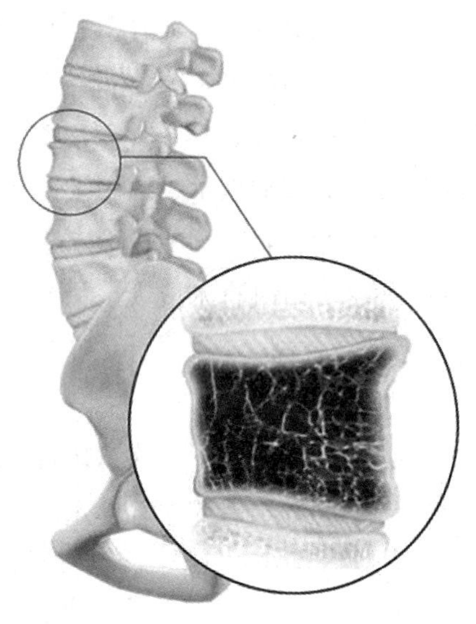

图7-10　椎体骨质疏松示意图

（四）实验室检查

血生化检查无明显异常。有骨折时，血清碱性磷酸酶略增高。

（五）骨密度检测

骨密度值降低25%以上。

【鉴别诊断】

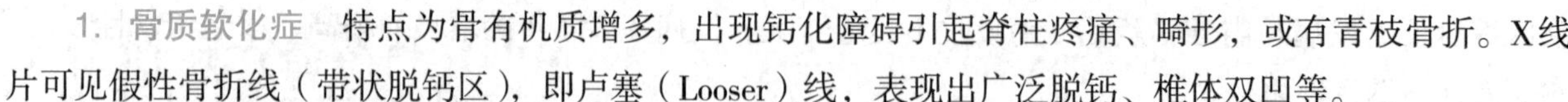

1. 骨质软化症　特点为骨有机质增多，出现钙化障碍引起脊柱疼痛、畸形，或有青枝骨折。X线片可见假性骨折线（带状脱钙区），即卢塞（Looser）线，表现出广泛脱钙、椎体双凹等。

2. 骨髓瘤　可出现脊柱疼痛、病理骨折，伴见发热、易感染、消瘦、头晕、心悸、截瘫等症状。X线片有骨质疏松，显示骨骼典型边缘清晰的脱钙区；实验室检查可见贫血及血沉加快、血浆球蛋白（免疫球蛋白M）增高、血钙升高、血尿酸增多，胆固醇降低、氮质血症，尿本-周蛋白阳性。骨髓涂片有骨髓瘤细胞。

【治疗】

本病的治疗以调补脾肾为主，兼以饮食调养，适当运动为助，延以数月、数年，才可收效。

（一）内治法

1. 中药治疗

（1）脾气虚弱

治则：健脾益气。

方药：参苓白术散加减。若见饮食不佳，胃脘不适，可加焦山楂、厚朴、麦芽等。

（2）肾阴虚型

治则：滋阴壮骨。

方药：左归丸加减。如阴虚火旺之症明显者，可与知柏地黄丸合用；也可加血肉有形之品，如鳖甲、鹿茸、紫河车等。

（3）气血亏虚

治则：补益气血。

方药：八珍汤或理气补血汤加减。

2. 西药治疗

（1）性激素　适合绝经期妇女使用。患者口服己烯雌酚0.5~1.0mg/d；连服4周后，停1周。可与丙酸睾酮合用以增强疗效，肌内注射，50mg/次，3~4日一次。男性可用丙酸睾酮治疗。

（2）降钙素　有缓解骨量丢失、增加骨量的作用。降钙素每次10mg，每周2次，鼻吸入。选择注射时，每周2~3次皮下注射，持续2~3个月。

（3）补钙　常与维生素D联合用药，维生素D每日400~500国际单位，钙剂每日1~1.5g。

（4）氟化物　可发挥刺激骨形成的作用，对脊柱骨质疏松效果较佳。常用的氟化钠可与羟磷灰石结合，有助于抑制骨质吸收。

（二）其他疗法

可配合营养与体育疗法，补充骨蛋白和钙盐，刺激成骨细胞活动，以利于骨质形成；还可针对病因治疗，或施行矫形手术治疗。

【预防与调护】

（1）合理膳食，多食用富含蛋白质、钙盐及维生素D、维生素C的食物。

（2）坚持体育锻炼，多接受日光浴，骨痛需卧床者应在床上进行适当的四肢运动，但应避免负重物或颠簸。

（3）需辨明骨质疏松的病因，对症治疗。

（4）疗效判断以临床症状和实验室检查为主，而不以X线征象为主，主要是因为患者骨量增加时需较长时间方可在X线片上反映出来。

第四节　骨坏死性疾病

骨坏死性疾病是指骨的骨细胞、骨髓造血细胞及脂肪细胞等活力成分的坏死，主要包括儿童的骨软骨病和成人的缺血性骨坏死。相当于中医学“骨蚀”，其属寒者与西医学骨缺血性坏死较为相似。本节讨论临床常见的股骨头无菌性坏死。

股骨头无菌性坏死

股骨头无菌性坏死是指由于某种原因导致股骨头的活骨组织坏死的一种病理过程，由于其病理机制多为骨质的血供障碍所致，又称为股骨头缺血性坏死。本病可见于儿童及成人，其中成人多发于20~40岁，男多于女。

【病因病机】

中医学认为本病的发病原因多与肝肾两虚、气滞血瘀、正虚邪侵等因素有关。由于肾主骨、生髓，肝主筋、藏血，肝肾亏虚，则筋骨失养，故见骨质坏死，筋骨枯萎，屈伸不利，经络阻隔，不通则痛。

西医学对引起股骨头缺血性坏死的原因尚不十分清楚，临床上将其分为创伤性和非创伤性两类。①创伤因素：包括股骨颈骨折、髋臼骨折、髋关节脱位、髋关节积累性损伤等（图7-11）。②非创伤因素：包括内容较多，糖皮质激素、放射线、减压作用、滑膜炎、大量饮酒等40余种因素与股骨头缺血性坏死的发生有密切关系。

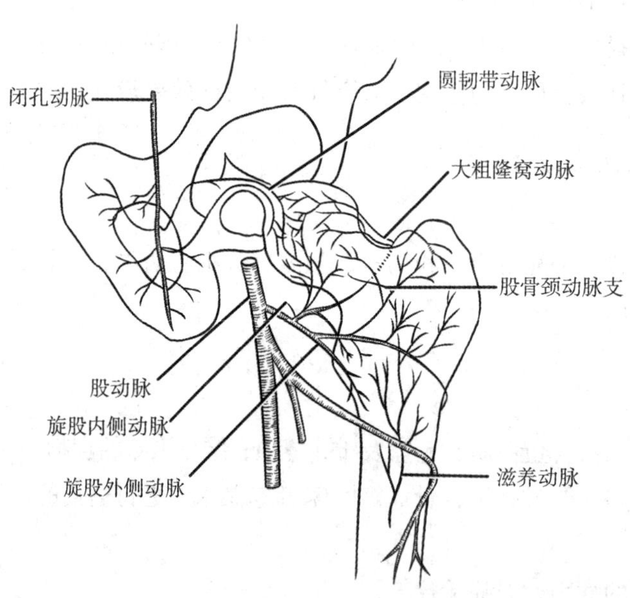

图7-11　股骨头血液供应示意图

骨坏死的病理改变可分为两个阶段：第一阶段是骨组织和骨髓内细胞的坏死，随后是细胞、毛细血管和骨髓基质溶解。第二阶段是修复过程，表现为修复与破坏交替进行。

【诊断要点】

（一）病史

有髋部外伤史或长期使用激素史或长期酗酒史。部分患者有原发病史，类风湿关节炎、强直性脊柱炎、系统性红斑狼疮等引起髋关节症状的多考虑为合并股骨头坏死。

（二）症状与体征

股骨头无菌性坏死的早期症状和体征均不明显。伴随着疾病的发展，逐步出现疼痛、跛行、功能障碍。疼痛是最早出现的症状，以隐痛及刺痛为主，往往提示股骨头坏死已有一段时间，疼痛性质、程度、疼痛出现的时间、部位有很大差异，部分患者可有膝内侧疼痛，部分患者有臀区或下腰痛。跛行与疼痛同时出现，早期为痛性跛行，晚期单侧呈摇摆跛行，双侧呈“鸭步”。髋关节功能障碍最为明显，早期髋关节活动正常或轻度外展、内旋受限，后期髋关节活动受限明显，以外展、内旋为主。严重者关节功能完全丧失，丧失劳动力，甚至卧床。在体征上，患者双下肢不等长，肌肉萎缩，托马征（+），“4”字试验（+），单髋负重试验（+），Allis征（+）。

（三）辅助检查

1. X线检查　本病诊断、分期的主要手段与依据是拍双髋正位和蛙式位、侧位片。临床常用分期包括菲卡（Ficat）分期、麦考分期等。临床上可将X线表现分为四期。

Ⅰ期：软骨下溶解期。头外形正常，仅在某些区域（如负重区）软骨下出现囊性变或“新月征”（图7-12）。

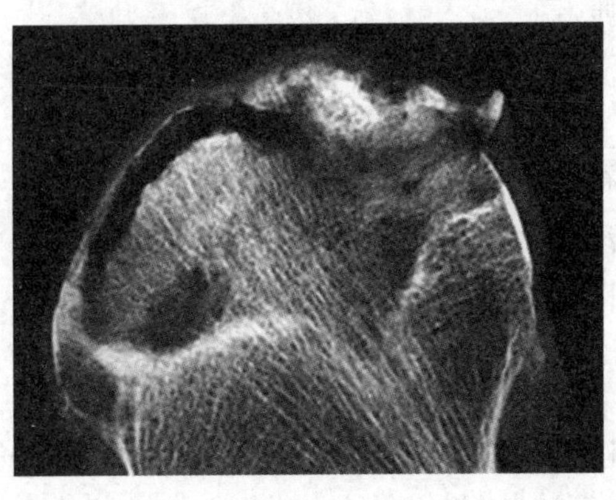

图7-12　X线显示“新月征”

Ⅱ期：股骨头坏死期。头外形尚正常，在头的外方或外上方及中部可见密度增高区，周围有时出现硬化带。

Ⅲ期：股骨头塌陷期。头部出现阶梯状塌陷或双峰征，软骨下有细微骨折线，负重区变扁，并有周围骨质疏松现象。

Ⅳ期：股骨头脱位期。坏死区继续向内下方发展，头扁平、增生、肥大，可向外上方脱位，关节间隙狭窄，髋臼边缘增生硬化。

2. CT检查　具有重要的早期诊断价值，对Ⅰ期股骨头坏死的诊断无帮助，但对Ⅱ、Ⅲ期病变可更清晰显示坏死灶的边界、面积、硬化带情况、病灶的自行修复以及软骨下骨折情况。

3. MRI检查　早期诊断最先进的方法，已较普遍采用。

4. 放射性核素骨扫描　详见第二章第三节影像学检查。

5. 骨髓功能检查　可做骨髓内压测定。正常静息压2.67kPa，一般不超过4kPa（30mmHg），加压试验压力为5.3kPa，压力超过正常上限，提示早期股骨头缺血性坏死。

6. 髓芯活检　空心环锯，钻取髓芯病检，可做确诊诊断。

7. 数字图像分析　较X片可提早9~18个月诊断。用普通X片线置于多光谱彩色数据系统上，进行校正处理，坏死区在彩色图像上呈蓝色。

【治疗】

目前，多数治疗方法对早期的股骨头无菌性坏死具有较好的治疗效果，治疗原则包括：①解决血液循环障碍，促进骨坏死修复：治疗本病的基本方法。②防止塌陷：保留髋关节功能，防止晚期骨关节炎的关键。③纠正塌陷和增生变形：针对晚期患者的治疗方法。主要分为非手术和手术治疗。

（一）非手术治疗

1. 一般治疗　停止使用激素，戒酒，减少或禁止负重，理疗。

2. 中药治疗

（1）肝肾两虚

治则：补益肝肾，养血充髓。

方药：左归丸加减。

（2）气滞血瘀

治则：活血化瘀，通络止痛。

方药：桃红四物汤加减。

（3）气血两虚，肝肾俱亏

治则：固本培元，气血双补。

方药：八珍汤或十全大补汤加减。

3. 外治法　①制动。②外用药。③理疗。④高压氧治疗。

（二）手术治疗

1. 髓芯减压术　适用于Ⅰ期。通过减压，降低骨内高压，解除骨内静脉瘀滞，改善血液循环，以促进修复。

2. 截骨术　适用于Ⅱ、Ⅲ期，坏死范围较小或不超过股骨头总面积2/3的患者。多采用股骨转子间区截骨，旋转后可使未发生坏死的坚硬部位承受压力，避免病变部位受压，为自身修复创造条件。

3. 带肌蒂或血管蒂骨瓣移植术　适用于Ⅱ期、Ⅲ期早期。通过提供活骨，改善血供，同时向股骨头内提供力学支撑，防止塌陷。

4. 多条血管束植入　适用于Ⅱ、Ⅲ期患者。通过提供充分血运，改善静脉回流，降低骨内高压。血管束来源主要是旋股外侧动脉的升支、横降支。做此手术时，要做髓芯减压术。

5. 人工关节置换术　行人工全髋关节置换术，主要用于年龄大于60岁的晚期患者，目前为了提高生活质量，适应证有所放宽。

6. 闭孔神经切断术　对于老年、多病、不能接受手术的患者，可作为一种姑息疗法，能够起到减轻疼痛、缓解症状的作用。

【预防与调护】

（1）一旦发现，要早诊断，早治疗，避免延误病情。患病后应减轻负重，及时卧床休息，患肢制动，减轻股骨头受压。

（2）避免酗酒，尽可能不使用糖皮质激素。髋关节因创伤骨折后，要及时正确治疗，避免发生创伤性股骨头无菌性坏死。

第五节　骨肿瘤

骨肿瘤是指发生在骨骼或其附属组织（骨髓、骨膜、血管、神经等）的肿瘤，包括原发性肿瘤、继发性肿瘤及瘤样病变等。属中医学“骨疽”“石疽”范畴。不同的骨肿瘤与发病年龄有关，如Ewing肉瘤发病年龄在8~12岁的少年；骨肉瘤发病年龄在15~25岁的青年，而老年人则以骨转移癌和骨髓瘤常见。

本病的发生男性比女性稍多。原发性良性肿瘤比恶性多见。良性肿瘤中以骨软骨瘤多见。恶性肿瘤以骨肉瘤、软骨肉瘤和纤维肉瘤多见。有些肿瘤表现为良性与恶性之间的中间型性质，如骨巨细胞瘤等。一般良性骨肿瘤发病病程长，进展速度慢；恶性骨肿瘤发病病程短，进展速度快。

多数骨肿瘤有各自的好发部位，如骨肉瘤好发于长骨干骺端，而且多见于股骨下端及胫骨上端；Ewing肉瘤好发于长骨干骺部、骨干部及骨盆；骨巨细胞瘤好发于四肢长骨的骨端；骨转移性肿瘤发生在骨盆最多。

【病因病机】

中医学认为六淫之邪、外伤和环境因素等可引起骨肿瘤的发生。人的精神因素、体质强弱、遗传、年龄等与骨肿瘤的发生、发展和预后有密切关系。如情绪剧烈波动，持续时间长，必会引起阴阳失调，脏腑功能紊乱，气血不调，经络受阻，导致骨肿瘤发生。某些骨肿瘤的发病与年龄关系密切，如骨肉瘤主要发生于儿童与青少年，而骨巨细胞瘤主要发生于成人。

西医学认为骨肿瘤的发病与遗传、体质、营养、免疫功能、外界环境等因素有关。另外有些骨肿瘤的发生与损伤有关；有些与感染有关；人体长期接受大量放射性物质亦可滋生本病。

【诊断要点】

（一）病史

骨肿瘤早期往往无明显症状，可由其他部位肿瘤转移而来。

（二）症状与体征

全身症状中，良性骨肿瘤多无明显临床表现。恶性骨肿瘤后期出现全身衰弱，食欲不振、形体消瘦、精神萎靡、神疲乏力、面色苍白等。骨肿瘤的局部症状和体征主要是肿块、肿胀、功能障碍、疼痛与压痛等，以及由于瘤体所产生的压迫与梗阻症状。

1. 疼痛　疼痛是恶性肿瘤首先出现的症状，也是生长迅速的肿瘤最显著的症状。一般初起呈间歇性、轻度疼痛，逐渐进行性加剧，可有压痛，尤其以夜间明显，患者难以忍受。良性肿瘤多无疼痛，可因恶变或合并病理性骨折时，疼痛突然加重。部分良性肿瘤，如骨样骨瘤，可因反应骨的生长而产生剧痛。

2. 肿块和肿胀　通常在出现疼痛症状之后出现，部位表浅的肿块易于发现，骨髓内或深层部位的肿块，多在晚期才能发现。良性骨肿瘤肿块一般边界清楚，周围软组织无肿胀，硬度如骨样，无活动度；恶性骨肿瘤肿块常出现在疼痛之后，生长迅速，边界不清楚，周围软组织肿胀。

3. 功能障碍　骨肿瘤晚期，功能障碍多由疼痛及肿胀引起。发展迅速的骨肿瘤，往往因疼痛剧烈而出现明显的功能障碍。一般良性骨肿瘤无功能障碍，当出现恶变或病理骨折时功能障碍明显。接近关节部位的骨肿瘤会产生关节功能障碍。

（三）X线检查

X线检查对骨肿瘤具有重要的诊断意义。良性肿瘤一般无骨质破坏，若有破坏，多呈膨胀性、规则的破坏，界限清晰，一般无骨膜反应。

恶性骨肿瘤为浸润性骨质破坏，边界不清，界线模糊，会出现虫蚀样、筛孔样或缺损破坏，产生瘤骨时密度高、结构紊乱，可呈现均匀毛玻璃样、斑片状硬化或针状瘤骨。恶性骨肿瘤常有骨膜反应，常见的骨膜反应有葱皮状、日光样、放射状、毛发样、花边样、波浪样以及柯得曼三角（袖口征）等改变。

在X线检查中，如软组织中出现肿瘤样阴影，说明肿瘤突破骨质、骨皮质已侵入软组织。常见的有棉花样、棉絮团样、斑点状、象牙样，往往提示肿瘤恶性程度高，或有恶变倾向。

（四）实验室检查

主要包括血、尿、骨髓常规，血沉，血浆钙、磷、碱性磷酸酶等的定量检查。良性骨肿瘤患者多正常。恶性骨肿瘤可出现红细胞沉降率加快，晚期大多数出现贫血。骨肉瘤、成骨性转移瘤因大量新生骨形成而出现碱性磷酸酶数值增高。同位素骨扫描虽然不能确诊良、恶性肿瘤，但它可发现多发病灶，并且比X线片早发现病灶，有助于早期诊断。病理组织检查是骨肿瘤诊断的重要依据，常用的有穿刺活检、冰冻切片和蜡块切片等，但也要结合临床表现和X线所见进行综合分析。

（五）良性骨肿瘤与恶性骨肿瘤的鉴别诊断

表7–1　良性骨肿瘤与恶性骨肿瘤的鉴别

	良性骨肿瘤	恶性骨肿瘤
病史	成年，生长慢，无症状	青少年，肿块生长快，疼痛严重，发热，消瘦
全身反应	多无全身症状	血沉加快，白细胞增多，恶病质
局部体征	肿块无压痛，皮肤正常，无转移	肿块有压痛，皮肤发热，静脉怒张，晚期有转移
X线表现	边缘清楚，无骨膜反应	边缘不清楚，骨质有破坏，骨膜反应明显
实验室检查	正常	贫血者碱性磷酸酶可增高
细胞状态	近乎正常	异形的多，大小不等，核大深染，有核分裂

【治疗】

对于骨肿瘤的治疗，要根据性质、大小和部分，采用不同的治疗方法，应做到早期发现，早期诊断，早期治疗。良性骨肿瘤及肿瘤样变产生压迫症状者，可选择手术为主，在保存功能的情况下，彻底切除，防止复发及恶变。恶性骨肿瘤5年生存率一般较低，治疗以救命为主，争取保存一定的功能。

（一）中药治疗

中药治疗骨肿瘤，具有增强体质、提高抵抗力、改善身体功能、攻伐邪毒等作用。肿瘤早期以攻为主，攻中兼补，可选用蟾酥丸、大黄䗪虫丸或抵当丸等；肿瘤中期攻补兼施，可选用抗癌止痛散等；肿瘤晚期先补后攻，可选用消癌片、补益消癌汤或当归鸡血藤汤等。

（二）化学药物治疗

简称化疗，是通过使用化学药物杀灭癌细胞达到治疗目的，是目前治疗癌症最有效的手段之一。

1. 烷化剂　具有烷化基因，通过作用于细胞中的蛋白及核酸中的氨基、巯基、羟基等，抑制细胞分裂，导致肿瘤细胞死亡。治疗过程中，常选用盐酸氮芥做体外循环动脉灌注，每10分钟注入10mg，一次总量为40~60mg；环磷酰胺进行静脉滴注，一次剂量为600~1000mg，总量为8~10g；塞替派进行局部注射，每次用10~20mg，总量为300mg。

2. 抗代谢药　常用的有甲氨蝶呤（MTX）、阿糖胞苷等，多以大剂量为佳，一般用量为100~150mg/kg，一次可用3~10g左右，注射6小时后，必须用甲酰四氢叶酸钙解毒。给药前一日及当日都需输液和碱化尿液，每日维持尿量在3000ml左右。

3. 抗生素　多用于肿瘤中晚期，阿霉素、丝裂霉素、博来霉素等具有较好的抗感染作用。

化疗药物常能抑制骨髓造血功能，所以在使用化疗过程中必须定期检查血常规。凡白细胞总数低于3×10^9/L，血小板低于50×10^9/L时，应立即停药。

（三）免疫治疗

免疫疗法是运用免疫方法使机体产生免疫反应，从而依靠自身免疫功能杀灭癌细胞和肿瘤组织，常作为骨肿瘤切除后的辅助疗法之一，多用于原发骨肿瘤切除术后。根据治疗所用的制剂，可分为分子治疗、细胞治疗和免疫调节剂治疗。中药可以发挥调整、提高机体免疫的作用，因此在骨肿瘤的治疗中可配合中医辨证施治，提高治疗作用。

（四）放射治疗

放射治疗是利用放射线或放射性同位素对肿瘤细胞的直接杀伤作用，以达到治疗目的的一种方法，是治疗恶性骨肿瘤的重要方法。

1. 适用放疗者　血管瘤、动脉瘤样骨囊肿等良性骨肿瘤；尤文肉瘤、恶性淋巴瘤、骨髓瘤等恶性骨肿瘤。

2. 辅助性放疗　手术不彻底，可放疗以减少复发，有些恶性肿瘤，需放疗、化疗同时应用以取得良好效果。

3. 姑息性放疗　发展快、症状严重的肿瘤，应用放疗可暂时缓解症状。

临床上，对于良性骨来源肿瘤、软骨来源肿瘤者禁用放疗，因为放疗可促使其恶变。

（五）手术治疗

1. 刮除术 适用于良性肿瘤及瘤样病变（图7-13、图7-14、图7-15、图7-16、图7-17）。

2. 切除术 适用于良性和生长缓慢的低恶性度肿瘤。

3. 截除术 适用于低恶性度及早期发现的恶性骨肿瘤。

4. 截肢及关节离断术 对恶性度高或复发恶性肿瘤，防止肿瘤扩散、转移、挽救病人生命，应考虑牺牲肢体，采用此种手术。

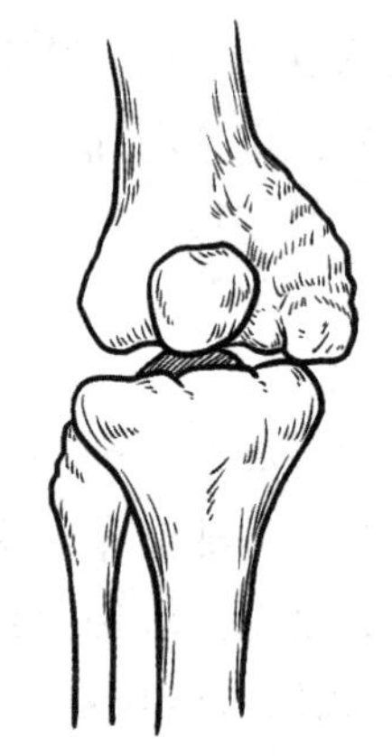

图7-13 股骨内髁肿瘤

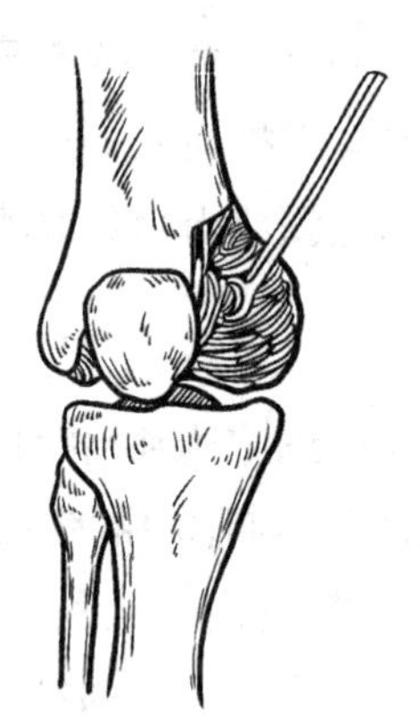

图7-14 刮除肿瘤

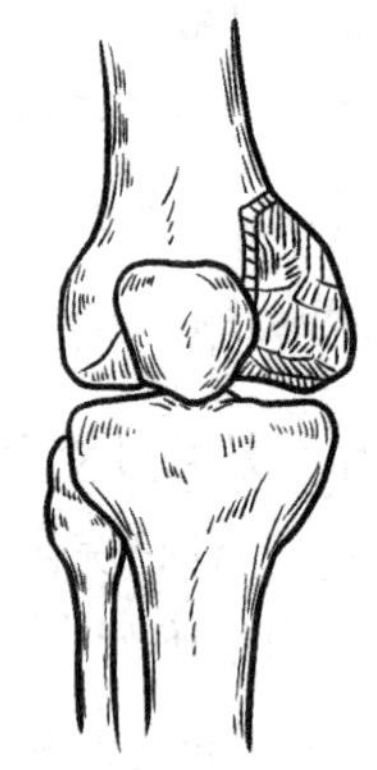

图7-15 植入碎骨块

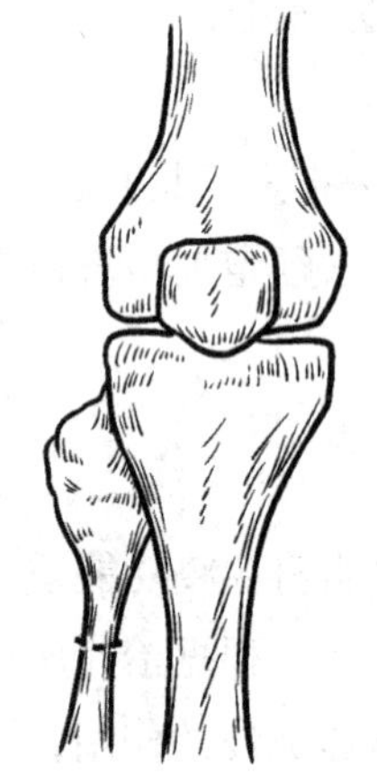

图7-16 腓骨近端肿瘤

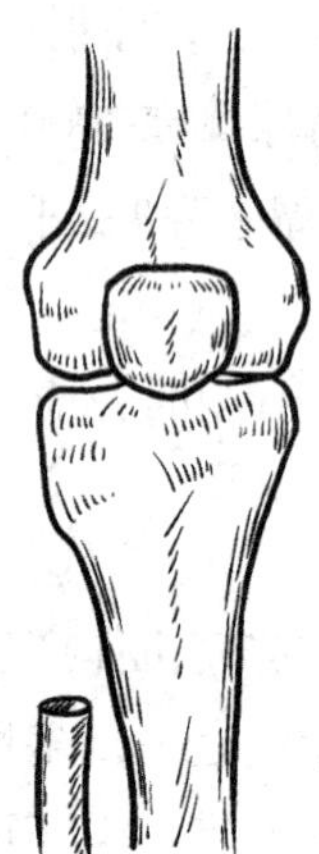

图7-17 腓骨近端肿瘤截除术后

【预防与调护】

（1）讲究卫生，增强体质，提高机体的抗病能力。

（2）在工作及生活环境中消除或减少化学、物理及生物等致癌因素对身体的影响。

（3）预防及治疗癌前期病变。

答案解析

目标检测

1. 急性骨髓炎起病急骤，有寒战，继而高热至（ ）以上

A. 38℃ B. 39℃ C. 37℃ D. 40℃ E. 无发热

2. 慢性化脓性骨髓炎患者，从中医学方面来讲总的病机是（ ）

A. 正虚 B. 邪实 C. 虚中夹实 D. 正盛邪实 E. 正邪交搏

3. 出现脓细胞发生在化脓性关节炎病理变化的哪个阶段

A. 浆液性渗出期 B. 浆液性纤维蛋白渗出期 C. 浆液性脓性期 D. 炎症期 E. 慢性期

4. 下列哪项不是类风湿关节炎的发病诱因（ ）

A. 受凉 B. 劳损 C. 受潮 D. 暴饮暴食 E. 外伤

5. 类风湿关节炎好发的部位为（ ）

A. 肩关节 B. 肘关节 C. 指间关节 D. 骶髂关节 E. 踝关节

6. 类风湿关节炎实验室检查最具有诊断意义的是（ ）

A. 白细胞增多 B. 血沉加快 C. 类风湿因子阳性 D. 血红蛋白减少 E. 淋巴细胞增加

7. 下列哪项不是治疗类风湿关节炎一线药物（ ）

A. 水杨酸制剂 B. 金制剂 C. 消炎痛药物 D. 丙酸类药物 E. 吡唑酮类药物

8. 骨关节炎最常见的发病部位是（ ）

A. 指间关节 B. 膝关节 C. 踝关节 D. 肘关节 E. 腕关节

9. “休息痛”可见于下列哪种疾病（ ）

A. 化脓性关节炎 B. 关节结核 C. 骨肿瘤 D. 急性骨髓炎 E. 骨关节炎

10. 骨质疏松症的好发人群是（ ）

A. 青年人 B. 男性老年人 C. 女性老年人 D. 体力劳动者 E. 文职人员

11. 下列与骨质疏松症发生无关的是（ ）

A. 食量较少 B. 雌激素缺乏 C. 甲状旁腺激素升高 D. 蛋白质及钙的缺乏 E. 长期不运动

12. 股骨头无菌性坏死在中医学中称为（ ）

A. 骨疽 B. 骨痨 C. 流痰 D. 骨蚀 E. 骨痈

13. 下列与股骨头无菌性坏死的发病无关的是（ ）

A. 激素 B. 酗酒 C. 髋关节脱位 D. 股骨颈骨折 E. 镰状细胞性贫血

14. 股骨头缺血性坏死在X线上出现“新月征”主要表现在哪期（ ）

A. 软骨下溶解期 B. 股骨头坏死期 C. 股骨头塌陷期 D. 股骨头脱位期 E. 以上均可出现

15. 下列为良性肿瘤的是（　）
A. 骨肉瘤　B. 尤文肉瘤　C. 软骨肉瘤　D. 骨瘤　E. 骨巨细胞
16. 下列为恶性骨肿瘤的是（　）
A. 骨软骨瘤　B. 尤文肉瘤　C. 软骨瘤　D. 骨瘤　E. 骨巨细胞瘤
17. 好发于少年的恶性肿瘤多为（　）
A. 骨肉瘤　B. 尤文肉瘤　C. 软骨肉瘤　D. 脂肪肉瘤　E. 骨转移瘤
18. 良性骨肿瘤没有，见于恶性骨肿瘤的症状是（　）
A. 疼痛　B. 肿胀　C. 骨膜增生
D. 功能障碍　E. 神经压迫症状
19. 适用于良性骨肿瘤的手术方法是（　）
A. 刮除术　B. 切除术　C. 截除术　D. 截肢　E. 关节离断术

（李明哲）

书网融合……

知识回顾

微课1

微课2

微课3

微课4

微课5

微课6

习题

附 录

伤科常用方剂

二画

二妙散（《丹溪心法》）

〔组成〕黄柏（炒）9g　苍术（米泔浸炒）9g

〔功效与适应证〕清热燥湿。治疗湿热下注之筋骨疼痛、足软无力或足膝红肿热痛者。

〔用法〕共为细末，每服3~5g（亦可炼蜜为丸或作汤剂水煎服）。

十灰散（《十药神书》）

〔组成〕大蓟　小蓟　山栀　大黄　荷叶　侧柏叶　茅根　茜草　丹皮　棕榈皮各等份

〔功效与适应证〕凉血止血。主治血热妄行之呕、咯血。

〔用法〕烧灰存性，研成细末，用纸包、碗盖于地上一宿，去火毒。用时用藕汁或萝卜汁磨京墨半碗，调服五钱，食后服下。

十全大补汤（《医学发明》）

〔组成〕党参10g　黄芪12g　肉桂0.6g　白术12g　茯苓12g　当归10g　川芎6g　炙甘草5g　熟地黄12g　白芍10g

〔功效与适应证〕气血双补。治疗损伤后期气血衰弱，受伤组织生长缓慢及溃疡脓清稀薄、乏力盗汗、食欲不振、倦怠气短等症。

〔用法〕水煎服，每日1剂。

丁桂散（《中医伤科学讲义》）

〔组成〕丁香　肉桂各等份

〔功效与适应证〕祛风散寒，温经通络。治疗阴证肿疡疼痛。

〔用法〕共为细末加在药膏上，贴于患处。

七三丹（经验方）

〔组成〕熟石膏7份　升丹3份

〔功效与适应证〕祛腐提脓。治疗流痰、附骨疽、瘰疬、有头疽等症，溃后腐肉难脱，脓水不净者。

〔用法〕共为细末，撒于疮面上，或用药线醮药插入疮中，外用膏药或油膏盖帖。

七厘散（《良方集腋》）

〔组成〕血竭30g　乳香4.5g　麝香0.36g　没药4.5g　朱砂3.6g　红花4.5g　儿茶7.2g　冰片0.36g

〔功效与适应证〕活血散瘀，止血定痛。治疗跌打损伤、骨折筋伤、瘀血内停及创伤出血等症。

〔用法〕共为细末，每服0.2~0.5g，日服1~2次。

八正散（《太平惠民和剂局方》）

〔组成〕木通　车前子　瞿麦　滑石　山栀子　大黄　炙甘草　萹蓄

〔功效与适应证〕清热泻火，通淋排石。治疗泌尿系结石、前列腺肥大属于湿热者。也可用于治疗腰部、骨盆部损伤后合并少腹急满、尿急、尿频、排尿痛、淋沥不畅或癃闭、挛缩绞痛等。

〔用法〕水煎服，每日1剂。

八仙逍遥汤（《医宗金鉴》）

〔组成〕防风3g　荆芥3g　川芎3g　甘草3g　当归6g　苍术10g　丹皮10g　川椒10g　苦参15g　黄柏6g

〔功效与适应证〕祛风散瘀，活血通络。治疗软组织损伤后，瘀肿疼痛，或风寒湿邪侵注，筋骨酸痛。

〔用法〕煎水熏洗患处。

八珍汤（《正体类要》）

〔组成〕党参10g　白术10g　茯苓10g　炙甘草5g　川芎6g　熟地黄10g　白芍10g　生姜5g　大枣5g　当归10g

〔功效与适应证〕补气养血。治疗损伤之中晚期气血俱虚，肉芽组织生长缓慢，创面久不收口者。

〔用法〕水煎服，每日1剂。

人参养荣汤（《太平惠民和剂局方》）

〔组成〕人参10g　炙黄芪10g　白术10g　陈皮10g　肉桂1g　当归10g　熟地黄7g　五味子7g　远志5g　茯苓7g　生姜10g　大枣10g

〔功效与适应证〕补益气血，养心安神。治疗损伤后期气血虚弱之面色萎黄、神疲乏力、少气懒言、心悸失眠等。

〔用法〕水煎服，每日1剂。

九一丹（《医宗金鉴》）

〔组成〕熟石膏9份　升丹1份

〔功效与适应证〕提脓祛腐。治疗溃疡日久流脓未尽者。

〔用法〕共为细末，撒于创面，隔日1次。

三画

三色敷药（《中医伤科学讲义》）

〔组成〕黄荆子（去衣炒黑）8份　紫荆皮（炒黑）8份　全当归2份　木瓜2份　丹参2份　羌活2份　赤芍2份　白芷2份　片姜黄2份　独活2份　甘草0.5份　秦艽1份　天花粉2份　牛膝2份　川芎1份　连翘1份　威灵仙2份　木防己2份　防风2份　炙马钱子2份

〔功效与适应证〕消肿止痛，祛风湿，利关节。治疗损伤初、中期局部肿痛者，亦治风寒湿痹痛。

〔用法〕共为细末，用蜜糖或饴糖调拌厚糊后敷于患处。

三棱和伤汤（《中医伤科学讲义》）

〔组成〕三棱　莪术　青皮　陈皮　白术　枳壳　当归　白芍　党参　乳香　没药　甘草

〔功效与适应证〕活血祛瘀，行气止痛。治胸胁陈伤，隐隐作痛。

〔用法〕根据病情决定药量，水煎服，每日1剂。

三痹汤（《妇人大全良方》）

〔组成〕独活6g　秦艽12g　防风6g　细辛3g　川芎6g　当归12g　生地黄15g　芍药10g　茯苓12g　肉桂1g（焗冲）　杜仲12g　牛膝6g　党参12g　甘草3g　黄芪12g　续断12g

〔功效与适应证〕补肝肾，祛风湿。治气血凝滞、手足拘挛、筋骨萎软、风湿痹痛等。

〔用法〕水煎服，每日1剂。

下肢洗方（《中医伤科学讲义》）

〔组成〕伸筋草15g　透骨草15g　五加皮12g　三棱12g　莪术12g　秦艽12g　海桐皮12g　牛膝10g　木瓜10g　红花10g　苏木10g

〔功效与适应证〕活血舒筋。治疗下肢损伤后筋脉拘挛疼痛、屈伸不利者。

〔用法〕水煎熏洗患肢。

大成汤（《仙授理伤续断秘方》）

〔组成〕大黄20g　芒硝10g　木通10g　当归10g　厚朴10g　枳壳20g　苏木10g　红花10g　陈皮10g　甘草10g

〔功效与适应证〕攻下逐瘀。治疗伤后瘀血内停、昏睡、二便秘结者。

〔用法〕水煎服，药后得下即停。

大红丸（《仙授理伤续断秘方》）

〔组成〕何首乌500g　制川乌710g　制南星500g　芍药500g　当归300g　骨碎补500g　牛膝300g　细辛250g　赤小豆1000g　煅自然铜120g　青桑炭2500g

〔功效与适应证〕坚筋固骨，滋血生力。治骨折筋断、瘀血留滞、外肿内痛、肢节痛倦。

〔用法〕共研细末，醋煮面糊为丸，如梧桐子大，朱砂为衣，每次服30丸，温汤下，醋汤亦可。

大补阴丸（《丹溪心法》）

〔组成〕黄柏120g　知母120g　熟地黄180g　龟甲180g　猪脊髓

〔功效与适应证〕养阴清热。治疗肝肾阴虚，虚火上炎。

〔用法〕为末，猪脊髓蒸熟，炼蜜为丸，每服6~9g，早晚各1次。

大活络丹（《圣济总录》）

〔组成〕白花蛇100g　乌梢蛇100g　两头尖100g　草乌100g　威灵仙100g　全蝎100g　天麻100g　何首乌100g　龟甲100g　贯众100g　麻黄100g　羌活100g　肉桂100g　甘草100g　藿香100g　黄连100g　乌药100g　熟地黄100g　大黄100g　沉香100g　木香100g　丁香50g　乳香50g　没药50g　赤芍50g

细辛50g　僵蚕50g　天南星50g　青皮50g　骨碎补50g　白豆蔻50g　黄芩50g　茯苓50g　安息香50g　黑附子50g　香附50g　当归75g　玄参50g　白术50g　葛根75g　防风125g　血竭25g　地龙25g　麝香25g　松脂25g　牛黄7.5g　人参150g　龙脑7.5g

〔功效与适应证〕行气活血，舒筋活络。治疗中风偏瘫、痿痹痰厥及损伤后期筋肉痉挛疼痛。

〔用法〕共为细末，炼蜜为丸，每服3~5g，日服2次。

万应膏（《中医伤科学讲义》）

〔组成〕附子　红花　血余炭　莪术　桂枝　羌活　独活　僵蚕　秦艽　麻黄　当归　川乌　防风　威灵仙　草乌　大黄　赤芍　山栀　桃仁　三棱　白芷　全蝎　五加皮　高良姜各30g　生地黄　香附　乌药各60g

〔功效与适应证〕活血祛瘀，温经通络。治跌打损伤、负重闪腰、筋骨疼痛、胸腹气痛、腹胀寒痛。

〔用法〕麻油7500g，加丹3000g，收膏后，再加肉桂粉15g、苏合油15g及香料药100g，摊贴。

上肢洗方（《中医伤科学讲义》）

〔组成〕伸筋草15g　透骨草15g　荆芥9g　防风9g　红花9g　千年健12g　刘寄奴9g　桂枝12g　苏木9g　川芎9g　威灵仙9g

〔功效与适应证〕活血舒筋，祛风定痛。用于上肢损伤之筋脉拘挛、风湿痹痛等。

〔用法〕煎水熏洗患肢。

小活络丹（《太平惠民和剂局方》）

〔组成〕制南星3份　制川乌3份　制草乌3份　地龙3份　乳香1份　没药1份　蜜糖适量

〔功效与适应证〕温寒散结，活血通络。治疗跌打损伤、瘀血阻络、风寒湿之痹痛、肢体屈伸不利、麻木不仁等。

〔用法〕共为细末，炼蜜为丸，每丸重3g，每次服1丸，每日服2次。

小蓟饮子（《济生方》）

〔组成〕生地黄25g　小蓟10g　滑石15g　蒲黄6g　木通6g　淡竹叶10g　藕节12g　当归10g　山栀子10g　甘草6g

〔功效与适应证〕凉血止血，利水通淋。治疗下焦瘀热而致血淋、尿中带血、小便频数、赤涩热痛等。

〔用法〕水煎服，每日1剂。

四画

天麻钩藤饮（《杂病证治新义》）

〔组成〕天麻6g　钩藤10g　牛膝12g　石决明15g（先煎）　杜仲12g　黄芩6g　栀子6g　益母草10g　夜交藤10g　茯神10g　桑寄生10g

〔功效与适应证〕清热活血，平肝息风，补益肝肾。用于肝阳偏亢、肝风上扰之头痛、眩晕、失眠。

〔用法〕水煎服，每日1剂。

五加皮汤（《医宗金鉴》）

〔组成〕当归（酒洗）10g 没药10g 五加皮10g 皮硝10g 青皮10g 川椒10g 香附子10g 丁香3g 地骨皮3g 丹皮6g 老葱3g 麝香0.3g

〔功效与适应证〕舒筋和血定痛。用于损伤疾患后期筋脉不通肢体疼痛者。

〔用法〕水煎外洗，可去麝香。

五味消毒饮（《医宗金鉴》）

〔组成〕金银花15g 野菊花15g 蒲公英15g 紫花地丁15g 紫背天葵10g

〔功效与适应证〕清热解毒。治疗附骨疽初起、开放性损伤创面感染初期。

〔用法〕水煎服，每日2剂。

太乙膏（《外科正宗》）

〔组成〕玄参100g 白芷100g 归身100g 赤芍100g 大黄100g 肉桂100g 生地黄100g 土木鳖100g 轻粉20g 阿魏15g 血余炭50g 乳香25g 没药15g 东丹2000g 麻油2500g 槐枝100g

〔功效与适应证〕消肿泻火，解毒生肌。治疗一切疮疡已溃或未溃者。

〔用法〕除东丹外，将诸药入油煎至药枯，去渣，再加入东丹，搅匀成膏。用时隔火炖烊，摊于纸上，贴于疮口处。

止痛汤（止痛如神汤）（《医宗金鉴》）

〔组成〕秦艽 桃仁 皂角 防风 苍术 黄柏 泽泻 槟榔 熟大黄 当归尾

〔功效与适应证〕清热祛风，除湿。

〔用法〕水煎服，每日1剂。

化坚膏（《中医伤科学讲义》）

〔组成〕白芥子2份 甘遂2份 地龙肉2份 威灵仙2份半 急性子2份半 透骨草2份半 麻根3份 细辛3份 乌梅肉4份 生山甲4份 血余1份 江子1份 全蝎1份 防风1份 生草乌1份 紫硇砂半份（后入） 香油80份 东丹40份

〔功效与适应证〕祛风化瘀。用于损伤后期软组织硬化或粘连等。

〔用法〕熬膏后，外敷患处。

化斑汤（《温病条辨》）

〔组成〕石膏25g 知母12g 甘草4.5g 玄参9g 犀角（水牛角代）3g 粳米15g

〔功效与适应证〕清热凉血。用于血热型病证。

〔用法〕水煎服，每日1剂，分2次服。孕妇慎用。

乌头汤（《金匮要略》）

〔组成〕川乌9g 麻黄9g 芍药9g 黄芪9g 甘草9g

〔功效与适应证〕温经散寒，祛风除湿。治疗损伤后期，人体正气不足，寒邪侵犯人体，痹组经络引起的肢体痹痛（痛痹）。

〔用法〕水煎服，每日1剂，分2次服。

六味地黄丸（《小儿药证直诀》）

〔组成〕熟地黄25g　怀山药12g　茯苓10g　泽泻10g　山茱肉12g　牡丹皮10g

〔功效与适应证〕滋水降火。治疗肾水不足之腰膝酸痛、头晕目眩、咽干耳鸣、潮热盗汗、骨折迟缓愈合者。

〔用法〕水煎服，每日1剂。或研末作丸，每服1丸，每日3次。

六君子汤（《医学正传》）

〔组成〕党参9g　白术9g　茯苓9g　炙甘草6g　陈皮3g　半夏4.5g

〔功效与适应证〕益气健脾，燥湿化痰。治疗脾胃气虚兼痰湿证。症见面色萎白、语音低微、食少便溏、胸脘痞闷、呕逆等。

〔用法〕共为细末，加大枣2枚，生姜3片，水煎服。

双柏散膏（《中医伤科学讲义》）

〔组成〕侧柏叶2份　黄柏1份　大黄2份　薄荷1份　泽兰1份

〔功效与适应证〕活血解毒，消肿止痛。治疗跌打损伤早期，疮疡初起，局部红、肿、热、痛。

〔用法〕共为细末，制成散剂，临用时用水、蜜糖煮沸调成糊状，凉后外敷患处。

五画

正骨烫药（《中医伤科学讲义》经验方）

〔组成〕当归12g　羌活12g　红花12g　白芷12g　乳香12g　没药12g　骨碎补12g　防风12g　木瓜12g　透骨草12g　川椒12g　川断12g

〔功效与适应证〕活血舒筋。

〔用法〕上药装入布袋后放入蒸笼内，蒸热后敷患处。

正骨紫金丹（《医宗金鉴》）

〔组成〕丁香　木香　血竭　红花　儿茶　熟大黄各1份　牡丹皮半份　甘草1/3份

〔功效与适应证〕活血化瘀，行气止痛。治疗跌打损伤后，瘀血凝聚疼痛。

〔用法〕共为细末，炼蜜为丸。每服10g，每日2次。

左归丸（《景岳全书》）

〔组成〕熟地黄4份　山药2份　枸杞子2份　山茱肉2份　菟丝子2份　牛膝1份半　龟甲2份　鹿角胶2份

〔功效与适应证〕滋补肾阴。治疗损伤日久，肾水不足，髓海空虚，症见头晕眼花、腰膝酸软、潮热盗汗、舌红少津等。

〔用法〕共为细末，炼蜜为丸，每服10g，每日2次。

右归丸（《景岳全书》）

〔组成〕熟地黄4份　山药2份　枸杞子2份　山茱肉2份　菟丝子2份　当归1份半　杜仲2份　附子1份　鹿角胶2份　肉桂1份

〔功效与适应证〕温补肾阳。治疗损伤后期，肝肾不足、精血虚损而致的神疲乏力、肢冷无力。

〔用法〕共为细末，炼蜜为丸，每服10g，每日2次。

归脾汤（《济生方》）

〔组成〕党参10g 白术10g 当归3g 黄芪10g 茯苓10g 酸枣仁10g 木香1.5g 远志3g 龙眼肉4.5g 炙甘草4.5g

〔功效与适应证〕养心健脾，益气补血。治疗骨折后期气血不足神经衰弱等症。

〔用法〕水煎服，每日1剂。

四生散（《太平惠民和剂局方》）

〔组成〕生川乌1份 生南星6份 生白附子4份 生半夏14份

〔功效与适应证〕祛风逐痰，散寒解毒，通络止痛。治疗跌打损伤肿痛、关节痹痛、肿瘤局部疼痛。

〔用法〕水煎服，每日1剂。

四君子汤（《太平惠民和剂局方》）

〔组成〕党参10g 白术12g 茯苓12g 甘草12g

〔功效与适应证〕补中益气，调养脾胃。治疗损伤后期中气不足。

〔用法〕水煎服，每日1剂。

四物汤（《仙授理伤续断秘方》）

〔组成〕熟地黄12g 白芍12g 川芎6g 当归10g

〔功效与适应证〕养血补血。治疗损伤后期血虚之症。

〔用法〕水煎服，每日1剂。

四物止痛汤（《中医伤科学讲义》）

〔组成〕地黄 白芍 川芎 当归 乳香 没药

〔功效与适应证〕活血止痛。治疗各部损伤之瘀血疼痛。

〔用法〕水煎服，每日1剂。

四肢损伤洗方（《中医伤科学讲义》）

〔组成〕桑枝 桂枝 伸筋草 透骨草 牛膝 木瓜 乳香 没药 红花 羌活 独活 落得打 补骨脂 淫羊藿 萆薢

〔功效与适应证〕温经通络，活血祛风。用于四肢骨折、脱位，挫伤后筋络挛缩酸痛。

〔用法〕煎水熏洗患处。

四黄散（膏）（《和剂局方》）

〔组成〕黄连1份 黄芩3份 大黄3份 黄柏3份

〔功效与适应证〕清热解毒，消肿止痛。治疗创伤感染。

〔用法〕共为细末，外用时用水、蜜调敷。

生血补髓汤（《伤科补要》）

〔组成〕生地黄12g 芍药9g 川芎6g 黄芪9g 杜仲9g 五加皮9g 牛膝9g 红花5g 当归9g

续断9g

〔功效与适应证〕调理气血，舒筋活络。治疗损伤日久未愈而疼痛者。

〔用法〕水煎服，每日1剂。

生肌八宝丹（《中医伤科学讲义》）

〔组成〕煅石膏3份　东丹1份　龙骨1份　轻粉3份　血竭1份　乳香1份　没药1份

〔功效与适应证〕生肌收敛。用于各种创口。

〔用法〕共研细末，外撒创口。

生肌玉红膏（《外科正宗》）

〔组成〕当归5份　白芷1.2份　白蜡5份　紫草半份　血竭1份　轻粉1份　甘草3份　麻油40份

〔功效与适应证〕活血祛腐，解毒镇痛，润肤生肌。治疗疮疡溃后脓水将尽、烫伤、肉芽生长缓慢者。

〔用法〕将当归、白芷、紫草、甘草四药入油内浸泡3日，慢火煎至微枯，去渣，油入锅内熬滚，入血竭化尽，次入白蜡，微火化开。用茶盅四个，预炖水中，将膏分作四处，倾入盅内，候片时，下研细轻粉，每盅3g搅匀。用时将膏均匀涂于纱布上，敷贴患处。亦可根据局部情况，掺提毒祛腐药于膏上同用，其效果更佳。

生肌（散）膏（《外伤科学》）

〔组成〕制炉甘石50份　滴乳石30份　滑石100份　琥珀30份　朱砂30份　冰片1份

〔功效与适应证〕生肌收口。治溃疡脓性分泌物少，期待肉芽生长者。

〔用法〕研成细末。撒创面上，外盖膏药或油膏。

生脉注射液或参脉注射液（中西医结合成果）

〔组成〕人参　麦冬　五味子（参麦注射液为前两味药）提纯

〔功效与适应证〕益气生津，滋阴复脉。治疗各种原因引起的低血容量性休克及心源性休克。

〔用法〕静脉滴注或静脉注射。

仙方活命饮（《校注妇人良方》）

〔组成〕金银花9g　陈皮9g　当归3g　赤芍3g　白芷3g　贝母3g　防风3g　甘草3g　皂角刺3g　穿山甲10g　天花粉3g　乳香3g　没药3g

〔功效与适应证〕控制感染，解毒生肌。治骨痈疽。

〔用法〕水煎450ml，分3次温服。

白虎汤（《伤寒论》）

〔组成〕生石膏30g（先煎）　知母12g　甘草4.5g　粳米12g

〔功效与适应证〕清热生津。治骨关节感染，阳明气分热盛，口干舌燥，烦渴引饮，面赤恶热，大汗出，脉洪大有力或滑数者。

〔用法〕水煎服，日1~2剂。

六画

地龙散（《林如高正骨经验》）

〔组成〕地龙　肉桂　苏木各3g　麻黄2g　黄柏　当归尾各7.5g　桃仁3g　甘草10g

〔功效与适应证〕活血化瘀，行气止痛。治疗气血运行不畅所至的腰痛。

〔用法〕每日1剂，水煎分2次口服。

至宝丹（《太平惠民和剂局方》）

〔组成〕生乌犀屑（水牛角代）100份　朱砂100份　雄黄4份　生玳瑁屑100份　琥珀100份　龙脑1份　牛黄50份　安息香150份　麝香1份

〔功效与适应证〕清热开窍，化浊解毒。治疗中风及痰热内闭之神昏谵语、身热烦躁、痰盛气粗及小儿惊厥属于痰热内闭者。

〔用法〕共为极细末，炼蜜为丸，每丸3g，每服3g，小儿酌减。

托里透脓汤（《医宗金鉴》）

〔组成〕人参　土炒白术　穿山甲　白芷各3g　升麻　甘草节各1.5g　当归6g　生黄芪9g　皂角刺4.5g　青皮15g

〔功效与适应证〕托里透脓。治痈疽已成未破而气血衰弱者。

〔用法〕按病情决定药量，水煎服，每日1剂。

托里消毒散（《医宗金鉴》）

〔组成〕人参6g　川芎3g　当归3g　白芍10g　白术10g　金银花10g　茯苓15g　白芷10g　皂角9g　甘草5g　桔梗10g　黄芪15g

〔功效与适应证〕补益气血，托毒消肿。用于疮疡体虚邪盛，脓毒不易外达者。

〔用法〕水煎服。

当归四逆汤（《伤寒论》）

〔组成〕当归15g　桂枝6g　芍药9g　细辛3g　甘草3g　通草3g　大枣8枚

〔功效与适应证〕活血通经，温经止痛。用于素体血虚，阳气不足，肢寒疼痛者。

当归补血汤（《内外伤辨惑论》）

〔组成〕黄芪15~30g　当归（酒炒）3~6g

〔功效与适应证〕补气生血。用于大失血后，面色萎黄，神疲乏力，或有低热，脉虚无力，疮疡溃后脓血过多等各种血虚证。

〔用法〕水煎服，每日1剂。

当归鸡血藤汤（经验方）

〔组成〕当归15g　熟地黄15g　龙眼肉6g　白芍9g　丹参9g　鸡血藤15g

〔功效与适应证〕补气补血。用于损伤后期气血虚弱者。

〔用法〕水煎服，每日1剂。

伤油膏（《中医伤科学讲义》）

〔组成〕血竭60g　红花6g　乳香6g　没药6g　儿茶6g　琥珀3g　冰片6g（后下）　香油1500g　黄蜡适量

〔功效与适应证〕壮骨续筋。治各类骨折、脱位、伤筋中后期。

〔用法〕共研末，糖水泛丸，每次服12g，温酒下。

伤科熏洗方（经验方）

〔组成〕伸筋草15g　透骨草15g　苏木9g　五加皮9g　红花6g　威灵仙9g

〔功效与适应证〕活血舒筋，通络止痛。治疗损伤肿硬、疼痛或陈伤发痛者。

〔用法〕水煎先熏后洗。

伤湿止痛膏（成药）

〔组成〕乳香　没药　冰片等

〔功效与适应证〕祛风湿止痛。治风湿痛、神经痛、扭伤和肌肉酸痛。

〔用法〕皮肤洗净后将药贴于患处。凡对橡皮膏过敏或皮肤糜烂有渗液、出血和化脓性感染者禁用。

血府逐瘀汤（《医林改错》）

〔组成〕当归10g　生地黄10g　桃仁12g　红花10g　枳壳6g　赤芍6g　柴胡3g　甘草3g　桔梗4.5g　川芎4.5g　牛膝10g

〔功效与适应证〕活血祛瘀，行气止痛。治疗胸中瘀血，血行不畅之胸痛、头痛日久不愈，痛如针刺而有定处等。

〔用法〕水煎服，每日1剂。

壮骨关节丸（成药）

〔组成〕当归　熟地　党参　生姜　红花　补骨脂　刘寄奴各100g　赤芍　杜仲　木瓜　川芎各50g　川断　五加皮各75g　黄芪150g

〔功效与适应证〕补气生血，壮骨养筋，通经活络

〔用法〕蜜丸。每丸重6g，早晚各服1丸。

壮骨强筋汤（《林如高正骨经验》）

〔组成〕熟地12g　淮牛膝　当归　续断　补骨脂　骨碎补　煅自然铜各9g　川芎　桃仁各6g

〔功效与适应证〕舒筋活络，补肾壮骨。治筋伤、骨折中后期筋骨痿软，愈合较缓者。

〔用法〕水煎服，每日1剂。

壮筋养血汤（《伤科补要》）

〔组成〕当归9g　川芎6g　白芷9g　续断12g　红花5g　生地黄12g　牛膝9g　牡丹皮9g　杜仲6g

〔功效与适应证〕活血壮筋。治疗软组织损伤。

〔用法〕水煎服，每日1剂。

安宫牛黄丸（《温病条辨》）

〔组成〕牛黄　郁金　黄连　黄芩　山栀　朱砂　雄黄　梅片　珍珠　金箔衣　麝香

〔功效与适应证〕清热开窍，豁痰解毒。治疗邪毒感染，热邪内陷心包、痰热壅闭心窍等引起的高热烦躁、神昏谵语及中风昏迷，小儿热邪内闭而至惊厥等症。

〔用法〕共为细末，炼老蜜为丸。

导赤散（《小儿药证直诀》）

〔组成〕生地黄15g　木通12g　生甘草梢9g　竹叶10g

〔功效与适应证〕清心养阴，利水通淋。治疗心经热盛所致的心烦口渴、面红耳赤、口唇生疮、尿少色黄伴赤涩疼痛者。

〔用法〕水煎服，每日1剂。

阳和汤（《外科证治全生集》）

〔组成〕熟地黄3g　白芥子6g　炮姜炭2g　麻黄2g　甘草3g　肉桂3g　鹿角胶（烊化冲服）9g

〔功效与适应证〕温阳通脉，散寒化痰。用于流痰附骨疽和脱疽的虚寒型。

〔用法〕水煎服。

防风汤（《宣明论方》）

〔组成〕防风　甘草　当归　赤茯苓　杏仁　肉桂各30g　麻黄（去节）15g　黄芩　秦艽　葛根各9g

〔功效与适应证〕祛风通络，散寒除湿。治疗行痹，关节疼痛、游走不定、屈伸不伸者。关节酸痛以肩、肘等上肢关节为主者。

〔用法〕水煎服，每日1剂。

如意金刀散（如圣金刀散）（《外科正宗》）

〔组成〕松香5份　生矾1份　枯矾1份

〔功效与适应证〕燥湿止血。治疗创面渗血或溃烂流脓。

〔用法〕共为细末，撒于创面上。

红油膏（经验方）

〔组成〕九一丹10份　凡士林100份　东丹1份半

〔功效与适应证〕防腐生肌。治疗溃疡不敛，以及烫伤、创伤等创面较大者。

〔用法〕先将凡士林烊化，然后徐徐将两丹调入，和匀成膏。用时将药膏均匀涂于纱布上，贴于患处。

七画

花蕊石散（《太平惠民和剂局方》）

〔组成〕花蕊石1份　硫黄2份

〔功效与适应证〕化瘀止血。治创口出血。

〔用法〕共入瓦罐煅，研末。外撒创面后包扎。

苏合香丸（《太平惠民和剂局方》）

〔组成〕白术　朱砂　乌犀屑　青木香　白檀香　沉香　麝香　丁香　安息香　香附子（炒去皮）诃黎勒（煨去皮）　荜茇各2份　龙脑　乳香　苏合香各1份

〔功效与适应证〕芳香开窍，行气止痛。治疗中风、中气或感受时行瘴疠之气之突然昏倒，牙关紧闭，不省人事。或中寒气闭，心腹猝痛，甚至昏厥。或痰壅气闭，突然昏倒等。

〔用法〕共为细末，入药研匀，用安息香膏并炼白蜜为丸。每服1丸，日服1~2次。

坚骨壮筋膏（《中医伤科学讲义》）

〔组成〕血竭　丁香　白芷　乳香　没药各30g　甘松　细辛　肉桂各6g　冰片15g　麝香1.5g

〔功效与适应证〕强壮筋骨。可用于伤筋、骨折后期。

〔用法〕研细末，临贴时撒于膏药上外贴。

身痛逐瘀汤（《医林改错》）

〔组成〕秦艽9g　川芎9g　桃仁6g　红花6g　甘草3g　羌活9g　五灵脂9g　香附9g　牛膝9g　地龙9g　当归15g　没药9g

〔功效与适应证〕活血行气，祛瘀通络，通痹止痛。治疗气血痹阻经络所致的周身疼痛，经久不愈。

〔用法〕水煎服，每日1剂。

羌活胜湿汤（《内外伤辨惑论》）

〔组成〕羌活9g　独活9g　防风3g　藁本3g　川芎3g　蔓荆子3g　炙甘草1.5g

〔功效与适应证〕祛风除湿。治疗肩背痹痛，不可回顾，头痛身重，腰脊痹痛难以转侧者。

〔用法〕水煎服，每日1剂。

补中益气汤（《东垣十书》）

〔组成〕黄芪15g　党参12g　白术12g　陈皮3g　炙甘草5g　当归10g　升麻5g　柴胡5g

〔功效与适应证〕补中益气。治疗损伤后期，气血耗损，或疮疡日久元气亏损等症。

〔用法〕水煎服，每日1剂。

补阳还五汤（《医林改错》）

〔组成〕生黄芪120g　当归尾6g　赤芍4.5g　地龙　川芎　桃仁　红花各3g

〔功效与适应证〕补气活血，舒筋通络。治疗中风后遗症之半身不遂、口眼歪斜、语言謇涩、口角流涎、肢软痿废等。

〔用法〕水煎服，每日1剂。

补肾壮阳汤（经验方）

〔组成〕熟地黄15g　生麻黄3g　白芥子3g　菟丝子12g　丝瓜络6g　杜仲12g　狗脊12g　肉桂6g　炮姜6g　牛膝9g　川断9g

〔功效与适应证〕补益肝肾，温经通络。治疗腰部损伤中、后期肾阳不足者。

〔用法〕水煎服，每日1剂。

补肾壮筋汤（《伤科补要》）

〔组成〕当归9g　熟地黄9g　牛膝9g　山茱萸9g　茯苓9g　续断9g　杜仲9g　白芍9g　青皮9g　五加皮9g

〔功效与适应证〕补益肝肾，强筋壮骨。治疗肾气虚损筋骨萎弱无力、习惯性脱位等。

〔用法〕水煎服，每日1剂。或制成丸剂口服。

补肾活血汤（《伤科大成》）

〔组成〕熟地黄10g 杜仲3g 枸杞子3g 补骨脂10g 菟丝子10g 当归尾3g 没药3g 山茱萸3g 红花2g 独活3g 肉苁蓉3g

〔功效与适应证〕补肾壮筋，活血止痛。治疗损伤后期筋骨酸痛无力诸症。

〔用法〕水煎服，每日1剂。

补肾祛寒治尪汤（经验方）

〔组成〕生地 桑寄生 地骨皮 炒黄柏 知母 骨碎补 川断 威灵仙 穿山甲（用其他药物代替）羌活 独活 赤芍 忍冬藤 桂枝 红花 制乳没 炙虎骨（现用狗骨）

〔功效与适应证〕补肾壮骨，清热治尪。用于类风湿关节炎热痹型。

〔用法〕据病情酌量，水煎服，每日1剂。

陀僧膏（《外科正宗》）

〔组成〕密陀僧散醋调。

〔功效与适应证〕祛风，杀虫，止痒。用于白癜风、花斑癣、腋臭等。

〔用法〕将散直接外扑或醋调后擦患处。

鸡鸣散（《伤科补要》）

〔组成〕大黄30g 桃仁15g 当归尾9g

〔功效与适应证〕攻下逐瘀。治疗胸腹部挫伤，疼痛较重并见大便秘结者。

〔用法〕水煎服。

八画

抵当汤（丸）（《伤寒论》）

〔组成〕桃仁（去皮尖）30g 大黄（酒浸）20g 水蛭（熬）15g 虻虫（熬，去翅足）10g

〔功效与适应证〕攻下逐瘀。治疗瘀结实证。

〔用法〕水煎服，每日1剂（亦可炼蜜为丸，每服1丸，其药效稍缓）。

知柏地黄丸（汤）（《医宗金鉴》）

〔组成〕知母40g 黄柏40g 熟地黄160g 山茱萸80g 山药80g 泽泻60g 茯苓60g 丹皮60g

〔功效与适应证〕滋阴降火。治疗阴虚火旺而致的骨蒸潮热、虚烦盗汗、腰脊酸痛、遗精等症。

〔用法〕共为细末，炼蜜为丸，每服1丸，日服3次（或为汤剂，水煎服，每日1剂）。

和营止痛汤（《伤科补要》）

〔组成〕当归尾9g 川芎6g 赤芍9g 桃仁6g 苏木6g 续断12g 乌药9g 乳香6g 没药6g 陈皮6g 木通6g 甘草6g

〔功效与适应证〕活血止痛，祛瘀生新。治疗损伤积瘀肿痛。

〔用法〕水煎服，每日1剂。

金枪铁扇散（《中医伤科学讲义》）

〔组成〕乳香　没药　象皮　老材香各2份　明矾　炉甘石　降香　黄柏　血竭各1份

〔功效与适应证〕收敛拔毒。主治各种溃疡。

〔用法〕共研细末，作掺药使用。

金黄散（《医宗金鉴》）

〔组成〕大黄5份　黄柏5份　姜黄5份　白芷5份　陈皮1份　苍术1份　厚朴1份　南星1份　甘草1份　天花粉10份

〔功效与适应证〕清热除湿，散瘀化痰，消肿止痛。用于疮疡阳证。

〔用法〕共为细末，可用葱捣汁、酒、油、蜜、菊花露、银花露、丝瓜叶捣汁等调敷。

金黄膏（《医宗金鉴》）

〔组成〕大黄　黄柏　姜黄　白芷各2500g　制南星　陈皮　苍术　厚朴　甘草各500g　天花粉5000g　凡士林

〔功效与适应证〕同金黄散。

〔用法〕凡士林8份，金黄散2份。先将凡士林烊化，加金黄散调匀成膏。用时摊纱布上帖于患处。

肢伤一方（《外伤科学》）

〔组成〕当归12g　赤芍12g　桃仁10g　红花6g　黄柏10g　防风10g　木通10g　甘草6g　生地黄12g　乳香5g

〔功效与适应证〕行气活血，祛瘀止痛。治疗跌打损伤，瘀肿疼痛。用于四肢骨折和软组织损伤初期。

〔用法〕水煎服，每日1剂。

肢伤二方（《外伤科学》）

〔组成〕当归12g　赤芍12g　续断12g　威灵仙12g　生薏苡仁30g　桑寄生30g　骨碎补12g　五加皮12g

〔功效与适应证〕祛瘀生新，舒筋活络。治疗跌打损伤，四肢筋脉拘挛疼痛。用于四肢损伤的中、后期。

〔用法〕水煎服，每日1剂。

肢伤三方（《外伤科学》）

〔组成〕当归12g　白芍12g　续断12g　骨碎补12g　威灵仙12g　川木瓜12g　天花粉12g　黄芪15g　熟地黄15g　自然铜10g　土鳖虫10g

〔功效与适应证〕益气养血，促进骨合。用于骨折后期。

〔用法〕水煎服，每日1剂。

宝珍膏（成药）

〔组成〕生地黄　苍术　枳壳　五加皮　莪术　桃仁　山柰　当归　川乌　陈皮　乌药　三棱　大黄　何首乌　草乌　柴胡　香附　防风　牙皂　肉桂　羌活　赤芍　南星　荆芥　白芷　藁本　续断　高良姜　独活　麻黄　甘松　连翘　冰片　樟脑　乳香　没药　阿魏　细辛　刘寄奴　威灵仙　海风藤　小茴香各1份　川芎2份　血余7份　麝香　木香　附子各2~3份　东丹30份

〔功效与适应证〕行气活血，祛风止痛。治风湿关节痛及跌打损伤疼痛。

〔用法〕制成膏药，烘热后贴患处。

定痛和血汤（《伤科补要》）

〔组成〕乳香　没药　桃仁　红花　川断　当归　秦艽　五灵脂　蒲黄

〔功效与适应证〕活血止痛。治疗各种损伤瘀血疼痛。

〔用法〕水煎服，每日1剂。

定痛膏（《疡医准绳》）

〔组成〕芙蓉叶4份　紫荆皮1份　生南星1份　白芷1份　独活1份

〔功效与适应证〕祛风消肿，止痛。治疗跌打损伤肿痛、疮疡初起肿痛。

〔用法〕共为细末，用姜汁、水、酒调煮后温热敷，或用凡士林调煮成软膏后外敷。

参附汤（《世医得效方》）

〔组成〕人参12g　附子（炮，去皮）10g

〔功效与适应证〕回阳救逆。治疗损伤阳气将脱，症见面色苍白、冷汗出、呼吸急促、四肢厥冷、气短脉微者。

〔用法〕水煎频服。

参苓白术散（《太平惠民和剂局方》）

〔组成〕党参12g　茯苓12g　白术12g　白扁豆12g　怀山药12g　薏苡仁10g　莲子肉10g　砂仁5g　桔梗6g　炙甘草6g　大枣4枚

〔功效与适应证〕补气健脾，渗湿止泻。治疗疮疡及损伤后期，气血受损，脾失健运而见腹泻者。

〔用法〕水煎服，每日1剂。

虎潜丸（《丹溪心法》）

〔组成〕狗骨3份　干姜1份　陈皮4份　白芍4份　锁阳2份半　熟地4份　龟甲（酒炙）8份　黄柏16份　知母（炒）2份

〔功效与适应证〕滋阴降火，强壮筋骨。治损伤之后，肝肾不足，筋骨痿软、腿足瘦削、步履乏力等症。

〔用法〕为末，用酒或米糊制丸如豆大小。每服10g，每日1~2次，空腹淡盐汤送服。

九画

骨科外洗一方（《外伤科学》）

〔组成〕宽筋藤30g　钩藤30g　金银花藤30g　王不留行30g　刘寄奴15g　防风15g　大黄15g　荆芥10g

〔功效与适应证〕活血通络，舒筋止痛。治疗损伤后筋肉拘挛、关节功能欠佳者。

〔用法〕煎水熏洗。

骨科外洗二方（《外伤科学》）

〔组成〕桂枝15g　威灵仙15g　防风15g　五加皮15g　细辛10g　荆芥10g　没药10g

〔功效与适应证〕活血通络，祛风止痛。治疗损伤后期肢体冷痛、关节不利者。

〔用法〕煎水熏洗。

复元活血汤（《医学发明》）

〔组成〕柴胡15g　天花粉10g　当归尾10g　红花6g　穿山甲10g　酒浸大黄30g　酒浸桃仁12g

〔功效与适应证〕活血祛瘀，消肿止痛。治疗跌打损伤瘀血停积于胁下，肿痛难忍者。

〔用法〕水煎服，每日1剂。

复元通气散（《正体类要》）

〔组成〕木香　茴香　白芷　青皮　穿山甲　漏芦　陈皮　贝母　甘草各等份

〔功效与适应证〕理气止痛。治疗跌打损伤之气滞作痛。

〔用法〕共为细末，每服3~6g，日服2次。

顺气活血汤（《伤科大成》）

〔组成〕苏梗3g　枳壳3g　厚朴3g　砂仁1.5g　木香1.2g　红花1.5g　归尾6g　赤芍3g　苏木6g　香附3g　桃仁9g

〔功效与适应证〕行气活血，祛瘀止痛。常用于胸腹挫伤，气滞胀满作痛者。

〔用法〕水煎服，每日1剂。

独参汤（《景岳全书》）

〔组成〕人参10~30g

〔功效与适应证〕补气，摄血，固脱。治疗失血后气血虚衰、气随血脱之危象。

〔用法〕水炖服。近年来亦有将其制成注射剂的。

独活寄生汤（《千金方》）

〔组成〕独活6g　防风6g　川芎6g　牛膝6g　秦艽12g　杜仲12g　当归12g　茯苓12g　桑寄生18g　党参12g　熟地黄15g　白芍10g　细辛3g　甘草3g　肉桂2g（冲服）

〔功效与适应证〕补肝肾，补气血，祛风湿，止痹痛。治疗腰脊损伤后期，肝肾亏损，风湿痹痛四肢屈伸不利者。

〔用法〕水煎服，每日1剂。

活血止痛汤（《伤科大成》）

〔组成〕当归12g　川芎6g　乳香6g　苏木5g　红花5g　没药6g　土鳖虫3g　赤芍9g　陈皮5g　落得打6g　紫荆藤9g　三七3g

〔功效与适应证〕活血止痛。治疗跌打损伤肿痛。

〔用法〕水煎服，每日1剂。

〔用法〕泡入白酒内，7~10天即成。

活血汤（经验方）

〔组成〕归尾9g　柴胡6g　桃仁9g　红花5g　赤芍9g　枳壳9g　血竭3g　鸡血藤15g

〔功效与适应证〕活血祛瘀，消肿止痛。用于骨折早期。

〔用法〕水煎服，每日1剂。

活血酒（《中医正骨经验概述》）

〔组成〕活血散15g　白酒500g

〔功效与适应证〕通经散瘀。用于陈旧性扭、挫伤；寒湿偏胜之腰腿痛。

活血散（《中医正骨经验概述》）

〔组成〕乳香　没药　血竭　羌活　香附　穿山甲　煅自然铜　独活　续断　豹骨　川芎　木瓜各15g　贝母　厚朴　炒小茴　肉桂各9g　木香6g　制川乌　制草乌各3g　白芷24g　麝香1.5g　紫荆皮　当归各24g

〔功效与适应证〕活血舒筋，理气止痛。治疗跌打损伤，瘀久疼痛或久伤不愈。

〔用法〕共为细末，用时用开水或黄酒调成糊状，外敷患处。

活血散瘀汤（《医宗金鉴》）

〔组成〕当归尾　川芎　桃仁（去皮尖）　赤芍　苏木　丹皮　瓜蒌仁　槟榔　枳壳（麸炒）各3g　槟榔3g　大黄（酒炒）5g

〔功效与适应证〕活血逐瘀。治疗瘀血流注或损伤瘀血等症。

〔用法〕水煎服，每日1剂。

十画

真武汤（《伤寒论》）

〔组成〕茯苓9g　芍药9g　生姜9g　白术6g　炮附子9g

〔功效与适应证〕温阳利水，除湿消肿。用于阳虚水肿。

〔用法〕水煎服，每日1剂。

桂枝加葛根汤（《伤寒论》）

〔组成〕葛根12g　桂枝6g　芍药6g　生姜9g　甘草6g　大枣3枚

〔功效与适应证〕解肌舒筋。治疗太阳伤寒，头项强痛。

〔用法〕水煎服，每日1剂。

桂枝汤（《伤寒论》）

〔组成〕桂枝9g　芍药9g　生姜9g　大枣4枚　甘草5g

〔功效与适应证〕解肌发表，调和营卫。治疗外感风寒之头痛发热。

〔用法〕水煎服，每日1剂。

桂枝附子汤（《金匮要略》）

〔组成〕桂枝12g　炮附子9g　生姜9g　炙甘草6g　大枣4枚

〔功效与适应证〕温阳化湿。治风湿相搏，身体疼烦，不能自转，脉浮而涩。

〔用法〕水煎服。

桂麝散（《药蔹启秘》）

〔组成〕麻黄　细辛各15g　肉桂　丁香各3g　牙皂9g　生半夏　生南星各24g　麝香0.9g　冰片1.2g
〔功效与适应证〕温化痰湿，消肿止痛。治疗疮疡阴证未溃、乳癖等。
〔用法〕掺膏药内贴之。

桃红四物汤（《太平惠民和剂局方》）

〔组成〕当归12g　川芎8g　白芍10g　生地黄15g　桃仁6g　红花6g
〔功效与适应证〕养血活血，祛瘀。治疗疮疡皮肤病，脱疽之属于血瘀者。
〔用法〕水煎服，每日1剂。

桃红承气汤（《伤寒论》）

〔组成〕桃仁10g　大黄12g（后下）　桂枝6g　甘草6g　芒硝6g（冲服）
〔功效与适应证〕逐瘀泻下。治跌打损伤，瘀血停聚，疼痛拒按等里实热证。
〔用法〕水煎服。

桃花散（《外科正宗》）

〔组成〕白石灰6份　大黄1份
〔功效与适应证〕止血。治疗创伤失血。
〔用法〕将大黄煎汁后泼入白石灰内。再将石灰炒至红色，过筛备用。用时掺撒在患处，纱布包扎。

桃核承气汤（《伤寒论》）

〔组成〕大黄（后下）12g　桃仁12g　桂枝6g　芒硝（冲服）6g　炙甘草12g
〔功效与适应证〕攻下逐瘀。治疗跌打损伤瘀血内停，或下腹蓄瘀，疼痛拒按等症。
〔用法〕水煎服，每日1剂或隔日1剂。

柴胡细辛汤（经验方）

〔组成〕柴胡6g　细辛3g　薄荷4.5g　当归　土鳖虫　丹参各9g　半夏4.5g　泽兰9g　黄连3g
〔功效与适应证〕祛瘀止痛，和胃止呕。主治脑震荡和脑挫伤的头痛、头晕、恶心、呕吐等症。
〔用法〕水煎服。

柴胡疏肝散（《景岳全书》）

〔组成〕柴胡6g　枳壳6g　芍药9g　香附6g　川芎6g　炙甘草3g
〔功效与适应证〕疏肝行气，和血止痛。治疗胁肋疼痛及胁肋部损伤后诸症。
〔用法〕水煎服，每日1剂。

透脓散（《外科正宗》）

〔组成〕生黄芪12g　穿山甲（炒）6g　川芎6g　皂角刺5g　当归9g
〔功效与适应证〕托毒排脓。主要用于痈疽诸毒。
〔用法〕共为末，开水冲服。亦可水煎服。

健步虎潜丸（《伤科补要》）

〔组成〕龟胶　鹿角胶　豹骨　何首乌　川牛膝　杜仲　锁阳　当归　熟地黄　威灵仙各2份　黄

柏　人参　羌活　白芍　白术各1份　川附子1.5份　蜜糖适量

〔功效与适应证〕补气血，壮筋骨。治跌打损伤，血虚气弱，筋骨痿弱无力，步履艰难。

〔用法〕共为细末，炼蜜为丸如绿豆大。每服10g，空腹淡盐水送下，每日2~3次。

健脾养胃汤（《伤科补要》）

〔组成〕党参　白术　黄芪　山药　茯苓　泽泻各9g　归身　白芍　陈皮　小茴香各6g

〔功效与适应证〕为调理脾胃之剂。

〔用法〕水煎服。

消肿止痛膏（《外伤科学》）

〔组成〕姜黄　羌活　栀子　干姜　乳香　没药

〔功效与适应证〕祛瘀消肿止痛。治疗损伤初期瘀肿疼痛者。

〔用法〕共为细末，用凡士林调成软膏敷患处。

消肿散（经验方）

〔组成〕制乳香1份　制没药1份　玉带草1份　四块瓦1份　洞青叶1份　虎杖1份　五香血藤1份　天花粉2份　生甘草2份　叶下花2份　重楼粉2份　大黄粉2份　黄芩粉2份　五爪龙2份　白及粉2份　红花1份　苏木粉2份　龙胆草1份　土黄连1份　飞龙掌血2份　绿葡萄根1份　大红袍1份　凡士林适量

〔功效与适应证〕消瘀退肿止痛。治各种闭合性损伤肿痛。

〔用法〕研末混合，用适量凡士林调煮成膏。外敷患处。

消瘀止痛膏（《中医伤科学讲义》）

〔组成〕木瓜60g　栀子30g　大黄15g　蒲公英60g　土鳖虫30g　乳香30g　没药30g

〔功效与适应证〕活血化瘀，消肿止痛。治疗损伤初期肿胀疼痛剧烈者。

〔用法〕共为细末，用饴糖或凡士林调成软膏敷患处。

消瘀散（经验方）

〔组成〕栀子　大黄　木瓜　姜黄　黄柏　蒲公英

〔功效与适应证〕消肿祛瘀止痛。治疗损伤瘀肿疼痛。

〔用法〕共为细末，水、蜜各半调匀后敷于患处。

消瘀膏（经验方）

〔组成〕大黄1份　栀子1份　木瓜4份　蒲公英4份　姜黄4份　黄柏6份　蜜糖适量

〔功效与适应证〕祛瘀，消肿，止痛。用于损伤瘀肿疼痛。

〔用法〕共为细末。水蜜各半调敷。

海桐皮汤（《医宗金鉴》）

〔组成〕海桐皮6g　透骨草6g　乳香6g　没药6g　当归5g　川椒10g　川芎3g　红花3g　威灵仙3g　甘草3g　防风3g　白芷3g

〔功效与适应证〕活络止痛。治跌打损伤疼痛。

〔用法〕共为细末，布袋装。煎水熏洗患处。

润肠丸（《脾胃论》）

〔组成〕大黄1.5g　当归梢1.5g　羌活1.5g　桃仁（汤浸，去皮尖）30g　麻子仁37.5g

〔功效与适应证〕润肠通便，活血祛风。治疗饮食劳倦，大便秘结。

〔用法〕共为细末，炼蜜为丸，每服12g，空腹温开水送服。

十一画

理气止痛汤（《中医伤科学讲义》）

〔组成〕丹参9g　广木香3g　青皮6g　炙乳香5g　枳壳6g　制香附9g　川楝子9g　延胡索5g　柴胡6g　路路通6g　没药5g

〔功效与适应证〕活血和营，理气止痛。用于气分受伤郁滞作痛者。

〔用法〕水煎服。

黄芪桂枝五物汤（《金匮要略》）

〔组成〕黄芪12g　芍药9g　桂枝9g　生姜12g　大枣6g

〔功效与适应证〕益气温经，通痹。治疗血痹证，肌肤麻木不仁之症。

〔用法〕水煎服，每日1剂。

黄连解毒汤（《外台秘要》）

〔组成〕黄连9g　黄芩6g　黄柏6g　山栀9g

〔功效与适应证〕泻火解毒。治创伤感染、附骨痈疽。

〔用法〕按病情定药量，水煎服。

菟丝子汤（丸）（《太平圣惠方》）

〔组成〕菟丝子　鹿茸　石龙芮　肉桂　附子各30g　石斛　熟地　黄茯苓　牛膝　续断　山茱萸　肉苁蓉　防风　杜仲　补骨脂　荜澄茄　沉香　巴戟天　茴香各0.9g　五味子　桑螵蛸　川芎　覆盆子各15g　泽泻30g

〔功效与适应证〕温补肾阳，填精益髓。主治肾虚腰痛。

〔用法〕水煎服，或炼蜜为丸口服。

接骨丹（《外科证治全生集》）

〔组成〕血竭4.8g　红花12g　儿茶0.72g　雄黄12g　乳香3.6g　没药4.2g　朱砂3.6g　归尾30g　麝香0.09g　冰片0.36g

〔功效与适应证〕活血止痛接骨。治疗跌打损伤之筋骨断折之症。

〔用法〕共为细末，每次服3g，每日2次口服。

接骨续筋药膏（《中医伤科学讲义》）

〔组成〕自然铜3份　荆芥3份　防风　皂角3份　五加皮3份　续断3份　茜草根3份　羌活3份　乳香3份　没药2份　接骨木2份　骨碎补2份　赤芍2份　红花2份　白及4份　血竭4份　硼砂4份　螃蟹末4份　土鳖虫2份

〔功效与适应证〕接骨续筋。治疗骨折或筋伤。

〔用法〕共为细末，用饴糖或蜂蜜调煮外敷。

接骨紫金丹（《杂病源流犀烛》）

〔组成〕乳香　没药　自然铜　土鳖虫　骨碎补　大黄　血竭　硼砂　当归各等量

〔功效与适应证〕祛瘀止痛，接骨续损。治疗骨折、瘀血内停者。

〔用法〕共为细末，每次服5g，日服2次。

接骨膏（《外伤科学》经验方）

〔组成〕五加皮2份　地龙2份　乳香1份　没药1份　骨碎补1份　䗪虫1份　白及1份　蜂蜜适量

〔功效与适应证〕接骨，活血止血。治疗损伤后瘀肿疼痛。

〔用法〕共为细末，蜂蜜或白酒调成厚糊状外敷。亦可用凡士林调煮成膏外敷。

象皮膏（《伤科补要》）

〔组成〕

第1组：大黄10份　川芎5份　当归5份　生地5份　红花1份半　川黄连1份半　荆芥1份半　肉桂1份半　甘草2份半　麻油85份

第2组：黄蜡25份　白蜡25份

第3组：象皮2份半　血竭2份半　乳香2份半　没药2份半　珍珠1份　人参1份　冰片半份　土鳖虫5份　白及1份半　龙骨1份半　海螵蛸1份半　百草霜适量

〔功效与适应证〕活血生肌，接骨续损。治疗开放性损伤及各种溃疡腐肉已去，且已控制感染而无明显分泌物，待其生长愈合者。

〔用法〕第一组药用麻油熬枯，去渣取油入第二组药物炼制成膏，第三组药物分别为末，除百草霜外（调节稠度，密封备用），混合后加入膏内搅拌均匀。用时直接摊在敷料上外敷。也可将药粉用凡士林调煮，制成象皮膏油纱外用。

麻子仁丸（《伤寒论》）

〔组成〕麻子仁500g　芍药250g　枳实250g　大黄500g　厚朴250g　杏仁250g

〔功效与适应证〕润肠通便。适用于脾约证及肠胃燥热，便秘。多用于老人便秘。

〔用法〕共为细末，炼蜜为丸，每次服9g，日服1~2次。

麻桂温经汤（《伤科补要》）

〔组成〕桂枝　麻黄　白芷各60g　红花　桃仁　赤芍各9g　细辛　甘草各3g

〔功效与适应证〕通经活络，祛瘀止痛。治疗损伤后感受风寒之邪而痹痛者。

〔用法〕水煎服，每日1剂。

清骨散（《证治准绳》）

〔组成〕银柴胡4.5g　鳖甲　秦艽　青蒿　地骨皮　胡黄连　知母各3g　炙甘草1.5g

〔功效与适应证〕养阴清热。治骨痨日久，骨蒸潮热者。

〔用法〕水煎服。

清营退肿膏（《中医伤科学讲义》）

〔组成〕大黄2份　芙蓉叶2份　黄芩1份　天花粉1份　滑石1份　东丹1份　凡士林适量

〔功效与适应证〕清热祛瘀，消肿。治骨折、筋伤初期或疮疡、红肿热痛。

〔用法〕共研细末，凡士林调煮成膏外敷。

续骨活血汤（《中医伤科学讲义》）

〔组成〕红花　土鳖虫　乳香　没药各6g　赤芍　白芍　煅自然铜　落得打各10g　续断　骨碎补　当归尾各12g　生地黄15g

〔功效与适应证〕活血止血，祛瘀止痛，接骨续损。治疗骨折及软组织损伤。

〔用法〕水煎服，每日1剂。

十二画

散瘀和伤汤（《医宗金鉴》）

〔组成〕番木鳖15g　红花15g　生半夏15g　骨碎补9g　甘草9g　葱须30g　醋60g（后下）

〔功效与适应证〕活血祛瘀止痛。治疗软组织损伤瘀肿疼痛，以及骨关节脱位后期筋络挛缩疼痛。

〔用法〕用水煎药，沸后入醋，再煎5~10分钟，熏洗患处，每日3~4次。

葛根汤（《伤寒论》）

〔组成〕葛根15g　麻黄8g　桂枝15g　白芍15g　甘草5g　生姜3g　大枣5g

〔功效与适应证〕解肌舒筋。治疗外感风寒，头身疼痛，项背强。临床多用于颈椎病及肩周炎有外感者。

〔用法〕水煎服，每日1剂。

跌打丸（《全国中医成药处方》济南地区经验方）

〔组成〕当归1份　土鳖虫1份　川芎1份　血竭1份　没药1份　麻黄2份　自然铜2份　乳香2份

〔功效与适应证〕活血祛瘀，接骨续筋。治跌打损伤，筋断骨折，瘀血攻心等症。

〔用法〕共为细末。蜜丸，每丸5g，每服1~2丸，每日1~2次。

跌打营养汤（《林如高正骨经验》）

〔组成〕西洋参3g（或党参15g）　黄芪9g　当归6g　川芎4.5g　熟地15g　白芍9g　枸杞15g　怀山药15g　续断9g　砂仁3g　三七4.5g　补骨脂9g　骨碎补9g　木瓜9g　甘草3g

〔功效与适应证〕益气养血，滋补肝肾，强壮筋骨。用于骨折中、后期。

〔用法〕水煎服，每日1剂。

跌打膏（《中医伤科学讲义》）

〔组成〕乳香150g　没药150g　血竭90g　香油10000g　三七17500g　冰片90g　樟脑90g　东丹5000g

〔功效与适应证〕活血祛瘀，消肿止痛。用于跌打损伤、骨折伤筋、肿胀疼痛。

〔用法〕制成膏药，热熨后外敷患处。

黑虎丹（《外科诊疗学》）

〔组成〕灵磁石（醋煅）　公丁香　母丁香　全蝎　僵蚕　炙甲片　炙蜈蚣　牛黄　蜘蛛（炒炭）

麝香　冰片

〔功效与适应证〕消肿提脓。治疗痈、疽、瘰疬、流痰等症，溃后脓腐不净；亦可用于对升丹过敏者。

〔用法〕共为细末，掺撒少许药粉于疮头上，外盖太乙膏，隔日换药1次。

舒筋止痛水（《林如高正骨经验》）

〔组成〕三七粉　三棱　生草乌　生川乌　红花　当归　樟脑　木瓜　五加皮　怀牛膝　70%的酒精

〔功效与适应证〕舒筋活血止痛。用于跌打损伤局部肿痛者。

〔用法〕密封浸泡1个月后备用。用时将药水涂擦患处。

舒筋汤

〔组成〕1.当归10g　白芍10g　姜黄6g　宽筋藤15g　松节6g　海桐皮12g　羌活10g　防风10g　续断10g　甘草6g（《外伤科学》）

2.当归12g　陈皮9g　羌活9g　骨碎补9g　伸筋草15g　五加皮9g　桑寄生15g　木瓜9g（南京中医学院经验方）

〔功效与适应证〕祛风止痛，舒筋活络。治疗损伤后期兼风寒，筋脉拘挛疼痛者。

〔用法〕水煎服，每日1剂。

舒筋活血汤（《伤科补要》）

〔组成〕羌活6g　防风9g　荆芥6g　独活9g　当归12g　续断12g　青皮5g　牛膝9g　五加皮9g　杜仲9g　红花6g　枳壳6g

〔功效与适应证〕舒筋活络。治疗损伤后期筋肉挛痛者。

〔用法〕水煎服，每日1剂。

舒筋活血洗方（《中医伤科学讲义》）

〔组成〕伸筋草9g　海桐皮9g　秦艽9g　独活9g　当归9g　钩藤9g　乳香6g　没药6　川红花6g

〔功效与适应证〕舒筋活血止痛。治损伤后筋络挛痛。

〔用法〕水煎，温洗患处。

舒筋活络药膏（《中医伤科学讲义》）

〔组成〕红花　赤芍　生蒲黄　南星　苏木　旋覆花　生草乌　生川乌　羌活　独活　生半夏　生大黄　生木瓜　生栀子　路路通

〔功效与适应证〕舒筋活血止痛。治疗跌打损伤之肿痛。

〔用法〕共为细末，用饴糖或蜂蜜调敷。

舒筋活络膏（《林如高正骨经验》）

〔组成〕当归60g　松节60g　豨莶草60g　蓖麻仁60g　木瓜30g　蚕沙30g　穿山甲90g　钩藤60g　海风藤60g　五加皮90g　乳香30g　没药30g　蚯蚓（干）30g　蛇蜕15g　麝香3g　炒黄丹500g

〔功效与适应证〕祛风活络，行血止痛。治旧伤兼夹风湿而引起关节或软组织酸痛。

〔用法〕前十味粗料用净菜油750g、桐油250g同入锅内熬炼，滤去药渣，再加入后六味细料。将膏药摊在布上，温贴患处。

温经通络膏（《中医伤科学讲义》）

〔组成〕乳香　没药　麻黄　马钱子各等量　饴糖或蜂蜜适量

〔功效与适应证〕祛风止痛。治骨关节、软组织损伤肿痛，或风寒湿浸注，局部痹痛者。

〔用法〕共为细末，饴糖或蜂蜜调成软膏或凡士林调煮成膏外敷患处。

温胆汤（《三因极一证方论》）

〔组成〕半夏6g　竹茹6g　枳实6g　橘皮9g　生姜5片　茯苓5g　甘草3g

〔功效与适应证〕理气化痰，清胆和胃。治疗胆胃不和，痰热内扰之虚烦不眠、呕吐呃逆、心悸不安、癫痫等。

〔用法〕水煎服，或上锉为散，每服20g（食前服）。

十三画以上

新伤续断汤（《中医伤科学讲义》）

〔组成〕当归尾12g　乳香3g　没药3g　丹参6g　自然铜12g　骨碎补12g　泽兰叶6g　延胡索6g　苏木10g　续断10g　桑枝12g　桃仁6g　土鳖虫6g

〔功效与适应证〕活血祛瘀，止痛接骨。治疗骨损伤的初、中期。

膈下逐瘀汤（《医林改错》）

〔组成〕赤芍6g　当归9g　川芎6g　桃仁9g　红花9g　枳壳4.5g　香附4.5g　丹皮6g　延胡索3g　五灵脂6g　乌药6g　甘草9g

〔功效与适应证〕活血祛瘀，治疗腹部损伤蓄瘀疼痛者。

〔用法〕水煎服，每日1剂。

黎洞丸（《医宗金鉴》）

〔组成〕牛黄1份　冰片1份　麝香1份　阿魏5份　雄黄5份　大黄10份　儿茶10份　血竭10份　乳香10份　没药10份　三七10份　天竺黄10份　藤黄10份（隔汤煮十数次，去浮沫，用山羊血拌晒。如无山羊血可用子羊血代之）

〔功效与适应证〕祛瘀生新。治跌打损伤，瘀阻气滞，剧烈疼痛，或瘀血内攻及无名肿毒等症。

〔用法〕共研细末，将藤黄化开为丸，如芡实大，焙干，稍加白蜜，外用蜡皮固封。每次服1丸，开水或酒送服。外用时用茶卤磨涂。

〔用法〕水煎服，每日1剂。

薏苡仁汤（《类证治裁》）

〔组成〕薏苡仁15g　川芎6g　当归9g　麻黄6g　桂枝9g　羌活10g　独活10g　防风9g　川乌（制）6g　苍术10g　甘草6g　生姜3片

〔功效与适应证〕祛湿通络，祛风散寒。治风寒湿邪留滞经络，湿邪偏盛者。

〔用法〕水煎服。

橘术四物汤（《证治准绳》）

〔组成〕当归10g　川芎6g　白芍10g　生地黄12g　桃仁10g　红花6g　白术10g　陈皮5g

〔功效与适应证〕活血散瘀，行气止痛。治跌打损伤，体内瘀血经攻下而未尽者。
〔用法〕水煎服。

蠲痹汤（《百一选方》）

〔组成〕羌活6g 姜黄6g 当归12g 赤芍9g 黄芪12g 防风6g 炙甘草3g 生姜3g
〔功效与适应证〕活血通络，祛风除湿。治疗损伤后期，风寒乘虚入络者。

主要参考书目

[1] 冼华，陈中定. 中医骨伤科基础 [M]. 3版. 北京：人民卫生出版社，2014.
[2] 陈孝平. 外科学 [M]. 8版. 北京：人民卫生出版社，2013.
[3] 吴谦，等. 医宗金鉴 [M]. 2版. 北京：人民卫生出版社，1990.
[4] 刘柏龄. 中医骨伤科学 [M]. 6版. 北京：人民卫生出版社，2003.
[5] 岑泽波. 中医伤科学 [M]. 上海：上海科学技术出版社，1999.
[6] 谢强. 中医骨病 [M]. 北京：人民卫生出版社，2014.
[7] 王义祁. 方剂学 [M]. 北京：人民卫生出版社，2018.
[8] 周忠民，方家选. 中医骨伤科学 [M]. 北京：中国中医药出版社，2015.
[9] 方家选. 中医伤科学 [M]. 4版. 北京：人民卫生出版社，2018.
[10] 段富津. 方剂学 [M]. 上海：上海科学技术出版社，1996.
[11] 莫善华. 中医正骨 [M]. 3版. 北京：人民卫生出版社，2014.